Epistemisches Vertrauen

Vom Konzept zur Anwendung in Psychotherapie und psychosozialen Arbeitsfeldern

Herausgegeben von
Peter Fonagy und Tobias Nolte

Klett-Cotta

Die Kapitel 1, 2 und 6 wurden von Tobias Nolte aus dem Englischen übersetzt.
Die Kapitel 3, 4, 10 und 14 wurden von Teresa Junek aus dem Englischen übersetzt.
Die Kapitel 5 und 7 wurden von Ulrike Stopfel aus dem Englischen übersetzt.

MIX
Papier | Fördert gute Waldnutzung
FSC® C014496
FSC www.fsc.org

Klett-Cotta
www.klett-cotta.de

Cover: Bettina Herrmann, Stuttgart
unter Verwendung einer Abbildung von Orbon Alija/iStock by Getty Images
Gesetzt von Eberl & Koesel Studio, Kempten
Gedruckt und gebunden von GGP Media GmbH, Pößneck
Lektorat: Dr. Petra Kunzelmann
ISBN 978-3-608-98674-7
E-Book ISBN 978-3-608-11952-7
PDF-E-Book ISBN 978-3-608-20579-4

Bibliografische Information der Deutschen Nationalbibliothek
Die Deutsche Nationalbibliothek verzeichnet diese Publikation in der Deutschen Nationalbibliografie; detaillierte bibliografische Daten sind im Internet über http://dnb.d-nb.de abrufbar.

Inhalt

Vorwort

Warum dieses Buch, werden Sie sich berechtigterweise gerade fragen, während Sie beginnen zu lesen? Wir können nicht genau wissen, warum und wie (oder durch wen) Sie bei diesem Buch gelandet sind. Neugier und ein gewisses Maß an Vertrauen, dass sich die Lektüre lohnt, werden Sie mit- und damit uns entgegengebracht haben.

Das Konzept des epistemischen Vertrauens kann entwicklungspsychologisch begründet verständlich machen, wie sich Vertrauen in Therapien oder Behandlungs- und Betreuungsangeboten für Patient:innen,[1] die biografisch wenig Grund haben zu vertrauen, dennoch entwickeln kann: Bestimmte anschauliche, eine Kommunikationsabsicht anzeigende Signale und eine mentalisierende Haltung der Therapeutin geben dem Patienten das Gefühl, in seiner Subjektivität gesehen und verstanden zu werden. Damit wird ihm ermöglicht, dem Wissen der Therapeutin epistemisch zu vertrauen, sich dadurch für neues Wissen und neue Erfahrungen in der sozialen Welt zu öffnen und neue Sichtweisen und mit diesen eine größere psychische Resilienz und Verbundenheit mit anderen zu erleben.[2] Der folgende Satz wird ihnen deshalb entweder direkt oder in abgewandelter Form mehrfach in diesem Buch begegnen; er zieht sich wie ein roter Faden durch die verschiedenen Kapitel, weil er die uns

1 Wir haben uns in den meisten Fällen für diese inklusive Schreibvariante entschieden, aufgrund der Lesbarkeit ist manchmal nur die weibliche oder männliche Variante verwendet – auch dann sollen beide Geschlechter sowie sich als divers oder nicht weiter festgelegt Identifizierende mit gemeint sein.

2 Wenn wir von therapeutischen Kontexten, Patient:innen und Therapeut:innen sprechen, so meinen wir ganz explizit auch alle anderen Behandlungs- und Betreuungskontexte, pädagogische Felder, allgemein Care-Settings, in denen Beziehungsarbeit von zentraler Bedeutung ist.

so zentral erscheinende Prämisse des Buches so gut einfängt: »Um es ganz simpel auszudrücken: ›*Wenn ich das Gefühl habe, verstanden zu werden, bin ich gewillt, von der Person zu lernen, die mich verstanden hat*‹« (Fonagy et al. 2019, S. 176).

Damit ist das Vertrauen zu einer Bezugsperson als sicherer Informationsquelle gemeint, mit deren Hilfe es gelingt, die »Codes der sozialen Umwelt, die aus Normen, Objekten, Zeichen, Werten, Zwischentönen, Einstellungen, Erwartungen, Ritualen usw. bestehen« und deren Funktion und Bedeutung offen und meistens opak, also nicht direkt erschließbar sind, zu lernen und zu interpretieren (Gingelmaier 2017, S. 107 f.). Hier hilft das Mentalisieren mit seiner Unterstellung mentaler Zustände, die zugrunde liegende soziale Interaktion zu verstehen und daraus elementare Schlüsse zu ziehen (vgl. Gingelmaier 2017, S. 107 f.). Die Mentalisierungstheorie ist also eine Beziehungstheorie. In Anlehnung an Bions Konzept des Lernens durch Erfahrung wird darin der epistemische Wert von Beziehung als zentral erachtet (vgl. Nolte 2018, S. 163; Bion & Krejci 1992; Fonagy et al. 2015).

Kotte und Taubner postulierten, dass »gerade für Berufe, in denen die professionelle Beziehungsarbeit mit Klient:innen im Vordergrund steht, die Fähigkeiten zu einer differenzierten Selbst- und Fremdwahrnehmung und die darauf abgestimmte Emotionsregulation zentral sind« (Kotte & Taubner 2016, S. 76). Den jüngsten Entwicklungen Rechnung tragend, würden wir dem Folgendes hinzufügen wollen: Es sollte uns außerdem darum gehen, wie wir als klinisch, psychosozial oder pädagogisch Arbeitende mentalisierend über die therapeutische Haltung Bedingungen herstellen können, den anderen für das, was wir anzubieten haben, zu öffnen. Dabei ist folgender Einwurf durchaus berechtigt: Gilt nicht für das Verständnis epistemischen Vertrauens (wie für das Mentalisierungskonzept auch) das geflügelte Wort: Hier handelt es sich um alten Wein in neuen Schläuchen? Uns liegt daran, durch dieses Buch eine Schärfung des Konzepts vorzunehmen und damit einhergehend vielleicht eine explizitere klinische Berücksichtigung anzuregen, in der Hoffnung, damit die Wirksamkeit von Interventionen, gerade bei denjenigen, die nur »über Hürden« in Therapie kommen oder bleiben, zu erhöhen. Wie es bei derartigen Schärfungen des Blicks oft üblich ist, bleiben Verengungen und möglicherweise Polarisierungen dabei nicht aus. So mögen die von uns vorgebrachten Postulate zur epistemischen Haltung von Patient:innen sehr kognitivistisch klingen und affektbezogene Beziehungsaspekte dabei in den Hintergrund treten. Gleiches lässt sich sicherlich für dynamische (im Sinne von state-like) Facetten der epistemischen Haltung sagen, die wir vielleicht oft nicht stark genug betonen, sowie für solche des dynamisch Unbewussten im Sinne der Psychoanalyse (verwiesen sei hier auf den großen konzeptuellen und klinischen Erfahrungsschatz, beispielsweise zu Kleins epistemophilem Trieb, Bions Theorie des Lernens mit K und -K etc., die sich in Objektbeziehungen und unbewussten Phantasien manifestieren). Das Arbeiten mit und Verstehen von Aspekten des epistemischen Vertrauens wird also in einer Psychoanalyse anders aussehen als in der Mentalisierungsbasierten Therapie (MBT). Viele der in den Vignetten dieses Bandes vorgestellten Patient:innen oder in sonstigen Settings Betreuten würden aus vielerlei Gründen, wie zu zeigen sein wird, allen voran wegen der aufgrund epistemischer Isolation fehlenden Hoffnung, dass es derartige Hilfsangebote tatsächlich für sie geben könnte und sie sich auf sie einlassen könnten, nicht oder nur sehr schwer den Weg auf eine Behandlungscouch finden.

Der Versuch der MBT, eine neue Furche zu pflügen, bestand zunächst darin, die Fähigkeit, menschliches Verhalten in Form von beabsichtigten mentalen Zuständen wahrzunehmen und zu interpretieren, in einen dynamischen Kontext zu stellen. Das Mentalisieren, wie es in der psychoanalytisch geprägten MBT betrachtet wird, bezieht jedoch auch die von der Realität losgelöste menschliche Vorstellungskraft mit ein, die von unzähligen Kontextfaktoren, voreingenommenen Annahmen, Verständnisverzerrungen aufgrund irrelevanter Informationen, einschließlich unzutreffender Überzeugungen, »schiefer« Werte, offener Vorurteile und Übertragungen beeinflusst wird, die durch die Identität und den Gruppenstatus der interagierenden Personen motiviert sind, mit anderen Worten: Mentalisieren ist praktisch ein Synonym für die Theorie der Objektbeziehungen.

Jessica Benjamin weist in ihrem Aufsatz mit dem Titel »An Outline of Intersubjectivity« (Benjamin 1990) darauf hin, dass die Theorien der Objektbeziehungen, selbst diejenigen, die an Intersubjektivität interessiert sind, das Kernelement der Intersubjektivität, nämlich die gegenseitige Anerkennung, vielleicht übersehen haben. Sie zeigte, dass die Fähigkeit zur gegenseitigen Anerkennung als eine von der Internalisierung der Objektbeziehungen getrennte Entwicklung aufgefasst werden kann. Das Subjekt wird allmählich fähig, die Subjektivität der anderen Person anzuerkennen, und entwickelt im besten Fall die Fähigkeit zur Einstimmung und Toleranz gegenüber Unterschieden.

Wie wir nun andeuten, ist die Unterscheidung von Selbst und anderem ein Prozess, der nicht nur aus Trennung besteht, sondern auch aus dem kontinuierlichen Zusammenbruch und der Wiederherstellung der Gegenseitigkeit in der Haltung der Psyche gegenüber der zwischenmenschlichen Welt jenseits des Selbst. Die später noch einzuführenden Wir-Momente als Modus der Erfahrung von geteilter Aufmerksamkeit drängen sich hier auf. Aber der Sinn für den anderen »kommt und geht«: Der Zusammenbruch und die Rekonstruktion der zwischenmenschlichen Welt ist eine sich fortwährend wiederholende Erfahrung von Aggression auf der einen und der Schaffung einer intrapsychischen Fantasie der Gegenseitigkeit auf der anderen Seite. Der psychoanalytische Ansatz der Intersubjektivität hat somit viel mit einer Entwicklungstheorie des Mentalisierens und den Charakteristika der epistemischen Haltung gemeinsam. Die Fähigkeit, Handlungen durch das Begreifen von mentalen Zuständen zu verstehen, hängt prominent von der Qualität der Beziehungen in der Kindheit und auch in späteren Lebensphasen ab. Eine Implikation dieses Gedankens für die Psychoanalyse ist, dass das »Ziel« der Therapie nicht so sehr die Vertiefung eines bestimmten Verständnisses ist, sondern vielmehr die Fähigkeit zum Verstehen als solche, fast unabhängig von den spezifischen unbewussten Konflikten, die einen Patienten in die Behandlung bringen. Mit anderen Worten, das »Medium ist die Botschaft«, wie man mit McLuhan sagen könnte; therapeutisches Handeln verlagert sich in dieser MBT-Perspektive von der Einsicht auf die Schaffung von psychischen Fähigkeiten.

Wo Sie sich als Lesende innerhalb der Ambivalenzen dieses Diskurses verorten, wollen und müssen wir Ihnen selbst überlassen. Wir hoffen allerdings, Sie mögen mit uns übereinstimmen, dass wir Theorien und Bücher über therapeutische und psychosoziale Interventionstechniken brauchen, aber dass diese sich nie perfekt mit der Realität der klinischen Begegnungen decken werden. Nichtsdestoweniger erzeugen die Erfahrungen der Nicht-Übereinstimmung tatsächlich einen Prozess der Suche nach dem anderen Gegenüber, der eine Verbindung oder ein Gefühl von Verbundenheit herzustellen vermag, was die Schlüsselkomponente des epistemischen Vertrauens ist.

Zum Inhalt

Wir haben dieses Buch in zwei Teile gegliedert. Ein erster soll dazu dienen, einen Überblick über aktuelle akademische Diskurse zu den Grundlagen des Konzepts des epistemischen Vertrauens oder besser der epistemischen Haltung einer Person in all ihrer Komplexität zu geben und diese von verschiedenen Perspektiven aus zu betrachten. Im zweiten Teil liegt der Fokus vor allem, aber nicht ausschließlich auf klinischen Anwendungsbereichen. Dieser soll es Ihnen ermöglichen, so unsere Hoffnung, in verschiedenen Behandlungskontexten und »Störungs-«bildern die Anforderungen an Beziehungsgestaltung oder oftmals deren initiales Ermöglichen nachzuvollziehen, die mit Beeinträchtigungen der epistemischen Haltung von Patient:innen und Menschen in anderen therapeutischen oder pädagogischen Betreuungssettings einhergehen. Die jeweiligen Autor:innen laden Sie ein, zumeist vermittels konkreter Vignetten, gemeinsam mit ihnen einen Mehrwert, den sie in ihrer jeweiligen praktischen Arbeit mit dem Konzept für Verstehensprozesse und Beziehungsgestaltung sehen, zu erkennen.

Im Anschluss an eine kurze Einführung versuchen wir (*Peter Fonagy, Chloe Campbell, Elizabeth Allison, Tobias Nolte und Patrick Luyten*), eine vertiefende Betrachtung zur entwicklungspsychologischen Bedeutung der epistemischen Haltung zu geben. Hierbei legen wir einen Schwerpunkt auf die Anpassungsleistung der Psyche an ihre jeweilige Entwicklungsnische, die individuelle Gegebenheiten für das sich entwickelnde Kind in seiner Umwelt diesem abverlangen. Von der Kernthese ausgehend, dass die Fähigkeit des Kindes zum sozialen Lernen besonders empfindlich auf Störungen der Sicherheit und der Mentalisierungsprozesse in frühen Beziehungen reagiert, beschreiben wir die damit verbundene Vulnerabilität für die Entstehung von Psychopathologien. Diesem konzeptuellen Rahmen folgend, erörtern wir eine Perspektive, ein Angebot an die Lesenden, diese als Störungen, oder vielleicht besser gesagt, als Adaptionen zu verstehen, mit denen Beeinträchtigungen der sozialen Kommunikation und des sozialen Lernens assoziiert sind – mit Auswirkungen auf Enkulturation im breiteren, auf Affektregulierung, Selbstentwicklung und Beziehungserleben inklusive therapeutischer Beziehungen im engeren Sinne.

Daran anschließend laden wir Sie ein, *Michael Moutoussis, Tobias Nolte, Penelope Maran und Peter Fonagy* zu folgen, die einen neurowissenschaftlichen Bezug epistemischer Prozesse im Hinblick auf die Funktionsweise des sozialen Gehirns herstellen. Hierbei steht ein neues mechanistisches Verständnis zum Lernen von anderen oder Lernen in Beziehungen im Vordergrund.

Im Folgekapitel gehen *Elizabeth Allison und Chloe Campbell* der Frage nach, wie die Mentalisierungstheorie und die jüngsten Erweiterungen der Theorie in den Bereichen epistemisches Vertrauen und soziale Kommunikation genutzt werden können, um die Beziehung zwischen sozialen Systemen und dem individuellen sozialen Funktionieren umfassender in den Blick zu nehmen. Dabei postulieren sie, »dass der Einzelne, um eine sinnvolle Auseinandersetzung mit seinem sozialen Umfeld zu erfahren, das Gefühl haben muss, er werde als Akteur anerkannt und vom sozialen System mentalisiert« (Fonagy et al. 2021), und betrachten einige der Auswirkungen für die Legitimität des Gesellschaftsvertrags, wenn eine reduzierte Co-Mentalisierung zu einer »epistemischen (Fehl-)Anpassung« in Bezug auf die soziale Kommunikation führt.

In Kapitel 4 möchte *Lisa Baraitser* sicherstellen, dass die psychoanalytische Grundierung des Konzepts, die uns vielleicht manchmal aus dem Fokus gerät, nicht verloren geht. Ausgehend von einem in dem Feld der Psychosozialen Studien verankerten Blick, fragt sie, was mit dem produktivsten psychoanalytischen Konzept – dem des Unbewussten – geschieht, wenn wir uns von den Wechselfällen des psychischen Lebens zu jenen der sozialen Kommunikation und sozialen Gruppierungen, zu Gemeinschaften von intentional Denkenden bewegen. Können soziale Gruppen wirklich »mentalisieren«? Werden die Leidenschaften zu Bindung im freudschen Sinne einfach zu einem Umfeld, das soziales Lernen fördert, und die Kämpfe und Wechselfälle des psychischen Lebens mit Schwierigkeiten in der sozialen Kommunikation gleichgesetzt, bleibt dann nicht etwas Hilfreiches der Psychoanalyse auf der Strecke? Darüber hinaus beschäftigt sie sich mit intersektionalen Aspekten und damit auch mit politischen Implikationen des Vertrauensbegriffs und epistemischer Ungerechtigkeit. Aus ihrem Beitrag spricht eine implizite Hoffnung, dass Defizitmodelle, in denen das Versagen von Vertrauen mit dem Versagen des sozialen Umfelds identifiziert wird, »zu einem Diskurs beitragen [können], der so oft gegen diejenigen verwendet wird, die systemisch und politisch, meist über Generationen hinweg, im Stich gelassen werden« und für die epistemische Teilhabe als gesellschaftliche Aufgabe am dringlichsten geboten wäre, um Resilienz und salutogenetische Entwicklung zu fördern. Indirekt fordert sie uns daher auch auf zu reflektieren, welche Auswirkung unsere klinischen Begriffe von »Störungen« haben und inwieweit Sprache epistemisch ausschließt.

Nach einer weiteren Einführung unseres Konzepts für die klinische Arbeit eröffnet *Jon Allen* mit einer sowohl sehr persönlichen als auch ethischen Exploration dessen, was es heißt, Vertrauen als wichtige Komponente der therapeutischen Entwicklung und Identität zu verstehen, den zweiten Teil des Buches. Er propagiert, wir sollten Vertrauen als einen übergreifenden allgemeinen Faktor und als Teil der Qualität der therapeutischen Beziehung wahrnehmen. Neben der ethischen Dimension beschäftigt er sich mit nur scheinbar dichotomen Charakteristika von Vertrauenswürdigkeit und Verlässlichkeit, Grund- oder Urvertrauen und führt fast wie nebenbei neue Unterscheidungen und damit wichtige Erweiterungen des Konzeptes ein: Er befasst sich näher mit der Bedeutung epistemischen Selbstvertrauens und präverbaler Aspekte von Vertrauen im Sinne von implizitem Beziehungswissen. Somit bildet er gewissermaßen eine Klammer um die sich daran anschließenden Beiträge zum klinischen Nutzen des Konzepts.

Die Kapitel, die folgen, gehen in medias res und explorieren, wie Beziehungs*arbeit*, die auf dem Verständnis der Bedeutung von Mentalisierungsprozessen und auf der Berücksichtigung der epistemischen Haltung von Patient:innen in der Beziehungsgestaltung beruht, praktisch aussehen kann. Diesen therapeutischen Prozessen ist zumeist ein Fokus auf bewusstseinsnahe und im Hier und Jetzt zugängliche Erfahrensebenen gemein. Zunächst stellen *Tobias Nolte, Chloe Campbell, Peter Fonagy und Anthony Bateman* einen Überblick wesentlicher Komponenten Mentalisierungsbasierter Therapie (MBT) für die Behandlung von Borderline-Persönlichkeitsstörungen dar. Sie deklinieren detailliert durch, wie MBT-Interventionen die Arbeit an der epistemischen Haltung von Patient:innen beeinflussen, immer mit dem Ziel, die therapeutische Beziehung als Katalysator für soziales Lernen sowie – nicht weniger wichtig – als affektiven und reflektierenden Erfahrungshorizont zu nutzen, um Momente des Verstehens und Verstandenwerdens im Sinne relationalen Mentalisierens zu ermöglichen.

Im Folgenden bringen *Alessandro Talia und Svenja Taubner* ihre Erfahrungen bei der Therapie von Verhaltensstörungen bei Jugendlichen zum Tragen. Sie betrachten externalisierendes und speziell gewalttätiges Verhalten als sozial-kommunikativen Akt, dem aus Sicht des auf Gewalt Zurückgreifenden die Annahme oder tatsächliche Erfahrung zugrunde liegt, dass vom Zuhörenden kein epistemisches Vertrauen entgegengebracht wird. Aggression wird somit als bedeutende und intentionale Kommunikation verstehbar, die sicherstellt, dass Botschaften »ankommen«. Die kommunizierende Person kann so über die Aufmerksamkeit der Zuhörenden »gebieten«, auch wenn ihr von dieser kein epistemisches Vertrauen entgegengebracht wird.

Joost Hutsebaut und Carla Sharp befassen sich in Kapitel 8 mit einer weiteren adoleszenten Untergruppe von Patient:innen, deren Disposition für epistemisches Misstrauen im Kontext einer Psychotherapie dank einer Reihe von entwicklungsbezogenen Faktoren zunächst oft zunehmen kann. Am Beispiel der Arbeit mit Gunca, einer 16-jährigen Person mit entstehender Borderline-Symptomatik, veranschaulichen sie, wie sie, vielleicht stellvertretend für viele junge Patient:innen mit multiplen Traumatisierungen, zumindest zeitweise für eine Behandlung weniger ansprechbar und zugleich anfälliger für Brüche in der Therapie war. In ihrem Kapitel gehen sie der Hypothese nach, dass »Bindung, Mentalisierung und epistemisches Vertrauen vor dem Hintergrund der adoleszenten Entwicklung und in ihrem möglichen Einfluss auf für den Therapieerfolg relevante Einflussfaktoren in der therapeutischen Arbeit mit Heranwachsenden« sind, und erörtern mögliche Implikationen – allen voran Authentizität – für die Behandlung Heranwachsender.

In Kapitel 9 legt *Dirk von Boetticher* ein Modell für die Integration von Trauma, epistemischer Haltung und Körpererleben dar, das wichtig für ein Verständnis psychosomatischer Krankheitsbilder und des oft vernachlässigten *Embodiments* ist. Dabei konzeptualisiert er Faktoren, Wege und Mediatoren der »Verkörperung« von Beziehungserfahrungen, ausgehend von der Perspektive, dass »psychosomatische Störungen zu weiten Teilen aus Beziehungsstörungen resultieren«. Sein Fokus auf Aspekte des Vertrauens in Hinblick auf die Behandlung dieser Beziehungsstörungen ermöglicht es, das Zusammenspiel von epistemischem, evaluativem und Körpervertrauen genauer zu verstehen und so auch »die Bedeutung epistemischen Vertrauens in der Entstehung und Behandlung psychosomatischer Erkrankungen mit Organschädigungen« herauszuarbeiten.

Auch im Anschluss daran wird die Zentralität von Beziehungen fortgeschrieben; hier nun bei der Betrachtung der Wirksamkeit von Telemedizin im Allgemeinen und psychotherapeutischer Versorgung, die *online* stattfindet, im Speziellen. Dabei gehen *Georgina Aisbitt, Tobias Nolte und Peter Fonagy* auf die besonderen Herausforderungen bei Onlinebehandlungen im Gesundheitswesen ein und erläutern manche Fallstricke, die aus der räumlichen Entfernung oder besser aus der räumlichen Trennung zwischen Patient:in und Behandelnden resultieren und aus dem Blickwinkel des epistemischen Vertrauens in ihren Auswirkungen auf die therapeutische Beziehung besser versteh- und damit vielleicht sogar abschwächbar werden.

Lenka Staun und Ulrich Schultz-Venrath beleuchten im Weiteren die Bedeutung epistemischer Prozesse im Behandlungskontext psychodynamischer Gruppentherapien. Hierbei steht konzeptuell die komplexe Beziehung der entwicklungspsychologischen Dimensionen von Bindungsqualität, epistemischem Vertrauen und Mentalisierungsfähigkeit im Vordergrund, die von frühen dyadischen und gruppalen psychosozialen und damit von reziproken Beziehungserfahrungen hinsichtlich des Vertrauens geprägt ist. Darüber hinaus liegt ein Schwerpunkt ihres klinischen Denkens auf dem Herstellen einer hinreichenden Offenheit für therapeutische Gruppenangebote.

Stephan Gingelmaier und Nicola-Hans Schwarzer weiten den Anwendungsbereich von epistemischem Vertrauen und Mentalisieren und betrachten die Bedeutung von *psycho*sozialem Lernen in Bildungs- und Erziehungsprozessen. Hier steht, sofern sie gelingt, Beziehungsarbeit in pädagogischen Feldern mit ihren Kompensationsmöglichkeiten und damit Resilienz schaffenden Prozessen in der kindlichen Entwicklung im Zentrum. Dazu schreiben sie: »Die Kinder und Jugendlichen reinszenieren unbewusst immer wieder und insbesondere unter Stress ein tiefgreifendes Thema ihrer psychosozialen Entwicklungsgeschichte: Kann ich dir vertrauen? Im kommunikativen Aushandeln dieser Frage entstehen auf allen Seiten paradoxerweise oftmals erneut (unbewusst) Vertrauensbrüche«. Von diesem Wunsch, Vertrauen zu einer Person oder in Bildung und Erziehung arbeitenden Organisation herstellen zu können, und den massiven Erschwernissen, dieses auch »(aus) zu halten« und mentalisierend zu begleiten, berichten die Autoren in zwei Fallvignetten aus dem pädagogischen Bereich.

Noëlle Behringer nimmt diesen Faden auf und vertieft unser Verständnis der interpersonellen Schwierigkeiten, die sich in stationären Kinder- und Jugendhilfeeinrichtungen in der Arbeit mit jungen Menschen und deren Familien mit multiplen Belastungsfaktoren ergeben können, wenn es darum geht, diese für neue Lern- und Beziehungsarrangements zu öffnen. Sie geht dabei von der Wichtigkeit des sogenannten Wir-Modus (s. weiter unten) für die Entwicklung eines Bewusstseins für verfügbare Handlungsoptionen aus, was das

Mentalisierungspotential aller Beteiligten erhöht und »Alleingängen« im Kontakt und den daraus folgenden Beziehungsabbrüchen entgegenwirkt. Über eine mentalisierende Haltung, die sich für die Intentionalität des milieugeprägten Verhaltens interessiert, »entstehen wichtige Räume, in denen Gegenwartsmomente möglich und Wir-Momente geschaffen werden können«, vor allem unter Berücksichtigung eines gemeinsamen Verstehens des sozialen Ortes.

Daran knüpft *Dickon Bevington* mit seiner Kernthese an, dass epistemisches Vertrauen nicht verlangt, sondern nur gewährt werden kann, es also erworben werden muss. Bevington erörtert den Nutzen von epistemisch sich vertrauenden interprofessionellen Kulturen. Hierbei steht nicht das helfende Individuum, sondern ein therapeutisch oder praktisch helfendes Team oder Netzwerk im Zentrum seiner Betrachtungen. In einem solchen Team gilt es, die vertrauensvollen Erfahrungen, die Patient:innen, in seinem Beispiel Jugendliche, mit Einzelnen haben mögen, so zu verstehen, dass alle anderen davon systemisch lernen können.

Gewissermaßen als Coda vermittelt *Holger Kirsch,* wie durch das Modell des epistemischen Vertrauens neue Einblicke in die Erfahrungen eines Individuums in einer nicht-mentalisierenden Umgebung, die daraus folgenden Gesundheitsrisiken sowie die Möglichkeiten und Grenzen von Gesundheitsförderung – als gesamtgesellschaftliche Anstrengungen und speziell im Bereich der Sozialen Arbeit – geschaffen werden.

Sie werden merken, dieses Buch ist nicht komplett aus einem Guss: Uns war es wichtig, dass die verschiedenen Autor:innen mit ihren individuellen Stimmen, Perspektiven und Stilen zu Ihnen als Lesenden sprechen, um so die durchaus unterschiedlichen Facetten des epistemischen Vertrauens nachvollziehbar zu machen. Es handelt sich letztlich um ein sich entwickelndes Konzept. Uns ist zwar wichtig, es als solches zu definieren und klar zu umreißen, aber es vorschnell einzugrenzen, erscheint uns unklug. Wir hoffen, Sie teilen diese Sicht und finden diesen Ansatz (zunehmend) hilfreich und intellektuell stimulierend.

Außer bei Ihnen selbst möchten wir uns bei den wichtigsten

Mitarbeiter:innen bedanken, die seit vielen Jahren, vor allem mit Peter Fonagy und beginnend mit der Entwicklung des Mentalisierungsansatzes, daran gearbeitet haben, unser Verständnis von epistemischem Vertrauen konzeptionell und in jüngster Zeit auch empirisch weiterzuentwickeln: George Moran, Anthony Bateman, George Gergely, Mary Hepworth, Patrick Luyten, Elizabeth Allison, Chloe Campbell, Dickon Bevington, Nick Midgley und natürlich vielen anderen mehr, insbesondere den federführend im MentEd-Netzwerk zur Etablierung von Mentalisierung in pädagogischen Feldern Tätigen. Ganz besonders möchten wir unseren Dank den Personen gegenüber zum Ausdruck bringen, die für die Entstehung dieses Buches maßgeblich mitverantwortlich zeichnen: Katharina Colagrossi als umsichtige Lektorin auf Seiten des Verlags, Petra Kunzelmann und Clare Farrar für die Redaktion sowie Teresa Junek und Ulrike Stopfel für die Übersetzung vieler der englischsprachigen Kapitel.

Im Besonderen danken wir allen Autorinnen und Autoren dieses Bandes.

Zum Abschluss und damit überleitend zu einer ersten konzeptuellen Einführung (eine zweite zu klinischen Aspekten finden Sie auf den Seiten 143–155) und zum ersten Kapitel möchten wir noch einmal Jon Allen einige Worte an Sie richten lassen, der schreibt: »Wir alle, die wir an diesem Buch beteiligt sind, und alle diejenigen, die es lesen (werden), bemühen uns nach Kräften, das Phänomen des Vertrauens zu verstehen – eine Mühe, die angesichts der verbreiteten Neigung, dieses Verständnis vorauszusetzen, dringend notwendig ist. Aber wir schaffen Vertrauen nicht einfach dadurch, dass wir es verstehen; wir erschaffen es im Tun und im Fühlen. Verständnis ist hilfreich, aber vergessen wir nicht, dass wir schon einen langen Weg in Richtung vertrauensvoller Beziehungen gegangen sind, bevor wir sprechen konnten, und dass wir nie aufhören, mit den in unserer frühesten Lebenszeit erworbenen Fähigkeiten zu lernen«.

In diesem Sinne wünschen wir Ihnen eine anregende Lektüre.

London, im Februar 2023
Peter Fonagy & Tobias Nolte

TEIL I
Grundlagen

Einleitung

TOBIAS NOLTE UND PETER FONAGY

Versuch einer Definition

Als menschliche Wesen sind wir evolutionär dazu bestimmt, kulturelles Wissen zu erwerben. Die Psychoanalyse geht von einem epistemophilen Trieb aus, einem Streben nach Wissen. Das Vertrauen in Wissen (das wir in Anlehnung an Sperber und Co-Autor:innen als epistemisches Vertrauen bezeichnen; Sperber et al. 2010) ist der Kern dessen, was es bedeutet, ein Mensch zu sein. Ist Vertrauen erst einmal hergestellt, sind wir bereit, das von der vertrauenswürdigen oder respektvoll angesehenen Quelle angebotene Wissen zu verinnerlichen und zu assimilieren, um unsere zukünftigen Interaktionen mit unserer sozialen Welt zu gewährleisten und fortzuentwickeln (Sperber et al. 2010; Recanati 1997; Wilson 2012). Um einen effektiven kulturellen Wissenstransfer über das Lehren sicherzustellen (einschließlich der verschiedenen Formen, die dies im Rahmen eines umfassenderen Begriffs von »Lehren« in der Psychotherapie annehmen kann), mussten die Menschen daher eine zuverlässige Methode entwickeln, damit sie vertrauenswürdige Wissensquellen von solchen, denen kein oder nur bedingt Vertrauen entgegengebracht werden sollte, unterscheiden können.

Epistemisches Vertrauen bezieht sich auf das Vertrauen in die Authentizität und Relevanz von Informationen, die von anderen mitgeteilt werden. Wir nehmen an, dass epistemisches Vertrauen eine wesentliche Voraussetzung für die effiziente Kommunikation sozial und kulturell relevanter Informationen ist (Csibra & Gergely 2009). Schließlich kommt das menschliche Kleinkind mit nur sehr wenigen Kompetenzen auf die Welt, die es braucht, um in dem komplexen sozialen Umfeld zurechtzukommen, in dem es sich bewegen muss, um zu gedeihen. Der junge Mensch wendet sich an die anderen Menschen in seiner Umgebung und erhält so die Informationen, die er braucht. Er hört zu, beobachtet und verinnerlicht Wissenswertes, das ihm in anderen Situationen nützlich sein kann (einschließlich des Wissens über die Psyche und die zwischenmenschliche Dynamik sowie über die Co-Regulation von Affekten). Allerdings sind nicht alle Mitmenschen zuverlässige Informationsquellen.

Um uns vor Fehlinformationen zu schützen, haben wir eine natürliche Vorsicht in Bezug auf die Genauigkeit und Relevanz von übermittelten Informationen entwickelt (Csibra & Gergely 2009; Mascaro & Sperber 2009). Epistemische Wachsamkeit ist die Kehrseite des epistemischen Vertrauens und kann die Grundhaltung bei der Prüfung neuer Informationen sein. Um diese schützende epistemische Wachsamkeit vorübergehend aufzuheben und neue Informationen aufzunehmen, muss der »epistemische Superhighway« geöffnet und die Bereitschaft zum Wissenserwerb geweckt und ermöglicht werden (Fonagy & Allison 2014).

Die effiziente und schnelle Übertragung von Informationen durch die sogenannte Natürliche Pädagogik (Csibra & Gergely 2009) hängt von epistemischem Vertrauen ab. Wesentlich für den Aufbau von epistemischem Vertrauen ist die Möglichkeit für den Lernenden zu erkennen, dass der Kommunikator ihn oder sie als den menschlichen, mentalisierenden Akteur wahrnimmt, als den sich der oder die Lernende selbst erlebt. Dies verleiht dem Kommunikator einen besonders herausragenden Status und erlaubt ihm oder ihr, die Ideen und Überzeugungen des Lernenden zu verändern, die normalerweise durch unsere natürlich bewahrende, wachsame Haltung gegenüber Neuem geschützt sind. Das Gefühl, als Akteur anerkannt zu sein, dient als sogenannter ostensiver, die Kommunikationsabsicht anzeigender Hinweis. Einfach ausgedrückt und als eine erste Wiederholung unserer bereits erwähnten Prämisse: Wenn ich das Gefühl habe, dass ich verstanden werde, bin ich bereit, von der Person zu lernen, die mir das Gefühl vermittelt hat, mich verstanden zu haben.

Dazu gehört das Lernen über mich selbst, aber auch über andere und über die gesamte (soziale) Welt, in der ich lebe. Was also bringt diese *Adressierungsfunktion* dem Kommunikator, die über das Erwecken von Aufmerksamkeit hinausgeht? Der Adressierte fühlt sich in seinem Narrativ, in seinem Erleben, das der andere vom ihm abgebildet hat, erkannt oder berührt, und der epistemische Kanal zwischen Kommunikator:in und Rezipient:in ist offen.

Der Schlüssel, der ihn öffnete, ist das Gefühl, persönlich wahrgenommen, er- und anerkannt zu werden. Das Baby fühlt sich genauso wahrgenommen, wenn es seinen Namen hört. Eine andere, allgemeinere Art, ein Gefühl des Wahrgenommenwerdens zu erzielen, ist das Mentalisieren: den Prozess des Verstehens der eigenen Handlungen und der Handlungen anderer als absichtsvoll und durch innere Zustände wie Ziele, Gedanken und Gefühle angetrieben zu erfassen (Fonagy & Allison 2012). Der Kommunikator, der auf den mentalen Zustand des Rezipienten reagiert und seine Idee zu dessen inneren Zuständen zugrunde legt, stellt die gesunde Art der natürlichen Selektion dar, die dem Zuhörer das Signal vermittelt, dass der Kommunikator ein besonderes Interesse an ihm hat und seine Botschaft daher wahrscheinlich relevant und generalisierbar ist und in Erinnerung bleiben sollte. Das Mentalisieren wirkt als ostensives Kommunikationssignal, indem es die Person als intentionalen Akteur anerkennt und die Kommunikation persönlich relevanter macht (Fonagy et al. 2015). Dies fördert epistemisches Vertrauen in zweierlei Hinsicht: Erstens entwickeln sich die Mentalisierungsfähigkeiten des Einzelnen, so dass er die Beweggründe des Kommunikators besser einschätzen und entsprechend reagieren kann; und zweitens erhöht eine Kommunikation, die eine sogenannte epistemische Übereinstimmung generiert, einen geteilten Aufmerksamkeitsfokus für geteilte Wahrnehmungserfahrungen.

Wir schlagen erstens vor, dass Mentalisieren und Mentalisiertwerden ein entscheidender intentionaler »Fingerzeig« in sozialen Interaktionen sein können, um Vertrauen zu schaffen. Zweitens gehen wir davon aus, dass epistemische Störungen einen letzten gemeinsamen Entwicklungsweg darstellen, durch den aversive Beziehungserfahrungen in der Vergangenheit ihren Einfluss auf psychosoziale

Behandlungen ausüben können – als Disposition für die Begegnungen in der Therapeuten-Patienten-Beziehung.

Wir argumentieren, dass unsere entwicklungsbezogene, interpersonelle Sicht auf die Stimulierung von epistemischem Vertrauen im Kontext psychosozialer Behandlungen jeglicher Art, die Mentalisieren hervorrufen, eine neue Rolle für die therapeutische Beziehung schafft, insbesondere bei der Arbeit mit Patient:innen mit »strukturellen Beeinträchtigungen«, bei denen die Fähigkeit, neue Informationen durch soziales Lernen zu verinnerlichen, durch Beeinträchtigungen im epistemischen Vertrauen untergraben wird (Nolte et al. 2023).

Epistemisches Vertrauen muss also kultiviert werden, um auch nur einen wohlwollenden zwischenmenschlichen Einfluss zu erreichen (Sperber et al. 2010). Wie teilt die Natur uns mit, wem wir in den komplexen Welten vertrauen können, in die wir hineingeboren werden, ohne über viele kontextbezogene Informationen zu verfügen, insbesondere wenn wir erst ein paar Tage oder Monate alt sind? Entwicklungswissenschaftler gehen davon aus, dass einfache (ostensive) Kommunikationssignale wie kontingentes Reagieren, Blickkontakt, das Nennen des Namens und das Ansprechen mit einer besonders gewinnenden Intonation ausreichen, damit das Baby das Gefühl hat, dass es von jemandem persönlich angesprochen wird, der seine Interessen im Auge hat und daher beachtet werden sollte, und dass die von ihm bereitgestellten Informationen als relevant angesehen werden sollten, damit sie in Erinnerung bleiben und in ähnlichen Situationen verwendet werden können (Csibra & Gergely 2009; Csibra & Gergely 2011; Király et al. 2013). Mit anderen Worten, das Wissen ist Teil der Kultur und sollte internalisiert werden. Dieser zunächst sehr kognitiv anmutende Prozess wird sich vielleicht eher erschließen, wenn man unter denselben Vorgängen auch das Verstehen und Verstandenwerden subsumiert, das sich auf affektive Zustände bezieht, wenn das Kind vom anderen durch markierte und kontingente Affektspiegelung »lernt«, was es bedeutet, traurig zu sein oder innerlich zusammenzubrechen, also sekundäre Selbstrepräsentanzen aufzubauen – kurz: die eigentliche Funktion des Mentalisierens.

Drei Modi der Erfahrung

Im Folgenden möchten wir kursorisch drei wichtige Modi des Erlebens einführen, die zum Verständnis von Mentalisierung und epistemischem Vertrauen unerlässlich sind.

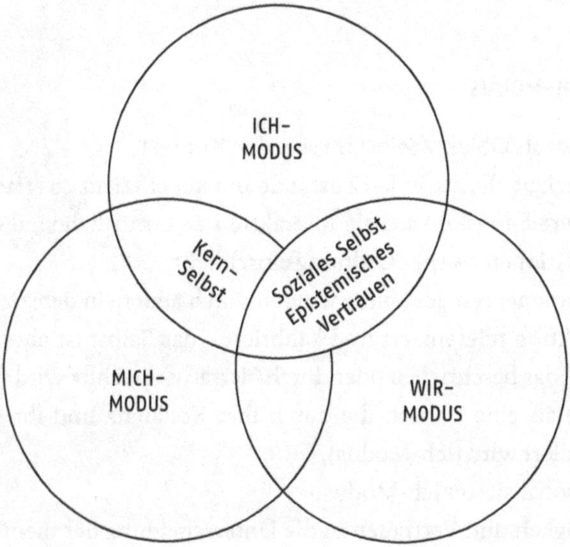

Abb. 1: Erfahrungsmodi des Selbst

1. ICH-MODUS

- Schaffung einer subjektiven Erfahrung des Kerns des Selbst – kontinuierlich über die Zeit und nicht durch andere referenziert. Gleichartigkeit über die Lebenszeit hinweg,
- interozeptive und exterozeptive Informationen/Wahrnehmungen tragen zum Ich-Zustand bei,
- Interaktion mit dem Ich-Modus bei der Repräsentation erster Ordnung – andere haben andere Überzeugungen (z. B. falsche Überzeugungen) und können diese auch über mich haben,
- Inkongruenz schafft Instabilität und Erfahrung von Selbst und Fremdselbst,
- das fremde Selbst ist in das Selbstbild eingebettet,

- Kontrolle der Selbstwahrnehmung durch andere – Schutz des Ich-Zustands, beispielsweise durch Gewalt,
- so werden, wie ich gesehen werde – Ich-Modus »aufschieben« und zurückdrängen,
- Misstrauen und Vermeidung – Ich-Modus durch Deaktivierung der sozialen Mentalisierung schützen

2. MICH-MODUS

- Selbst als Objekt/Selbst im sozialen Kontext,
- Fähigkeit, die mentalen Zustände anderer effizient zu erfassen, um eine reibungslose soziale Interaktion zu ermöglichen, die Repräsentationen zweiter Ordnung einschließt,
- Komponenten des Selbst werden durch andere in der sozialen Interaktion referenziert und kalibriert – das Selbst ist eher ein Objekt, das beschrieben oder durch Narrativ »erzählt« wird (Ich-Modus) als eine Entität, die durch ihre Kohärenz und ihr Handeln validiert wird (Ich-Modus),
- personalisierter Ich-Modus,
- Fähigkeit und Vertrauen in die Unterscheidung der mentalen Zustände, die andere über mich haben – wie viel Einblick wir glauben, dass andere in unsere Gedanken und Absichten haben (d.h. »wissen sie, was ich denke?«),
- Zuversicht, mentale Zustände zu verbergen – »sie wissen nicht, was ich denke«

3. WIR-MODUS

- Die Bedeutung der »gemeinsamen Aufmerksamkeit« für die menschliche soziale Kognition,
- gemeinsame Aufmerksamkeit bezieht sich auf die Fähigkeit, sich gemeinsam mit anderen sowohl auf äußere Objekte als auch auf mentale Inhalte zu konzentrieren – von besonderer Bedeutung ist die Fähigkeit zu verstehen, wie und warum sich mentale Zustände unterscheiden können,

- ein Kleinkind, das davon profitiert, dass es effektiv mentalisiert wird, ist reich an Erfahrungen mit der gemeinsamen Aufmerksamkeit für mentale Zustände. Solche Momente des »Wir-Gefühls« sind nicht nur bereichernd für den Säugling, sondern haben auch den großen Vorteil, dass sie das epistemische Vertrauen fördern und eine Offenheit für kooperatives soziales Lernen schaffen,
- Koordinierung der Perspektiven,
- die Unterscheidung zwischen dem Subjektiven (der eigenen Sichtweise) und dem Objektiven (der tatsächlichen physischen Realität »da draußen«) zu schätzen wissen,
- Koordinierung des Wissens (Inhalts) über den mentalen Zustand eines anderen Individuums: eine ziemlich komplexe Triangulation,
- Kooperation wird durch die Möglichkeit, verschiedene Perspektiven auf dieselbe Situation zu vergleichen und zu koordinieren, unermesslich gefördert,
- die Erfahrung, Teil einer Reihe von Gedanken und Gefühlen zu sein, die über die eigenen hinausgehen

Das Ergebnis dieses Kommunikationsprozesses (Abb. 2) ist das, was wir eine epistemische Übereinstimmung nennen. Das hört sich nach

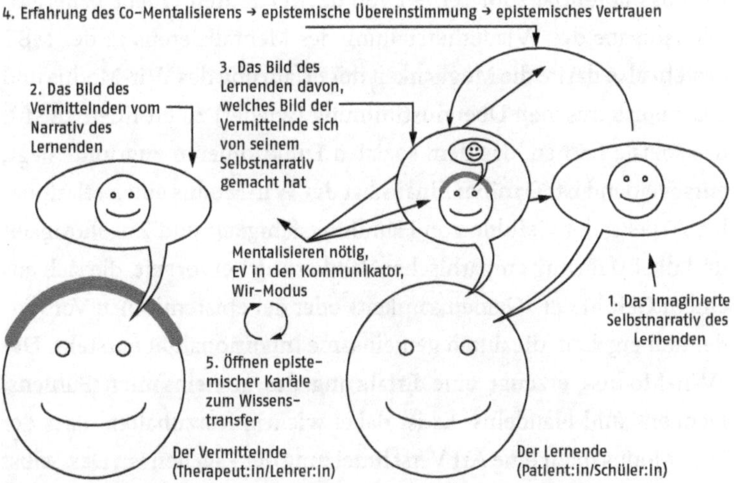

Abb. 2: Prozess der Generierung von Wir-Modus-Erfahrung zwischen Kommunikator und Empfänger

einer recht einfachen Aussage an, doch sind an diesem Prozess mehrere Mentalisierungsstufen beteiligt: Der Zuhörer muss (a) über ein ausreichend kohärentes Selbstverständnis verfügen, um die Übereinstimmung überhaupt erkennen zu können, (b) das Bild von sich selbst erkennen, das der Kommunikator ihm beschreibt (in einer Situation, in der der Kommunikator in gewisser Weise seine eigene Wahrnehmung des Zuhörers zum Ausdruck bringt), und (c) die Ähnlichkeit oder den Unterschied zwischen seiner eigenen Selbstwahrnehmung und der Art und Weise, wie der Kommunikator ihn repräsentiert und beschreibt, beurteilen. Darüber hinaus setzt dieser Prozess voraus, dass der Kommunikator den Zuhörer ausreichend genug kennt, um ihn gut zu verstehen. Somit hängt epistemisches Vertrauen als sozialer Prozess von der Mentalisierung sowohl des Zuhörers als auch des Kommunikators ab.

Wenn gemeinsames Mentalisieren, wie es bei einem epistemischen Match stattfindet, erreicht wird, entsteht eine besondere subjektive Erfahrung sozialer Kognition, die als »Wir-Modus« bezeichnet wird. Der »Wir-Modus« ist ein mentaler Zustand, der eine zwischenmenschliche Erfahrung der Verbundenheit mit einer anderen Person beschreibt, bei der intentionale Zustände mit einem gemeinsamen Ziel geteilt werden. Der »Wir-Modus« löst Vertrauen aus, was wiederum das Potential zum Lernen von der vertrauten Quelle generiert. Die Aufgabe der Wiederherstellung des Mentalisierens in der MBT besteht also darin, die Möglichkeit der Erfahrung des Wir-Modus und einer epistemischen Übereinstimmung (wieder) zu eröffnen, die für das soziale Lernen, das dem sozialen Funktionieren zugrunde liegt, entscheidend ist. Darüber hinaus hat der Wir-Modus einen relationalen Aspekt, der Gefühle von Handlungsfähigkeit und Zugehörigkeit und die Erfahrung empathischer Validierung hervorruft, die sich aus einem Gefühl der »Gemeinsamkeit« oder der epistemischen Verbundenheit ergeben, die durch gemeinsame Intentionalität entsteht. Der »Wir-Modus« erzeugt eine Erfahrung des gemeinsamen Fühlens, Denkens und Handelns. Es ist dabei wichtig festzuhalten, dass der Wir-Modus nicht eine Art Verschmelzung der Psychen ist. Das Selbst mit seiner uneingeschränkten Handlungsfähigkeit bleibt wichtig; tatsächlich kann der Zugang zum Wir-Modus in Ermangelung eines robusten Selbst, das sich selbst vorübergehend für einen gemeinsamen Zweck untergräbt, nur illusorisch sein und durch Selbstverzerrung erreicht werden. Der Wir-Modus ist weder ein Verzicht auf das Bewusstsein getrennter mentaler Zustände noch eine Art psychische Verschmelzung. Vielmehr geht es darum, sich die Vorstellung vor Augen zu halten, dass es sich bei anderen um getrennte »Akteure oder Personen handelt, die genauso real sind wie man selbst« (Tomasello 2016, S. 56), mit denen wir vorübergehend eine Weltsicht, ein Ziel, einen Plan oder ein Verständnis teilen, das unsere individuelle Perspektive übersteigt. Die Vorteile des Wir-Modus ergeben sich in der Tat daraus, dass sich »getrennte Köpfe« zusammentun, um sich auf ein gemeinsames Objekt zu konzentrieren; die gemeinsame Aufmerksamkeit bringt neues Wissen und neue Perspektiven, die ein einzelner Geist nicht haben kann.

Allerdings gibt es auch eine Kehrseite dieser gelingenden Interaktionen: Frühe Widrigkeiten und Trauma, singulär, sich wiederholend oder im Kontext von Intersektionalität, können zu einem Scheitern des epistemischen Vertrauens und nachhaltigen Konsequenzen für soziales Lernen führen. Menschen mit solchen Erfahrungen wuchsen oft in Entwicklungsnischen auf, die eine Anpassung der epistemischen Haltung erforderten (beispielsweise ständige Überwachsamkeit bezüglich der Motive anderer). Dies kann epistemische Störungen und vor allem bei Trauma sozialen Rückzug mit sich bringen, der den Zugang zu einer wohlwollenden und hilfreichen mentalisierenden Umwelt ausschließt, aber Erschöpfung und Isolation der epistemischen Funktion nach sich zieht. Sobald das epistemische Vertrauen beschädigt und die Psyche teilweise für die Verarbeitung neuer Informationen verschlossen ist:

- wird der Zugang zur Exploration neuer Verhaltens- und Reaktionsweisen sowie neuer Beziehungsangebote stark eingeschränkt,
- kann die Präsentation neuer Informationen nicht als persönlich relevant oder sinnvoll verinnerlicht werden,
- wird Wissen (einschließlich des sozialen Wissens) nicht aktualisiert, da ihm nicht vertraut wird,

- entsteht ein subjektives Gefühl der epistemischen Ungerechtigkeit (missverstanden zu werden) und davon, in epistemischer Isolation »festzustecken«,
- vermindert beeinträchtigtes epistemisches Vertrauen die Lernfähigkeit und damit auch die Ansprechbarkeit auf Psychotherapie.

Literatur

Benjamin, J. (1990). An outline of intersubjectivity: The development of recognition. *Psychoanalytic psychology, 7*(S), S. 33.
Bion, W. R. & Krejci, E. (1992). *Lernen durch Erfahrung*. Frankfurt a. M. Suhrkamp.
Csibra, G. & Gergely, G. (2009). Natural pedagogy. *Trends in cognitive sciences, 13*(4), S. 148–153.
Csibra, G. & Gergely, G. (2011). Natural pedagogy as evolutionary adaptation. *Philosophical Transactions of the Royal Society B: Biological Sciences, 366*(1567), S. 1149–1157.
Fonagy, P. & Allison, E. (2014). The role of mentalizing and epistemic trust in the therapeutic relationship. *Psychotherapy, 51*(3), S. 372.
Fonagy, P., Luyten, P. & Allison, E. (2015). Epistemic petrification and the restoration of epistemic trust: A new conceptualization of borderline personality disorder and its psychosocial treatment. *Journal of personality disorders, 29*(5), S. 575–609.
Fonagy, P., Campbell, C. & Allison, E. (2019). Therapeutic models. In A. Bateman & P. Fonagy (Hrsg.), *Handbook of mentalizing in mental health practice* (S. 169–180). Washington, DC: American Psychiatric Publishing.
Gingelmaier, S. (2017). Pädagogische Verwicklungen mentalisierend entwickeln. *Abstinenz und Verwicklung. Annäherungen in Theorie, Forschung und Praxis*, S. 101–112.
Király, I., Csibra, G. & Gergely, G. (2013). Beyond rational imitation: Learning arbitrary means actions from communicative demonstrations. *Journal of experimental child psychology, 116*(2), S. 471–486.
Klein, M. (1928). Early stages of the Oedipus conflict. *The International Journal of Psychoanalysis, 9*, S. 167–180.
Kotte, S. & Taubner, S. (2016). Mentalization in team supervision. *Organisationsberatung, Supervision, Coaching, 23*, S. 75–89.
Mascaro, O. & Sperber, D. (2009). The moral, epistemic, and mindreading components of children's vigilance towards deception. *Cognition, 112*(3), S. 367–380.
Nolte, T. (2018). Epistemisches Vertrauen und Lernen. In: S. Gingelmaier, S. Taubner & A. Ramberg (Hrsg.). *Handbuch mentalisierungsbasierte Pädagogik*. Göttingen: Vandenhoeck & Ruprecht.

Nolte, T., Hutsebaut, J., Sharp, C., Campbell., C., Fonagy, P. & Bateman, A. (2023). The Role of Epistemic Trust in Mentalization-Based Treatment of Borderline Psychopathology. *Journal of Personality Disorders*, Special Issue: Trust.

Recanati, F. (1997). Can we believe what we do not understand? *Mind & Language*, *12*(1), S. 84–100.

Sperber, D., Clément, F., Heintz, C., Mascaro, O., Mercier, H., Origgi, G. & Wilson, D. (2010). Epistemic vigilance. *Mind & language*, 25(4), S. 359–393.

Tomasello, M. (2016). *A natural history of human morality*. Harvard University Press.

Tomasello, M. (2019). *Becoming human: A theory of ontogeny*. Chicago: Harvard University Press.

Wilson, D. (2012). Metarepresentation in linguistic communication. In D. Wilson & D. Sperber (Hrsg.). *Meaning and relevance* (S. 230–258). Cambridge University Press. https://doi.org/10.1017/CBO9781139028370.014.

KAPITEL 1

Epistemisches Vertrauen als entwicklungs- psychologisches Konzept

PETER FONAGY, CHLOE CAMPBELL, ELIZABETH ALLISON, TOBIAS NOLTE UND PATRICK LUYTEN

Die Psychoanalyse hat sich schon immer für die Beziehung zwischen Kultur und Psychopathologie interessiert. In »Das Unbehagen in der Kultur« (Freud 1930) wies Freud auf die paradoxe Beziehung zwischen dem Individuum und der Gesellschaft hin: Einerseits bietet die Gesellschaft einen starken Schutz gegen Widrigkeiten und damit gegen Unglück; andererseits besteht ein unvermeidlicher Konflikt zwischen den Wünschen des Individuums nach Autonomie und Triebbefriedigung und den gesellschaftlichen Normen und Idealen, was zu Frustration und Unzufriedenheit führt. Wenn wir über die Vulnerabilität für Psychopathologie nachdenken, beeindrucken die Forschungsergebnisse, die zeigen, dass sozioökonomische Benachteiligung, Rassendiskriminierung (Liu et al. 2017) sowie Widrigkeiten in der Entwicklung und Viktimisierung in der Kindheit und Jugend von Relevanz bei der Erklärung dieser Vulnerabilitäten sind, selbst wenn man die genetische Belastung und die bereits vorhandene Symptomatik berücksichtigt (Fonagy et al. 2021; Lund et al. 2018). Es gibt eindeutige Belege dafür, dass soziale Ausgrenzung und Benachteiligung in der Familie, aber auch im Umfeld von Gleichaltrigen und in der Nachbarschaft eine Schlüsselrolle bei der Anfälligkeit für Psychopathologie spielen.

Die zentrale These, die wir in diesem Kapitel entwickeln, ist, dass verschiedene Ansätze der Entwicklungspsychopathologie übereinstimmend darauf hindeuten, dass ein Individuum das Gefühl braucht, als individueller Akteur anerkannt zu werden, und dass sich dies erfahrungsgemäß darin widerspiegelt, dass er sich von seinem sozialen System mentalisiert fühlt, um ein Gefühl der sinnvollen Verbindung mit seiner breiteren sozialen Gemeinschaft zu erfahren (Fonagy et al. 2021). Umgekehrt kann das Trauma von Minderheiten als kumulative Auswirkung von Mikroaggression und Mikrovernachlässigung betrachtet werden, die täglich und ohne Unterlass erlebt werden (Torino et al. 2019). Wir haben erkannt, dass wir uns in der Vergangenheit zu sehr auf die Rolle des unmittelbaren sozialen Umfelds und insbesondere der Kernfamilie konzentriert haben, wenn es darum ging, ein Gefühl von Handlungsfähigkeit und Selbstheit zu erzeugen (Luyten et al. 2020). Die Forschung über benachteiligte Menschen zeigt jedoch eindeutig, dass die Erfahrung eines breiteren sozialen Kontexts, der den Einzelnen nicht als Person anerkennt, das heißt der die Bedürfnisse des Einzelnen nach Zugehörigkeit und Teil einer Gemeinschaft zu sein, nicht berücksichtigt, den Kern von Gefühlen der Einsamkeit, Entfremdung und Isolation bildet und davon betroffene Menschen vulnerabel für Psychopathologie macht. In dieser Hinsicht argumentieren wir, dass psychische Störungen am besten als Störungen der sozialen Kommunikation konzeptualisiert werden und dass das, was als »Störung« kategorisiert wird, in Wirklichkeit Anpassungsversuche an ein soziokulturelles Umfeld widerspiegelt, welches vorübergehend oder chronisch nicht in der Lage ist, die Bedürfnisse des Einzelnen angemessen in Betracht zu ziehen (Fonagy et al. 2017a). Vereinfacht ausgedrückt, beruht die Persistenz psychischer Störungen auf dem teilweisen Schließen normaler Mechanismen zur Aktualisierung des Wissens eines Individuums über die Welt, einschließlich der Änderung seiner Wahrnehmung von sich selbst und anderen angesichts veränderter Umstände – es handelt sich um ein Versagen des sozialen Lernens.

Viele unserer Überlegungen in diesem Zusammenhang sind von den Ideen von Gergely und Csibra über die »Nachfragecharakteristika kognitiv undurchsichtiger (opaker) Kulturformen« (Gergely & Csibra 2006, S. 8) inspiriert, die für die menschliche Kultur von zentraler Bedeutung sind. Der Mensch benötigt Bildung oder ein Unterrichtetwerden durch andere, um etwas über sein weiteres soziales Umfeld zu lernen, mitsamt der Entwicklung eines Verständnisses und Bildes von sich selbst und den Menschen um ihn herum. Um den immensen und wachsenden Wissensfundus, den jeder Mensch benötigt, zuverlässig zu übermitteln und zu erhalten, hat die natürliche Selektion außergewöhnlich effiziente Mechanismen für das soziale Lernen durch einen Prozess der Natürlichen Pädagogik bereitgestellt (Gergely & Csibra 2006). Aus dieser Perspektive ist Kultur sowohl der Prozess als auch das Ergebnis der Kommunikation von opakem Wissen, das von einer Generation an die nächste weitergegeben wird. Experimentelle Forschungen deuten darauf hin, dass diese Art des sozialen Lernens beim Menschen in hohem Maße von der Fähigkeit zum »gemeinsamen Denken« abhängt, das bedeutet von der Fähigkeit zur gemeinsamen Aufmerksamkeit und zum Mentalisieren, der Fähigkeit also, sich selbst und andere in Bezug auf intentionale mentale Zustände zu verstehen (O'Madagain & Tomasello 2019; Tomasello 2020).

Die Fähigkeit zum Mentalisieren ist nicht auf den Menschen beschränkt, sondern auch bei nicht-menschlichen Primaten (Sandel et al. 2011) und anderen Tieren, einschließlich beispielsweise Haushunden und Ziegen, vorhanden (Call et al. 2003; Tomasello et al. 2006). Nicht-menschlichen Primaten scheint jedoch die Fähigkeit zur gemeinsamen Aufmerksamkeit zu fehlen, das heißt die Fähigkeit von zwei oder mehr Individuen, sich selbst so zu verstehen, dass sie zur gleichen Zeit ihre Aufmerksamkeit auf dieselbe Sache richten, jedes aus seiner eigenen, verschiedenen Perspektive (Tomasello 2018). Tomasello nennt diese Fähigkeit auch eine Struktur auf zwei Ebenen, die mit der geteilten Intentionalität einhergeht (Tomasello 2020), da sie sowohl einen gemeinsamen als auch einen individuellen Fokus auf dieselbe Sache beinhaltet. Andere Autoren haben diese Haltung als einen relationalen Modus oder »Wir-Modus« (Higgins 2020) bezeichnet, der eine gleichzeitige, gegenseitige Anerkennung der Individualität und Subjektivität des anderen impliziert. In früheren Schriften haben wir den Begriff des relationalen Mentalisierens geprägt (Asen & Fonagy 2012; Asen & Fonagy 2017; Bateman & Fonagy 2016) und die Mechanismen innerhalb sozialer Systeme wie einer Eltern-Kind-Dyade, einer Großfamilie oder breiterer kultureller Gruppen dargelegt, die die Aufgabe des sozialen Lernens unterstützen. In diesen Schriften wird das relationale Mentalisieren als Fokussierung der Patient:innen auf die aktuelle Beziehung in einer Weise definiert, die Kliniker:innen an moderne Beschreibungen der Übertragung erinnern mag. Mit der Weiterentwicklung der Mentalisierungstheorie wurde der Begriff spezifischer verwendet, um ihn mit dem Konzept des »Wir-Modus« in Einklang zu bringen (Fonagy et al. 2021). Im klinischen Kontext würden wir das relationale Mentalisieren nun auf den gemeinsamen Fokus auf die Beziehung zwischen Patient:in und Therapeut:in (oder zwischen zwei oder mehreren Akteuren, die sich auf das Co-Mentalisieren konzentrieren, d.h. auf eine gemeinsame explorative Aktivität im Zusammenhang mit der gemeinsamen Aufmerksamkeit) ausweiten (Nolte et al. 2023). Relationales Mentalisieren bezieht sich also auf gemeinsames Denken und Fühlen innerhalb eines sozialen Systems, einer Dyade, einer Familie oder einer anderen sozialen Gruppe, wenn es mit intentionalen Zuständen verbunden ist, die von den Individuen im System als gemeinsam oder von allen geteilt angenommen werden. Das relationale Mentalisieren des »Übertragungstyps« ist ein Spezialfall einer allgemeineren gemeinsamen Aufmerksamkeitsfokussierung auf mentale Zustände.

Die Ausführungen von Csibra und Gergely über die Bedeutung von ostensiven Hinweisen (eine Kommunikationsabsicht anzeigende Signale) beim menschlichen Lernen (Csibra & Gergely 2009; Csibra & Gergely 2011) – Konzepte, die zunächst von Bertrand Russell und später von Sperber und Wilson diskutiert wurden (Russell 1940; Sperber & Wilson 1995) – sind in diesem Zusammenhang äußerst relevant. »Ostensive Cueing« bedeutet, dass menschliches soziales Lernen zu einem großen Teil auf der Verwendung bestimmter Signale beruht, zunächst durch Bezugspersonen und später durch andere Mitglieder der Gemeinschaft, die Wissen vermitteln wollen, die eine Kommunikationsabsicht signalisieren und die Adressat:innen in einen »Lernmodus« versetzen. Typische ostensive Signale für Säuglinge sind Blickkontakt, das Anheben der Stimme und/oder der Augenbrauen und, insbesondere bei Kleinkindern, die kindgerechte

(Ammen-)Sprache (»motherese«) – dies sind Signale der persönlichen Wahrnehmung (»Ich spreche dich an«), die beim Säugling ein Gefühl des »Ich werde gesehen« erzeugen. Experimentelle Studien deuten darauf hin, dass solche ostensiven Hinweise der natürlichen epistemischen Wachsamkeit von Säuglingen entgegenwirken, das heißt der Tendenz, gegenüber potentiell inkorrekten und somit schädlichen Informationen misstrauisch zu sein (Sperber et al. 2010). Wir vermuten, dass ostensive Hinweise eine »Wir«-Erfahrung erzeugen, in der die epistemische Wachsamkeit aufgehoben ist, indem sie beim Adressaten das Gefühl hervorrufen, dass der Kommunikator Informationen vermitteln möchte, die für die Adressat:innen relevant und möglicherweise auch über mehrere Situationen hinweg verallgemeinerbar sind (Egyed et al. 2013; Futo et al. 2010) und daher in Erinnerung bleiben sollten (Mahr 2017). Anstelle von epistemischer Wachsamkeit entwickelt der Adressat epistemisches Vertrauen, indem er andere als verlässliche Wissensquelle in Bezug auf die (soziale) Welt wahrnimmt, einschließlich sich selbst und andere. Wir haben vorgeschlagen, dass ostensive Signale über das Säuglingsalter hinaus zu Auslösern für das Gefühl der zwischenmenschlichen Anerkennung verallgemeinert werden – die Übereinstimmung zwischen der Selbsterfahrung und der Selbstwahrnehmung des Kommunikators (Fonagy 2015; Fonagy 2014). Mit anderen Worten: Die Erfahrung, mentalisiert zu sein, stellt einen ostensiven Hinweis dar und löst das epistemische Vertrauen in den Kommunikator aus. Studien in diesem Zusammenhang haben gezeigt, dass die wiederholte Erfahrung, mentalisiert zu werden, von zentraler Bedeutung ist, um einen Wir-Modus und damit epistemisches Vertrauen zu erzeugen (Eaves & Shafto 2017; Markson & Luo 2020; Tong et al. 2020).

Obwohl die genauen Mechanismen, die an diesem Prozess beteiligt sind, noch weiter erforscht werden müssen, scheint die Mentalisierung im Wir-Modus aus klinischer Sicht die folgende Abfolge von Erfahrungen zu beinhalten: Das eigene imaginierte Selbst wird von einer anderen Person imaginiert (in erster Linie von einer Bezugsperson, aber im Allgemeinen vom »Kommunikator«), und wenn es eine epistemische Übereinstimmung zwischen dem imaginierten Selbst und der geschaffenen Co-Repräsentation gibt (d. h., die Person fühlt sich von der anderen Person anerkannt und korrekt mentalisiert), wird die eigene epistemische Wachsamkeit verringert und ein Kanal für einen schnellen, effizienten Wissenstransfer eröffnet, den wir auch als »epistemische Autobahn« bezeichnet haben (Fonagy et al. 2017a; Fonagy et al. 2017b).

Aus dieser Perspektive dienen Bindungsbeziehungen nicht nur als dringend benötigte sichere Basis, wie in traditionelleren Konzepten der Bindungstheorie betont wird (Bowlby 1973), sondern sie bilden auch einen wichtigen Kontext, in dem sich ein Gefühl für das eigene Selbst und die eigene Identität und – was wichtig ist – epistemisches Vertrauen in andere entwickelt (Luyten et al. 2020). Tatsächlich bieten Bindungsbeziehungen einen der wirksamsten Kontexte für das Gefühl, verstanden und mentalisiert zu werden, was sich dann auf andere Personen und das breitere soziokulturelle Umfeld übertragen kann. Die Vorteile einer sicheren Bindung für die kognitive Entwicklung (z. B. für die schulischen Leistungen) könnten darin begründet sein, dass eine sichere Bindung eine robustere Kapazität für epistemisches Vertrauen bietet (Moss 2001; Mares 2020). Die evolutionäre Grundlage dieser Idee ist in Tomasellos Konzept der kollektiven Intentionalität verankert (Tomasello 2016) – dass man Teil einer größeren soziokulturellen Gruppe ist, die auf einer gemeinsamen Intentionalität basiert, die Kommunikation und Zusammenarbeit ermöglicht und durch gemeinsame Praktiken, Überzeugungen und Einstellungen ein Gefühl von Identität, Zugehörigkeit und Gemeinschaftlichkeit erzeugt. Gergely kontrastierte die kartesianische Sichtweise der Bildung wahrer Überzeugungen über die Realität als nichtsoziale, interne, bewusste und aufwendige individuelle Aktivität des menschlichen Geistes mit seiner Ansicht (Gergely 2021), die er gemeinsam mit Sperber vertritt (Mercier & Sperber 2017): dass Kognition höherer Ordnung, einschließlich Rationalität, eine primäre soziale Funktion hat, da sie dazu dient, andere davon zu überzeugen, ihre Überzeugungen zu ändern und stattdessen die eigenen Überzeugungen zu übernehmen. Menschen bauen gemeinsame Überzeugungen mit anderen durch Kommunikation auf, indem sie Gründe benennen, rechtfertigen und argumentieren. Gergely ist der Ansicht, dass Menschen danach streben, gemeinsame Überzeugungen mit anderen Mitgliedern ihrer sozialen Gemeinschaft zu haben, und dass dieser Antrieb die adaptiven Funktionen der Erleichterung der Zusammenarbeit und des Zusammenhalts menschlicher sozialer Gruppen unterstützt, selbst auf Kosten des Fehlens wahrer Überzeugungen (Gergely 2021).

Die früh in der Entwicklung entstandene Lernfähigkeit scheint eine Vorhersage für das spätere soziale Funktionieren zu sein (Reeb-Sutherland 2012), und Lernstrategien, die in der frühen Kindheit entwickelt werden, können später das Verhalten in komplexen sozialen Situationen erheblich beeinflussen (Hammock 2006). Betreuungserfahrungen wirken sich darauf aus, wie jemand Informationen aus der Umwelt aufnimmt und verarbeitet, und die Lernfähigkeit wird durch die Betreuungsvergangenheit einer Person beeinflusst. Dies wurde klassischerweise bei Makaken (Capitanio 1985; Capitanio 1985; Mason 1988) und auch bei menschlichen Säuglingen (Bigelow 2003) nachgewiesen. Weniger kontingent reagierende Betreuungspersonen sind bei Säuglingen mit einer langsameren Lernrate bei assoziativen Prozessen verbunden (Papousek 1975). Wir vermuten, dass, wenn die Betreuungspersonen in der Umgebung des Kindes nicht zuverlässig reagieren, nicht wohlwollend sind und/oder nicht erkennen können, was für das Kind bedeutsam und relevant ist, dies die Lernfähigkeit durch die mangelnde Entwicklung von epistemischem Vertrauen unterminieren kann. Es gibt Hinweise darauf, dass die Qualität der Beziehung eines Kindes zu einem Kommunikator in hohem Grade das Ausmaß bestimmt, in dem das Kind Informationen von diesem Kommunikator erwirbt und diese verallgemeinert (Corriveau 2009; Lane 2015; Mascaro 2009; Shafto 2012). Diese Betonung der Bedeutung der Reputation innerhalb zwischenmenschlicher Prozesse steht im Einklang mit den Forschungsarbeiten, die die inhärent sozial gesteuerte Natur kognitiver Prozesse höherer Ordnung untersuchen (Rudrauf 2014).

Der vielleicht stärkste Beweis für diese relationale Perspektive auf soziales Lernen stammt von John Hatties Arbeit über *Visible Learning* an der Universität von Auckland, Neuseeland. In 15 Jahren Forschung, in denen er über 800 Metaanalysen zu den Einflüssen auf die Leistung von Schülern zusammenfasste, entwickelte Hattie eine

Theorie über die Bedeutung von Lehrenden und Feedback und konstruierte ein Modell des Lernens und Verstehens, das er »Visible Learning« nennt (Hatties 2009).

Bei der Durchsicht von Tausenden von Studien berichtet er von einer geringen Effektgröße für die meisten traditionellen Methoden zur Beeinflussung der schulischen Leistungen (z. B. Hausaufgaben: 0,30; individualisierter Unterricht: 0,20; Einteilung der Kinder in Leistungsgruppen: 0,10; Sommerschule: 0,23), wobei viele keine Wirkung haben (offener vs. traditioneller Unterricht: 0,00) und einige negative Auswirkungen haben (das Kind ein Jahr zurückhalten: -0,16; Schulwechsel -0,34). Die Interventionen mit erheblicher Auswirkung umfassen meist auch verbesserte Möglichkeiten zum Aufbau von epistemischem Vertrauen zwischen Lehrer:in und Schüler:in – einige Beispiele sind elterliches Mitwirken: 0,55; Anleitung durch Gleichaltrige: 0,55; häusliches Umfeld: 0,57). Die wirksamsten Interventionen in dieser großen Anzahl von Studien sind diejenigen, bei denen die Kommunikation im Mittelpunkt steht (Qualität des Unterrichts: 0,77; individuelle Lehrer-Schüler-Beziehungen: 0,72; individuelles Feedback: 0,72; Kreativitätsprogramme: 0,70). John Hatties Antwort auf die Frage: »Was macht einen Lehrer am effektivsten?«, lautet wie folgt: dass die Lehrer:innen den einzelnen Schüler erkennen und das Lernen mit den Augen ihrer Schüler:innen sehen. Die wichtigsten Zutaten sind: ein Bewusstsein für die Absichten des Lernenden, das Wissen, wann ein Schüler erfolgreich ist, ein ausreichendes Verständnis für das Verständnis des Schülers, um sinnvolle und herausfordernde Erfahrungen zu machen, und die Sicht auf die Person des einzelnen Kindes.

Es gibt sogar noch mehr Belege für den logischen Umkehrschluss, nämlich das Versagen des Erwachsenen, den intentionalen Zustand des Kindes an kritischen Punkten der Entwicklung zu erkennen. Soziale Widrigkeiten und Missbrauch haben tiefgreifende negative Auswirkungen auf die Entwicklung von epistemischem Vertrauen, da dieses im Wesentlichen das Vertrauen in die Authentizität und Relevanz von Informationen ist, die von anderen geteilt werden (Eaves & Shafto 2017; Markson & Luo 2020; Tong et al. 2020). Zumal sich epistemisches Vertrauen zunächst im Kontext von Bindungsbeziehungen entwickelt, um die rasche Weitergabe von sozial und kulturell relevanten Informationen zu ermöglichen, kann die Fähigkeit des Kindes zum sozialen Lernen besonders empfindlich auf Störungen der Sicherheit dieser Beziehungen reagieren. Wenn Kinder wiederholt mit unzuverlässigen oder malintendierten Informationen konfrontiert werden, lernen sie (ab einem Alter von ca. 3 Jahren), diese Mitteilungen abzulehnen. Epistemisches Misstrauen (anhaltende Skepsis) gegenüber der Authentizität des Kommunikators und der von ihm übermittelten Informationen führt zu einer Beeinträchtigung der Fähigkeit, etwas von anderen aufzunehmen. Eine Mehrebenen-Metaanalyse von 32 Studien über Misshandlung und schulische Leistungen von etwa 7.523 Teilnehmer:innen in der Gruppe der Misshandelten und 53.544 Teilnehmer:innen in den nichtmisshandelten Vergleichsgruppen ergab eine Effektgröße von -0,63 für jede Art von Misshandlung und -0,87 für Vernachlässigung (McGuire 2018). Bei 2.980 dänischen Teilnehmern, die im Alter von 24 Jahren befragt wurden, wurden signifikante schulbezogene Anpassungsprobleme berichtet, die bei über 50 % der mehrfach misshandelten Kinder und Jugendlichen drei oder mehr Schulwechsel erforderten und einen achtfachen Anstieg der berichteten Konzentrationsprobleme zur Folge hatten (Elklit 2018). Misshandlung wirkt sich auf das Lernen und das Gedächtnis aus (Masson 2016; Cowell 2015), wird mit Misserfolgen beim Sich-Einlassen auf Bildung in Verbindung gebracht (Jonson-Reid 2004; Trout 2008; Fry 2018), einer Unfähigkeit, auf wichtige Hinweise aus der Umwelt zu achten (Cowell 2015), was ein umfassenderes Gefühl der Trennung und Isolierung von der Gemeinschaft des menschlichen Lernens mit sich bringt (Romano 2015; Veltman 2016; Jonson-Reid 2004; Romano 2015; Trout 2008). Wie im Einklang mit dem Argument des epistemischen Misstrauens zu vermuten ist, stellen Forscher fest, dass das Scheitern des Sich-Einlassens auf Bildung häufig mit mehreren Formen der Misshandlung verbunden ist (Fantuzzo 2011; Veltman 2016). Wie wir gesehen haben, bestätigen metaanalytische Studien die signifikante Bildungsschwäche von Kindern mit Misshandlungsgeschichte (Fry 2018; Jay 2019; McGuire 2018).

Wir interpretieren diese Ergebnisse dahingehend, dass die Erfahrung von Widrigkeiten oder Missbrauch das Vertrauen in den Lern- und Bildungsprozess (wie er in unserer westlichen pädagogischen Tradition konzeptualisiert wird) untergräbt und in Ermangelung einer geteilten Absicht sinnentleert wird. Natürlich kann dies auch auf andere Faktoren als Lernprobleme zurückzuführen sein (z.B. Schulwechsel; Elklit 2018). Die experimentelle Forschung deutet aber auch darauf hin, dass Kinder und Jugendliche, die misshandelt wurden, sogar auf niedrigerer Ebene Probleme beim Lernen aufweisen, zum Beispiel dass sie weniger in der Lage sind, bedeutsame Hinweise aus der Umwelt (Mueller 2012; Weller 2013) oder den Unterschied zwischen zwei Reizen mit unterschiedlichen Belohnungswahrscheinlichkeiten zu erkennen (Guyer 2006), was mit unserem Argument eines allgemeinen Interessenverlusts an gemeinsamen sozialen Repräsentationen übereinstimmt. Im Einklang damit scheinen Erwachsene mit einer sexuellen Missbrauchserfahrung bei probabilistischen Lernaufgaben eher ungenau zu sein (Pechtel 2011). Die Unempfänglichkeit für positive Signale könnte eine Verallgemeinerung der ehemals nicht-reagierenden Fürsorgeerfahrung eines misshandelnden erwachsenen Umfelds darstellen (Wolfe 2011). In einer weiteren Studie zeigte sich, dass Jugendliche, die frühes Unglück erlebt hatten, nicht nur weniger in der Lage waren als ihre Altersgenossen, korrekt zu lernen, welche Reize wahrscheinlich zu einer Belohnung führen würden, sondern dass die Lernprobleme nach Kontrolle der allgemeinen kognitiven Fähigkeiten die höheren Niveaus der externalisierenden Probleme in dieser Gruppe erklärten (Hanson 2017).

Die Auswirkungen früher Widrigkeiten (schwere Vernachlässigung oder Misshandlung) auf ein Kind könnten dazu führen, dass sein Instinkt für soziales Lernen »ausgeschaltet« wird, und zwar aus völlig verständlichen Gründen: Einer unzuverlässigen, vernachlässigenden, feindseligen oder misshandelnden Bezugsperson (Milner 1989) kann nicht zugetraut werden, eine zuverlässige Informationsquelle zu sein, also jemand, der sich dafür einsetzt, dass das Kind das Beste aus seiner Umgebung mitnimmt. Wir wissen, dass selbst kleine Kinder außergewöhnlich sensibel auf die wahrscheinliche Zuverlässigkeit von Informationen reagieren (Koenig 2005; Pasquini

2007; Birch 2008). Unter diesen Umständen kann es eine bessere Strategie sein, das, was vom sozialen Umfeld vermittelt wird, als irrelevant, verdächtig oder gar als absichtlich irreführend intendiert anzusehen. Mit anderen Worten: Situationen zu vermeiden, die darauf abzielen, die epistemische Wachsamkeit zu überwinden (die dann allmählich in Hypervigilanz übergeht). Das Problem bei einer solchen Strategie ist jedoch: Sie führt längerfristig dazu, dass das Kind nicht in der Lage ist, die Vorteile des Lernens und der kooperativen Bereitschaft, mit dem Verstand anderer Menschen zu arbeiten, zu nutzen. Qualitäten, die die psychische Widerstandsfähigkeit angesichts von Herausforderungen fördern – die Fähigkeit, Hilfe zu suchen und anzunehmen, ein soziales Netzwerk zu haben, offen für Veränderungen zu sein –, gehen einem solchen Kind möglicherweise verloren. Solch eine mit Missbrauchserfahrung assoziierte Disruption der epistemischen Haltung konnten wir jüngst in Bezug auf die Ausprägung von Symptomen von posttraumatischer Belastungsstörung (PTBS) und komplexer PTBS zeigen (Kampling et al. 2022).

Dies bringt uns zur Rolle umfassenderer sozialer und umweltbezogener Faktoren. Obwohl (frühe) Bindungsbeziehungen eine große Relevanz bei der Entstehung von Gefühlen der Identität, des Selbstseins und des epistemischen Vertrauens haben, werden andere Einflüsse während der psychischen Entwicklung immer wichtiger. Selbst der Begriff der elterlichen Feinfühligkeit im Zusammenhang mit Bindungsbeziehungen ist möglicherweise auf westliche Länder beschränkt (Luyten et al. 2021). In vielen nicht-westlichen Ländern ist die gleichzeitige Mehrfachbetreuung oder Allo-Elternschaft die Norm (Hrdy 2009; Hrdy 2016; Marlowe 2005; Meehan & Hawks 2015). Das westliche Modell der Bindung scheint nicht das einzige zu sein, welches das Bedürfnis des Kindes nach Handlungsfähigkeit und Selbstständigkeit anerkennt (Morelli et al. 2017). Anders ausgedrückt: Die Entwicklung von Handlungsfähigkeit und Bindung müssen nicht zwangsläufig miteinander verbunden sein. Beispielsweise kann eine breitere soziale Gruppe, die in das Kind »investiert«, also Interesse an seiner Entwicklung sowie das Vermögen hat, die Handlungsfähigkeit des Kindes anzuerkennen, dem Kind auf ähnliche Weise »beibringen«, was von ihm erwartet wird und welchen

Platz es in der Gesellschaft einnimmt, und so ein Gefühl der Selbstständigkeit erzeugen, ohne dass (viel) Aufmerksamkeit auf die mentalen Zustände gerichtet wird (Keller et al. 2017; Keller & Chaudhary 2017).

Darüber hinaus beginnen im Laufe der Entwicklung des Kindes umfassendere sozioökologische Faktoren, die über den Bindungskontext hinausgehen, zunehmend die Entwicklung des Selbstbewusstseins und des epistemischen Vertrauens zu beeinflussen. Dies ist insbesondere in der Adoleszenz der Fall. Aufgrund des zunehmenden Einflusses von Gleichaltrigen und der breiteren Gemeinschaft in dieser Entwicklungsphase kann sich die Wahrnehmung der Welt durch die Heranwachsenden als sicher und zuverlässig oder als gefährlich und unberechenbar dramatisch verändern. Insbesondere ab der Adoleszenz umfasst das epistemische Vertrauen nicht nur das Vertrauen in das Wissen von Bezugs- und anderen wichtigen Personen, wie engen Gleichaltrigen und Lehrern, sondern auch ein allgemeines Vertrauen in die eigene soziale Gemeinschaft oder das Fehlen eines solchen. Angetrieben durch die zunehmenden kognitiven und mentalisierenden Fähigkeiten (Luyten & Fonagy 2018), ist die zentrale Frage für den sich entwickelnden jungen Menschen, ob die Erwartung besteht, dass die Gemeinschaft, der er angehört, ihn beschützt, sich um ihn kümmert und ihm hilft, seine Ziele und Ambitionen zu verwirklichen (s. den Beitrag in diesem Band von Baraitser, S. 114–140).

Die zunehmenden kulturellen Erwartungen in Bezug auf Autonomie und Beziehung in diesem Entwicklungsstadium setzen sowohl die Mentalisierungsfähigkeit als auch das epistemische Vertrauen unter Druck. Dies kann insbesondere bei psychisch und/oder sozioökonomisch benachteiligten Jugendlichen der Fall sein. Sowohl das Mentalisierungsvermögen als auch das epistemische Vertrauen sind bei jungen Menschen mit einer ungünstigen Vorgeschichte typischerweise beeinträchtigt, so dass sie dazu neigen, ihren eigenen mentalen Zuständen und denen anderer zu misstrauen und sie fehleinzuschätzen, was dazu führt, dass sie sich missverstanden, abgelehnt und/oder ungerecht behandelt fühlen – Gefühle, die nachweislich sowohl internalisierenden als auch externalisierenden

Problemen zugrunde liegen (Fonagy & Luyten 2018; Sato et al. 2018). Aufgrund ihres oft ausgeprägten Gefühls der (epistemischen) Isolation, das aus epistemischem Misstrauen resultiert, können sie selbst dann, wenn sie mit sozialen Informationen konfrontiert werden, die ihren Misstrauensgefühlen widersprechen (z. B. eine Interaktion mit einer fürsorglichen Person oder eine öffentliche Solidaritätsbekundung innerhalb einer Gemeinschaft, wie dies typischerweise nach traumatischen Ereignissen geschieht, die sich auf die Gemeinschaft als Ganzes ausgewirkt haben, wie z. B. terroristische oder rassistische Akte), keine epistemische Übereinstimmung erleben, sondern interpretieren solche Erfahrungen als eine weitere Bestätigung ihres inneren Gefühls, ein »Versager« zu sein, in ihrer Gänze als Person schlecht zu sein oder sich unverstanden zu fühlen.

In der Zwischenzeit kann der epistemische »Hunger«, insbesondere bei einigen jungen Menschen, mit übermäßiger epistemischer Leichtgläubigkeit einhergehen. Die Folge ist ein persönliches Narrativ, das durch eine hyperaktive soziale Vorstellungskraft gekennzeichnet ist, die nicht ausreichend mit dem eigenen inneren Selbstverständnis übereinstimmt, also davon entkoppelt ist. Infolgedessen führt eine solche anfängliche illusorische Übereinstimmung zwischen einem Narrativ, das aus einer »wilden Fantasie« resultiert – in unserer heutigen Gesellschaft oft durch soziale Medien angeheizt –, und dem eigenen inneren Narrativ des jungen Menschen typischerweise zu einer weiteren Erfahrung von Enttäuschung und dem Gefühl, nicht verstanden zu werden. Wenn Einzelpersonen oder ganze soziale Gruppen sich ihrer psychischen Sicherheit beraubt fühlen (Edmondson & Lei 2014) und berechtigterweise Zynismus und Misstrauen, Entfremdung und Anomie empfinden (z. B. Walley 2017), ist dies eher mit von Wut geprägten antirationalistischen Ressentiments gegenüber gebildeten sogenannten »Eliten« verbunden, die in die Städte abgewandert sind und erhebliche wirtschaftliche, kulturelle und politische Macht erlangt haben (z. B. Fukuyama 2018; Gest 2016). Die wachsende Kluft zwischen Arm und Reich (Glasmeier 2018) führt zu einer immer größeren Gruppe von Menschen, die Ressentiments gegenüber einer privilegierten »metropolitanen Elite« hegen, von der man annimmt, dass sie sich in einem relativ komfortablen wirtschaftlichen Umfeld befindet, dass sie das »Wir-Gefühl« in Bezug auf die Alltagserfahrungen der Menschen außerhalb ihrer Kreise verloren hat und dass sie andere Werte hat. Diejenigen, die sich von diesen Eliten verkannt und vom gemeinsamen Diskurs ausgeschlossen fühlen, sind von einem verständlichen Gefühl der epistemischen Ungerechtigkeit erfüllt (Fricker 2017; vgl. auch Honneth 2014). Selbst für diejenigen, deren Mentalisieren und epistemisches Vertrauen robuster sind, wird die Frage, wem man im Zeitalter von Fake News, Verschwörungstheorien und populistischen Ansichten vertrauen kann, immer schwieriger zu beantworten (Brauner et al. 2023). Infolgedessen scheint sich eine wachsende Zahl von Menschen auf der Suche nach einem Selbstwertgefühl und einer Gemeinschaft, die ein Gefühl von Selbstwert und Anerkennung bietet, für eine »schnelle Lösung« zu entscheiden, die sich entweder in extremer epistemischer Wachsamkeit oder in epistemischer Leichtgläubigkeit oder einer Kombination aus beidem äußert. Darüber hinaus können die Bilder, die im »schwarzen Spiegel« von Smartphones reflektiert werden, eine weitere Herausforderung für das Erkennen von epistemischer Vertrauenswürdigkeit und kollektiver Intentionalität darstellen, da sie oft einen »Ich-Modus« anstelle eines »Wir-Modus« propagieren.

Bevölkerungsbasierte Studien deuten darauf hin, dass ein kleines Segment (zwischen 10 % und 20 %) der Bevölkerung für den Großteil der sozioökonomischen Belastung verantwortlich ist. Frühe Widrigkeiten und eine reduzierte psychische Gesundheit – Faktoren, von denen wir gezeigt haben, dass sie mit Beeinträchtigungen des Mentalisierens und epistemischem Misstrauen zusammenhängen –, sind stark mit diesem Segment verbunden (Caspi et al. 2016). Darüber hinaus haben Studien einen starken Zusammenhang zwischen Einkommensungleichheit, epistemischem Vertrauen und psychischen Gesundheitsproblemen, einschließlich Gewalt und Drogenmissbrauch, gezeigt (Mikucka et al. 2017; Rözer & Volker 2016). In einer prospektiven Studie mit 94.295 Teilnehmer:innen aus 30 europäischen Ländern wurde beispielsweise festgestellt, dass soziale Ungleichheit negativ mit dem Vertrauen in andere verbunden ist und dass ein geringeres Vertrauen in andere wiederum eine schlechte psychische und physische Gesundheit voraussagt (Rözer & Volker 2016). In einer anderen Studie mit 48.641 Erwachsenen aus 33 Ländern vermittelte ein geringeres Vertrauen in andere auch die Beziehung zwischen Einkommensungleichheit und Lebenserwartung sowie Sterblichkeit (Elgar & Aitken 2011). Auch diese Studien legen nahe, dass Länder mit geringem (epistemischem) Vertrauen offenbar nicht das Maß an Unterstützung und Verbundenheit bieten, das empirisch mit erfolgreichem Altern in Verbindung gebracht wird (Waldinger & Schulz 2016).

Darüber hinaus hängen Ungleichheiten beim Zugang zu und beim Nutzen von psychologischer Behandlung auch mit Faktoren zusammen, die auf epistemisches Misstrauen hinweisen (Andrade et al. 2014; Evans-Lacko et al. 2018; Falgas-Bague et al. 2019; Leis et al. 2011; Majumder et al. 2014; Moore 2018; Aisbitt et al. 2022). Diese Erkenntnisse sind für die psychoanalytische Therapie besonders wichtig, da diese Art der Behandlung immer noch häufig als auf wohlhabende und weiße Menschen ausgerichtet und für diese zugänglich wahrgenommen wird (Bateman et al. 2023). Zudem wird bei psychoanalytischen Therapien häufig der Eindruck erweckt, dass Autonomie Vorrang vor Beziehungsfähigkeit hat. Studien deuten darauf hin, dass ein solcher Fokus Personen mit hohem sozioökonomischem Status bevorzugen könnte, da sie sich tendenziell mächtiger fühlen und einen stärkeren Fokus auf das Selbst zeigen (Inesi et al. 2011). Sozioökonomisch benachteiligte Personen hingegen fühlen sich oft nicht nur weniger mächtig, sondern konzentrieren sich auch zwangsläufig stärker auf andere und ihre Gemeinschaft, da sie zum Überleben stärker auf andere angewiesen sind. Wie wir an anderer Stelle argumentiert haben, beinhaltet Psychotherapie nicht nur Veränderungen des Inhalts dessen, was der Einzelne gelernt hat (d. h. seine spezifischen Bindungs- oder Objektbeziehungsmuster), sondern auch des Lernprozesses selbst (Fonagy et al. 2017b). Menschen haben eine einzigartige Fähigkeit, von anderen und ihrer Umwelt zu lernen. Psychotherapeut:innen sollten daher aktiv die Fähigkeit ihrer Patient:innen unterstützen, Veränderungen in der Art und Weise herbeizuführen, wie sie sich zu ihrer Umwelt und insbesondere zu ihrem sozialen Umfeld verhalten. In ähnlicher Weise besteht die

Notwendigkeit, dass die Psychoanalyse kultursensible Interventionen einbezieht und dass psychoanalytische Therapeut:innen multikulturelle Kompetenzen erwerben (Bateman et al. 2023; Soto et al. 2018). Wie die meisten psychotherapeutischen Ansätze basiert auch die Psychoanalyse bis heute weitgehend, obwohl es Ausnahmen gibt, auf der Erforschung und Behandlung sogenannter »WEIRD«-Personen (Western, Educated, Industrialized, Rich, and Democratic), auch wenn diese nur etwa 10 % der Weltbevölkerung ausmachen (Henrich 2020). Die COVID-19-Pandemie hat dieses Problem noch verschärft, wie die Erkenntnisse zeigen, dass die Menschen mit den schwerwiegendsten psychischen Problemen während der Pandemie oft nicht erreicht wurden, weil Einrichtungen geschlossen waren, sie keinen angemessenen Internetzugang hatten oder zur Selbstisolierung neigten. Daher können in der Community gezielt hineinwirkende (Früh-)Interventionsstrategien, die lokale Gruppen und Gemeinschaften einbeziehen, den therapeutischen Anwendungsbereich psychoanalytischer Interventionen erheblich erweitern. Dies wird gravierende Veränderungen in der psychoanalytischen Ausbildung erfordern.

Über das Behandlungszimmer hinaus sollte die Psychoanalyse aktiv zur Steigerung des Sozialkapitals beitragen (der Werte und Ressourcen, die eine Gesellschaft den Individuen bietet, die diese Gesellschaft bilden, wobei Gegenseitigkeit, Vertrauen, Zusammenarbeit und Hilfsbereitschaft im Vordergrund stehen; Fonagy 2021).

Wie kann die Psychoanalyse, eine Disziplin, die sich zutiefst dem mikroskopischen Studium intra-individueller Mechanismen verschrieben hat, einen Beitrag zum Verständnis sozialer Prozesse leisten? Wir haben festgestellt, dass eine evolutionäre Perspektive besonders hilfreich ist, um zu klären, wie die Konzeptualisierung auf der Ebene des Individuums förderlich mit der Konzeptualisierung sozialer Prozesse integriert werden kann. Das Konzept des Wir-Modus ist nützlich, um diese Brücke zu schlagen, bei der das Individuum die Handlungsfähigkeit und Individualität des anderen anerkennt und gleichzeitig eine Erfahrung des gemeinsamen Fühlens, Denkens und Handelns (ein »Wir-Gefühl«) erzeugt, so dass das »Ich« sich nun als bedeutsam und signifikant in der zwischenmenschlichen Landschaft als »wir-strukturiert« und als Teil einer Gruppe als soziales Wesen sieht. Während die »Wir-Subjektivität« auf die Individualpsychologie reduziert werden kann, gibt es auch einen Prozess der Deindividuierung, in dem die Selbstidentifikation unter die Identifikation mit einer sozialen Einheit subsumiert wird, was besondere Funktionsweisen ermöglicht. Es gibt keinen wundersamen Sprung in einen mystischen zwischenmenschlichen Raum des Wir-Seins. Das »Ich«, das versucht, der Bedeutungslosigkeit zu entkommen, die durch den Rückzug aus dem evolutionär bevorzugten kollektiven Handeln entsteht, geht freiwillig vom Ich-Modus in einen Modus über, in dem gemeinsames Handeln und Zusammenarbeit das dominierende Ziel sind. Der Inhalt der individuellen Absichten wird transformiert. Jede Person sieht sich selbst und die andere Person in der Absicht, eine gemeinsame Rolle in einer Handlung zu spielen. Die kumulative Natur der menschlichen Kultur und ihre effiziente Weitergabe zwischen den Generationen durch Lehren und Lernen sind prototypische Beispiele für Kognition im Wir-Modus.

Diese sozialen Prozesse sind von entscheidender Bedeutung für die klinische Praxis von Psychoanalytiker:innen und psychodynamischen Psychotherapeut:innen, deren Arbeit sich so oft mit der katastrophalen Beeinträchtigung dieses Lernprozesses aufgrund der Zerstörung der Vertrauensfähigkeit durch frühe – und manchmal spätere – extreme Widrigkeiten und mit der anhaltenden epistemischen Hypervigilanz beschäftigt. Das bedeutet nicht nur, dass klinische Interventionen den Patient:innen helfen müssen, epistemisches Vertrauen in ihre soziale Welt zu entwickeln, sondern auch, dass Kliniker:innen ein Interesse daran haben müssen sicherzustellen, dass ihre Patienten mit verbesserter Beziehungsfähigkeit in ein soziales Umfeld entlassen werden, das ihrer veränderten Beziehungs- und Vertrauensfähigkeit gerecht wird. Dies unterstreicht die Notwendigkeit für Kliniker, sich an sozialen Reformen und der Wiederherstellung von Sozialkapital zu beteiligen.

Dies bringt uns zu unserem letzten Punkt, dass mehr Forschung über die Beziehung zwischen Kultur und Psychopathologie notwendig ist. Obwohl wir eine epidemiologische Perspektive auf das soziale Prävalenzgefälle haben, das durch Herkunft, sozioökonomische

Ungleichheit und andere kulturelle Faktoren sowie deren intersektionales Zusammenspiel bedingt ist, sind die Mechanismen dieser Faktoren sowohl auf individueller als auch auf gesellschaftlicher Ebene nur unzureichend verstanden. Wir haben auf die Störung der Prozesse des sozialen Lernens als potentiellen Kanal für ein erhöhtes Risiko von Psychopathologie hingewiesen (z.B. Wendt et al. 2022), aber es gibt noch viel mehr darüber zu verstehen, wie sich Privilegierung auf die Gesundheit (d.h. die Salutogenese) derjenigen auswirkt, die am oberen Ende des Gefälles stehen.

Literatur

Aisbitt, G.M., Nolte, T. & Fonagy, P. (2022). Editorial Perspective: The digital divide – Inequalities in remote therapy for children and adolescents. *Child and Adolescent Mental Health*. https://doi.org/10.1111/camh.12545.

Andrade, L.H., Alonso, J., Mneimneh, Z., Wells, J.E., Al-Hamzawi, A., Borges, G., Bromet, E., Bruffaerts, R., de Girolamo, G., de Graaf, R., Florescu, S., Gureje, O., Hinkov, H.R., Hu, C., Huang, Y., Hwang, I., Jin, R., Karam, E.G., Kovess-Masfety, V., Levinson, D., Matschinger, H., O'Neill, S., Posada-Villa, J., Sagar, R., Sampson, N.A., Sasu, C., Stein, D.J., Takeshima, T., Viana, M.C., Xavier, M. & Kessler, R.C. (2014). Barriers to mental health treatment: results from the WHO World Mental Health surveys. *Psychological Medicine, 44*(6), S.1303–1317. https://doi.org/10.1017/S0033291713001943.

Asen, E. & Fonagy, P. (2012). Mentalization-based therapeutic interventions for families. *Journal of Family Therapy, 34*(4), S.347–370. https://doi.org/10.1111/j.1467-6427.2011.00552.x.

Asen, E. & Fonagy, P. (2017). Mentalizing family violence part 1: Conceptual framework. *Family Process, 56*(1), S.6–21. https://doi.org/10.1111/famp.12261.

Bateman, A. & Fonagy, P. (2016). *Mentalization-based treatment for personality disorders: A practical guide*. Oxford University Press.

Bateman, A.W., Holmes, J. & Allison, E. (2022). The future of psychoanalysis: Challenges and opportunities. In A.W. Bateman, J. Holmes & E. Allison (Hrsg.), *Introduction to psychoanalysis* (2. Aufl., S. 312–331). London: Routledge.

Bigelow, A.E. & DeCoste, C. (2003). Sensitivity to social contingency from mothers and strangers in 2-, 4-, and 6-month-old infants. *Infancy, 4*(1), S.111–140. https://doi.org/10.1207/S15327078IN0401_6.

Birch, S. A., Vauthier, S. A. & Bloom, P. (2008). Three- and four-year-olds spontaneously use others' past performance to guide their learning. *Cognition, 107*(3), S. 1018–1034. https://doi.org/10.1016/j.cognition.2007.12.008.

Bowlby, J. (1973). *Attachment and loss,* Bd. 2: *Separation: Anxiety and anger.* London: Hogarth Press and Institute of Psycho-Analysis.

Brauner, F., Griem, J., Campbell, C., Fonagy, P. & Nolte, T. (2023). »Trust me, do not trust anyone«: Influences of Epistemic Mistrust and Credulity on Conspiracy Mentality.

Call, J., Brauer, J., Kaminski, J. & Tomasello, M. (2003). Domestic dogs (*Canis familiaris*) are sensitive to the attentional state of humans. *Journal of Comparative Psychology, 117*(3), S. 257–263. https://doi.org/10.1037/0735-7036.117.3.257.

Capitanio, J. P. (1985). Early experience and social processes in rhesus macaques (*Macaca mulatta*): II. Complex social interaction. *Journal of Comparative Psychology, 99*(2), S. 133–144.

Caspi, A., Houts, R. M., Belsky, D. W., Harrington, H., Hogan, S., Ramrakha, S., Poulton, R. & Moffitt, T. E. (2016). Childhood forecasting of a small segment of the population with large economic burden. *Nature Human Behaviour,* (1), 0005. https://doi.org/10.1038/s41562-016-0005.

Corriveau, K. H., Harris, P. L., Meins, E., Fernyhough, C., Arnott, B., Elliott, L., Liddle, B., Hearn, A., Vittorini, L. & de Rosnay, M. (2009). Young children's trust in their mother's claims: Longitudinal links with attachment security in infancy. *Child Development, 80*(3), S. 750–761. https://doi.org/10.1111/j.1467-8624.2009.01295.x.

Cowell, R. A., Cicchetti, D., Rogosch, F. A. & Toth, S. L. (2015). Childhood maltreatment and its effect on neurocognitive functioning: Timing and chronicity matter. *Development and Psychopathology, 27*(2), S. 521–533. https://doi.org/10.1017/S0954579415000139.

Csibra, G. & Gergely, G. (2009). Natural pedagogy. *Trends in Cognitive Sciences, 13*(4), S. 148–153. https://doi.org/10.1016/j.tics.2009.01.005.

Csibra, G. & Gergely, G. (2011). Natural pedagogy as evolutionary adaptation. *Philosophical Transactions of the Royal Society of London. Series B, Biological Sciences, 366*(1567), S. 1149–1157. https://doi.org/10.1098/rstb.2010.0319.

Eaves, B. S., Jr. & Shafto, P. (2017). Parameterizing developmental changes in epistemic trust. *Psychonomic Bulletin & Review, 24*(2), S. 277–306. https://doi.org/10.3758/s13423-016-1082-x.

Edmondson, A. C. & Lei, Z. (2014). Psychological safety: The history, renaissance, and future of an interpersonal construct. *Annual Review of Organizational Psychology and Organizational Behavior, 1*(1), S. 23–43. https://doi.org/10.1146/annurev-orgpsych-031413-091305.

Egyed, K., Király, I. & Gergely, G. (2013). Communicating shared knowledge without language in infancy. *Psychological Science, 24*(7), S. 1348–1353. https://doi.org/10.1177/0956797612471952.

Elklit, A., Michelsen, L. & Murphy, S. (2018). Childhood maltreatment and school problems: A Danish national study. *Scandinavian Journal of Educational Research, 62*(1), S. 150–159. https://doi.org/10.1080/00313831.2016.1253608.

Elgar, F. J. & Aitken, N. (2011). Income inequality, trust and homicide in 33 countries. *European Journal of Public Health, 21*(2), S. 241–246. https://doi.org/10.1093/eurpub/ckq068.

Evans-Lacko, S., Aguilar-Gaxiola, S., Al-Hamzawi, A., Alonso, J., Benjet, C., Bruffaerts, R., Chiu, W. T., Florescu, S., de Girolamo, G., Gureje, O., Haro, J. M., He, Y., Hu, C., Karam, E. G., Kawakami, N., Lee, S., Lund, C., Kovess-Masfety, V., Levinson, D., Navarro-Mateu, F., Pennell, B. E., Sampson, N. A., Scott, K. M., Tachimori, H., Ten Have, M., Viana, M. C., Williams, D. R., Wojtyniak, B. J., Zarkov, Z., Kessler, R. C., Chatterji, S. & Thornicroft, G. (2018). Socio-economic variations in the mental health treatment gap for people with anxiety, mood, and substance use disorders: Results from the WHO World Mental Health (WMH) surveys. *Psychological Medicine, 48*(9), S. 1560–1571. https://doi.org/10.1017/S0033291717003336.

Falgas-Bague, I., Wang, Y., Banerjee, S., Ali, N., DiMarzio, K., Palao Vidal, D. & Alegría, M. (2019). Predictors of adherence to treatment in behavioral health therapy for Latino immigrants: The importance of trust. *Frontiers in Psychiatry,* (10), S. 817. https://doi.org/10.3389/fpsyt.2019.00817.

Fantuzzo, J. W., Perlman, S. M. & Dobbins, E. K. (2011). Types and timing of child maltreatment and early school success: A population-based investigation. *Children and Youth Services Review, 33*(8), S. 1404–1411. https://doi.org/10.1016/j.childyouth.2011.04.010.

Fonagy, P. (2003). Some complexities in the relationship of psychoanalytic theory to technique. *Psychoanalytic Quarterly, 72*(1), S. 13–47. https://doi.org/10.1002/j.2167-4086.2003.tb00121.x.

Fonagy, P., Campbell, C., Constantinou, M., Higgitt, A., Allison, E. & Luyten, P. (2022). Culture and psychopathology: An attempt at reconsidering the role of social learning. *Development and Psychopathology, 34*(4), S. 1205–1220. https://doi.org/10.1017/S0954579421000092.

Fonagy, P. & Luyten, P. (2018). Conduct problems in youth and the RDoC approach: A developmental, evolutionary-based view. *Clinical Psychology Review,* (64), S. 57–76. https://doi.org/10.1016/j.cpr.2017.08.010.

Fonagy, P. & Luyten, P. (2021). Socioeconomic and sociocultural factors affecting access to psychotherapies: The way forward. *World Psychiatry, 20*(3), S. 315–316. https://doi.org/10.1002/wps.20911.

Fonagy, P., Luyten, P., Allison, E. & Campbell, C. (2017a). What we have changed our minds about: Part 1. Borderline personality disorder as a limitation of resilience. *Borderline Personality Disorder and Emotion Dysregulation, 4,* 11. https://doi.org/10.1186/s40479-017-0061-9.

Fonagy, P., Luyten, P., Allison, E. & Campbell, C. (2017b). What we have changed our minds about: Part 2. Borderline personality disorder, epistemic trust and the developmental significance of social communication.

Borderline Personality Disorder and Emotion Dysregulation, 4, 9. https://doi.org/10.1186/s40479-017-0062-8.

Fonagy, P., Target, M. & Gergely, G. (2006). Psychoanalytic perspectives on developmental psychopathology. In D. Cicchetti & D. J. Cohen (Hrsg.), *Developmental psychopathology* (2. Aufl., Bd. 1: Theory and methods, S. 701–749). Hoboken, NJ: John Wiley & Sons, Inc.

Freud, S. (1930). Civilization and its discontents. In J. Strachey (Hrsg.), *The standard edition of the complete psychological works of Sigmund Freud* (Bd. 21, S. 57–146). London: Hogarth Press, 1961.

Fricker, M. (2017). Evolving concepts of epistemic injustice. In I. J. Kidd, J. Medina & G. Pohlhaus Jr (Hrsg.), *Routledge Handbook of Epistemic Injustice* (S. 53–60). London: Routledge.

Fry, D., Fang, X., Elliott, S., Casey, T., Zheng, X., Li, J., Florian, L. & McCluskey, G. (2018). The relationships between violence in childhood and educational outcomes: A global systematic review and meta-analysis. *Child Abuse & Neglect*, *75*, S. 6–28. https://doi.org/10.1016/j.chiabu.2017.06.021.

Fukuyama, F. (2018). *Identity: Contemporary identity politics and the struggle for recognition*. London: Profile Books.

Futo, J., Teglas, E., Csibra, G. & Gergely, G. (2010). Communicative function demonstration induces kind-based artifact representation in preverbal infants. *Cognition*, *117*(1), S. 1–8. https://doi.org/10.1016/j.cognition.2010.06.003.

Gergely, G. (2021). *Are humans seekers of truth or seekers of shared beliefs?* [Conference presentation]. Truth Seeking and its Discontents, University College London, London, UK.

Gergely, G. & Csibra, G. (2006). Sylvia's recipe: Human culture, imitation, and pedagogy. In N. J. Enfield & S. C. Levinson (Hrsg.), *Roots of human sociality: Culture, cognition, and human interaction* (S. 229–255). Oxford: Berg Press.

Gest, J. (2016). *The new minority: White working class politics in an age of immigration and inequality*. Oxford University Press.

Glasmeier, A. K. (2018). Income inequality and growing disparity: Spatial patterns of inequality and the case of the USA. In G. L. Clark, M. P. Feldman, M. S. Gertler & D. Wójcik (Hrsg), *The New Oxford handbook of economic geography* (S. 63–77). Oxford University Press. https://doi.org/10.1093/oxfordhb/9780198755609.013.3.

Guyer, A. E., Kaufman, J., Hodgdon, H. B., Masten, C. L., Jazbec, S., Pine, D. S. & Ernst, M. (2006). Behavioral alterations in reward system function: the role of childhood maltreatment and psychopathology. *Journal of the American Academy of Child and Adolescent Psychiatry*, *45*(9), S. 1059–1067. https://doi.org/10.1097/01.chi.0000227882.50404.11.

Hammock, E. A. D. & Levitt, P. (2006). The discipline of neurobehavioral development: The emerging interface of processes that build circuits and skills. *Human Development*, *49*(5), S. 294–309. https://doi.org/10.1159/000095581.

Hanson, J. L., van den Bos, W., Roeber, B. J., Rudolph, K. D., Davidson, R. J. & Pollak, S. D. (2017). Early adversity and learning: implications for typical and atypical behavioral development. *Journal of Child Psychology and Psychiatry, 58*(7), S. 770–778. https://doi.org/10.1111/jcpp.12694.

Hattie, J. (2009). *Visible Learning. A synthesis of over 800 meta-analyses relating to achievement.* London: Routledge. https://apprendre.auf.org/wp-content/opera/13-BF-References-et-biblio-RPT-2014/Visible%20Learning_A%20synthesis%20or%20over%20800 %20Meta-analyses%20Relating%20to%20Achievement_Hattie%20 J%202009 %20...pdf.

Henrich, J. (2020). *The* WEIR*Dest people in the world: How the West became psychologically peculiar and particularly prosperous.* New York: Farrar, Straus and Giroux.

Higgins, J. (2020). Cognising with others in the We-Mode: a defence of ›First-Person Plural‹ social cognition. *Review of Philosophy and Psychology, 12*(4), S. 803–824. https://doi.org/10.1007/s13164-020-00509-2.

Honneth, A. (2014). The I in we: Studies in the theory of recognition. John Wiley & Sons.

Hrdy, S. B. (2009). *Mothers and others: The evolutionary origins of mutual understanding.* The Belknap Press of Harvard University Press.

Hrdy, S. B. (2016). Development plus social selection in the emergence of »emotionally modern« humans. In C. L. Meehan & A. N. Crittenden (Hrsg.), *Childhood: Origins, evolution, and implications* (S. 11–44). University of New Mexico Press.

Inesi, M. E., Botti, S., Dubois, D., Rucker, D. D. & Galinsky, A. D. (2011). Power and choice: their dynamic interplay in quenching the thirst for personal control. *Psychological Science, 22*(8), S. 1042–1048. https://doi.org/10.1177/0956797611413936.

Jay, M. A. & Mc Grath-Lone, L. (2019). Educational outcomes of children in contact with social care in England: a systematic review. *Systematic Reviews, 8*(1), S. 155. https://doi.org/10.1186/s13643-019-1071-z.

Jonson-Reid, M., Drake, B., Kim, J., Porterfield, S. & Han, L. (2004). A prospective analysis of the relationship between reported child maltreatment and special education eligibility among poor children. *Child Maltreatment, 9*(4), S. 382–394. https://doi.org/10.1177/1077559504269192.

Kampling, H., Kruse, J., Lampe, A., Nolte, T., Hettich, N., Brähler, E. … & Riedl, D. (2022). Epistemic trust and personality functioning mediate the association between adverse childhood experiences and posttraumatic stress disorder and complex posttraumatic stress disorder in adulthood. *Frontiers in Psychiatry, 13*, 919191. https://doi.org/10.3389/fpsyt.2022.919191.

Keller, H., Bard, K., Morelli, G., Chaudhary, N., Vicedo, M., Rosabal-Coto, M., Scheidecker, G., Murray, M. & Gottlieb, A. (2018). The myth of universal sensitive responsiveness: Comment on Mesman et al. (2017). *Child Development, 89*(5), S. 1921–1928. https://doi.org/10.1111/cdev.13031.

Keller, H. & Chaudhary, N. (2017). Is mother essential for attachment? Models of care in different cultures. In H. Keller & K. A. Bard (Hrsg.), *Contextualizing attachment: The cultural nature of attachment* (S. 109–137). Cambridge, Mass.: MIT Press.

Koenig, M. A. & Harris, P. L. (2005). Preschoolers mistrust ignorant and inaccurate speakers. *Child Development, 76*(6), S. 1261–1277. https://doi.org/10.1111/j.1467-8624.2005.00849.x.

Lane, J. D. & Harris, P. L. (2015). The roles of intuition and informants' expertise in children's epistemic trust. *Child Development, 86*(3), S. 919–926. https://doi.org/10.1111/cdev.12324.

Leis, J. A., Mendelson, T., Perry, D. F. & Tandon, S. D. (2011). Perceptions of mental health services among low-income, perinatal African-American women. *Womens Health Issues, 21*(4), S. 314–319. https://doi.org/10.1016/j.whi.2011.03.005.

Liu, J., Mustanski, B., Dick, D., Bolland, J. & Kertes, D. A. (2017). Risk and protective factors for comorbid internalizing and externalizing problems among economically disadvantaged African American youth. *Development and Psychopathology, 29*(3), S. 1043–1056. https://doi.org/10.1017/S0954579416001012.

Lund, C., Brooke-Sumner, C., Baingana, F., Baron, E. C., Breuer, E., Chandra, P., Haushofer, J., Herrman, H., Jordans, M., Kieling, C., Medina-Mora, M. E., Morgan, E., Omigbodun, O., Tol, W., Patel, V. & Saxena, S. (2018). Social determinants of mental disorders and the Sustainable Development Goals: A systematic review of reviews. *Lancet Psychiatry,* 5(4), S. 357–369. https://doi.org/10.1016/S2215-0366(18)30060-9.

Luyten, P. (2015). Unholy questions about five central tenets of psychoanalysis that need to be empirically verified. *Psychoanalytic Inquiry,* 35(Suppl. 1), S. 5–23. https://doi.org/10.1080/07351690.2015.987590.

Luyten, P., Blatt, S. J. & Corveleyn, J. (2006). Minding the gap between positivism and hermeneutics in psychoanalytic research. *Journal of the American Psychoanalytic Association,* 54(2), S. 571–610. https://doi.org/10.1177/00030651060540021301.

Luyten, P., Campbell, C., Allison, E. & Fonagy, P. (2020). The mentalizing approach to psychopathology: State of the art and future directions. *Annual Review of Clinical Psychology,* (16), S. 297–325. https://doi.org/10.1146/annurev-clinpsy-071919-015355.

Luyten, P., Campbell, C. & Fonagy, P. (2021). Rethinking the relationship between attachment and personality disorder. *Current Opinion in Psychology,* (37), S. 109–113. https://doi.org/10.1016/j.copsyc.2020.11.003.

Luyten, P. & Fonagy, P. (2018). The stress-reward-mentalizing model of depression: An integrative developmental cascade approach to child and adolescent depressive disorder based on the Research Domain Criteria (RDoC) approach. *Clinical Psychology Review,* (64), S. 87–98. https://doi.org/10.1016/j.cpr.2017.09.008.

Mahr, J. & Csibra, G. (2017). Why do we remember? The communicative function of episodic memory. *Behavioral and Brain Sciences, 41*, S. 1–93. https://doi.org/10.1017/S0140525X17000012.

Majumder, P., O'Reilly, M., Karim, K. & Vostanis, P. (2014). »This doctor, I not trust him, I'm not safe«: The perceptions of mental health and services by unaccompanied refugee adolescents. *International Journal of Social Psychiatry, 61*(2), S. 129–136. https://doi.org/10.1177/0020764014537236.

Mares, S. & McMahon, C. (2020). Attachment security: influences on social and emotional competence, executive functioning and readiness for school. In R. Midford, G. Nutton, B. Hyndman & S. Silburn (Hrsg.), *Health and Education Interdependence: Thriving from Birth to Adulthood* (S. 55–74). Springer https://doi.org/10.1007/978-981-15-3959-6.

Markson, L. & Luo, Y. (2020). Trust in early childhood. *Advances in Child Development and Behavior,* (58), S. 137–162. https://doi.org/10.1016/bs.acdb.2020.01.005.

Marlowe, F. W. (2005). Who tends Hadza children? In M. E. Lamb & B. S. Hewlett (Hrsg.), *Hunter-gatherer childhoods: Evolutionary, developmental, and cultural perspectives* (S. 19–64). New Jersey: Transaction Publishers.

Mascaro, O. & Sperber, D. (2009). The moral, epistemic, and mindreading components of children's vigilance towards deception. *Cognition, 112*(3), S. 367–380. https://doi.org/10.1016/j.cognition.2009.05.012.

Mason, W. A. & Capitanio, J. P. (1988). Formation and expression of filial attachment in rhesus monkeys raised with living and inanimate mother substitutes. *Developmental Psychobiology, 21*(5), S. 401-430. https://doi.org/10.1002/dev.420210502.

Masson, M., East-Richard, C. & Cellard, C. (2016). A meta-analysis on the impact of psychiatric disorders and maltreatment on cognition. *Neuropsychology,* 30(2), S. 143–156. https://doi.org/10.1037/neu0000228.

McGuire, A. & Jackson, Y. (2018). A multilevel meta-analysis on academic achievement among maltreated youth. *Clinical Child and Family Psychology Review, 21*(4), S. 450–465. https://doi.org/10.1007/s10567-018-0265-6.

Meehan, C. L. & Hawks, S. (2015). Multiple attachments: Allomothering, stranger anxiety, and intimacy. In H. Otto & H. Keller (Hrsg.), *Different faces of attachment: Cultural variations on a universal human need* (S. 113–140). Cambridge University Press.

Mercier, H. & Sperber, D. (2017). *The enigma of reason: A new theory of human understanding.* London: Allen Lane.

Mikucka, M., Sarracino, F. & Dubrow, J. K. (2017). When does economic growth improve life satisfaction? Multilevel analysis of the roles of social trust and income inequality in 46 countries, 1981–2012. *World Development,* (93), S. 447–459. https://doi.org/10.1016/j.worlddev.2017.01.002.

Milner, J. S. & Robertson, K. R. (1989). Inconsistent response patterns and the prediction of child maltreatment. *Child Abuse & Neglect, 13*(1), S. 59–64. https://doi.org/10.1016/0145-2134(89)90029-x.

Moore, K. L. (2018). Mental health service engagement among underserved minority adolescents and young adults: A systematic review. *Journal of Racial and Ethnic Health Disparities*, 5(5), S. 1063–1076. https://doi.org/10.1007/s40615-017-0455-9.

Morelli, G. A., Chaudhary, N., Gottlieb, A., Keller, H., Murray, M., Quinn, N., Rosebal-Cato, M., Scheidecker, G., Takada, A. & Vicedo, M. (2017). Taking culture seriously: A pluralistic approach to attachment. . In H. Keller & K. A. Bard (Hrsg.), *Contextualizing attachment: The cultural nature of attachment* (S. 139–170). Cambridge, Mass.: MIT Press.

Moss, E. & St-Laurent, D. (2001). Attachment at school age and academic performance. *Developmental Psychology*, 37(6), S. 863–874. https://doi.org/10.1037/0012-1649.37.6.863.

Mueller, S. C., Hardin, M. G., Korelitz, K., Daniele, T., Bemis, J., Dozier, M., Peloso, E., Maheu, F. S., Pine, D. S. & Ernst, M. (2012). Incentive effect on inhibitory control in adolescents with early-life stress: an antisaccade study. *Child Abuse & Neglect*, 36(3), S. 217–225. https://doi.org/10.1016/j.chiabu.2011.10.010.

Nolte, T., Hutsebaut, J., Sharp, C., Campbell., C., Fonagy, P. & Bateman, A. (2023). The Role of Epistemic Trust in Mentalization-Based Treatment of Borderline Psychopathology. *Journal of Personality Disorders*, Special Issue: Trust.

O'Madagain, C. & Tomasello, M. (2019). Joint attention to mental content and the social origin of reasoning. *Synthese*, 198(5), S. 4057–4078. https://doi.org/10.1007/s11229-019-02327-1.

Papousek, H. & Papousek, M. (1975). Cognitive aspects of preverbal social interaction between human infants and adults. In *Parent–Infant Interaction. Ciba Foundation Symposium* 33 (S. 241–260). Elsevier.

Reeb-Sutherland, B. C., Levitt, P. & Fox, N. A. (2012). The predictive nature of individual differences in early associative learning and emerging social behavior. PLOS ONE, 7(1), e30511. https://doi.org/10.1371/journal.pone.0030511.

Pasquini, E. S., Corriveau, K. H., Koenig, M. & Harris, P. L. (2007). Preschoolers monitor the relative accuracy of informants. *Developmental Psychology*, 43(5), S. 1216–1226. https://doi.org/10.1037/0012-1649.43.5.1216.

Pechtel, P. & Pizzagalli, D. A. (2011). Effects of early life stress on cognitive and affective function: an integrated review of human literature. *Psychopharmacology*, 214(1), S. 55–70. https://doi.org/10.1007/s00213-010-2009-2.

Rözer, J. J. & Volker, B. (2016). Does income inequality have lasting effects on health and trust? *Social Science and Medicine*, 149, S. 37–45. https://doi.org/10.1016/j.socscimed.2015.11.047.

Romano, E., Babchishin, L., Marquis, R. & Frechette, S. (2015). Childhood maltreatment and educational outcomes. *Trauma, Violence & Abuse*, 16(4), S. 418–437. https://doi.org/10.1177/1524838014537908.

Rudrauf, D. (2014). Structure-function relationships behind the phenomenon of cognitive resilience in neurology: Insights for neuroscience and

medicine. *Advances in Neuroscience, 2014*, 462765. https://doi.org/10.1155/2014/462765.
Russell, B. B. (1940). *An inquiry into meaning and truth*. Allen & Unwin, 1967.
Sandel, A. A., MacLean, E. L. & Hare, B. (2011). Evidence from four lemur species that ringtailed lemur social cognition converges with that of haplorhine primates. *Animal Behaviour, 81*(5), S. 925–931. https://doi.org/10.1016/j.anbehav.2011.01.020.
Sato, M., Fonagy, P. & Luyten, P. (2018). Rejection sensitivity and borderline personality disorder features: A mediation model of effortful control and intolerance of ambiguity. *Psychiatry Research*, (269), S. 50–55. https://doi.org/10.1016/j.psychres.2018.08.024.
Shafto, P., Eaves, B., Navarro, D. J. & Perfors, A. (2012). Epistemic trust: Modeling children's reasoning about others' knowledge and intent. *Developmental Science, 15*(3), S. 436–447. https://doi.org/10.1111/j.1467-7687.2012.01135.x.
Soto, A., Smith, T. B., Griner, D., Domenech Rodríguez, M. & Bernal, G. (2018). Cultural adaptations and therapist multicultural competence: Two meta-analytic reviews. *Journal of Clinical Psychology, 74*(11), S. 1907–1923. https://doi.org/10.1002/jclp.22679.
Sperber, D., Clement, F., Heintz, C., Mascaro, O., Mercier, H., Origgi, G. & Wilson, D. (2010). Epistemic vigilance. *Mind and Language, 25*(4), S. 359–393. https://doi.org/10.1111/j.1468-0017.2010.01394.x.
Sperber, D. & Wilson, D. (1995). *Relevance: Communication and cognition* (2. Aufl.). London: Blackwell.
Strenger, C. (1991). *Between hermeneutics and science: An essay on the epistemology of psychoanalysis*. Madison, Connecticut: International Universities Press.
Strenger, C. (2011). *The fear of insignificance: Searching for meaning in the twenty-first century*. London: Palgrave Macmillan.
Strenger, C. (2015). *Freud's legacy in the global era*. London: Routledge.
Tomasello, M. (2016). *A natural history of human morality*. Harvard University Press.
Tomasello, M. (2018). How children come to understand false beliefs: A shared intentionality account. *Proceedings of the National Academy of Sciences of the United States of America, 115*(34), S. 8491–8498. https://doi.org/10.1073/pnas.1804761115.
Tomasello, M. (2020). The role of roles in uniquely human cognition and sociality. *Journal for the Theory of Social Behaviour, 50*(1), S. 2–19. https://doi.org/10.1111/jtsb.12223.
Tomasello, M., Call, J. & Kaminski, J. (2006). Goats' behaviour in a competitive food paradigm: Evidence for perspective taking? *Behaviour, 143*(11), S. 1341–1356. https://doi.org/10.1163/156853906778987542.
Tong, Y., Wang, F. & Danovitch, J. (2020). The role of epistemic and social characteristics in children's selective trust: Three meta-analyses. *Developmental Science, 23*(2), e12895. https://doi.org/10.1111/desc.12895.

Torino, G. C., Rivera, D. P., Capodilupo, C. M., Nadal, K. L. & Sue, D. W. (Hrsg.). (2019). Microaggression Theory: Influence and Implications. Hoboken, NJ: John Wiley & Sons, Inc.

Trout, A. L., Hagaman, J., Casey, K., Reid, R. & Epstein, M. H. (2008). The academic status of children and youth in out-of-home care: A review of the literature. *Children and Youth Services Review, 30*(9), S. 979–994. https://doi.org/10.1016/j.childyouth.2007.11.019.

Veltman, M. W. M. & Browne, K. D. (2016). Three decades of child maltreatment research: Implications for the school years. *Trauma, Violence & Abuse, 2*(3), S. 215–239. https://doi.org/10.1177/1524838001002003002.

Waldinger, R. J. & Schulz, M. S. (2016). The long reach of nurturing family environments: Links with midlife emotion-regulatory styles and late-life security in intimate relationships. *Psychological Science, 27*(11), S. 1443–1450. https://doi.org/10.1177/0956797616661556.

Walley, C. J. (2017). Trump's election and the »white working class«: What we missed. *American Ethnologist, 44*(2), S. 231–236. https://doi.org/10.1111/amet.12473.

Weller, J. A. & Fisher, P. A. (2013). Decision-making deficits among maltreated children. *Child Maltreatment, 18*(3), S. 184–194. https://doi.org/10.1177/1077559512467846.

Wendt, L. P., Jankowsky, K., Schroeders, U., London Personality and Mood Disorder Research Consortium, Nolte, T., Fonagy, P., Montague, P. R., Zimmermann, J. & Olaru, G. (2022). Mapping established psychopathology scales onto the Hierarchical Taxonomy of Psychopathology (HiTOP). *Personality and Mental Health*. https://doi.org/10.1002/pmh.1566

Wolfe, D. A. & McIsaac, C. (2011). Distinguishing between poor/dysfunctional parenting and child emotional maltreatment. *Child Abuse & Neglect, 35*(10), S. 802–813. https://doi.org/10.1016/j.chiabu.2010.12.009.

KAPITEL 2

Ein neurowissenschaftlicher Ansatz zum epistemischen Vertrauen

MICHAEL MOUTOUSSIS, PENELOPE MARAN, PETER FONAGY UND TOBIAS NOLTE[3]

In diesem Kapitel untersuchen wir epistemisches Vertrauen (EV) aus dem Blickwinkel der sogenannten »Computational Psychiatry«. Zunächst stellen wir diese und das Konzept des »Bayes'schen Gehirns« vor. Wir erklären, dass es beim Bayes'schen Gehirn darum geht, wie wir angesichts unserer sehr unsicheren, begrenzten Erfahrungen mit der realen Welt Vermutungen darüber anstellen, wie sie funktioniert. Wir beschreiben zwei Forschungsrichtungen, die sich mit den wichtigsten Aspekten des epistemischen Vertrauens befassen, und legen dar, wie das Aktualisieren oder Updaten von Überzeugungen nach Bayes'scher Art das soziale Lernen während der Entwicklung untermauert, und geben Hinweise auf die neuronale Basis einiger Komponenten des auf epistemischem Vertrauen basierten Lernens. Anschließend erläutern wir eine einflussreiche Theorie, die verdeutlicht, wie Menschen aktive Schritte unternehmen, um zu lernen und ihre Entwicklung zu begünstigen. In diesem Ansatz der Aktiven (Bayes'schen) Inferenz steht der epistemische Wert bereits an prominenter Stelle. Wir argumentieren, dass die Funktion des epistemischen Wertes die Beziehung zwischen epistemischem Vertrauen und epistemischer Wachsamkeit erhellt, und setzen dies in Beziehung zum berühmten Konzept der »Zone der proximalen Entwick-

3 Wir danken Karl Friston, UCL, für seine hilfreichen Kommentare zu diesem Kapitel.

lung« von Vygotsky[4] (Vygotsky 1978). Wir weisen jedoch auch auf die Notwendigkeit formaler experimenteller Untersuchungen für diese Formulierung hin. Schließlich gehen wir kurz darauf ein, wie das Auftreten von Emotionen als Richtschnur für die Bestimmung des epistemischen Wertes und damit für die Annahme von epistemischem Vertrauen oder umgekehrt von Wachsamkeit dienen kann. Es ist sehr wahrscheinlich, dass das Gehirn versucht, nach Bayes' Manier zu arbeiten, aber oft scheitert, und es sind die Grenzen seiner emotionalen Rationalität, die hier von großem Interesse sein könnten.

2.1 Grundlagen der Computational Psychiatry und des epistemischen Vertrauens

Der neurowissenschaftliche Ansatz für epistemisches Vertrauen (EV), den wir hier verfolgen, basiert auf dem Forschungsfeld der Computational Psychiatry[5] (leider gibt es keine besonders elegante deutsche

4 Das heißt »der Abstand zwischen dem tatsächlichen Entwicklungsstand, der durch eigenständiges Problemlösen ermittelt wird, und dem potenziellen Entwicklungsstand, der durch Problemlösen unter Anleitung von Erwachsenen oder in Zusammenarbeit mit fähigeren Gleichaltrigen ermittelt wird« (Vygotsky 1978, S. 86; Hervorhebung im Original, Übersetzung: TN).

5 Zum besseren Verständnis hier eine Definition von Klaas Enno Stephan und Kolleg:innen:
Die Computational Psychiatry (CP) ist eine junge Disziplin an der Schnittstelle zwischen der klinischen Psychiatrie und den mathematischen Neurowissenschaften. Je nach Auslegung des Begriffs »computational« (deutsch: »komputational«), kann CP breit oder eng definiert werden, wie sich in einer Reihe jüngst erschienener Übersichtsartikel zeigt […]. In diesem Artikel verwenden wir eine eher breite Definition und verstehen unter CP die Anwendung mathematischer und algorithmischer Methoden, um Fragen der Nosologie, Diagnostik, Prognose und Therapieprädiktion in der Psychiatrie zu untersuchen. Allerdings konzentrieren wir uns hier auf die Entwicklung und Anwendung mathematischer Modelle, die ein mechanistisches Verständnis von Prozessen und Daten anstreben – insbesondere sogenannte »generative Modelle« –, um klinische Probleme in der Psychiatrie zu lösen. Diese Definition grenzt die CP von deskriptiven Ansätzen ab, wie zum Beispiel statistische Mustererkennung und maschinelles Lernen (Machine Learning). Stephan, K. E., Siemerkus, J., Bischof, M. & Haker, H. (2017). Hat computational psychiatry Relevanz für die klinische Praxis der Psychiatrie? *Zeitschrift für Psychiatrie, Psychologie und Psychotherapie*, 65(1), S. 9–19.

Übersetzung für dieses Forschungsfeld). In der Computational Psychiatry geht es nicht um Computer, sondern um die Berechnungen, die das Gehirn-Psyche-System durchführt, um die Welt – und den Körper – wahrzunehmen, zu fühlen, Entscheidungen zu treffen und zu handeln. Diese Berechnungen sind daher in einem enaktiven oder verkörperten Sinn bedeutsam. Im Falle des epistemischen Vertrauens könnte es so beispielsweise darum gehen, eine Person hinsichtlich ihrer Vertrauenswürdigkeit zu bewerten, sinnvolle Informationen aus ihrem Verhalten zu gewinnen und im Lichte dieser Informationen zu lernen (d. h. die eigenen Überzeugungen zu ändern).

Die Computational Psychiatry ist eine neue, hochmoderne Wissenschaft des Geistes, die in den Neurowissenschaften, der Informationstechnologie und der Physik wurzelt. Doch Vorsicht, liebe Lesende! Wir Wissenschaftler der Psyche oder des Geistes haben die sogenannten harten Wissenschaften, die das Gehirn untersuchen, zu verschiedenen Zeiten idealisiert oder verunglimpft (Howell et al. 2014). Wir sprechen von »Mechanismen«, in Anlehnung und Huldigung an Uhren oder das Wetter. Dabei geht es um Gesetzmäßigkeiten, die beschreiben, wie bestimmte Größen – zum Beispiel Veränderungen des Drucks oder der Temperatur eines Gases – eindeutig als Hypothese gefasst werden, streng mathematisch formuliert werden können und präzise Vorhersagen bieten, die durch Experimente eindeutig falsifiziert[1] werden können. Der Traum von der Entdeckung von Gesetzen für psychologische Konzepte, die auf der Ebene des Gehirns definiert sind, und damit von einem rigorosen Verständnis des Geistes hat wiederholt zu wichtigen Erkenntnissen geführt. Es ist jedoch auch klar, dass der kürzeste Blick auf eine reale existierende individuelle Psyche zeigt, wie vereinfachend, »geistlos« und wenig ganzheitlich solche Bemühungen oft waren. In unserem Fall wäre die Versuchung groß, die Konzepte, die die Computational Neuroscience anbietet, als wesentliche, vom Gehirn implementierte Größen zu betrachten, also als primitive Rechenvorgänge des Gehirns. Wir betonen stattdessen, dass es sich um rechnerische mathematische Stammfunktionen und damit modellhafte Vereinfachungen unserer Theorien handelt und dass noch viel experimentelle Forschung erforderlich ist, um ihre Gültigkeit in Bezug auf Psyche und Gehirn nachzuweisen. Mit diesem wichtigen Vorbehalt stellen wir die Kernkonzepte vor, um die es geht. Die Computational Neuroscience befasst sich mit drei Beschreibungsebenen, analog zur Evolutionspsychologie.

Die oberste Ebene ist die intentionale oder rechnerische, das heißt die Frage, warum sich das Gehirn die Mühe macht, eine Funktion auszuführen, und was sein Ziel ist (Marr 1982). In unserem Fall besteht die Absicht des epistemischen Vertrauens darin zu entscheiden, ob die von einer Person übermittelten Informationen (einschließlich ihrer verborgenen Absichten) als nützlich, irrelevant oder sogar potentiell irreführend oder schädlich angesehen werden sollten. Wir stellen sogleich fest, dass dies zwar ein nützliches Leitprinzip ist, dass aber Funktionen, die sich entwickelt haben, möglicherweise weder ein einziges noch ein eng umrissenes Ziel[6] haben. Einige, aber nicht alle Definitionen von epistemischem Vertrauen erfordern beispielsweise, dass der Lernende beurteilt, ob seine Informant:innen die zu vermittelnden Informationen optimal auswählen, um den Lernenden zu leiten (Landrum et al. 2015). Bevor wir uns mit solch ausgefeiltem sozialem Lernen befassen, wollen wir hier die Frage stellen, ob epistemisches Vertrauen oder bestimmte Aspekte davon von allgemeineren Ebenen der Intentionalität abgeleitet werden können. In der Neurobiologie können wir davon ausgehen, dass das Gehirn auf natürliche Weise versucht zu lernen, wie die für den Organismus relevanten Aspekte der Welt funktionieren, das heißt, die Umwelt zu modellieren. Daraus ergibt sich die Möglichkeit, dass der Informationswert bzw. der epistemische Wert des Resultats oder Ergebnisses eines Vorganges für die Zwecke des Lernens von Bedeutung ist, lange bevor es in die Praxis umgesetzt wird und zu einem materiellen Nutzen führt. Epistemisches Vertrauen ist dann ein spezieller – zwischenmenschlicher – Fall von epistemischer Bewertung oder Abwägung.

6 Die intentionale Ebene entspricht der »ultimativen« Ebene der Erklärung in der Evolutionsbiologie, die beschreibt, warum ein Phänotyp gut für die Spezies ist, das heißt adaptive Fitness verleiht. Die algorithmische und die Implementierungsebene gehören zur »proximalen« Ebene der (evolutionären neuro-)biologischen Erklärung.

Die mittlere Ebene legt die lokalen Gesetze für die Informationsverarbeitung fest, die zur Erreichung der Rechenziele erforderlich sind. Dies wird als algorithmische Ebene bezeichnet. Wenn das Ziel zum Beispiel »Lernen« ist, dann könnte die algorithmische Ebene aus einer »assoziativen Lernregel« bestehen:

Neuer_Wert_des_Objekts = alter_Wert + Lernrate x Überraschung_beim_Ausprobieren

Gleichung 1

Hier ist »Überraschung_beim_Ausprobieren« die Differenz zwischen dem erwarteten Wert und dem Wert, den man beim Ausprobieren des Objekts erhält. Dies ist die einfachste Formulierung von Überraschung, auch »Vorhersagefehler« (prediction error, kurz PE) genannt, und die obige Regel entspricht der klassischen Rescorla-Wagner-Regel (Sutton & Barto 1998). Ein sehr einfaches Modell von epistemischem Vertrauen würde dann das Lernen als Ergebnis der beobachteten Überraschung einer anderen Person betrachten: »Sie sieht angenehm überrascht aus; ich werde meine Einschätzung dieser Tatsache erhöhen«. Epistemisches Vertrauen wäre dann eine Modulation der Lernrate, so dass man von einem vertrauenswürdigen anderen (hohe Lernrate) mehr lernt als von einem unberechenbaren anderen (niedrige Lernrate). Dieses assoziative Modell ist jedoch höchstwahrscheinlich viel zu einfach und berücksichtigt die Unsicherheiten, die mit dem Lernen verbunden sind, nicht ausreichend. Wir werden im Folgenden eine bessere, sogenannte »Bayes'sche« Alternative beschreiben.

Die untere Ebene ist die der neuronalen Implementierung, das heißt, wie die Aktivität der Nervenzellen den fraglichen Algorithmus umsetzt. Der Grund, warum Computational Psychiatry so faszinierend ist, liegt darin, dass die von ihr untersuchten Größen (z.B. der »Neue_Wert_eines_Objekts« in unserem ausgedachten Beispiel) prominent genug und lange genug im Gehirn repräsentiert sind, um durch konventionelle Methoden der Neurowissenschaften, insbesondere die funktionelle Magnetresonanztomographie (fMRI) und die Magnetoenzephalographie (MEG), erkannt und gemessen zu werden. Mit der fMRT kann beispielsweise erfasst werden, wo im Gehirn der

Wert eines bestimmten Objekts wie stark repräsentiert wird, je nachdem, ob es sich um den Wert für uns selbst oder für eine andere Person handelt und ob wir es für uns selbst oder für diese andere Person auswählen (Nicolle et al. 2012). Diese und andere Studien weisen auf die Bedeutung einer bestimmten Hirnregion, der medialen Oberfläche des präfrontalen Kortex, für das zwischenmenschliche Lernen hin, für welches epistemisches Vertrauen eine so wichtige Rolle spielt.

Die Computational Psychiatry bietet den Vorteil, die Zusammenhänge zwischen Gehirnfunktionen, deren Austausch mit der Umwelt oder Lebensrealität der Person und psychiatrischen Symptomen mittels formaler Rechenprozesse zu untersuchen (Friston et al. 2016; Montague et al. 2012; Stephan & Mathys 2014). Die Aktive Inferenz ist, wie wir weiter unten erörtern werden, einer der wichtigsten Ansätze in diesem relativ neuen Bereich, wobei man davon ausgeht, dass das Gehirn Bayes'sche Inferenz durchführt. In der Heuristik dieses Bezugsrahmens wird das Gehirn nicht nur als passiver Filter von Inputs betrachtet, sondern vielmehr als »statistisches Organ, das Hypothesen oder Vorstellungen erzeugt, die anhand von sensorischen Beweisen getestet werden« (Friston et al. 2016, S. 148). Dies ist von besonderer Bedeutung, da das »Ertasten« und Navigieren in der sozialen Welt eine ständige Modellierung anderer Menschen sowie eine Annäherung an die intentionalen Zustände erfordert, die deren Verhalten und dem eigenen Verhalten zugrunde liegen könnten, um kohärente Erfahrungen mit sich selbst und anderen zu erzeugen und das Lernen zu erleichtern.

2.2 Das annähernd Bayes'sche Gehirn

Wir haben ein starkes Bedürfnis, uns einen Reim auf die Welt zu machen. Dinge, die keinen Sinn ergeben, zeigen uns auf sehr anschauliche – oft sehr schmerzhafte – Weise, dass wir unser Weltbild irgendwie ändern müssen, um unsere Überzeugungen angesichts von Ungewissheiten zu aktualisieren. Unser Geist-Gehirn repräsentiert, wie es die Welt da draußen versteht: Ich habe nicht ein schwarz-weißes Muster vor mir, sondern eine Katze; nicht einen

Strom von Geräuschen, sondern die Stimme meines Vaters, der meinen Freund missbilligt. Eine Mischung aus den Erfahrungen, als Baby gefüttert zu werden, ergibt das Gefühl, von meiner Mutter geliebt zu werden. Im Folgenden bezeichnen wir als »Überzeugung« die Repräsentation eines Konstrukts, das mit einer gewissen Unsicherheit[7] verbunden ist. Erfahrungen erfordern dann eine Aktualisierung unserer unsicheren Überzeugungen: Wie sehr soll ich glauben, dass mein Freund nicht gut für mich ist, weil mein Vater ihn gerade missbilligt hat (P[8] (Freud nicht gut für mich | Vater missbilligt))? Wenn die Aktualisierung oder das Updaten der Überzeugungen das Ziel der Berechnung ist (oberste Ebene), dann kann sie optimal über die Bayes-Regel berechnet werden:

P (Freud nicht gut für mich | Vater missbilligt) ~ P (Vater missbilligt | Freud nicht gut für mich) P (Freud nicht gut für mich)

Gleichung 2

Das heißt, meine Überzeugung sollte proportional sein zu a) der Genauigkeit, mit der mein Vater erkennen kann, wer einen schlechten Einfluss auf mich hat (die Wahrscheinlichkeitsfunktion), aber auch zu b) der Wahrscheinlichkeit, dass Menschen generell nicht gut sind (meine vorherige Überzeugung). Die wichtigste Erkenntnis ist, dass es hier um die Aktualisierung von unsicheren Repräsentationen geht. Das »Bayes'sche Gehirn« ist daher eine Theorie oder Hypothese, die besagt, dass das Gehirn a) die Ungewissheit von Repräsentationen in einer wesentlichen, nicht-trivialen Weise kodiert; dass es b) diese Ungewissheit bei der Aktualisierung seiner »Überzeugungen« berücksichtigt; und c) dass es bestrebt ist, dies in Übereinstimmung mit der Bayes'schen Regel zu tun. Es wäre daher sehr passend, über das epistemische Vertrauen im Sinne des Bayes'schen Gehirns zu

7 Wir entschuldigen uns bei den Lesenden, die es vorziehen, dass »Überzeugungen« phänomenologische Attribute haben – zum Beispiel als verbalisierbar oder propositional usw. definiert werden. Wir werden den Begriff im Text nach Bedarf präzisieren.

8 P = Wahrscheinlichkeit.

denken, denn das zentrale Problem mit epistemischem Vertrauen ist in der Tat eines der Unsicherheit oder vielleicht besser: der Unvorhersagbarkeit: Wie sicher bin ich, dass sich meine »Überzeugungen« in Richtung der von meinem Gesprächspartner gelieferten Informationen anpassen sollten?

Entscheidend ist, dass die Aussage »Ich repräsentiere dies« oder »Ich glaube, dass« voraussetzt, dass es eine Realität gibt und auch objektive Ursachen für unsere Erfahrungen, die in unserer Psychologie und Neurobiologie wiedergegeben werden, dass »Dinge«, an die wir glauben, vorliegen (Brentano 1924). Da es offensichtlich ist, dass die Welt der sozialen Informationen ein sehr ungewisser Ort ist, warum sollte unser Gehirn nicht das Richtige tun und die ganze Zeit Bayes'sche Schlussfolgerungen ziehen? Dafür gibt es einen traurigen und einen glücklichen Grund. Der traurige Grund ist, dass dies auf der Ebene der Berechnungen oder der Ziele schön und gut ist, aber die Algorithmen, die für eine genaue Bayes'sche Inferenz erforderlich sind, übersteigen oft die Kapazität unseres Gehirns. In wichtigen, komplexen Situationen kann das Gehirn grobe, ungefähre Algorithmen verwenden und systematische Fehler machen, so dass die Suche nach genauen Bayes'schen Prozessen überflüssig ist. Der glückliche Grund dafür ist, dass in bestimmten Bereichen Algorithmen, die die Ungewissheit nicht explizit berücksichtigen, nicht grob sind. So ist beispielsweise ein Sonnenkalender, der für die Landwirtschaft wichtig ist, sehr nützlich und ohne Unsicherheit zu berücksichtigen.

Im Folgenden werden wir einen Überblick über neurowissenschaftliche Studien geben, die sich mit zunehmend anspruchsvolleren Aspekten des epistemischen Vertrauens befassen. Die Leser:innen sollten beachten, dass es sich hierbei eher um eine konzeptionelle als um eine entwicklungsbezogene Darstellung handelt.

2.2.1 Epistemisches Vertrauen unterstützt Bayes'sches Updaten der eigenen Präferenzen

Wie Bayes-treu ist also das Gehirn, wenn es um soziales Lernen durch epistemisches Vertrauen geht? In dem folgenden Beispiel haben wir nach einfachem Bayes'schen Lernen über das Selbst bei Heranwachsenden gesucht. Ein Baby kann zum Beispiel von seiner Mutter Informationen über sich selbst sammeln, so dass es allmählich Modelle darüber aufbaut, was »sich ängstlich fühlen« bedeutet – Körperempfindungen, drohende Gefahren – und was man daraus für angemessene Reaktionen ableiten sollte (epistemisches Vertrauen im Dienste des Aufbaus von zwischenmenschlichen Schemata im Kontext von Ungewissheit; damit bleiben diese jedoch auch zu einem nötigen Grad flexibel).

Unsere erste Studie befasste sich mit Parametern von Impulsivität. In der Computational Psychiatry sind Parameter Größen, die eine Person charakterisieren. Ein Parameter, der die Impulsivität quantifiziert, ist beispielsweise der Koeffizient, der den Wert eines Ereignisses – einer Belohnung beispielsweise – herabsetzt (temporal discounting), je weiter es in der Zukunft eintreffen soll. Obwohl es gute Gründe für höhere oder niedrigere solcher Diskontierungskoeffizienten geben kann (Story et al. 2016), unterliegt die Geduld dieser Art des Belohnungsaufschubs dem sozialen Lernen. In einem Experiment untersuchten wir, wie Bayes-getreu das Gehirn bei solchem Lernen ist, wie man den sozialen Einfluss auf Geduld (vs. Impulsivität) als eine Sache von epistemischem Vertrauen quantifizieren kann und wie diese Prozesse mit der Entwicklung variieren. Bayes'sches Lernen hat eine wichtige Eigenschaft: Es reagiert empfindlich auf Ungewissheit. Das heißt, wenn Menschen sich ihrer eigenen Präferenzen (in diesem Fall, wie geduldig zu sein) ziemlich sicher sind, würden kein auch noch so großer neuer Befund, keine neue Tatsache dazu führen, die Überzeugungen über sich selbst zu ändern.

Die Diskontierungskoeffizienten der Jugendlichen wurden vor, während und nach der Beobachtung der Entscheidungen eines Gleichaltrigen gemessen, die keinerlei Auswirkungen auf ihre eigenen Ergebnisse hatten. Dabei zeigte sich, dass die Jugendlichen ihre Präferenzen in Richtung ihres Gegenübers änderten, so als ob die Wahl des Partners epistemische Informationen über ihre eigene Vorliebe enthielte. Die Entscheidungen der Informant:innen stellten also Informationen dar, die für die eigene Person relevant, vertrauenswürdig und verallgemeinerbar waren, was auf eine einfache Form des epistemischen Vertrauens hindeutet (Fonagy & Allison 2014). Es handelt sich um eine einfache Form des epistemischen Vertrauens, weil es keine Möglichkeit gab, dass das Gegenüber den Lernenden absichtlich lenken oder in die Irre führen konnte: Er traf lediglich Entscheidungen zu seinem eigenen Vorteil (Nicolle et al. 2012). Wir fragten dann, ob der Prozess der Aktualisierung der eigenen Präferenzen mit der Bayes'schen Gehirnhypothese übereinstimmt.

Um nach Bayes'schen Prozessen im epistemischen Vertrauen zu suchen, gingen wir davon aus, dass das Ziel des Lernprozesses darin besteht, durch die Beobachtung von Gleichaltrigen etwas über sich selbst zu lernen: »Was sollte ich mögen?« Wenn Menschen die (zwischenmenschliche) Welt in einer Bayes'schen Weise modellieren, sollten sie zunächst ein Modell des Geistes des anderen verwenden, das ihre Entscheidungen generiert. Dieses generative Modell selbst hatte Parameter, die unseren jungen Teilnehmer:innen an der experimentellen Studie unbekannt waren. Sie mussten anfängliche Annahmen oder Vorannahmen über ihre Informant:innen treffen, die hier auf ihren eigenen Grundpräferenzen basierten (die Informanten waren gleichgeschlechtliche Gleichaltrige[9]). Als Nächstes – und das ist für eine Bayes'sche Darstellung von entscheidender Bedeutung – parametrisierten wir ihre Unsicherheit in Bezug auf ihre eigene Vorliebe, so dass ihre Diskontierungskoeffizienten nicht, wie zuvor angenommen, aus einem einzigen Wert für jede Person stammten, sondern aus einer »Überzeugungsverteilung«, die sowohl einen Mittelwert als auch eine Präzision aufwies (Präzision ist der Kehrwert der Unsicherheit). Schließlich parametrisierten wir die Relevanz der Entscheidungen anderer für epistemisches Vertrauen als eine andere Form der Präzision, nämlich die erwartete Ähnlichkeit zwischen den Präferenzen des Informanten und den eigenen des Lernenden (Moutoussis et al. 2016). Die Algorithmen, die für eine rigorose Bayes'sche Aktualisierung in diesem Fall erforderlich sind, wären für einen Menschen mit Stift und Papier ziemlich schwierig auszuführen, aber für ein Gehirn keineswegs unlösbar. Wir fanden Belege dafür, dass junge Menschen tatsächlich unsicher über ihren eigenen Geschmack

9 Tatsächlich waren es jedoch Computer-Avatare, wie den Probanden im Nachhinein dargelegt wurde.

waren, und je unsicherer sie waren und je mehr epistemisches Vertrauen sie in ihre Informant:innen hatten, desto mehr verschoben sie ihre Überzeugungen in Richtung der beobachteten Handlung ihrer Gegenüber. Die Bayes'sche Regel erklärt dieses Verhalten gut.

Wir stellten fest, dass junge Menschen im Alter zwischen 14 und 24 Jahren allmählich weniger anfällig für epistemisches Lernen über ihre eigenen Präferenzen in Bezug auf ihr Geduldigsein wurden. Wir fragten uns, ob sie das Verhalten von Informant:innen für weniger vertrauenswürdig oder relevant hielten oder ob sie ihre eigenen Präferenzen genauer einschätzen konnten. Wir ermittelten auch, ob die Parameter ihres epistemischen Lernens anhand von konkreten Resultaten aus der realen Welt validiert werden könnten (Reiter et al. 2021). Wir stellten fest, dass die Informanten für die Jugendlichen auch mit zunehmendem Alter relevant blieben, die Teilnehmer:innen jedoch ihre eigenen Präferenzen genauer einschätzen konnten. Mit anderen Worten: Sie blieben offen für Beeinflussung, wenn sie ausreichend unsicher waren.

Wir erwarteten, dass auch der Parameter »Relevanz für epistemisches Vertrauen« mit dem Alter variieren würde, aber wir lagen falsch. Stattdessen war der Relevanz-für-EV-Parameter trotz großer Bemühungen um ein ausgewogenes Versuchsdesign bei Teilnehmenden, die einen geduldigeren Partner hatten, größer als bei einem ungeduldigeren. Dies zeigt, wie empfindlich epistemisches Vertrauen auf subtile Aspekte des Kontexts reagiert. Zum Beispiel kann Geduld versus Ungeduld ein Werturteil über den Informanten an sich darstellen. Es wäre nicht verwunderlich, wenn junge Menschen einem weniger impulsiven, geduldigeren (vielleicht reiferen) Peer einen höheren Respektstatus zuschreiben würden (Recanati 1997). Dies weist auf einen großen Bedarf an neuroinformatischen Studien zur Quantifizierung von Schlüsselaspekten des Kontexts hin.

Im Hinblick auf die Bedeutung von epistemischem Vertrauen für das echte Leben, wie es in diesem Paradigma gemessen wurde, war es sehr interessant, dass die Empfänglichkeit für die Beeinflussung durch Gleichaltrige zu Beginn der Studie eine Verbesserung in den Beziehungen zu Gleichaltrigen gemäß einem standardisierten »Freundschaftsfragebogen« zu einem späteren Messzeitpunkt vorhersagte (Reiter et al. 2021). Dies wurde bei Personen unter 18 Jahren festgestellt. Schließlich fragten wir uns, ob Hirnregionen des medialen präfrontalen Kortex – auf die frühere fMRI-Studien (Garvert et al. 2015) hinwiesen – individuelle Unterschiede aufzeigen würden, die das EV-basierte soziale Lernen beeinflussen könnten. Wir maßen die Myelinisierung, das heißt die Reifung der axonalen Scheiden innerhalb des Kortex, mittels struktureller Magnetresonanztomographie (MRT). Wir fanden heraus, dass eine stärkere Myelinisierung bei Studienbeginn eine stärkere Verringerung der Unsicherheit über die eigenen Präferenzen voraussagte. Eine Replikation dieser Ergebnisse ist notwendig, aber diese Ergebnisse könnten bedeuten, dass je weiter diese Region in einem jungen Gehirn entwickelt ist, desto eher können sie epistemisches Vertrauen im wirklichen Leben und nicht nur im Labor nutzen, um ihre Präferenzen in den nächsten Jahren zu verfeinern.

2.3 Beurteilung der epistemischen Vertrauenswürdigkeit anderer Menschen

Bislang haben wir die Frage ignoriert, ob epistemisches Vertrauen durch die bewusste Hilfsbereitschaft von Informant:innen geprägt ist. Kann dies von den Lernenden hergeleitet werden? Können Lernende auch beurteilen, ob Informanten kompetent sind oder nicht? Angesichts eines Modells, das andere als sachkundig (oder nicht) und hilfsbereit (oder nicht) einstuft, können Lernende in der Tat Bayes'sches Denken anwenden, um auf die Hilfsbereitschaft und die Sachkenntnis von Informanten zu schließen (HS), wie es von Shafto und Mitarbeitern modelliert wurde (Abb. 3).

Das HS-Modell ist recht einfach: Informant:innen werden durch eine Wahrscheinlichkeit der Hilfsbereitschaft charakterisiert, also eine Wahrscheinlichkeit, dass sie Informationen geben, die genau mit ihren Überzeugungen übereinstimmen oder alternativ zufällig aus Informationen ausgewählt werden, die mit ihren Überzeugungen nicht vereinbar sind, um den Lernenden »aus der Fassung zu bringen«. Informanten werden auch durch eine Wissenswahrscheinlichkeit charakterisiert, das heißt dadurch, wie wahrscheinlich es ist, dass ihre Überzeugungen mit dem wahren Zustand der Welt korrespondieren. In Experimenten erhalten die Lernenden (in der Regel sehr junge Kinder) zunächst Informationen von mehreren Informanten und stellen fest, ob diese wahr sind: Das ist die »Gewöhnungsphase«. Dann erhalten sie eine neue Information – von einem oder mehreren dieser Informanten – und müssen (etwas vereinfacht) angeben, ob sie diese für wahr halten.

Um zu entscheiden, ob eine neue Information glaubwürdig ist, müssen die Teilnehmer:innen mit Hilfe des Bayes'schen Denkens von ihren Beobachtungen in der Eingewöhnungsphase auf den (abgeleiteten) Typus des fraglichen Informanten schließen. Beim Bayes'schen Schlussfolgern wird dies als »Modellinversion« bezeichnet. Das Modell enthält vier Parameter, die angeben, wie positiv und wie genau die Grundüberzeugungen der Lernenden über die Hilfsbereitschaft und die Kenntnisse der Informanten sind (α und β in Abb. 3). Die Experimente wurden in vielen Varianten durchgeführt, und das Modell lieferte eine gute Passung mit den Daten, was darauf hindeu-

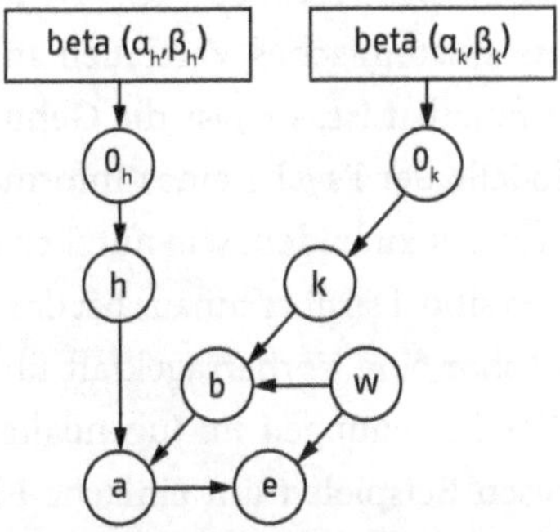

Abb. 3: Das Modell der Hilfsbereitschaft und des Expertenwissens von epistemischem Vertrauen, das die Lernenden verwenden sollen. Die Lernenden haben Überzeugungen über die Hilfsbereitschaft **h** und das Wissen **k** des Informanten. Die Welt, **w**, liefert den Informanten Input, der ihre Überzeugungen, **b** im Diagramm, beeinflusst. Hilfsbereitschaft und Überzeugungen führen zusammen zu den Handlungen oder Entscheidungen des Informanten, **a**. Diese können das Endprodukt sein (z. B. a = das Aussprechen eines Wortes) oder abhängig vom Zustand der Welt beobachtbare Wirkungen, **e**, erzeugen. (Eaves & Shafto 2017).

tet, dass junge Kinder diese Bayes'sche Schlussfolgerung intuitiv durchführen können, basierend auf ihren Modellen der sozialen Welt.

Dies bedeutete jedoch nicht, dass sehr junge Kinder genaue Modelle der sozialen Welt haben und daher genaue epistemische Urteile fällen können. Stattdessen wurde festgestellt, dass sehr junge Kinder (im Alter von 18 Monaten) nur begrenzt in der Lage sind, die Hilfsbereitschaft anderer Menschen zu modellieren, indem sie sich so verhalten, als ob die Handlungen anderer ein Hinweis auf ihre Überzeugungen wären (»hilfreich«). Fünfeinhalbjährige hingegen können flexibler auf hilfsbereite und irreführende Personen schließen. Es gab des Weiteren etwas schwächere Hinweise darauf, dass ostensive Hinweise, wie sie von Csibra und Gergely postuliert wurden (Csibra & Gergely 2009; Csibra & Gergely 2011), die Lernenden dazu veranlassen, auf die Hilfsbereitschaft der Informant:innen zu schließen.

2.4 Auf dem Weg zum aktiven Vertrauen in – und Misstrauen gegenüber – soziale(n) Informationen

Zusammenfassend lässt sich sagen, dass eine Reihe von Studien darauf hindeuten, dass epistemisches Vertrauen auf neuroinformatischer Ebene quantifizierbar ist, so dass die Gehirne der Lernenden wahrscheinlich Modelle der Psyche eines Informanten verwenden, um Erwartungen darüber zu bilden, wie nützlich die von ihm gelieferten Informationen sind. Darüber hinaus hat das auf EV-basierende soziale Lernen im Labor eine Vorhersagekraft für die Längsschnittentwicklung sozialer Beziehungen im Jugendalter. Allerdings handelt es sich bei diesen Beispielen um einfache Fälle von epistemischem Vertrauen, bei denen für die Lernenden wenig auf dem Spiel stand und sie aus einer passiven Rolle heraus schlossen, ob sie vertrauen sollten. Dies steht im Gegensatz zu Lebenssituationen, in denen epistemisches Vertrauen entscheidend ist – wo der Lernende aktiv Hilfe in Betracht ziehen muss, wo Unsicherheit herrscht, aber auch viel auf dem Spiel steht: zum Beispiel wenn man auf der Suche nach therapeutischer Hilfe für psychiatrische Probleme ist (Luyten et al. 2020). Die Forschung zur Computational Psychiatry befindet sich hier noch in einem frühen Stadium, und daher konzentrieren wir uns auf Konzepte, die unser Verständnis vertiefen und Anhaltspunkte für empirische Studien liefern können.

2.4.1 Aktive Inferenz

Aktive Inferenz ist ein Rahmen für Computational Psychiatry, der die Top-Level-Absicht oder das Ziel einer Person wie folgt ausdrückt: »Meine Welt, einschließlich meiner selbst, soll so werden, wie sie sein sollte«. Dies überschneidet sich stark mit einer häufigeren Formulierung der Intention: »Ich möchte die für mich lohnendsten Ergebnisse erzielen«. Der Konvention folgend, nennen wir den letzteren Ausdruck »Reinforcement Learning« (RL) und behalten den spannenden Begriff »Active Inference« für den ersteren. Wie sich die Leser:innen vielleicht vorstellen können, lassen sich die meisten Probleme in beiden Rahmen ausdrücken. Es stellt sich jedoch heraus, dass die Frage »Ist meine Welt so, wie sie sein sollte?« eine sehr natürliche Sprache bietet, um darüber nachzudenken, ob die Handlung eines Lernenden nützliche Informationen liefert und wie nützlich diese Informationen im Vergleich zu den Risiken sind, denen der Lernende in dieser unsicheren Welt ausgesetzt ist. Das heißt eine natürliche Sprache, um epistemisches Vertrauen zu diskutieren.

Die Frage »Ist meine Welt so, wie sie sein sollte?« wird sofort zu einer Frage des Abwägens von Erfahrung oder Erwartung. Und sobald wir (Bayes'sche) Gehirne haben, die danach streben, reale Objekte und nicht bedeutungslose Lichtmuster zu erkennen, Gehirne, die die Emotionen hinter Gesichtsausdrücken oder die Bedeutung von Worten für wichtig halten, dann umfasst »wie sie sein sollte« zwei gleichermaßen wichtige Facetten der Erwartung. Der erste Aspekt ist mit meinen Werten verbunden. Es geht um Hoffnung, Wunsch und Anspruch: »Ich erwarte Respekt«. Bei der anderen geht es darum, dass meine Erfahrungen einen Sinn ergeben: »Sie hat mich nicht respektiert, genau wie ich befürchtet habe. Als Nächstes wird das, was ich tun werde, in diesem ›meine Welt, wie sie sein sollte‹-Rahmen auch wie erwartet sein. Es wird mich im wahrsten Sinne des Wortes nicht überraschen, dass meine Pläne sowohl meinen Werten (hier: respektiert zu werden) als auch meinem Verständnis der Welt (hier: wer wird mich wahrscheinlich nicht respektieren) entsprechen werden.« In der Aktiven Inferenz wird der erstere als pragmatischer Wert[10] und der letztere als epistemischer Wert einer geplanten Handlungsabfolge oder »Strategie« bezeichnet. Der pragmatische und der epistemische Wert werden einfach addiert, um herauszufinden, wie weit ich mich von meiner Welt, wie sie sein sollte, durch meine Vorgehensweise entfernen werde. Diese Diskrepanz wird als erwartete freie Energie (EFE) bezeichnet:

Erwartete freie Energie einer Politik = – (Epistemischer Wert + Pragmatischer Wert)

Gleichung 3

Technisch gesehen, ist der epistemische Wert als erwarteter Informationsgewinn bekannt, während der pragmatische Wert als Erwartungswert betrachtet werden kann, wobei der Wert die bevorzugten Ergebnisse bewertet, die die betreffende Person charakterisieren (auch bekannt als »prior« Präferenzen). Nach dieser Auffassung sind aversive Ergebnisse einfach solche, die »ich nicht erwarten würde«. Alle diese Größen werden in Form von Wahrscheinlichkeiten ausgedrückt, die für Gehirne die Stärken von Überzeugungen darstellen. Indem Aktive Inferenz ausdrückt, wie wertvoll pragmatische Ergebnisse und wie wertvoll epistemische Gewinne sind – und zwar auf genau derselben Grundlage –, hilft sie uns, epistemisches Vertrauen einfach als eine Strategie zu betrachten, die den epistemischen Wert erhöht. Dieser epistemische Wert hängt entscheidend davon ab, wie stark der Lernende erwartet, dass zukünftige Beobachtungen oder neue Informationen (z. B. die Worte des Informanten) die zugrunde liegenden Zustände widerspiegeln (das, was der Informant tatsächlich glaubt). Dies drückt das Konstrukt der Hilfsbereitschaft im obi-

10 Was wir hier pragmatischen Wert nennen, hat verschiedene Bezeichnungen gefunden. Er ist in der Regel gleichbedeutend mit dem, was im klassischen RL als Erwartungsnutzen definiert wird. Andere Autoren, zum Beispiel Oleg Solopchuk in seinem hervorragenden Tutorial (Solopchuk 2019), bezeichnen ihn als Expected Prior Preference.

gen HS-Modell aus. Theoretisch muss eine enge Beziehung zwischen Beobachtungen, das heißt gegebenen Informationen, und wahren Zuständen der Welt nicht direkt sein. Für den Moment werden wir jedoch solche Informationen als epistemisch wertvoll betrachten, die nützlichen, wahren Überzeugungen[11] entsprechen.

2.5 Epistemischer vs. pragmatischer Wert als Schlüssel zu aktivem epistemischem Vertrauen

Wir sehen sofort, dass eine Strategie, die auf der Grundlage eines höheren epistemischen Wertes gewählt wird, nicht mit einem übermäßigen pragmatischen Wert verbunden sein darf, da sonst der pragmatische Wert die Summe der beiden dominiert. Daraus ergibt sich eine sehr einfache, aber oft vernachlässigte Botschaft: Eine Person wird kein epistemisches Vertrauen zeigen, wenn sie nicht erwartet, dass der »Spielplatz« sozusagen sicher ist.

Stellen Sie sich vor, eine Patientin mit Posttraumatischer Belastungsstörung (PTBS) – vielleicht jemand, der in einem Park angegriffen wurde – befolgt den Rat eines Therapeuten zur Exposition. Wenn der Ratschlag »Geh nach rechts« gut ist, kommt es zu einem allmählichen Gefühl von Empowerment, ist der Ratschlag jedoch schlecht, wäre es besser gewesen, an einem sicheren, vermeidenden Ort zu bleiben. Die Wahrscheinlichkeit, dass ein einzelner Vorfall einer Re-Traumatisierung in der »normalen« Welt des Patienten auftritt, ist sehr gering. Wir haben ein gut erforschtes Modell für epistemisch orientiertes Verhalten, das epistemische T-Labyrinth (Friston et al. 2016), um epistemisches Vertrauen im Kontext dieser riskanten Situation zu untersuchen (Maran 2021). Wir können es »Expositions-T-Labyrinth« nennen, wie in Abb. 4 dargestellt.

---

11 Als ihr Sohn vier Jahre alt war, sagte die Frau des Erstautors zu ihrem Sohn, er solle sich nicht dem Herd nähern, sonst könne er sich verbrennen. Er griff sofort nach dem Kochfeld und verletzte sich an der Hand. Vermutlich wurde die Information der Mutter, sich nicht zu nähern, dem Weltzustand »interessant« zugeordnet. Seine erwartete, das heißt auf die Zukunft gewendete Berechnung der freien Energie war schlecht, aber das Ergebnis war hoch informativ.

Hier sind der Rat des Therapeuten (epistemische Information) und die anschließende Entscheidung für R oder L die »epistemische Strategie«. Maran fand heraus, dass der Unterschied zwischen den pragmatischen Werten von Empowerment (hier ein Belohnungsergebnis), Re-Traumatisierung (Ausbleiben der Belohnung) und »nichts tun« (am unteren Arm bleiben), das heißt ein vermeidendes Sicherheitsverhalten zeigen, groß genug sein muss, um die epistemische Strategie zu rechtfertigen (Maran 2021). Ist das Empowerment fast so unangenehm wie Re-Traumatisierung, spielt das epistemische Vertrauen kaum eine Rolle. Wenn das »Sicherbleiben« aus Sicht des Patienten schon genug Wert hat, ist das potentielle »Risiko«, diese Sicherheit aufzugeben, auch wenn dies zu Empowerment führen kann, weniger attraktiv.

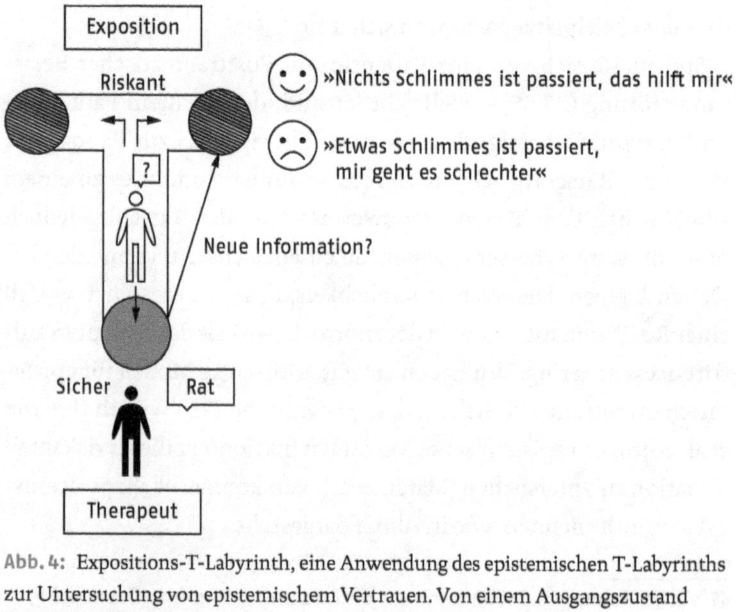

Abb. 4: Expositions-T-Labyrinth, eine Anwendung des epistemischen T-Labyrinths zur Untersuchung von epistemischem Vertrauen. Von einem Ausgangszustand in der Mitte des T-Labyrinths aus kann ein Patient entweder zwei verschiedene Strategien ausprobieren (rechts, links). Wenn eine davon zu einer/m allmählichen Ermächtigung/Empowerment (Smiley) und die andere zu einer Re-Traumatisierung (Frowney) führt, könnte ein Patient, der nicht weiß, welche Strategie die richtige ist, zum Therapeuten gehen und dessen Rat annehmen (Maran 2021).

Wie sieht es mit dem Kriterium aus, dass echtes epistemisches Vertrauen zu verallgemeinerungsfähigem Lernen führt? In der Expositionssituation sollte der Patient nach einer gewissen Zeit des Lernens sein eigener Therapeut werden und die Option wählen, die zur Befähigung führt, ohne den Therapeuten weiter zu konsultieren. Bei echtem epistemischem Vertrauen nimmt der Lernende nicht nur Ratschläge an, sondern er lernt tatsächlich (Abb. 5, wiederum aus Marans Arbeit). Wir können diesen Prozess in Aktion sehen, indem wir die Aktualisierung von Überzeugungen mit dem oben beschriebenen Expositions-T-Labyrinth simulieren.

Das in Abb. 5 dargestellte EV-basierte Lernen umfasst drei Phasen. Zunächst wird eine kleine Portion Pech eingestreut, um die Robustheit des Gesamtverfahrens zu testen (Versuche 1 und 3). Der simulierte Patient berechnet den epistemischen Wert gemäß Gleichung 3 (S. 76), erhält Ratschläge, befolgt sie und schneidet bis Versuch 18

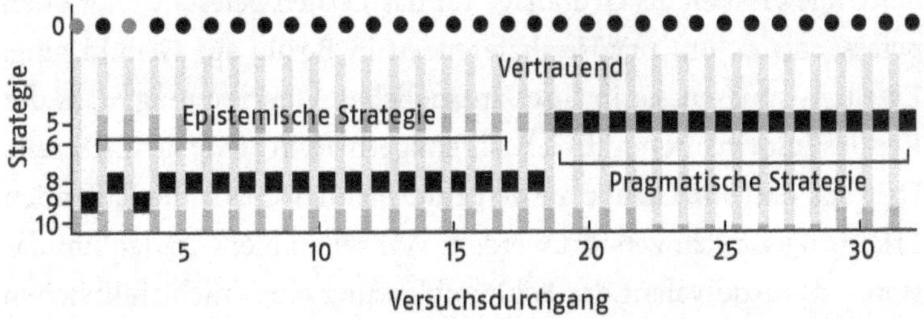

Abb. 5: Vertrauen in das eigene Lernen bei epistemischem Vertrauen. Graue Punkte stehen für Re-Traumatisierung, schwarze Punkte für Empowerment. Strategie 9 bedeutet »Rat einholen, dann nach links gehen«, 8 bedeutet »Rat einholen, dann nach rechts gehen«. Die Richtlinie 5 bezeichnet »einfach nach rechts gehen«, Richtlinie 6 »einfach nach links gehen«. Je dunkler ein kleines Rechteck ist, desto wahrscheinlicher ist die betreffende Strategie. Wir stellen fest, dass der Patient nach einigen unglücklichen Versuchen (1 und 3) erfolgreich Ratschläge einholt und sie befolgt. Gleichzeitig wächst allmählich die Überzeugung, dass richtiges Handeln die beste Lösung ist. Wenn diese Überzeugung gut erlernt ist, wechselt er bei Versuch 19 von der epistemischen zur pragmatischen Strategie. Es gibt noch weitere Strategien, die hier jedoch nicht behandelt werden. Einige beziehen sich auf andere Formen des epistemischen Misstrauens, zum Beispiel »Ratschläge einholen, erneut Ratschläge einholen, aber keine befolgen«, usw. Der interessierte Leser wird auf Maran verwiesen (Maran 2021).

gut ab. Entscheidend ist jedoch, dass er gleichzeitig etwas über die Regelmäßigkeiten der Welt selbst lernt – über eine Strategie, die auch ohne Therapeuten erfolgreich sein kann. Dies ist ein sehr wichtiges (und sehr einfaches) Beispiel für eine Verallgemeinerung. In Versuch 19 vertrauen Sie auf Ihr eigenes, auf epistemischer Strategie begründetes Lernen und verfolgen nun einen pragmatischen Ansatz. Vielleicht sind Sie zu ihrem eigenen Therapeuten geworden!

An dieser Stelle wird es die Leser:innen nicht überraschen zu erfahren, dass diese gute Nutzung von epistemischem Vertrauen, eine epistemische gefolgt von einer pragmatischen Strategie, von der Präzision verschiedener Überzeugungen zu Beginn und später abhängt (d.h. das Vertrauen in verschiedene Überzeugungen, nachdem man seine Erfahrungen mit der Welt gemacht hat: Technisch gesehen, werden diese als posteriore Überzeugungen bezeichnet). Der Lernende muss zu Beginn einigermaßen unsicher sein, wie die Welt (einschließlich seiner selbst) funktioniert und welche Handlung zu welchem Zustand oder Ergebnis führen wird. Wir haben uns mit der Ungewissheit als Grundlage für das Lernen bereits weiter oben befasst, als es um präzise Präferenzen in Bezug auf Geduld ging. Zweitens müssen sie in ihrer anfänglichen Überzeugung, dass der Rat des Informanten hilfreich ist, einigermaßen zuversichtlich sein. Drittens darf ihr Glaube an den Informanten durch die laufenden Erfahrungen nicht zerstört werden: Wir sehen hier – in der Simulation – das Äquivalent der Schlussfolgerung eines nicht hilfreichen anderen in den Studien zur Nützlichkeit und Wissbarkeit. Viertens: Um eine elementare Verallgemeinerung durchführen zu können, müssen Sie erfahren, was in der Welt da draußen passiert ist, wenn Sie einen erfolgreichen Ratschlag erhalten haben. War der Rat in jedem Versuch erfolgreich, führte den Patienten aber jedes Mal zu einer zufälligen Handlung, R oder L, dann würden die Überzeugungen über R und L selbst sehr ungenau bleiben und die hier beschriebene Form der Generalisierbarkeit könnte nicht auftreten.

2.6 Eine hinreichend sichere Zone des epistemischen Vertrauens

Wir können nun die Hypothese aufstellen, dass aus neuroinformatischer Sicht, wenn es um viel geht und viel auf dem Spiel steht, epistemisches Vertrauen innerhalb einer »sicheren Zone des Helfens« zum Tragen kommt, analog zu der klassischen Zone der proximalen Entwicklung von Vygotsky (Vygotsky 1978). Die Erfahrung, Hilfe beim Lernen zu erhalten, bildet eine Zone zwischen zu hohen Risiken und zu geringem Nutzen, in der der epistemische Wert der Handlungen die Risiken überwiegt. Wie im Beispiel des Expositions-T-Labyrinths erfordert dies ein Gleichgewicht von Grundüberzeugungen oder früheren (prior) Überzeugungen. Dazu gehören zumindest ein gewisser »Vertrauensvorschuss« in die Hilfsbereitschaft des Informanten, eine ausreichende Unsicherheit bezüglich der Einschätzungen über die Welt und das eigene Selbst, aber auch die Zuversicht, dass man Maßnahmen ergreifen kann, die etwas bewirken. All dies lässt sich in einem Bayes'schen Rahmen – insbesondere mit Aktiver Inferenz – formalisieren und sowohl mit experimentellen Studien als auch mit einfachen Fragestellungen überprüfen. Um auf die PTBS zurückzukommen, könnten wir uns vorstellen, dass der Patient seinen eigenen gefürchteten mentalen Zuständen (z.B. Schamgefühle, traumatische Erinnerungen) sicher ausgesetzt werden muss und in der Therapie lernt, dass man sicher über sie nachdenken kann, anstatt dass nur Abwehrprozesse zum psychischen Überleben ausgelöst werden.

Es versteht sich von selbst, dass sich Vertrauen anders anfühlt als Wachsamkeit, dass das Zusammensein mit einem helfenden Verbündeten anders ist als »We don't need no Education« (Pink Floyd 1979). Wir gehen davon aus, dass die Grundüberzeugungen über die Hilfsbereitschaft des anderen, die wahrscheinlichen Risiken und Vorteile sowie der Wert, den man sich selbst zuschreibt, dazu beitragen, eine Zone des epistemischen Vertrauens zu definieren. Dies sind empirisch begründete Annahmen. Spezifische Merkmale des Kontexts (z.B. bedingungslose positive Wertschätzung durch den Therapeuten) führen zu solchen Vorannahmen – Überzeugungen in

Bezug auf Hilfsbereitschaft, Gewissheit, Ungenauigkeit –, die wahrscheinlich ein ausgeprägtes emotionales und neurochemisches Profil aufweisen. Wir haben ein kleines Beispiel dafür gesehen, dass geduldigere Partner:innen möglicherweise größeres epistemisches Vertrauen auslösen als ungeduldige Partner, aber weitere Forschungen sind nötig, um zu verstehen, wie kontextuelle Hinweise wie ostensive Kommunikation (Fonagy et al. 2017) Vorannahmen (priors) über Helfermerkmale bedingen, die die Entfaltung von epistemischem Vertrauen ermöglichen. Die Vorhersage, dass das Wahrgenommenwerden mit Interesse und Validierung seitens des Gegenübers dazu dienen würde, das epistemische Vertrauen zu erhöhen und die Wahrscheinlichkeit des sozialen Lernens zu steigern, ist sicherlich überprüfbar und könnte empirisch untersucht werden.

2.7 Das Bayes'sche Kleinkind, Mentalisieren und Resilienz

Lassen Sie uns nun zusammenfassen, wo wir konzeptuell stehen: Das Erkennen von Diskrepanzen, das Abgleichen also zwischen den eigenen Annahmen (bestehenden vorherigen Überzeugungen über die Ursachen des Wahrgenommenen) und der Realität erzeugt »Überraschung« oder »ungebundene (freie) Energie«. Eine solche Diskrepanz führt dann zu den sogenannten Vorhersagefehlersignalen, die wiederum das System (unser Gehirn) dazu veranlassen, seine entsprechenden Arbeitshypothesen zu aktualisieren, wenn das Individuum mehr und neue Informationen sammelt.

Die generativen Modelle eines Individuums von sich selbst und anderen werden auch durch neuromodulatorische Verstärkungskontrollmechanismen von oben nach unten mit mehr oder weniger Präzision versehen. Diese schreiben vor, wie anfällig die Revisionen der individuellen Überzeugungen, der Modelle darüber, warum die (innere, zwischenmenschliche) Welt so ist, wie sie ist, für Rigidität – oder eben Flexibilität – sind. Hier lässt sich eine Parallele zum Konzept des Lernens aus Erfahrung (Bion 1963) ziehen. Die Hauptaussage der Computational Neuroscience ist, dass unsere neuronale Funktionsweise den sensorischen Input, unsere Wahrnehmungen, gemäß den Bayes'schen Wahrscheinlichkeitsberechungen in Erfahrung umwandelt. Wie Holmes und Slade es ausdrücken, werden bei gesunden Menschen »Diskrepanzen zwischen Vorhersage und neuem Input: (a) durch ›Tolerieren von Ungewissheit‹ identifiziert; (b) durch Handlungen, die auf die Verringerung von Ungewissheit abzielen, exploriert; und (c) schließlich zu einer kognitiven Umstrukturierung und Aktualisierung der ›vorherigen‹ Wahrscheinlichkeiten geführt« (Holmes & Slade 2019, S. 151). Ein mentalisierender Therapeut hilft der Patientin beispielsweise, die unvermeidliche Unsicherheit zu ertragen, die dem Wissen über mentale Zustände innewohnt; der Therapeut modelliert darüber hinaus die Affektregulierung, regt zur Reflexion an und fördert die Erkundung alternativer Perspektiven, so dass der Prozess des Denkens und Imaginierens neu entfacht, ständig neu geformt und durch Erfahrung aktualisiert werden kann – und wir möchten vielleicht hinzufügen: Dies kann nur durch ausreichende ostensive Kommunikation erreicht werden, das heißt, die Therapeutin mentalisiert ihre Patientin so, dass sie sich mit ihrer eigenen Erfahrung verstanden und bestätigt fühlt, damit sie sich für eine andere oder sogar neue Perspektive öffnen kann. Ist er aktiv, neugierig und wissbegierig und täuscht kein falsches Verständnis vor, wo keines existiert, ermutigt der Therapeut implizit zu Aktiver Inferenz, wie oben beschrieben, und zur Identifizierung und schließlich zum Testen von Vorhersagen, von Modellen über die Welt. Indem der Therapeut seine eigenen Verständnisfehler akzeptiert, modelliert er eine Offenheit für die Aktualisierung von »alten« Wahrscheinlichkeitsannahmen. Durch die Betonung der Perspektivenübernahme und das Markieren von Diskrepanzen zwischen den Perspektiven (und das Erforschen dessen, woher diese rühren) zielt der Therapeut darauf ab, die gemeinsame Aufmerksamkeit auf »Vorhersagefehler« zu lenken, geteilte Aufmerksamkeit und gemeinsames Explorieren im Wir-Modus werden somit möglich. Im Allgemeinen könnte die Haltung des Therapeuten, der sich auf die Mentalisierungsbasierte Therapie fokussiert, zumindest teilweise als Versuch bezeichnet werden, eine Vorgehensweise der generativen Inferenz zu erleichtern und herbeizuführen (Friston 2017).

Aus einer Entwicklungsperspektive lässt sich das Entstehen von Bedeutungszusammenhängen im Säuglingsalter in den biobehavioralen Synchronisationen (und Asynchronisationen) mit Bezugspersonen und der physischen Umgebung ebenfalls mit Bayes'schen Prinzipien erfassen. Dasselbe gilt für den Druck zur Regulierung allostatischer Herausforderungen (sowohl kontinuierliche Lebensstressoren als auch besondere traumatische Ereignisse) und der Neubewertung (d. h. Mentalisieren von Betreuungserfahrungen). Bei sich typisch entwickelnden Säuglingen werden die zugehörigen grundlegenden generativen Modelle oder Überzeugungen, vornehmlich zu Beziehungserwartungen im Sinne von inneren Arbeitsmodellen, ständig überarbeitet und verfeinert. Mit anderen Worten: Ähnlich wie oben beschrieben, ist »das Gehirn eines Säuglings damit beschäftigt, Überraschungen zu minimieren und gleichzeitig epistemisch zu handeln, um die erwartete Überraschung (d. h. die Unsicherheit) zu reduzieren«, was die neuartigen Ereignisse betrifft, denen es ständig begegnet (Friston 2017, S. 43). Das Baby, das sich an eine bestimmte Entwicklungsnische anpasst, kann so verstanden werden, dass es »einem Imperativ folgt, nämlich, die Evidenz für seine eigene Existenz zu maximieren« (Friston 2017, S. 43), was sich durch die Vorstellung eines sich selbst bestätigenden Gehirns beschreiben lässt, welches danach strebt, dem, was in ihm und um es herum vor sich geht, einen Sinn zu geben. Im Rahmen der Computational Psychiatry können psychische Erkrankungen als atypische Entwicklungsmuster verstanden werden, die den Rechenaspekten (und natürlich Erfahrungsaspekten) einer solchen Inferenz zugrunde liegen.

Bedeutende konzeptionelle Beiträge dieses Ansatzes sind für ein vertieftes Verständnis der neuronalen Implementierung von Facetten des Mentalisierens von Bedeutung. Diese Konzepte gehen über die Identifizierung des Netzwerks von Hirnarealen hinaus, das beteiligt ist, wenn ein bestimmter Prozess in Gang gesetzt wird; vielmehr versuchen sie, die Algorithmen aufzudecken, die sich von der Art und Weise herleiten, wie neuronale Zellpopulationen ihre Berechnungen durchführen. Ein paradigmatisches Beispiel für solche experimentellen Studien dient zur Veranschaulichung der jüngsten Entwicklungen in der Forschung. In einer kürzlich durchgeführten

Studie von Hula et al. wurden der Aufbau, der Zusammenbruch und die Reparatur von Vertrauenssignalen in einer kooperativen Versuchsanordnung, dem kanonischen Vertrauensspiel (Trust Game), beschrieben (Hula et al. 2018). Dieses Spiel entwickelt sich iterativ über zehn Runden einer Interaktion zwischen zwei Spielern. Die erforderliche rekursive Modellierung – das heißt das Verstehen des Geschehens – erfasst die eigenen sozialen Signale, die an den anderen gesendet werden, und die Gedanken des Einzelnen über seinen Partner sowie die potentielle Repräsentation dessen, wie man selbst von der Gegenseite wahrgenommen und verstanden wird.

Entscheidend ist, dass das Modell die Aktualisierung der Überzeugungen, die diesen interpersonellen Theory-of-Mind-Annahmen zugrunde liegen, einbezieht, etwa im Sinne von: »Wenn ich mich auf diese bestimmte Weise verhalte, wird mein Partner möglicherweise kontingent reagieren; er geht mit einer Reihe von Erwartungen aus früheren Erfahrungen in die Interaktion und passt seinen Spielstil im Lichte des neuen Austauschs mit mir an (und das Gleiche gilt für mich selbst).« Zu den weiteren Parametern, die modelliert und über die Interaktion hinweg verfolgt werden können, gehören der zeitliche Horizont für die Planung zukünftiger Handlungen als zeitlicher Aspekt des Mentalisierens, ein Index für Schuldgefühle oder Aversion gegen Ungleichheit im Spielausgang sowie die Neigung zur »Irritation«, die Brüche in der Zusammenarbeit auslöst und auf sie reagiert. Zum jetzigen Zeitpunkt bleibt es eine empirische Frage für künftige Forschungen, den Wert und die Gültigkeit dieser Marker zu ermitteln, zum Beispiel um Patient:innengruppen entlang neuer Kontinua zwischenmenschlicher Probleme zu gruppieren. Diese Marker stellen sicherlich einen neuen Weg für die Forschung dar und könnten beispielsweise dazu beitragen, im therapeutischen Kontext unterschiedliche Reaktionen auf eine Behandlung vorherzusagen.

Wie bereits erläutert, bietet die erfahrungsabhängige Reorganisation der Struktur-Funktions-Beziehungen des Gehirns dem Einzelnen das Potential für lebenslange Anpassung durch Lernen, im Sinne von neuronaler Plastizität. Resilienz wird aus dieser Sicht von Kognitionen höherer Ordnung (HOC) bestimmt, die eine Vielzahl psychischer Mechanismen umfasst, wie zum Beispiel Perspektivenübernahme, Metakognition, Exekutivfunktionen, Aufmerksamkeit, Gedächtnisfunktion, allgemeine Intelligenz und Selbstwahrnehmung. Im Gehirn bedeutet HOC den übergreifenden Prozess der Neuverknüpfung struktureller und funktioneller Verbindungen zwischen Ensembles von Neuronenpopulationen oder Netzwerken (s. z.B. Rudrauf 2014). Dabei werden neue »Routen« für die Informationsverarbeitung zwischen Regionen geschaffen (z.B. nach strukturellen Schäden infolge eines neurologischen Ereignisses, aber genauso infolge von einem Trauma anderer Art).

Die daraus resultierende optimierte neuronale Architektur versucht, die beeinträchtigte Struktur zu kompensieren, indem sie einen anderen Verbund von Gehirnverbindungen herstellt, um die funktionelle Widerstandsfähigkeit angesichts eines partiellen Organversagens aufrechtzuerhalten. Mentalisieren im weiteren Sinne (d.h. HOC) ist ein Hauptkandidat, um adaptive Funktionen dynamisch zu erhalten oder wiederherzustellen, was die psychische Widerstandsfähigkeit und Robustheit angesichts von Herausforderungen, die das Gehirn betreffen, unterstützt. Wenn sowohl die neuronale Integrität als auch die Integrität des gefühlten Selbst bedroht sind (z.B. bei Widrigkeiten in der Kindheit, Krankheit, anhaltendem Stress in maladaptiven Beziehungen, dissoziativen Symptomen oder traumatischen Erfahrungen), fungiert der HOC-Sinn als kompensatorische kognitive Reserve (Stern 2009), um die Berechnungen im Gehirn neu zu ordnen und so das »business as usual« sicherzustellen (Fonagy & Bateman 2016). Heuristisch gesprochen, könnte die menschliche Fähigkeit zur Imagination einer der entscheidenden Mechanismen sein, die Abstraktion, die Trennung von Gedanken und Gefühlen, die Perspektivenübernahme und die Neubewertung zu ermöglichen, die, wie wir bereits dargelegt haben, der Schlüssel zu flexiblen und widerstandsfähigen Denkfähigkeiten und sozialem Lernen von anderen sind. Epistemisches Vertrauen und die oben beschriebenen Abstraktionen epistemischer Prozesse auf neuronaler Ebene sind dafür die Voraussetzung.

2.8 Verkörpertes Mentalisieren, kindliche Entwicklung und epistemisches Vertrauen

An dieser Stelle sollten wir darüber nachdenken, wie der interdisziplinäre Austausch zwischen der Computational Psychiatry und den Neurowissenschaften auf der einen Seite und der klinischen Perspektive auf Mentalisieren und epistemisches Vertrauen auf der anderen Seite derzeit aussieht. In einer Reihe von Veröffentlichungen wurde der Begriff des verkörperten Mentalisierens als ein Schlüsselkonstrukt verwendet, das die Möglichkeit bietet, eine Brücke zwischen der neurowissenschaftlichen und der klinischen Ebene der Analyse zu schlagen (Fonagy et al., 2017; Fotopoulou & Tsakiris 2017). Luyten et al. definieren Embodied Mentalizing als »die Fähigkeit, den Körper als Sitz von Emotionen, Wünschen und Gefühlen zu sehen, und die Fähigkeit, über die eigenen körperlichen Erfahrungen und Empfindungen und ihre Beziehungen zu intentionalen mentalen Zuständen bei sich selbst und anderen zu reflektieren« (Luyten et al. 2012, S. 125). Embodied Mentalizing umfasst »die Prozesse, die notwendig sind, um Signale, die vom eigenen Körper kommen, zu erkennen, zu identifizieren und zu regulieren, um sie mit dem eigenen Verstand begreifbar zu machen« (Debbane et al. 2016, S. 12). Fotopoulou und Tsakiris stellen die Hypothese auf (Fotopoulou & Tsakiris 2017), dass diese psychologischen Darstellungen des verkörperten Mentalisierens für den Bereich der Computational Neuroscience geeignet sein könnten, wenn auch mit einem operationalisierten Begriff, der eher die Art und Weise der hirnverarbeitenden Prozesse als das klinische Wesen zu erfassen versucht: Sie definieren »verkörperte Mentalisierung« als den Gehirnprozess zur Inferenzleistung, durch den primäre sensomotorische und multisensorische Signale von einem Baby oder Kleinkind schrittweise integriert und schematisiert werden, um multiple, prädiktive Modelle unserer verkörperten Zustände in bestimmten Umgebungen zu bilden. Diese Modelle werden nicht als statische Körperrepräsentationen im Gehirn verstanden (z. B. »Körperschema« vs. »Körperbild«), sondern vielmehr als »hypothetische« (probabilistische, schlussfolgernde), dynamische und generative Prozesse (sie werden ständig anhand empfangener Fehlersignale aktualisiert).

Gemeinsam ist diesen Darstellungen der Verkörperung beim Mentalisieren der dynamische, integrative Charakter einer Art des Mentalisierens, der auf den vom Körper ausgehenden Signalen beruht: Mentalisieren ist der Prozess der Synthese von Empfindungen, Affekten und Gedanken zu neuartigen Dispositionen, die ihrerseits als Rohmaterial für nachfolgende Mentalisierungsprozesse verwendet werden.

Entscheidend ist, dass dieser Prozess bereits in den ersten Interaktionen zwischen dem Säugling und der Bezugsperson eingeleitet und während der gesamten Entwicklung fortgesetzt wird. Die verstärkte Aufmerksamkeit, die dem verkörperten Mentalisieren gewidmet wird, steht im Einklang mit den frühen Erkenntnissen der psychoanalytischen Psychosomatik, wonach das Mentalisieren eine Reihe von Prozessen darstellt, die für die Regulierung und Umwandlung der physiologischen, körperbasierten Aktivierung durch psychologische Prozesse höherer Ordnung verantwortlich sind (Lecours & Bouchard 1997). Im Säuglingsalter sind es die HOCs, die von der Psyche der Eltern durch ihre Fürsorgegesten ausgehen, die den größten Teil dieser Regulierung, oder besser gesagt, der Metabolisierung übernehmen. Wie Shai und Belsky betonen (Shai & Belsky 2011), ist das elterliche Embodied Mentalizing zunächst nonverbal und implizit (Shai & Fonagy 2014). Das bedeutet, dass Säuglinge ihre Gedanken in den Gedanken (und Armen bzw. Gesten) ihrer Bezugspersonen wiederfinden. Die Konzepte des Haltens, Berührens und Präsentierens (Winnicott 1960) können als Arten des verkörperten Engagements aufgegriffen werden, bei denen die Betreuungspersonen ihren Körper einsetzen, um ihre Mentalisierung der inneren Zustände des Säuglings zu kommunizieren (Fonagy & Campbell 2017). Entscheidend ist, dass diese verkörperten Bindungen ein Modell des Säuglings aus der Perspektive der Betreuungsperson darstellen, das dem Säugling auf neurowissenschaftlicher und psychischer Ebene hilft, die primären sensorischen und multisensorischen Signale und Erfahrungen zu integrieren (Fotopoulou & Tsakiris 2017), und auf dessen Grundlage prädiktive Modelle den Säugling räumlich, affektiv und kognitiv orientieren, um die Umwelt zu explorieren.

Darüber hinaus werden die im Entstehen begriffenen generativen (probabilistischen) Modelle des Säuglings dynamisch in Bezug auf unseren oben erwähnten epistemischen Wert aktualisiert (d.h. durch Aufmerksamkeit für Neues). Diese neurowissenschaftlichen Überlegungen haben wichtige Implikationen für die Art und Weise, wie die Entwicklung des Selbst in einem mentalisierungsbasierten Rahmen konzeptualisiert wird (Fonagy et al. 2002). Typischerweise betont eine solche Perspektive die Bedeutung kontingenter und markierter Spiegelung für die Etablierung einer Kontinuität des Selbstseins. Diese kritische Beobachtung findet sich auch in den Computer-Neurowissenschaften wieder: Wenn das Gehirn darauf ausgelegt ist, hierarchische generative Modelle der Welt zu entwickeln, dann wird das kindliche Gehirn grundsätzlich versuchen, zwischen Selbst- und Nicht-Selbst-Ursachen von Empfindungen zu unterscheiden. Friston zieht diesbezüglich den folgenden Schluss: »Daraus folgt, dass die erste Aufgabe des Strukturlernens darin besteht, zwischen den Ursachen von Sinneseindrücken zu unterscheiden, die dem Selbst zugeschrieben werden können, und denen, die das nicht können. Wenn wir davon ausgehen, dass die grundlegende Unterscheidung zwischen Selbst und Nicht-Selbst eine Voraussetzung für die spätere (hierarchische) Ausarbeitung eines Modells ist […] ist dies die erste strukturelle Schlussfolgerung, die ein Säugling vornehmen muss« (Friston 2017, S. 44). Friston unterstreicht, wie Säuglinge »sich selbst erkennen« und dabei Empfindungen produzieren (z.B. durch Körperbewegungen, kommunikative Signale), die das Material liefern, auf dem die Unterscheidung zwischen Innen und Außen und zwischen Selbst und Nicht-Selbst aufgebaut werden kann (Friston 2017).

Und wenn Sie so geduldig waren, es bis jetzt mit uns auszuhalten: Das sich selbst erkennende/bestätigende Baby lebt nicht in einem relationalen Vakuum. Und die Reaktion der Betreuungsperson auf das Verhalten des Babys trägt zu einer zunehmend schärferen Unterscheidung zwischen dem Selbst und dem anderen bei und ermöglicht das Lernen darüber, was »mein Gefühl und was deins ist – und wie du mir helfen kannst, einen affektiven Zustand zu regulieren«. Dies wird jedoch nur durch neuronale Entscheidungsalgorithmen geschehen, die hinsichtlich der epistemischen Vertrauenswürdigkeit der Betreuungsperson abwägen. Wir haben gesehen, dass sehr junge Säuglinge nicht anders können, als zu vertrauen; aber wir haben gerade erst begonnen, neuro-mechanistisch zu verstehen, wie sich die Berechnung des epistemischen Wertes, insbesondere in Bezug auf ihre eigenen Zustände, beim Kind entwickelt (Smith et al. 2019).

Dies wird klinisch relevant, wenn die Informationen des Säuglings über seinen eigenen psychologischen oder physiologischen Rohzustand nicht sinnvoll genutzt werden können: Dies könnte das Ergebnis von unmarkiertem Spiegeln (Fonagy et al. 2002) oder einer atypischen Neuroentwicklung sein, die das Gehirn des Säuglings anfällig für Defizite bei der Entschlüsselung sozialer Feedbacksignale macht (Jones & Klin 2013). Mit anderen Worten: Das sich selbst wahrnehmende Baby benötigt von der Betreuungsperson unbedingt Input, der in Bezug auf sein eigenes Modell des Selbst und des anderen epistemisch wertvoll ist, damit es die Grenzen zwischen Selbst und anderem integrieren kann. Fehlt dieser Input, werden die Grenzen unverständlich, oder wird der Input in einer affektiv überwältigenden und »unmarkierten« Weise vermittelt, hat er den gegenteiligen Effekt, nämlich die Verwischung der Grenze zwischen Selbst und anderem, was die Entwicklung maladaptiver, desorganisierter interner Arbeitsmodelle fördern kann, wie die Bindungsforschung gezeigt hat. Zukünftige Forschung muss die genauen Berechnungsprozesse aufklären, durch die sich der Input in das Modell des Selbst und des anderen einfügt, das jeder Phase der Gehirnentwicklung innewohnt, und zu einem Lernen der epistemischen Bewertung selbst führt, das die nächste Phase des Beziehungslernens ermöglicht.

2.9 Zusammenfassung

In diesem Kapitel haben wir erörtert, wie epistemisches Vertrauen aus neurowissenschaftlicher Sicht, genauer gesagt aus Sicht der Computational Neuroscience oder Psychiatry, verstanden werden kann. Wir haben gesehen, dass junge Menschen elementares epistemisches Vertrauen bei anderen zeigen und dass dies in einem wichtigen Laborparadigma, das Geduld oder Impulsivität misst, praktisch ihre eigenen Vorlieben verschiebt. Der Prozess scheint von der Reifung des medialen präfrontalen Kortex in der Adoleszenz abhängig zu sein und hat Konsequenzen für die soziale Anpassung junger Menschen. Eine bahnbrechende Arbeit hat ergeben, dass bei sehr jungen, sich typisch entwickelnden Kindern die Hilfsbereitschaft anderer mehr oder weniger als selbstverständlich angesehen wird, aber im Schulalter sind Kinder zu einer anspruchsvolleren epistemischen Wachsamkeit fähig.

Schließlich haben wir ausführlich dargelegt, was das Paradigma der Aktiven Inferenz leisten kann, da es eine gute Beschreibung des epistemischen Wertes liefert und hilft, sowohl die Überzeugungen als auch die Unsicherheiten herauszuarbeiten, die für epistemisch orientierte Handlungen notwendig sind. Dabei sollte auch geprüft werden, ob Emotionen, die durch zwischenmenschliche Interaktionen, einschließlich ostensiver Kommunikation, hervorgerufen werden, als empirische Vorannahmen für Schlüsselüberzeugungen dienen, die epistemisches Vertrauen ermöglichen. Wenn diese Forschung erfolgreich ist, könnte sie uns mehr darüber verraten, wie das »schlussfolgernde Organ« des Patienten empfänglicher für äußere Einflüsse gemacht wird und wie es auf der Grundlage zwischenmenschlicher und sozialer Erfahrungen aktualisiert werden kann – in der frühen Entwicklung, während einer Psychotherapie und durch ein wohlwollendes soziales Umfeld insgesamt.

Literatur

Bion, W. R. (1963). Eine Theorie des Denkens. *Psyche, 17*(7), S. 426–435.
Brentano, F. (1924). *Psychologie vom empirischen Standpunkt.* Leipzig: O. Kraus.
Csibra, G. & Gergely, G. (2009). Natural pedagogy. *Trends in Cognitive Sciences, 13*(4), S. 148–153. doi: 10.1016/j.tics.2009.01.005.
Csibra, G. & Gergely, G. (2011). Natural pedagogy as evolutionary adaptation. *Philosophical Transactions of the Royal Society of London,* Series B: *Biological Sciences,* 366(1567), S. 1149–1157. doi: 10.1098/rstb.2010.0319.
Eaves, B. S. & Shafto, P. (2017). Parameterizing developmental changes in epistemic trust. *Psychonomic Bulletin & Review,* 24(2), S. 277–306. https://doi.org/10.3758/s13423-016-1082-x.

Gergely, G., Fonagy, P., Jurist, E. & Target, M. (2002). Affect regulation, mentalization, and the development of the self. *International Journal of Psychoanalysis*, 77, S. 217–234.

Fonagy, P. & Allison, E. (2014). The role of mentalizing and epistemic trust in the therapeutic relationship. *Psychotherapy*, 51(3), S. 372–380.

Fonagy, P., Luyten, P., Allison, E. & Campbell, C. (2017). What we have changed our minds about: Part 2. Borderline personality disorder, epistemic trust and the developmental significance of social communication. *Borderline Personality Disorder and Emotion Dysregulation*, 4(1), 9. https://doi.org/10.1186/s40479-017-0062-8.

Fotopoulou, A. & Tsakiris, M. (2017). Mentalizing homeostasis: the social origins of interoceptive inference–replies to Commentaries. *Neuropsychoanalysis*, 19(1), S. 71–76.

Friston, K. J., FitzGerald, T., Rigoli, F., Schwartenbeck, P., O. Doherty, J. & Pezzulo, G. (2016). Active inference and learning. *Neuroscience & Biobehavioral Reviews*, *68*, S. 862–879. https://doi.org/10.1016/j.neubiorev.2016.06.022.

Friston, K. J. (2017). Self-evidencing babies: Commentary on »Mentalizing homeostasis: The social origins of interoceptive inference« by Fotopoulou & Tsakiris. *Neuropsychoanalysis*, 19(1), S. 43–47. https://doi.org/10.1016/j.neubiorev.2016.06.022.

Garvert, M. M., Moutoussis, M., Kurth-Nelson, Z., Behrens, T. & Dolan, R. J. (2015). Learning-induced plasticity in medial prefrontal cortex predicts preference malleability. *Neuron*, 85(2), S. 418–428. doi: 10.1016/j.neuron.2014.12.033.

Slade, A. & Holmes, J. (2019). Attachment and psychotherapy. *Current opinion in psychology*, 25, S. 152–156.

Howell, J. L., Collisson, B. & King, K. M. (2014). Physics Envy: Psychologists' Perceptions of Psychology and Agreement About Core Concepts. *Teaching of Psychology*, *41*(4), S. 330–334. https://doi.org/10.1177/0098628314549705.

Hula, A., Vilares, I., Lohrenz, T., Dayan, P. & Montague, P. R. (2018). A model of risk and mental state shifts during social interaction. PLoS computational biology, 14(2), e1005935.

Jones, W. & Klin, A. (2013). Attention to eyes is present but in decline in 2–6-month-old infants later diagnosed with autism. *Nature*, 504(7480), S. 427–431.

Landrum, A. R., Eaves, B. S. & Shafto, P. (2015). Learning to trust and trusting to learn: A theoretical framework. *Trends in Cognitive Sciences*, 19(3), S. 109–111. https://doi.org/10.1016/j.tics.2014.12.007.

Lecours, S. & Bouchard, M. A. (1997). Dimensions of mentalisation: Outlining levels of psychic transformation. *International Journal of Psycho-Analysis*, 78, S. 855–875.

Luyten, P., Campbell, C., Allison, E. & Fonagy, P. (2020). The Mentalizing Approach to Psychopathology: State of the Art and Future Directions.

Annual Review of Clinical Psychology, 16(1), S. 297–325. https://doi.org/10.1146/annurev-clinpsy-071919-015355.
Luyten, P., Van Houdenhove, B., Lemma, A., Target, M. & Fonagy, P. (2012). A mentalization-based approach to the understanding and treatment of functional somatic disorders. *Psychoanalytic Psychotherapy, 26*(2), S. 121–140.
Maran, P. (2021). *Modelling trusting risky advice in therapy* [Masters Dissertation]. London: UCL.
Marr, D. (1982). *Vision.* San Francisco: Freeman.
Montague, P. R., Dolan, R. J., Friston, K. J. & Dayan, P. (2012). Computational psychiatry. *Trends in cognitive sciences, 16*(1), S. 72–80.
Moutoussis, M., Dolan, R. J. & Dayan, P. (2016). How people use social information to find out what to want in the paradigmatic case of inter-temporal preferences. PLOS *Computational Biology.* https://doi.org/10.1371/journal.pcbi.1004965.
Nicolle, A., Klein-Flugge, M., Hunt, L. T., Vlaev, I., Dolan, R. J. & Behrens, T. E. J. (2012). An Agent Independent Axis for Executed and Modeled Choice in Medial Prefrontal Cortex. *Neuron, 75*, S. 1114–1121.
Pink Floyd. (1979). *We Don't Need No Education.* https://www.lyricsmode.com/lyrics/p/pink_floyd/we_dont_need_no_education.html.
Recanati, F. (1997). Can we believe what we do not understand? *Mind & Language, 12*(1), S. 84–100. doi: 10.1111/1468-0017.00037.
Reiter, A. M. F., Moutoussis, M., Vanes, L., Kievit, R., Bullmore, E. T., Goodyer, I. M., Fonagy, P., Jones, P. B., NSPN Consortium, NSPN consortium representative, Bullmore, E., NSPN Principle Investigators, Bullmore, E., Dolan, R., Goodyer, I., Jones, P., NSPN staff, Hauser, T., Neufeld, S., … Dolan, R. J. (2021). Preference uncertainty accounts for developmental effects on susceptibility to peer influence in adolescence. *Nature Communications, 12*(1), S. 3823. https://doi.org/10.1038/s41467-021-23671-2.
Rudrauf, D. (2014). Structure-function relationships behind the phenomenon of cognitive resilience in neurology: Insights for neuroscience and medicine. *Advances in Neuroscience.* https://doi.org/10.1155/2014/462765.
Shai, D. & Fonagy, P. (2014). Beyond words: Parental embodied mentalizing and the parent-infant dance. In M. Mikulincer & P. R. Shaver (Hrsg.), *Mechanisms of social connection: From brain to group* (S. 185–203). Washington, DC: American Psychological Association.
Smith, R., Parr, T. & Friston, K. (2019). Simulating Emotions: An Active Inference Model of Emotional State Inference and Emotion Concept Learning. *Front. Psychol.* https://doi.org/10.3389/fpsyg.2019.02844.
Solopchuk, O. (2019). Tutorial on Active Inference. *Medium.* https://medium.com/@solopchuk/tutorial-on-active-inference-30edcf50f5dc.
Stephan, K. E. & Mathys, C. (2014). Computational approaches to psychiatry. *Current opinion in neurobiology, 25*, S. 85–92.

Stern, Y. (Ed.). (2013). Cognitive reserve: Theory and applications.

Story, G. W., Moutoussis, M. & Dolan, R. J. (2016). A Computational Analysis of Aberrant Delay Discounting in Psychiatric Disorders. *Frontiers in Psychology*, 6. https://www.frontiersin.org/article/10.3389/fpsyg.2015.01948.

Sutton, R. S. & Barto, A. G. (1998). *Reinforcement Learning: An Introduction*. MIT Press.

Vygotsky, L. S. (1978). *Mind in society: The development of higher psychological processes*. Cambridge, MA: Harvard University Press.

Winnicott, D. W. (1960). Primäre Mütterlichkeit. *Psyche*, 14(7), S. 393–399.

KAPITEL 3

Mentalisierung der modernen Welt

CHLOE CAMPBELL UND ELIZABETH ALLISON

3.1 Einleitung

In diesem Beitrag möchten wir der Frage nachgehen, wie die Mentalisierungstheorie und die jüngsten Erweiterungen der Theorie in den Bereichen epistemisches Vertrauen und soziale Kommunikation genutzt werden können, um die Beziehung zwischen sozialen Systemen und dem individuellen sozialen Funktionieren umfassender zu betrachten. Mentalisieren wird definiert als die imaginative Fähigkeit, über das eigene Verhalten und das Verhalten anderer in Bezug auf die mentalen Zustände (Gedanken, Gefühle und Überzeugungen) nachzudenken, die ihnen zugrunde liegen. Epistemisches Vertrauen bezeichnet die Fähigkeit, neues Wissen, das von vertrauenswürdigen Gesprächspartnern angeboten wird, aufzunehmen und seine persönliche Relevanz zu erkennen. In früheren Veröffentlichungen (Fonagy et al. 2015) haben wir argumentiert, dass die Entwicklung der Fähigkeit zu epistemischem Vertrauen erleichtert wird, wenn die Fürsorgeperson das Kind mentalisiert. In diesem Beitrag möchten wir die Implikationen der Idee entwickeln, dass der Einzelne, um eine sinnvolle Auseinandersetzung mit seinem sozialen Umfeld zu erfahren, das Gefühl haben muss, er werde als Akteur anerkannt und vom sozialen System mentalisiert (Fonagy et al. 2021). In der Mentalisierungstheorie wird seit jeher die Position vertreten, dass wir für die Entwicklung von Psychopathologie empfänglich sind, wenn unser direkter sozialer Kontext diese Art von Erfahrung nicht bietet. Wir denken, dass wir in der Lage sein könnten, den Mechanismus für die beobachtbare Beziehung (Macintyre et al. 2018) zwischen Psychopathologie und sozioökonomischer Entfremdung und Ungleichheit in der Erfahrung des benachteiligten Individuums in einem breiteren sozialen Kontext zu identifizieren, der den subjektiven Reichtum der individuellen Psyche derjenigen mit weniger oder sogar ohne wirtschaftlichen Wert oder soziales Kapital nicht berücksichtigt, wie es in sehr ungleichen sozialen Systemen der Fall ist. Darüber hinaus betrachten wir einige der Auswirkungen auf die Legitimität und den Gesellschaftsvertrag, wenn eine reduzierte Co-Mentalisierung zu einer »epistemischen Fehlanpassung« in Bezug auf die soziale Kommunikation führt.

3.2 Von der Dyade zum breiteren sozialen Kontext

Kliniker sehen sich häufig mit dem Problem konfrontiert, dass sie versuchen müssen, einem Menschen beim Funktionieren im Alltag in einem nicht-mentalisierenden sozialen System zu helfen – beispielsweise einem ängstlichen Kind in einem einschüchternden schulischen Umfeld. Und obwohl dies kein neues oder zuvor unbeachtetes Problem ist (Macintyre et al. 2018), möchten wir dafür plädieren, dass die Mentalisierungstheorie uns dabei helfen kann, diese Schwierigkeit auf eine Art und Weise anzugehen, die klinisch und konzeptionell nützlich ist und die es uns ermöglicht zu verstehen, wie sich das soziale Umfeld und insbesondere Situationen der Machtlosigkeit und Ungleichheit auf die individuellen psychosozialen Erfahrungen auswirken. Bisher konzentrierte sich die Theorie eher auf die Mentalisierung im Mikrokosmos von betreuenden und therapeutischen Dyaden (Fonagy et al. 2002). Während anerkannt ist, dass die frühen Beziehungen die Entwicklung entscheidend prägen – die Rolle früher Bindung und mentalisierender Fürsorgepersonen in der Unterstützung des sozialen Funktionierens von Kindern ist gut belegt (Groh et al. 2014; Luyten et al. 2020) –, haben wir der Tatsache nicht genügend Aufmerksamkeit geschenkt, dass die Dyaden innerhalb eines größeren mentalisierenden sozialen Systems agieren und reagieren. Vor kurzem haben wir dargelegt, dass die Beziehung zwischen Kultur und Psychopathologie neu betrachtet werden muss, um dieses Versäumnis zu beheben, und dass den psychosozialen Auswirkungen der Vorstellung, soziale Ungleichheiten würden durch die Missachtung der Wirksamkeit und Subjektivität des Einzelnen aufrechterhalten, mehr Aufmerksamkeit geschenkt werden muss (Fonagy et al. 2021).

Seit seinen Anfängen hat der Mentalisierungsansatz zum Verständnis der normalen und gestörten Entwicklung den Standpunkt vertreten, dass die Fähigkeit zum Mentalisieren erstmalig im Kontext von Bindungsbeziehungen erworben wird.

Das elterliche Mentalisieren bzw. das elterliche Reflexionsvermögen steht in Zusammenhang mit der Entwicklung einer sicheren Bindung und dem Reflexionsvermögen beim Kind und folglich mit der Emotionsregulierung und der zwischenmenschlichen Funktion des Kindes (eine umfassende Übersicht finden Sie bei Luyten et al. 2020; Luyten et al. 2017). Von Betreuungspersonen mit einem hohen Maß an elterlichem Reflexionsvermögen wird angenommen, dass sie in der Lage sind, mit kontingenten und markierten Affektspiegelungen auf die Gefühlsäußerungen des Kindes zu reagieren und damit die Entwicklung von Repräsentanzen zweiter Ordnung seines subjektiven Erlebens zu fördern (Luyten et al. 2017).

Jüngere Entwicklungen der Theorie haben begonnen, die soziale Umgebung, welche die Dyade einschließt, in den Fokus zu rücken (Fonagy et al. 2021). Besonders hervorgehoben wurde in jüngeren Arbeiten, dass sowohl die Fähigkeit der Betreuungsperson, das Kind zu mentalisieren, was wiederum epistemisches Vertrauen hervorruft, als auch die Fähigkeit des Kindes, seine Lernfähigkeit optimal zu nutzen, einer förderlichen Umgebung bedürfen. Das heißt, Betreuungspersonen brauchen einen sozialen Kontext, der ihnen die nötige Unterstützung bietet, um ihre Mentalisierungsfähigkeit angesichts der unvermeidlichen Herausforderungen der Entwicklung und der Anforderungen der Elternschaft aufrechtzuerhalten, und der ganz allgemein einen kulturellen Kontext schafft, in dem man erwarten kann, dass die eigenen Gedanken und Gefühle berücksichtigt werden. Es gibt zum Beispiel zahlreiche Belege dafür, dass die Nachbarschaft, also die unmittelbare lokale Umgebung, und ihre wahrgenommene Sicherheit ein Risikofaktor für die psychische Gesundheit sind (Lund et al. 2018) und dass soziales Ausgeschlossensein ein besonders hervorstechender Faktor ist, um die reduzierte psychische Gesundheit bei Kindern mit eingeschränkten materiellen Ressourcen zu erklären (Gross-Manos 2017). Wir wissen auch, dass unsichere Bindung gleichermaßen mit Deprivation wie mit Trauma assoziiert ist (Cyr et al. 2010). Bisher neigten wir zu der Annahme, dass dies durch die Sensitivität der Betreuungspersonen vermittelt wird, obwohl die »Transmissionslücke« – ein von van Ijzendoorn geprägter Begriff, um die Unsicherheit zu erfassen, welche Aspekte elterlichen Verhaltens die intergenerationale Transmission von Bindungsmustern erklären (Ijzendoorn 1995) – bisher nicht vollständig geschlossen bzw. aufgeklärt wurde (Ijzendoorn & Bakermans-Kranenburg 2019; Verhage et al. 2016). Reflektierte und einfühlsame Elternschaft ist natürlich viel schwieriger für jeden, der unter belastenden Umständen lebt, aber vielleicht muss die Rolle des weiteren sozialen Umfelds in Bezug auf die Bindung sowie andere Anfälligkeitsfaktoren direkter berücksichtigt werden (Macintyre et al. 2018).

Während die primäre Funktion von Bindung natürlich die Vermittlung von Sicherheit durch die Nähe zur Bezugsperson und die damit verbundene emotionale Regulierung ist, die dies bietet, hat die Evolution die Bindungsbeziehung auch mit zahlreichen anderen Entwicklungsfunktionen ausgestattet. Wenn eine Betreuungsperson einfühlsam und kontingent auf die Bedürfnisse eines Säuglings eingeht, kommuniziert dies auch Interesse und Einsatz für dessen Überleben und vermittelt ihm, dass sie über ausreichende physische und soziale Ressourcen verfügt, um großzügig, das heißt alle Ressourcen einsetzend, auf ihn einzugehen. Aus dieser Perspektive könnte ein vermeidender Bindungsstil als Anpassung an eine Umgebung betrachtet werden, in der größere Selbstständigkeit und Distanz zu anderen ein Vorteil sein kann, während eine ambivalente Bindungsstrategie in einer unvorhersehbaren und inkonsistenten Umgebung effektiv sein kann. Dieser Punkt wurde überzeugend dargelegt von Bindungstheoretikern wie Belsky und Mikulincer (Belsky 2006; Mikulincer & Shaver 2007; Simpson & Belsky 2008). Menschen sind in der Lage, als Reaktion auf ihre Lebensumstände eine große Vielfalt kultureller und sozialer Milieus zu schaffen, und unsere Fähigkeit, uns an diese unterschiedlichen Umgebungen anzupassen, beinhaltet die Befähigung und hängt von ihr ab, Kinder auf unterschiedliche Weise zu erziehen, wie die Arbeit von Anthropologen wie Sarah Blaffer Hrdy gezeigt hat (Hrdy 2011). Bindung kann somit als eine der »Cultural Acquisition Devices« verstanden werden, die der Anthropologe Konner in seiner Darstellung der menschlichen Kindheit als Prozess der Enkulturation beschreibt (Konner 2010). Der Bindungsforscher Mesman hat den überzeugenden Begriff der »erlebten Feinfühligkeit« eingeführt, der mit Hilfe einer Skala für empfangene Feinfühligkeit bewertet wird, um die Erfahrung des Säuglings mit der Fürsorge durch mehrere Quellen unter Bedingungen zu berücksichtigen, bei denen Alloparenting häufiger vorkommt (Mesman et al. 2016). »Erfahrenes Mentalisieren« oder der individuelle Mentalisierungsquotient eines Menschen könnte eine ähnliche Funktion bei der Enkulturation besitzen, womit wir uns als Nächstes befassen.

3.3 Mentalisierungsdefizite als Anpassung neu konzeptualisieren

Einer der evolutionären Vorteile des Mentalisierens könnte darin bestehen, dass es die Anpassung an das soziale Umfeld erleichtert: Das eingeschränkte Mentalisieren eines Elternteils gegenüber seinem Kind könnte strategisch notwendig sein, um das Kind auf eine soziale Welt vorzubereiten, in der Erfahrungen mit solchen Einschränkungen die Norm sind, vielleicht aufgrund eines Mangels an Ressourcen. Die Fähigkeit zur Mentalisierung maximiert das soziale Funktionieren des Einzelnen, indem sie ihn in die Lage versetzt, die Vorteile der durch intersubjektive Interaktion ermöglichten Zusammenarbeit zu nutzen (Tomasello 2014). Die menschliche Fähigkeit zu dieser Art von Kognition höherer Ordnung ist wahrscheinlich als Anpassung an das Leben in kleinen sozialen Gruppen entstanden, in denen es weniger Differenzierung bei den Interaktionen zwischen der Dyade, anderen die Elternrolle übernehmenden Personen (Alloparents), dem weiterreichenden Familienleben, der Gemeinschaft und der Arbeit gab (Dunbar 1996). Wenn man über die Entstehung des Mentalisierens in diesem Umfeld nachdenkt, in dem die Trennung zwischen diesen sozialen Sphären viel geringer war, werden die umfassenderen Folgen von frühen Erfahrungen des Mentalisiertwerdens für die Sozialisation viel deutlicher.

In der Vergangenheit haben wir die Analogie des Spracherwerbs verwendet, um die Entwicklung der Fähigkeit des Mentalisierens bei kleinen Kindern zu beschreiben. Ähnlich müssen wir auch offen dafür sein, eine Reihe von »Sprachen« für das Denken und Sprechen über mentale Zustände zu erlernen, und wir lernen die am besten geeignete Mentalisierungssprache für unseren sozialen Kontext durch Interaktion mit unserer sozialen Gruppe. Eine kürzlich durchgeführte kulturübergreifende Studie zeigt, wie kulturelle Einflüsse unsere Sprache des Mentalisierens prägen, wobei individualistischere Kulturen dazu neigen, stärker zur Mentalisierung des eigenen Selbst zu ermutigen, während kollektivistischere Kulturen die Mentalisierung anderer betonen (Aival et al. 2019). Wir vermuten, dass auch andere Formen kultureller Variabilität unsere Mentalisierungssprachen beeinflussen können, zum Beispiel die Auswirkungen des Lebens in einer Gesellschaft, in der die nicht-mentalisierenden Modi, die ein höheres Maß an zwischenmenschlicher Gewalt oder politischem Schweigen durch Ausgrenzung oder Diskriminierung begünstigen, stärker zum Tragen kommen. In einem solchen Umfeld könnten unterschiedliche Mentalisierungsprofile optimal und das epistemische Vertrauen in andere reduziert sein.

3.4 Wann vertrauen und wann wachsam bleiben

Das Konzept des epistemischen Vertrauens, das heißt der Offenheit für die Vermittlung von Wissen, das uns andere Psychen vermitteln, wurde im Dialog mit den Arbeiten der Entwicklungsforscher George Gergely und György Csibra entwickelt, die argumentiert haben, dass Säuglinge eine natürliche Veranlagung haben, von anderen zu lernen, was als Natürliche Pädagogik bekannt ist (Csibra & Gergely 2011).

Nach dieser Denkweise machen ostensive, also eine Kommunikationsabsicht angebende Signale (ostensive cues) der Betreuungsperson den Säugling für das Lernen empfänglich. Der Begriff wurde Bertrand Russell entlehnt, um Signale zu beschreiben, die von einer Akteurin verwendet werden, um den Adressaten darauf hinzuweisen, dass die Akteurin im Begriff ist, relevante Teile des kulturellen Wissens zu übermitteln. Ostensive cues sind Signale und zeigen an, dass das, was gleich kommuniziert wird, für den Säugling eine nützliche Information ist. Dazu können Augenkontakt, abwechselnde kontingente Reaktivität und die Verwendung eines speziellen Stimmklangs (»Motherese«) – der mütterliche Singsang – gehören, die alle dem Kind vermitteln, mentalisiert zu werden. Wir gehen davon aus, dass die Mentalisierung des Säuglings durch die Betreuungsperson auch als ostensives Signal dient, das den Säugling für das Lernen öffnet. Epistemisches Vertrauen ist notwendig, damit wir das kulturelle Wissen effizient aufnehmen können, das uns hilft, uns in dem Umfeld zurechtzufinden, in das uns unsere Bezugspersonen sozialisieren (Fonagy et al. 2015; Fonagy et al. 2017b). Wenn jedoch das Nachdenken über andere Denkweisen aversiv ist oder wenn man nicht davon ausgehen kann, dass die Beweggründe anderer gutartig sind, dann kann es adaptiver sein, diesen Kommunikationskanal via epistemisches Vertrauen zu schließen. Kürzlich haben wir argumentiert, dass einige Formen der Psychopathologie am besten nicht als Folge eines Defizits, sondern als eine evolutionär bedingte Form der tief verwurzelten Anpassung an Reize aus dem sozialen Umfeld – oft in Wechselwirkung mit einer genetischen Veranlagung – verstanden werden können (Fonagy et al. 2017a; Fonagy et al. 2017b).

Das Vertrauen, das den Kanal für die Transmission von sozialem Wissen öffnet, ist nicht unsere Standardeinstellung. Es gibt viele Situationen, in denen epistemische Wachsamkeit – oder direkt epistemisches Misstrauen – die sicherere Haltung sein mag. In den jüngsten Überlegungen von Fonagy und Kolleg:innen über die Rolle von Hypervigilanz und epistemischer Versteinerung in der Entwicklung von Psychopathologie und Persönlichkeitsstörungen liegt der Schwerpunkt auf Anomalien in der Kommunikation zwischen Eltern und Kind, deren gemeinsames Merkmal der fehlende Respekt für den Empfänger der Kommunikation als aktiver Akteur ist (Fonagy et al. 2015). Es wird angenommen, dass solche Herausforderungen im unmittelbaren sozialen Umfeld zu einer adaptiven Hypervigilanz führen und den Kanal für die soziale Wissensübertragung blockieren. Jüngste empirische Arbeiten deuten in der Tat auf einen Zusammenhang zwischen Entwicklungserfahrungen, Mentalisierung und Störungen des epistemischen Vertrauens hin, der mit einem kürzlich entwickelten und validierten Fragebogen – dem Epistemic Trust, Mistrust and Credulity Questionnaire – gemessen wird (ETMCQ; Campbell et al. 2021; Nolte et al. 2023). Hier haben wir Störungen des epistemischen Vertrauens in zwei möglichen Ausprägungen konzeptualisiert. Die erste ist Misstrauen, das sich in der Tendenz äußert, jede Informationsquelle als unzuverlässig oder böswillig intendiert zu betrachten. Die zweite Form der epistemischen Störung, die wir gemessen haben, ist epistemische Leichtgläubigkeit, die einen Mangel an Wachsamkeit und Unterscheidungsvermögen mit sich bringt, was zu einer Anfälligkeit für Fehlinformationen und dem Risiko der Ausbeutung führt. Es wurde festgestellt, dass sowohl Misstrauen als auch Leichtgläubigkeit mit ungünstigen Kindheitserfahrungen und höheren Werten auf dem globalen Psychopathologie-Schweregrad-Index verbunden waren, und beide Faktoren vermittelten teilweise den Zusammenhang zwischen frühen aversiven Kindheitserfahrungen und psychischen Symptomen. Hohes Misstrauen und große Leichtgläubigkeit waren ebenfalls mit schlechterem Mentalisieren und unsicheren Bindungsstilen assoziiert.

Der Entwicklungs- und Evolutionspsychologe Tomasello hat ausführlich darüber geschrieben, was an menschlicher Kooperation einzigartig ist. Er hat hervorgehoben, dass das menschliche kooperative Denken die *Koordination* von Perspektiven beinhaltet (O'Madagain & Tomasello 2019; Tomasello 2019). Die Koordinierung stützt sich auf ein recht kompliziertes Dreieck von Einsichten: Sie hängt davon ab, dass man zwischen dem, was man selbst denkt, und dem, was die andere(n) Person(en) denkt (denken), unterscheidet und diese beiden Perspektiven in Bezug auf die tatsächliche physische Realität dessen, was »da draußen« ist, betrachtet – der Sachverhalt, auf den sich jede beteiligte Partei tatsächlich konzentriert. Eine solche Aufmerksamkeit und Koordinierung der Perspektiven führt zu einer besonderen subjektiven Erfahrung der sozialen Wahrnehmung, die als »Wir-Modus« bezeichnet wird (Gallotti & Frith 2013; Higgins 2020). Der Wir-Modus oder, wie wir ihn auch bezeichnet haben, Co-Mentalisieren bzw. relationales Mentalisieren ist ein geistiger Zustand, der eine zwischenmenschliche Erfahrung beschreibt, bei der intentionale Zustände geteilt und mit einem gemeinsamen Ziel verbunden werden. Der Wir-Modus erweitert das Bewusstsein für die verfügbaren Handlungsoptionen und schafft neue Lösungen (Gallotti & Frith 2013). Es ist von großem Vorteil, wenn wir bei komplexen und anspruchsvollen Problemen diese Art von Wir-Modus bilden können: Verschiedene Kenntnisse und Perspektiven können herangezogen werden, um ein Problem zu lösen, das eine Person allein nicht bewältigen kann. Es ist nicht verwunderlich, dass wir als Spezies motiviert sind, unsere inneren Zustände (Überzeugungen, Psychisches) und unser Verständnis der sozialen Welt mitzuteilen (Hardin & Higgins 1996), denn diese Konvergenz des Mentalisierens gibt uns ein größeres Vertrauen, wenn es darum geht, mit anderen Menschen zu kommunizieren, und es trägt zur Bildung und Aufrechterhaltung sozialer Bindungen bei. Hinsichtlich der Zusammenarbeit und des kooperativen sozialen Funktionierens gibt es viel zu gewinnen, wenn wir offen dafür sind, im Wir-Modus zu funktionieren, doch hängt unser Vermögen, auf diese Weise zu agieren, von unserer Fähigkeit ab, sowohl andere zu mentalisieren als auch die mentalisierten Repräsentationen anderer von uns zu erkennen (Fonagy et al. 2021), die ihrerseits wiederum von Erfahrungen eines sozialen Kontexts abhängen, der die Entwicklung dieser Fähigkeiten erleichtert.

3.5 Mentalisieren in einer nicht-mentalisierenden Umgebung

Betrachten wir nun die Situation einer Familie, die in einem breiteren sozialen System agiert, das Mentalisieren nicht wertschätzt, und dessen Funktionieren davon abhängt, bestimmten Gruppen die Anerkennung ihrer Handlungsfähigkeit und ihres Selbstseins zu verweigern. Unter derartigen Umständen kann es sein, dass Vertreter lokaler Institutionen, Nachbarn, Schullehrer und sogar Verwandte nicht als vertrauenswürdig angesehen werden. Dies stellt Eltern, die »gut genug« sind, vor ein schwieriges Dilemma: Die Folge einer mentalitätsbetonten Erziehung, die epistemisches Vertrauen fördert, das unter günstigeren Umständen adaptiv wäre, könnte bei jemandem, der in einem bedrohlicheren Milieu aufwächst, potentiell zu Vulnerabilität führen.

Wir schlagen als eine Möglichkeit vor, dass eine Betreuungsperson dieses Dilemma zu lösen versucht, indem sie bestimmte Aspekte von Verhaltensweisen und Affekten, die potentiell gefährlich sind, abgrenzt und sie aus dem üblichen Antwortrepertoire der »markierten Spiegelung« ausschließt. So wird beispielsweise auf gewalttätiges oder aggressives Verhalten möglicherweise nicht in einer Weise reagiert, die das Kind in die Lage versetzen könnte, die Auswirkungen, Implikationen und sogar den Ursprung seiner Wut in sich selbst zu erkennen. Dies könnte in einem sozialen Umfeld, in dem es eine hohe Rate an Gewaltverbrechen gibt, adaptiv sein. In ähnlicher Weise könnten besonders expansive und offene Verhaltensweisen (d. h. ein sehr offenkundiger Ausdruck epistemischen Vertrauens) mit einer dämpfenden Ausdruckslosigkeit in der elterlichen Reaktion beantwortet werden: Mit anderen Worten und vielleicht paradoxerweise, könnte der epistemische Kanal zwischen Betreuungsperson und Kind genutzt werden, um dem Kind die Notwendigkeit epistemischer Wachsamkeit zu vermitteln. Manche Eltern würden vielleicht so reagieren. Andere hingegen werden wahrscheinlich den begrenzten Spielraum für die Anerkennung als Akteur:in im vorherrschenden sozialen Klima auf weniger nuancierte Weise kommunizieren, indem sie den subjektiven Zustand des Säuglings pauschal leugnen.

In einem sozialen System (das kann eine Familie, eine Schule, ein Krankenhaus oder ein Arbeitsplatz, ein Wohnviertel oder sogar eine nationale Kultur sein), in dem das epistemische Vertrauen zusammengebrochen ist, wird es für den Einzelnen immer schwieriger, sich als Akteur:in zu erleben. Dies wird noch verstärkt, wenn der Einzelne auch persönliche Erfahrungen mit der Notwendigkeit epistemischer Wachsamkeit in seinem unmittelbaren sozialen Umfeld gemacht hat. Unter diesen Umständen kann dieser Einzelne auch weniger empfänglich für ostensive Signale werden, die zum Aufbau von Selbstwirksamkeit beitragen könnten, und zwar aus drei Gründen, die alle auf einen Zusammenbruch des Mentalisierens zurückzuführen sind:

1. Das Individuum wird unfähig, das Selbst als Selbst zu sehen (ineffektives Mentalisieren des Selbst, wobei die eigene Selbstwirksamkeit nicht anerkannt wird).
2. Die ostensiven Signale anderer werden nicht angemessen als das erkannt, was sie sind, weil der Einzelne nicht in der Lage ist, den anderen zu mentalisieren.
3. Ein nicht-mentalisierendes System kann leicht zu einem System werden, das Angst hervorruft. Wenn der Mensch Angst vor dem anderen hat, kann er oder sie den Mentalisierungsversuch des anderen ignorieren (skotomisieren).

Im modernen Staat wird epistemisches Vertrauen aufgrund der größeren Zahl von Beteiligten, höherer sozialer Komplexität und Diversität sowie aufgrund der größeren und unzusammenhängenderen Funktionsweise des Staates immer dringlicher, und gleichzeitig wird es aus denselben Gründen auch immer schwieriger zu erzielen sein. Soziales Vertrauen ist notwendig, um die natürliche Wachsamkeit zu überwinden, die wir alle gegenüber Ideen empfinden, die nicht unsere eigenen sind, und um so den sozialen Zusammenhalt zu fördern. Alle Menschen sind viel eher in der Lage, die neuen Ideen anderer aufzunehmen und zu erwägen, wenn sie das Gefühl haben, dass ihre Gedanken ernst genommen und sie als Akteur:innen respektiert werden. Um auf die Idee der gemeinsamen Aufmerksamkeit und des Wir-Modus zurückzukommen: Wir können nur dann mit anderen in Bezug auf ein Objekt gemeinsam denken (z. B. eine neuartige Idee, die aus Gründen des mittel- bis längerfristigen Nutzens auf Zusammenarbeit angewiesen ist), wenn wir die epistemische Übereinstimmung erleben, die durch gegenseitige Anerkennung der Subjektivität als Akteur:in geschaffen wird – das heißt, wenn »ich mich in deiner Darstellung von mir wiedererkenne«. Als Jugendlicher oder

Erwachsener werde ich eher mit der Erwartung auf sie zukommen, dass ich auf diese Art und Weise anerkannt werde, wenn ich schon früher entsprechende Erfahrungen mit Bezugspersonen, Lehrern usw. gemacht habe. Aber es ist weniger wahrscheinlich, dass ich in einer Kultur das finde, was ich suche, einer Kultur, in der die Verteilung von Reichtum und Macht bedeutet, dass es zu einfach ist, das Gefühl zu haben, die übrige Welt habe nichts mit den Dingen zu tun, die für mich wichtig sind. In einer solchen Welt fühle ich mich vielleicht bedroht, wenn ich auf Ideen stoße, die nicht die meinen sind (und in mir Aggressionen oder gewalttätiges Verhalten auslösen), besonders wenn ich durch meine frühen Erfahrungen darauf vorbereitet wurde, so zu reagieren. Oder ich übernehme sie vielleicht unkritisch – wenn sie sehr eindringlich und mit unerschütterlicher Überzeugung vorgetragen werden –, weil sie ein neues Sicherheitsgefühl und eine Weltsicht zu bieten scheinen, der ich vertrauen kann. Dann kommt es zu einem weiteren Prozess: Die Bindung an diese alternative Autorität kann intensiv werden, und die Loyalität zu ihr wird wichtiger als die zu anderen sozialen Institutionen.

3.6 Politische Legitimität, soziale Ungleichheit und Psychopathologie

Eine interdisziplinäre Fallstudie über die schwankende Entwicklung der Zahlen von Tötungsdelikten im Laufe der Zeit veranschaulicht, wie sich der breitere soziale Kontext auf die Häufigkeit einzelner Gewalttaten auswirkt. Einer der überzeugendsten Forscher auf diesem Gebiet ist der Kriminologe Manuel Eisner aus Cambridge, der die verschiedenen Faktoren untersucht hat, die mit den Veränderungen des Gewaltniveaus zusammenhängen. Die Rate der Mordfälle, die Art von Tötungsdelikten, die historisch am stärksten schwanken, werden davon beeinflusst, ob Gesellschaften im Rahmen von Rechtsstaatlichkeit regiert werden, ob Eliten Vertrauen entgegengebracht wird, ob die Korruption unter Kontrolle ist und ob staatliche Dienstleistungen erbracht und staatliche Fürsorgepflicht tatsächlich umgesetzt werden. Kurz gesagt, sie werden durch das faire und effektive Funktionieren von sozialen Institutionen und die wahrgenommene Legitimität des Staates beeinflusst (Eisner 2012). Dieses Modell der politischen Legitimität wurde anhand von länderübergreifenden Mordraten und anderen Variablen getestet (wie dem Anteil junger Männer an der Bevölkerung, der Kindersterblichkeit, dem Bevölkerungswachstum und dem BIP) und erwies sich als durchweg starker und unabhängiger Prädiktor. Historische Forschungen und kulturübergreifende kriminologische Erkenntnisse deuten darauf hin, dass es die wichtigste Voraussetzung für einen Rückgang der Mordraten ist, Vertrauen in die Regierung aufzubauen, dazu zählt auch die Zuversicht, dass ihre Rechts- und Justizinstitutionen gerecht sind, Unrecht wiedergutmachen und Leben und Eigentum zu schützen.

Legitimität ist der eher abstrakte Begriff, der von Historikern und Politikwissenschaftlern verwendet wird, um das Vertrauen des Einzelnen in die soziale und politische Struktur zu beschreiben. Er hat seinen Ursprung in der politischen Philosophie, in der Idee des Gesellschaftsvertrags – in der Vorstellung, dass eine Regierung nur dann funktionieren und ihre Existenz rechtfertigen kann, wenn die Bevölkerung genügend Vertrauen in ihre Absichten und ihre Effektivität hat, und dass eine Regierung, die den Gesellschaftsvertrag bricht, damit ihre eigene Zerstörung verursacht. Wir meinen, dass der psychologische Mechanismus, der Konzepten wie Legitimität und Gesellschaftsvertrag zugrunde liegt, mit epistemischem Vertrauen verbunden ist. Am deutlichsten manifestiert sich die Missachtung der Selbstwirksamkeit und Subjektivität des anderen, die für die Ungleichheit kennzeichnend ist, vielleicht in kolonialen Gesellschaften und in Vorstellungen über die einheimische, begrenzte Geisteswelt. Die psychologischen Kosten dieser Abwertung der Geisteswelt des anderen wurden ursprünglich von Frantz Fanon dargelegt. Eine von Fanons wichtigen Erkenntnissen war, dass die kognitiven Verzerrungen, die mit dieser Sichtweise einhergehen, für jeden in diesem System psychologisch schädlich sind (Fanon 2021). Dieser Gedanke hat eine empirische Parallele in neueren Arbeiten zu den Auswirkungen von Ungleichheit auf die psychische Gesundheit in der Gesellschaft – dass soziale Ungleichheit ab einem bestimmten

Kipppunkt mit zunehmender psychischer Belastung im gesamten sozialen Spektrum verknüpft ist, wenn auch die am stärksten benachteiligten Bevölkerungsgruppen stärker gefährdet sind (Pickett & Wilkinson 2010). Ebenfalls aufschlussreich ist für diejenigen, die sich für Mentalisierungsbasierte Therapie und deren Fokus auf die Borderline-Persönlichkeitsstörung (BPS) interessieren, der mögliche Zusammenhang zwischen wirtschaftlicher Ungleichheit und der zunehmenden Prävalenz der BPS (Luyten et al. 2019). Verschiedene Epochen haben jeweils ihre eigene bestimmende Psychopathologie entwickelt, die uns etwas darüber sagen kann, woran diese Kultur ebenso wie das Individuum kranken. Für Freud (der wohl am ehesten viktorianisch geprägt war) war es die Hysterie; die Melancholie war ein Thema des 16. und 17. Jahrhunderts. Es wird angenommen, dass vormoderne Gesellschaften ein höheres Maß an somatisierenden Störungen aufwiesen. Das Konzept der Borderline-Persönlichkeitsstörung spricht vielleicht am deutlichsten die Psyche in Not in den westlichen Gesellschaften der Gegenwart an. Der erste Beobachter dieser Entwicklung war wohl Durkheim mit seiner Beschreibung der Anomie als Folge aus der sozialen Entfremdung (Durkheim 1951): die Fragmentierung und Zerstörung der sozialen Bindungen, die mit der Moderne einhergehen. Es ist in der Tat auffallend, dass sich Soziologen, als Bowlby in den 1950er und 1960er Jahren die Bindungstheorie entwickelte, auffallend intensiv mit dem Fehlen von Bindung in Form von Entfremdung, Normlosigkeit und Marginalität beschäftigten. Latour hat überzeugend dargelegt, dass das »epistemologische Delirium«, das durch den Klimawandel und seine Leugnung ausgelöst wird, eine zeitgenössische Eskalation bewirkt, die sich im Zusammenbruch der Möglichkeit zur Co-Mentalisierung äußert: »Der erschreckende Eindruck, dass die Politik ihrer Substanz beraubt ist, dass sie mit nichts mehr zu tun hat, dass sie keinen Sinn und keine Richtung mehr hat, dass sie buchstäblich ebenso ohnmächtig wie sinnlos geworden ist, hat keine andere Ursache als diese allmähliche Offenbarung: weder das Globale noch das Lokale hat eine letzte materielle Existenz« (Latour 2018, S. 39).

Die Menschen sind weitgehend darin entwickelt, ostensive Signale zu beobachten und zu erfassen und ihre epistemische Wachsamkeit zu erhöhen, wenn diese Hinweise nicht vorhanden sind oder nicht mit ihren Bedürfnissen übereinstimmen. Es liegt in unserem Interesse, uns auf diese Weise zu verhalten. Ein kulturelles Milieu, in dem politische Autoritäten und soziale Institutionen die Bedürfnisse der Bürger:innen vernachlässigen und/oder ihre Rechte missachten, verschließt den Weg der Natürlichen Pädagogik. Kulturelles Wissen und kulturelle Erwartungen werden zwar erkannt und verstanden, aber sie werden nicht mehr als relevant und verallgemeinerbar für den betroffenen Einzelnen erlebt. Mit anderen Worten, sie werden als episodische und nicht als semantische Erinnerungen gespeichert. Soziale Entfremdung ist in gewissem Sinne ein systemischer Zusammenbruch des auf die weitere Umgebung gerichteten epistemischen Vertrauens.

3.7 Das Argument für systemische Intervention

Wenn die Legitimität des Staates erodiert, reagiert nicht jeder mit physischer Aggression. Wir nehmen an, dass einer der mäßigenden Faktoren, der bestimmt, ob eine Person wahrscheinlich gewalttätig wird oder nicht, ihre vorher existierende Fähigkeit zum Mentalisieren ist (Taubner et al. 2013; Taubner et al. 2016). In einer Situation, in der das epistemische Vertrauen in das breitere soziale Umfeld zusammengebrochen ist, wird die Fähigkeit des Einzelnen, ein Gefühl der Selbstwirksamkeit zu empfinden, immer stärker belastet, und dies ist eine besondere Herausforderung für diejenigen, die sowieso schon Schwierigkeiten haben, sich selbst auf diese Weise zu erleben. Ostensive Signale werden nicht als solche erkannt, und die Versuche anderer zu mentalisieren werden entweder nicht als solche wahrgenommen oder als feindselige Einmischung erlebt. Menschen, die eher dazu neigen, in nicht-mentalisierende Subjektivität abzugleiten, handeln eher gewalttätig oder reagieren mit Fehlregulierung (Fonagy et al. 2017a; Fonagy et al. 2017b). Wie oben angedeutet, kann es in einem hochgradig nicht-kontingenten, nicht-mentalisierenden sozialen System von Vorteil sein, in solchen nicht-mentalisierenden Modi zu operieren. Ob die Fähigkeit zu gesundem Mentalisieren wiederherzustellen ist, hängt jedoch davon ab, inwieweit es im frühen Erleben möglich war, diese Fähigkeit aufzubauen. Es müssen auch Anpassungen vorgenommen werden, um einen Raum zu schaffen, der die Entwicklung der Fähigkeit zum Mentalisieren unterstützt.

Indem wir über die Beziehung zwischen Mentalisieren und sozialer Kommunikation nachdenken, hoffen wir, eine Diskussion anzustoßen, welche die Theorie über die Dyade hinausführen kann. Kultur wäre nicht möglich ohne die Fähigkeit, sich in andere Psychen hineinzuversetzen (Tomasello 2014). Das gegenwärtige Klima zeigt stärker denn je die Kehrseite, dass das Versagen, den anderen zu mentalisieren, und der dadurch verursachte Zusammenbruch der sozialen Kommunikation einen destabilisierenden soziopolitischen Diskurs auslösen können, der durch eine eskalierende epistemische Ablehnung des anderen gekennzeichnet ist. Wir weisen darauf hin, dass Mentalisierung und epistemisches Vertrauen einmal mehr ein Licht auf die Macht der Beziehung zwischen der Erfahrung eines Einzelnen mit einer nicht-mentalisierenden Umgebung, seinem subjektiven Wohlbefinden und seinem sozialen Funktionieren sowie seiner Beziehung zum Staatswesen werfen könnten.

Literatur

Aival, E., Rothschild-Yakar, L. & Kurman, J. (2019). Keeping culture in mind: A systematic review and initial conceptualization of mentalizing from a cross-cultural perspective. *Clinical psychology: Science and practice, 26*(4).

Belsky, J. (2006). The developmental and evolutionary psychology of intergenerational transmission of attachment. In C. S. Carter, L. Ahnert, K. E. Grossmann, S. B. Hrdy, M. E. Lamb, S. W. Porges & N. Sachser (Hrsg.), *Attachment and bonding: A new synthesis* (S. 169–198). Boston, MA: MIT Press.

Campbell, C., Tanzer, M., Saunders, R., Booker, T., Allison, E., Li, E., … Fonagy, P. (2021). Development and validation of a self-report measure of epistemic trust. PLOS *One*. doi:10.1371/Journal.pone.0250264.

Csibra, G. & Gergely, G. (2011). Natural pedagogy as evolutionary adaptation. Philosophical Transactions of the Royal Society of London. *Servies B, Biological Sciences, 366*(1567), S. 1149–1157. doi:10:1098/rstb.2010.0319.

Cyr, C., Euser, E. M., Bakermans-Kranenburg, M. J. & Ijzendoorn, M. H. van (2010). Attachment security and disorganization in maltreating and high-risk families: A series of meta-analyses. *Development and Psychopathology, 22*(1), S. 87–108. doi:10.1017/S0954579409990289.

Dunbar, R. (1996). *Grooming, gossip and the evolution of language*. London: Faber.

Durkheim, E. (1951). *Suicide*. New York: Free Press. Deutsch: *Der Selbstmord* (16. Aufl.). Berlin: Suhrkamp Verlag, 1983.

Eisner, M. (2012). What causes large-scale variation in homicide rates? (Working Paper) Cambridge: University of Cambridge, Institute of Criminology.

Fanon, F. (2021). *Black skin, white masks. London: Penguin*. Deutsch: *Schwarze Haut, weiße Masken*. Wien, Berlin: Turia + Kant, 2015.

Fonagy, P., Campbell, C., Constantinou, M., Higgitt, A., Allison, E. & Luyten, P. (2021). Culture and Psychopathology. *Development and Psychopathology, 34*(4), S. 1–16. doi:10.1017/S0954579421000092.

Fonagy, P., Gergely, G., Jurist, E. & Target, M. (2002). *Affect regulation, mentalization and the development of the self*. New York: Other Press.

Fonagy, P., Luyten, P. & Allison, E. (2015). Epistemic petrification and the restoration of epistemic trust: A new conceptualization of borderline personality disorder and its psychosocial treatment. *Journal of Personality Disorders, 29*(5), S. 575–609. doi:10.1521/pedi.2015.29.5.575.

Fonagy, P., Luyten, P., Allison, E. & Campbell, C. (2017a). What we have changed our minds about: Part 1. Borderline personality disorder as a limitation of resilience. *Borderline Personality Disorder and Emotion Dysregulation, 4*(11). doi:101186/s40479-017-0061-9.

Fonagy, P., Luyten, P., Allison, E. & Campbell, C. (2017b). What we have changed our minds about: Part 2. Borderline personality disorder, epistemic trust and the developmental significance of social communication. *Borderline Personality Disorder and Emotion Dysregulation, 4*(9). doi:10.1186/s40479-017-0062-8.

Gallotti, M. & Frith, C. D. (2013). Social cognition in the we-mode. *Trends in Cognitive Sciences, 17*(4), S. 160–165. doi:10.1016/j.tics.2013.02.002.

Groh, A. M., Fearon, R. P., Bakermans-Kranenburg, M. J., Ijzendoorn, M. H. van, Steele, R. D. & Roisman, G. I. (2014). The significance of attachment security for children's social competence with peers: a meta-analytic study. *Attach Hum Dev, 16*(2), S. 103–136. doi:10.1080/14616734.2014.883 636.

Gross-Manos, D. (2017). Material well-being and social exclusion association with children's subjective well-being: Cross-national analysis of 14 countries. *Children and Youth Services Review*, (80), S. 116–128. doi:10.1016/j.childyouth.2017.06.048.

Hardin, C. D. & Higgins, E. T. (1996). Shared reality: How social verification makes the subjective objective. In R. M. Sorrentino & E. T. Higgins (Hrsg.), *Handbook of motivation and cognition*, Bd. 3: *The interpersonal context* (S. 28–84). New York: The Guilford Press.

Higgins, J. (2020). Cognising with others in the We-Mode: A defence of »First-Person Plural« social cognition. *Review of Philosophy and Psychology*. doi: https://doi.org/10.1007/s13164-020-00509-2.

Hrdy, S. B. (2011). *Mothers and others. Boston*, MA: Harvard University Press. Deutsch: *Mütter und andere: Wie die Evolution uns zu sozialen Wesen gemacht hat.* Berlin: Berlin-Verlag, 2010.

Ijzendoorn, M. H. van (1995). Adult attachment representations, parental responsiveness, and infant attachment: A meta-analysis on the predictive validity of the Adult Attachment Interview. *Psychological Bulletin, 117*(3), S. 387–403. doi:10.1037/0033-2909.117.3.387.

Ijzendoorn, M. H. van & Bakermans-Kranenburg, M. J. (2019). Bridges across the intergenerational transmission of attachment gap. *Current Opinion in Psychology*, (25), S. 31–36. doi:10.1016/j.copsyc.2018.02.014.

Konner, M. (2010). *The evolution of childhood.* Cambridge, MA: Belknap Press.

Latour, B. (2018). *Down to earth: Politics in the new climatic regime.* Cambridge: Polity.

Lund, C., Brooke-Sumner, C., Baingana, F., Baron, E. C., Breuer, E., Chandra, P., … Saxena, S. (2018). Social determinants of mental disorders and the Sustainable Development Goals: A systematic review of reviews. *Lancet Psychiatry,* 5(4), S. 357–369. doi:10.1016/S2215-0366(18)30060-9.

Luyten, P., Campbell, C., Allison, E. & Fonagy, P. (2020). The mentalizing approach to psychopathology: State of the art and future directions. *Annual Review of Clinical Psychology*.

Luyten, P., Campbell, C. & Fonagy, P. (2019). Borderline personality disorder, complex trauma, and problems with self and identity: A social-communicative approach. *Journal of Personality*. doi:10.1111/jopy.12483.

Luyten, P., Nijssens, L., Fonagy, P. & Mayes, L. C. (2017). Parental reflective functioning: Theory, research, and clinical applications. *Psychoanalytic Study of the Child, 70*(1), S. 174–199. doi:10.1080/00797308.2016.1277901.

Macintyre, A., Ferris, D. Gonçalves, B. & Quinn, N. (2018). What has economics got to do with it? The impact of socioeconomic factors on mental health and the case for collective action. *Palgrave Communications,* 4(1), S. 10. doi:10.1057/s41599-018-0063-2.

Mesman, J., Minter, T. & Angnged, A. (2016). Received sensitivity: Adapting Ainsworth's scale to capture sensitivity in a multiple-caregiver context. *Attachment & Human Development, 18*(2), S. 101–114. doi:10.1080/14616734.2015.1133681.

Mikulincer, M. & Shaver, P. R. (2007). *Attachment in adulthood: Structure, dynamics, and change.* New York, NY: Guilford Press.

Nolte, T., Hutsebaut, J., Sharp, C., Campbell., C., Fonagy, P. & Bateman, A. (2023). The Role of Epistemic Trust in Mentalization-Based Treatment of Borderline Psychopathology. *Journal of Personality Disorders*, Special Issue: Trust.

O'Madagain, C. & Tomasello, M. (2019). Joint attention to mental content and the social origin of reasoning. *Synthese.* doi:10.1007/s11229-019-02327-1.

Pickett, K. E. & Wilkinson, R. G. (2010). Inequality: An underacknowledged source of mental illness and distress. *Br J Psychiatry, 197*(6), S. 426–428. doi:10.1192/bjp.bp.109.072066.

Simpson, J. A. & Belsky, J. (2008). Attachment theory within a modern evolutionary framework. In J. Cassidy & P. R. Shaver (Hrsg.), *Handbook of attachment: Theory, research, and clinical applications* (2. Aufl., S. 131–157). New York, NY: Guilford Press.

Taubner, S., White, L. O., Zimmermann, J., Fonagy, P. & Nolte, T. (2013). Attachment-related mentalization moderates the relationship between psychopathic traits and proactive aggression in adolescence. *Journal of Abnormal Child Psychology, 41*(6), S. 929–938. doi:10.1007/s10802-013-9736-x.

Taubner, S., Zimmermann, L., Ramberg, A. & Schroder, P. (2016). Mentalization Mediates the Relationship between Early Maltreatment and Potential for Violence in Adolescence. *Psychopathology,* 49(4), S. 236–246. doi:10.1159/000448053.

Tomasello, M. (2014). *A natural history of human thinking.* Cambridge, MA: Harvard University Press. Deutsch: *Eine Naturgeschichte des menschlichen Denkens.* Berlin: Suhrkamp Verlag, 2014.

Tomasello, M. (2019). *Becoming human: A theory of ontogeny.* Cambridge, MA: Harvard University Press.

Verhage, M. L., Schuengel, C., Madigan, S., Fearon, R. M., Oosterman, M., Cassibba, R. … Ijzendoorn, M. H. van (2016). Narrowing the transmission gap: A synthesis of three decades of research on intergenerational transmission of attachment. *Psychological Bulletin, 142*(4), S. 337–366. doi:10.1037/bul0000038. Teil 2

KAPITEL 4

Epistemisches Vertrauen als psychosoziales Konzept

LISA BARAITSER

Zu Beginn möchten wir einen offensichtlichen Punkt hervorheben. Die Auseinandersetzung mit Fragen des (epistemischen) Wissens, sei es die Untersuchung, wie wir dazu kommen, auf unser eigenes Wissen und das anderer zu vertrauen, oder wie Wissen eingesetzt werden kann, um eine bestimmte Gewalt auszuüben oder Teil eines Systems der Ungerechtigkeit zu sein, erfordert eine Form der kontinuierlichen reflektierenden und kritischen Arbeit. Das liegt daran, dass wir als Akademiker:innen und Praktiker:innen, wenn wir forschen und darüber schreiben, bereits in Systemen der Wissensproduktion stecken, die zumindest »situiert« sind: nie außerhalb von Machtkreisläufen, das heißt weder neutral in Bezug auf die Geschichte und gegenwärtig stattfindende Formen von Gewalt, Marginalisierung, Herkunft, Aneignung und Einschließung. Systeme der Wissensproduktion funktionieren durch die Produktion von Normen, Werten und Ideologiebildungen, selbst die scheinbar »wissenschaftlichsten«. Dies ist etwas, was uns Sozialtheoretiker:innen, insbesondere Feministen, Queer-Theoretiker, Theoretiker der Behindertenbewegung sowie post- und dekoloniale Theoretiker, schon lange gelehrt haben. Wir generieren Wissen über Wissen von bestimmten Positionen aus, die ihrerseits als Orte der Wissensproduktion durch anderes Wissen legitimiert und delegitimiert werden, und dies »bewirkt« Dinge in der sozialen und politischen Welt, die das Leben der Menschen direkt betreffen. Die akademischen Disziplinen sind davor nicht gefeit. Ganz im Gegenteil: Sie gründen auf bestimmten Macht- und Wissensarrangements, die Ungerechtigkeit aufrechterhalten können, selbst wenn sie sich bemühen, diese zu untersuchen, aufzuspüren, zu benennen und rückgängig zu machen, und schieben diese Arrangements in den Vordergrund. In den Sozialwissenschaften wird dies manchmal als die »Performativität« sozialer Repräsentationen bezeichnet, die beschreibt, wie unsere soziale Welt durch ebendie Art und Weise konstituiert wird, wie wir sie verstehen. Diese Sichtweise steht im Zusammenhang mit dem einflussreichen Werk von Michel Foucault. Foucaults Begriff der »Episteme« oder »diskursiven Formation« bezieht sich auf eine Reihe von uneingestandenen Regeln, die außerhalb der bewussten Wahrnehmung der einzelnen Subjekte wirken und es ermöglichen, dass bestimmte Dinge gedacht und gesagt und somit innerhalb einer historischen Periode gelebt und erlebt werden können (Foucault 1966). Lois McNay nennt dies das »positive Unbewusste des Wissens« (McNay 1994), wobei sie sich auf einen psychoanalytischen Begriff stützt, um die Episteme zu beschreiben als eine »a priori Reihe von Formationsregeln, die das Funktionieren von Diskursen ermöglichen, welche ihrerseits erlauben, dass verschiedene Objekte und verschiedene Themen zu einem bestimmten Zeitpunkt gesprochen werden können, zu einem anderen jedoch nicht« (McNay 1994, S. 52). So nahm Foucault beispielsweise den »Wahnsinn« als Schlüsselstelle, um das Ende einer Episteme und den Beginn einer anderen nachzuzeichnen, indem er die verschiedenen diskursiven Formationen herausarbeitete, die das Reden und Denken über den Wahnsinn vom 17. bis zum 19. Jahrhundert beherrschten. Er zeigte, wie diese Veränderungen nicht nur die sich wandelnden Vorstellungen von einer statischen Entität abbildeten (d. h. Wahnsinn als feststehenden Begriff, der in verschiedenen historischen Epochen unterschiedlich interpretiert wird), sondern den Wahnsinn selbst durch die Bedingungen der Möglichkeit von Diskursen innerhalb einer Episteme hervorbringen. Daraus folgt, die diskursiven Praktiken bilden »systematisch die Gegenstände […], von denen sie sprechen« (Foucault 1981, S. 74). Dies veranlasste Foucault dazu, von »Macht/Wissen« zu sprechen und damit die Art und Weise aufzuzeigen, wie Wissen nicht nur ermächtigt oder seine Abwesenheit entmachtet, sondern wie Wissen und Macht zusammen in Kontrollsysteme eingebunden sind – »in knowing we control and in controlling we know« (»wenn wir wissen, kontrollieren wir, und wenn wir kontrollieren, wissen wir«; Gutting & Oksala 2022).

In Anbetracht dessen erfordert die Produktion von Wissen in der westlichen Wissenschaft innerhalb eines bestimmten Arrangements von Macht/Wissen ein fortwährendes reflektierendes Bewusstsein und eine Praxis der Kritik darüber, was eine solche Wissensproduktion bewirkt, während wir gleichzeitig, wie Hannah Arendt es ausdrückte, irgendwie im »Kampf« bleiben als »Leidensgenossen« ebenjener Bedingungen, die wir gleichzeitig zu erhellen oder zu enthüllen versuchen (zit. n. Roseneil 2012). Als feministische Forscherinnen stützen sich beide Autorinnen auf die Geschichte des Feminismus, um diesen Punkt zu verdeutlichen. Sozial verortetes Wissen oder »Standpunkt« war eines der Schlagworte eines Zweigs des Feminismus, der seine Wurzeln in der marxistischen und sozialistischen Politik hatte. Daraus entwickelte sich die marxistische Position, die den »Standpunkt« als eine erfahrungsnahe, praktische Beteiligung an den Produktionsprozessen verstand, die die soziale Welt reproduzieren und dem Proletariat einen privilegierten Blick auf die soziale Realität ermöglichen. Frühe feministische Theoretikerinnen wie Sandra Harding haben diese privilegierte Position erweitert und in Frage gestellt und sich für einen Ansatz zur Wissensproduktion im sozialen Bereich eingesetzt, der sich von scheinbar neutralen wissenschaftlichen und rationalistischen Positionen entfernte, um stattdessen »das Denken vom marginalisierten Leben aus zu beginnen« (Harding 2008) und Erfahrungen der Marginalisierung als mögliche Ausgangspunkte für Denken und Wissen zu eröffnen. Donna Haraway hat bekanntlich darauf hingewiesen, dass es erkenntnistheoretisch keine Position der Erfahrung gibt, die außerhalb der sozialen und kulturellen Beziehungen liegt, die gleichermaßen Gegenstand der Untersuchung für Sozial- und Psychologieforscher:innen sind, was bedeutet, dass es einfach keinen »Blick aus dem Nichts« gibt (Haraway 1988). Und in ihrem bahnbrechenden Essay »Can the Subaltern Speak?« von 1988, in dem Gayatri Chakravorty Spivak den Begriff »epistemische Gewalt« prägte, hat sie die foucaultsche Konjunktion Macht/Wissen weiter aufgebrochen, indem sie zeigte, wie das westliche akademische Denken sich nicht von seiner kolonialen Geschichte und seinen neokolonialen wirtschaftlichen Interessen lösen kann. Dadurch wird Wissen, das aus der europäischen Denkgeschichte hervorgeht, immer schon »kolonial« sein, da es seine Forschungssubjekte nicht nur in Bezug auf ein generisches anderes definiert (»Frau« z. B., wie europäische Feministinnen behaupteten), sondern auch auf ein spezifisches »subalternes« anderes, dem das Sprechen verwehrt ist. Wissen wird dann, wie jede andere Ware, aus dem Westen in den »Rest« exportiert, um verschiedene Formen des Gewinns zu erzielen (Spivak 1988, S. 69), was das besondere Arrangement von Macht/Wissen verstärkt, das von der westlichen Wissenschaft beherrscht wird. Im Rahmen der neueren Bestrebungen zur Dekolonisierung des Wissens ist es schließlich die westliche Universität selbst, die als historisch privilegierter Ort der Wissensproduktion ständig in Frage gestellt werden muss, um sie zu dezentrieren und »zu Praktiken beizutragen, die Formen der europäischen Wissensproduktion vom Zentrum aus provinzialisieren« (Bhambra et al. 2018). Claudia Brunner drückt es so aus: »Epistemische Gewalt bezeichnet jenen Beitrag zu gewaltförmigen gesellschaftlichen Verhältnissen, die im Wissen selbst, in seiner Genese, Ausformung, Organisationsform und Wirkmächtigkeit angelegt sind.« (Brunner 2020 S. 274). Brunner argumentiert, dass epistemische Gewalt nicht eine willkürliche oder abstrakte Korrelation zwischen Macht und Wissen in einer bestimmten Episteme ist, wie sie in Foucaults Werk auftaucht, sondern konsequent mit zugrunde liegendem »epistemischem Rassismus/Sexismus« der kolonialen Moderne in Verbindung gebracht werden muss (Ramón Grosfoguel, zit. n. Brunner 2021):

Wie post- und dekoloniale Theoretiker:innen seit Jahren argumentieren, müssen wir darauf bestehen, epistemische Gewalt in einem bestimmten Ursprung zu verorten (Europa) und sie innerhalb einer bestimmten Geschichte (Kolonialismus und Kapitalismus) und bestimmten Funktionsweisen (Rassismus/Sexismus, Trennung, Hierarchisierung und Naturalisierung) zu kontextualisieren. Epistemische Gewalt ist Bestandteil und Produkt der Moderne selbst, die ihre vielfältigen Asymmetrien sowohl untermauert als auch hervorbringt (Brunner 2021).

Indem wir auf diesen Punkt eingehen und unseren Beitrag zu diesem Sammelband über epistemisches Vertrauen mit mehrfachen Verweisen auf Formen »epistemischer Gewalt« eröffnen, weisen wir von Anfang an darauf hin, dass jede Diskussion über epistemisches Vertrauen seinen Schattenzwilling berücksichtigen muss und dass epistemisches Vertrauen und epistemische Gewalt zusammen gedacht werden müssen, wenn wir ein sozial fundiertes und psychosozial nützliches Konzept entwickeln wollen, das die Gewalt von Wissen/Macht nicht genau dann wiederholt, wenn es neue Erkenntnisse über Vertrauen, Resilienz und andere Faktoren hervorbringt, die die psychische Gesundheit fördern können. Man könnte dies als eine »psychosoziale« Perspektive betrachten, die versucht, eine Sensibilität aus dem Blickwinkel kleinianischer Psychoanalyse in das oben skizzierte politische und soziale Terrain einzubringen, die darauf achtet, dass Liebe und Hass, Zerstörungswut und Wiedergutmachung, Fürsorge und Gewalt, Vertrauen und Misstrauen nicht voneinander losgelöst sind, sondern durch ihre Beziehung zueinander erzeugt werden. Das bedeutet, dass die Entwicklung von epistemischem Vertrauen ein detailliertes Verständnis bestimmter Formen sozialer und politischer Gewalt, des Versagens oder der Verweigerung von Anerkennung und zeitgenössischer Formen der Inklusion erfordert, die das Leben begrenzen und einschränken und die Wachsamkeit und epistemisches Misstrauen als Überlebensstrategien erforderlich machen können, und zwar nicht nur auf der Ebene des Individuums, sondern auch auf der Ebene der Gemeinschaften selbst.

Im Folgenden möchten wir auf die faszinierende neue Literatur eingehen, die aus einer psychoanalytischen Entwicklungsperspektive über »epistemisches Vertrauen« entsteht (Fonagy et al. 2017), und dazu beitragen. Diese Literatur räumt dem »Sozialen« und insbesondere der Rolle der »Gemeinschaft« einen neuen Stellenwert ein, wenn es darum geht, wie wir Vertrauen in das Wissen gewinnen, das wir aufnehmen und das wiederum zu »Selbsterkenntnis« und Wissen über die Welt um uns herum werden kann. Diese Argumentation weist deutliche Berührungspunkte mit den Debatten auf, die in den vergangenen 25 Jahren innerhalb des kritischen Feldes der Psychosozialen Studien stattgefunden haben und die um die Frage kreisen, wie das Soziale in das psychische Leben »eindringt« und wie umgekehrt das psychische Leben in die sozialen Normen eingreift, sich ihnen widersetzt oder sie bestätigt, in Normen, die das menschliche Subjekt als Bedingung seiner Entwicklung disziplinieren und normalisieren. Wir möchten hier einige dieser Argumente wiederholen, um die Diskussion über das Soziale und die Gemeinschaft in dieser entstehenden Literatur über epistemisches Vertrauen zu »verdichten«. Zu diesem Zweck werden wir die Arbeit einiger Schlüsselfiguren der Psychosozialen Studien skizzieren. Dann werden wir uns dem Begriff des »munpain« zuwenden, den der Soziologe Yousef Bakkali in seiner Arbeit mit jungen Erwachsenen in London geprägt hat, die in das »Straßenleben« (Straßenkultur) involviert waren, um zu veranschaulichen, wie wir das Soziale in Bezug auf epistemisches Vertrauen berücksichtigen können, während wir uns gleichzeitig der Tatsache bewusst sind, dass epistemische Ungerechtigkeit die Art und Weise, wie vertrauensvolle Beziehungen entwickelt, gelebt und aufrechterhalten werden, kontinuierlich prägt, jedoch nicht vollständig einschränkt.

4.1 Epistemisches Vertrauen

Als psychosoziale Forscher:innen, die sich für die Beziehung zwischen sozialer Gewalt und Fürsorge interessieren, haben wir die jüngste Entwicklung des Konzepts des epistemischen Vertrauens mit Interesse verfolgt. Dieses entstammt größtenteils einer psychoanalytisch informierten Entwicklungspsychologie, in der jedoch die materiellen und sozialen Bedingungen, unter denen Entwicklung sich vollzieht, allmählich so verstanden werden, dass sie eine entscheidende Rolle bei der Verankerung von Vertrauen und Vertrauenswürdigkeit von Wissen, insbesondere von Wissen über sich selbst und andere, im Bewusstsein des sich entwickelnden Kindes spielen und daher verschiedene Formen von psychischer und sozialer Not im späteren Leben abmildern. Wie Schroder-Pfeifer et al.

hervorheben, stellt diese Hinwendung zum epistemischen Vertrauen eine wichtige Veränderung in der Arbeit der Forschenden dar (Schroder-Pfeifer et al. 2018), die an der Spitze der Entwicklung dieses Konzepts stehen, Fonagy, Luyten, Allison und Campbell, und insbesondere in ihren Ansichten zur Psychopathologie (Fonagy et al. 2017; Fonagy & Nolte 2022). Während diese Autor:innen früher die Auffassung vertraten, die Fähigkeit zur Mentalisierung (zur Reflexion über mentale Zustände, die dem Verhalten zugrunde liegen) beruhe auf sicheren Bindungen zu primären Bezugspersonen (dem ersten »sozialen« Umfeld des Säuglings) und diese sicheren Bindungen stellten eine Quelle der Resilienz gegenüber Psychopathologie dar (Fonagy et al. 2004), gehen ihre Arbeiten in jüngerer Zeit zu der These über, dass die Anfälligkeit für das, was sie als »psychische Störungen« bezeichnen, eine Folge von Störungen der frühen sozialen Kommunikation und nicht von Störungen der frühen Bindung oder der Mentalisierung an sich ist (Schroder-Pfeifer et al. 2018). Sie haben erkannt, dass ihr früherer Fokus vielleicht zu sehr auf der Familie als primärer sozialer Einheit und insbesondere auf der Mutter-Kind-Dyade lag, und sind zu der Erkenntnis gelangt, dass ein breiteres soziales Netzwerk notwendig ist, um die Bedürfnisse und Erfahrungen des sich entwickelnden Individuums zu »mentalisieren«. Mit anderen Worten: Es bedarf einer Gemeinschaft von intentional denkenden Menschen, um Elemente des mentalen und emotionalen Zustands eines Individuums zu erkennen und auf vertrauenswürdige Weise zurückzuspiegeln, so dass diese verinnerlicht und als Teil einer vertrauenswürdigen Erfahrung von sich selbst und anderen integriert werden können.

Diese Konzeption des epistemischen Vertrauens stützt sich auf eine Reihe von sozialpsychologischen Forschungsarbeiten über die Transmission von Wissen durch soziale Mechanismen. Dazu gehören die »Natürliche Pädagogik« von Gergely und Csibra, die in der Kultur als Prozess und Ergebnis der Kommunikation von undurchsichtigem (opakem) Wissen verstanden wird (Gergely & Csibra 2006); Csibras und Gergelys Begriff des »ostensiven Kommunikationssignals«, der greifbar macht, wie ein Erwachsener einen Säugling auf die Bedeutung und Relevanz einer bestimmten Wissensübermittlung aufmerksam macht, so dass der Säugling sein epistemisches Misstrauen vorübergehend aussetzen kann; Tomasellos Arbeit über geteilte Intentionalität (Tomasello 2020) und Higgins' Diskussion über einen »Wir-Modus«, der die Entwicklungsfähigkeit zum gemeinsamen Denken und Mentalisieren als Schlüsselmodus für das Lernen beschreibt (Higgins 2020). Zusammengenommen bieten diese Arbeiten eine überzeugende Darstellung dessen, wie Schwierigkeiten beim Vertrauen in die Relevanz und Generalisierbarkeit intentionaler Kommunikation – was Fonagy et al. dann als »epistemisches Vertrauen« bezeichnen – sowie eine unsichere Bindung und beeinträchtigtes Mentalisieren mit der Anfälligkeit für psychische Störungen zusammenhängen (Fonagy et al. 2017). Entscheidend für die Entwicklung von epistemischem Vertrauen sei das Bedürfnis, sich anerkannt zu fühlen, und zwar nicht nur als individuelle Akteurin, sondern als soziale Akteurin durch ein soziales System, das Erfahrungen der Zugehörigkeit und eine sinnvolle Verbindung mit dem breiteren sozialen Gefüge bieten kann, etwas, das den »Wir-Modus« des Mentalisierens nach Higgins fördert (Fonagy et al. 2021). Während das »Soziale« in vielen psychoanalytisch fundierten Arbeiten dazu tendiert, sich auf die frühe Beziehungsdyade zwischen dem Säugling und seinen primären Bezugspersonen zu beziehen, taucht das Soziale hier als etwas auf, das darüber hinausgeht, als eine »Gemeinschaft« absichtsvoll denkender Menschen, die, wenn es gut funktioniert, zur Verbesserung des sozialen Lernens in einer Art rekursivem Kreislauf angesprochen werden können, wobei die Gemeinschaft die Fähigkeit im anderen erzeugt, die Gemeinschaft zu nutzen und von ihr zu profitieren. Diejenigen, die aus diesem Kreislauf herausfielen und vom sozialen Umfeld durch verschiedene Formen der Ächtung und Ausgrenzung, einschließlich beispielsweise der anhaltenden Rassendiskriminierung und der durch Armut und Ungleichheit verursachten Widrigkeiten in der Kindheit, im Stich gelassen würden, könnten mit Störungen der sozialen Kommunikation, einschließlich Einsamkeit, Beziehungslosigkeit und Entfremdung, zu kämpfen haben, argumentieren die Autor:innen. Diese psychischen Zustände wiederum machen den Einzelnen anfällig für Störungen der psychischen Funktionsfähigkeit, das heißt für Anpassungsversuche an eine gescheiterte oder scheiternde Umgebung. In der Tat sind Störungen der psychischen Funktion nach Ansicht dieser Forscher:innen im Wesentlichen Störungen der sozialen Kommunikation. Das bedeutet, das Unvermögen, mentale Mechanismen zur Aktualisierung unseres Wissens über die Welt zu entwickeln, in der wir leben und die sich verändert, beeinträchtigt unsere Kapazitäten für weiteres soziales Lernen. Es lässt den Einzelnen in einem Zustand ständiger epistemischer Wachsamkeit, Leichtgläubigkeit und/oder Isolation zurück, in dem es schwierig ist, nicht nur anderen zu vertrauen, sondern auch dem Wissen und den Informationen, die von anderen stammen, und in dem Argwohn und Misstrauen gegenüber Gleichaltrigen, Lehrern, Gemeinschaften und dem Wissen selbst vorherrschen. Obwohl Bindungsbeziehungen die unmittelbare »Umgebung« seien, in der sich das Selbst, die Identität und das epistemische Vertrauen herausbildeten, wie diese Forscher:innen erläutern, sei es der »Wir-Modus« des »Mentalisiertwerdens« im Kontext der kollektiven Intentionalität, der die Überwindung von epistemischem Misstrauen und epistemischer Vigilanz erleichtere und Vertrauen in die Kommunikation auf epistemischer Ebene auslöse.

Es gibt viele überzeugende Aspekte in dieser Darstellung, insbesondere die Einsicht, dass das, was als psychische »Störung« angesehen werden kann, besser als ein Versuch der »Heilung«, um Freuds Begriffe zu gebrauchen, oder zumindest des psychischen Überlebens zu verstehen ist, und dass »die Familie« selbst in ihrer weitesten und beweglichsten Definition zwar die Fähigkeit eines Individuums, sich selbst und anderen zu vertrauen, ernsthaft schädigen kann, aber vom Sozialen übertroffen wird, wenn es um die Schaffung von Formen der Zugehörigkeit und der Anerkennung geht. Diese mildern nicht nur den Schaden ab, sondern schaffen auch Vertrauen sui generis, unabhängig von der Mentalisierung, die die Kinder von ihren primären Bezugspersonen erhalten haben mögen. Dies ist ein wichtiger Perspektivenwechsel, der dem Sozialen eine primäre Rolle bei der Entwicklung epistemischen Vertrauens zuweist. Diese beiden Punkte führen jedoch zu einer Reihe von Fragen: Erstens, was ist hier mit dem Sozialen und der Gemeinschaft gemeint, vor allem, wenn es durch die Linse des »Versagens« der Anerkennung erscheint, das durch Rassismus und andere Formen von Diskriminierung, Armut, Ungleichheit und ungünstige Lebenserfahrungen hervorgerufen wird? Derartige Defizitmodelle, in denen das Versagen von Vertrauen mit dem Versagen des sozialen Umfelds gleichgesetzt wird, können zu einem Diskurs beitragen, der so oft gegen diejenigen verwendet wird, die systemisch und politisch, oft über Generationen hinweg, im Stich gelassen werden. Gelten beispielsweise junge marginalisierte Erwachsene in den Augen der Institutionen, Normen und Politiken, die ihr Leben bestimmen, bereits als nicht vertrauenswürdig und werden sie durch eine Linse von Vorurteilen bezüglich der Herkunft, des Geschlechts, des Akzents und des Alters betrachtet, wie beeinflusst dies die Fähigkeit und Bereitschaft zu vertrauen, und wie kann die »Gemeinschaft« (vermutlich eine von den Institutionen, Normen und Politiken, die das Leben junger marginalisierter Erwachsener bestimmen, getrennte Einheit) dies möglicherweise abmildern? Aus jahrzehntelanger Forschung über Mutterschaft wissen wir zum Beispiel, dass es die Mütter in »Gemeinschaften« sind, von denen so oft erwartet wird, sie würden ihren Kindern in Situationen, die bereits gegen die Möglichkeit der Chancengleichheit auf fast allen Ebenen gerichtet sind, ein gleiches Spielfeld bieten, indem sie die Verantwortung für die Gleichheit an die »Gemeinschaft« zurückgeben, anstatt anzuerkennen, dass sie auf der Ebene der staatlichen Institutionen und Politiken liegt (Jensen & Tyler 2012; Jensen & Tyler 2015; Jensen 2020). Zweitens könnten wir mit unserem Verweis auf Freud auch fragen, was mit dem produktivsten psychoanalytischen Konzept – dem des Unbewussten – geschieht, wenn wir uns von den Wechselfällen des psychischen Lebens zu jenen der sozialen Kommunikation und sozialen Gruppierungen, zu Gemeinschaften von intentionalen Denkern bewegen. Können soziale Gruppen wirklich »mentalisieren«? Werden die Leidenschaften zu Bindung im freudschen Sinne einfach zu einem Umfeld, das soziales Lernen fördert, und die Kämpfe und Wechselfälle des psychischen Lebens mit Schwierigkeiten in der sozialen Kommunikation gleichgesetzt, bleibt dann nicht etwas Hilfreiches der Psychoanalyse auf der Strecke? Um zu versuchen, diese Fragen zu beantworten, wollen wir uns hier dem Bereich der Psychosozialen Studien zuwenden, mit ihren Diskussionen über die Beziehung zwischen psychischem und sozialem Leben, und die Bedeutung des psychoanalytischen Begriffs der »psychischen Realität« hervorheben, wenn wir über Fragen der Macht, der Bindung an soziale Normen, die in uns und durch uns wirken, und der sozialen Ausgrenzung und des Leidens nachdenken. Anhand der Arbeit von Yousef Bakkali werden wir dann den Versuch unternehmen, einige der komplexen Aspekte der Entwicklung von Vertrauen innerhalb einer bestimmten Gemeinschaft junger Erwachsener in London zu veranschaulichen.

4.2 Das Psychosoziale

Wenn wir von »dem Psychosozialen« sprechen, ist zu beachten, dass wir uns nicht auf ein »bio-psycho-soziales« Modell beziehen. Dieses Modell addiert genetische Faktoren zu psychologischen und nimmt dann soziale Einflussgrößen wie Armut, Rassismus, widrige Kindheitserfahrungen oder Marginalisierung hinzu, um ein »vollständiges« Bild des Menschen und seiner Entwicklung zu erhalten. In gewisser Weise fällt die oben skizzierte Darstellung des epistemischen Vertrauens dieser Art von additivem Ansatz zum Opfer, der die Evolutionspsychologie mit der Psychologie der individuellen kindlichen Entwicklung kombiniert und dann soziale Faktoren hinzufügt, in dem Versuch, ein umfassendes Bild der Anfälligkeit für psychische Störungen zu erstellen. Die Psychosozialen Studien als Forschungsfeld haben die additiven bio-psycho-sozialen Modelle mit der Begründung in Frage gestellt, dass sie nicht erklären können, was die Bereiche des Biologischen, Sozialen und Psychologischen überhaupt ausmacht und wie diese Kategorien selbst sozialpolitisch konstituiert sind, wie wir es oben in unserer Diskussion über Foucaults Episteme vorgeschlagen haben (Frosh & Baraitser 2008). Bio-psychosoziale Modelle neigen dazu, von einem begrenzten, aber dennoch relationalen Individuum auszugehen, das beispielsweise ein bereits konstituiertes »Inneres« hat, das in einer früher etablierten »äußeren« oder externen sozialen Welt existiert, die getrennt voneinander identifiziert, untersucht und dann zusammengeführt werden können. Darüber hinaus zeigen sie die Tendenz, das Genetische vom Sozialen zu trennen, anstatt das Genetische als inhärent sozial in seiner akuten Sensibilität für die Umgebung oder die Situation seiner Ausprägung zu verorten, etwas, das die Forschung in der Epigenetik derzeit in Zweifel zieht, insbesondere in Bezug auf die Auswirkungen historischer sozialer Ausgrenzung auf die Zellstruktur und -funktion und damit auf die Vererbbarkeit von Anfälligkeiten für negative Gesundheitsfolgen.[12] Das Biologische, das Soziale und das Psychologische sind daher Kategorien, die eher angenommen als theoretisiert werden. Stattdessen geht es den Psychosozialen Studien als einem breiten interdisziplinären Forschungs- und Praxisgebiet in erster Linie darum, die Komplexität dessen zu untersuchen, was die Begriffe »biologisch«, »individuell« und »sozial« bedeuten und bewirken, und zu analysieren, wie die soziale und »natürliche« Welt und das, was wir als unser »Inneres«, unser manifestiertes psychologisches Selbst erleben, nicht nur miteinander interagieren, sondern durch ihre Beziehung zueinander konstituiert und produziert werden, das Soziale durch das Psychologische, das Genetische und Psychologische durch das Soziale.

Obwohl die Psychosozialen Studien in ständigem Dialog mit den akademischen Disziplinen Psychologie und Soziologie stehen, ist die Psychoanalyse eine der wichtigsten Quellen geblieben, beginnend mit Freuds ursprünglicher Einsicht, dass das, was er als »psychische Realität« bezeichnete, durch das Soziale hervorgerufen wird, und zwar durch das ödipale väterliche Inzestverbot als strukturierende Auferlegung innerhalb der Ausbildung des psychosexuellen Lebens. Die Entwicklungen in der psychoanalytischen Theorie seither haben verschiedene Wege gefunden, dies zu artikulieren, indem sie Freuds Geschichte vom Ödipuskomplex mit einbezogen, in Frage gestellt

12 Für kritische Ansätze in der Epigenetikliteratur s. Clare Hanson (2020). *Genetics and the Literary Imagination*. Oxford: Oxford University Press; Catherine Malabou (2016). *Epigenesis and Rationality*, übers. von Carolyn Shread. Oxford: Wiley; Wendy Wheeler (2016). *Expecting the Earth: Life, Culture, Biosemiotics*. London: Lawrence and Wishart; Lara Choksey L., (2021) Environmental racialisation and poetics of influence in the post-genomic era: Fire, soil, spirit. *Medical Humanities*, (47), S. 145–155.

und überarbeitet und das »Soziale« auf unterschiedliche Weise artikuliert haben. Aus kleinianischer Sicht gibt es zum Beispiel keine innere Welt, die nicht bereits phantasmatisch von Beziehungen zwischen Objekten durchdrungen ist. Diese ergeben sich aus der Identifikation mit und der Internalisierung von Beziehungen, zunächst zu Teilobjekten und dann zu dem, was der Säugling als ganze Objekte wahrnimmt, von denen er abhängig ist. Der kleinianische Trieb ist, wie Amy Allen es ausdrückt, weniger ein innerer biologischer Trieb als vielmehr eine ausgeprägte Form »sozialer Verbundenheit«, eine Art, sich auf innere Objekte zu beziehen, die durch Beziehungen zu äußeren anderen entstehen, ob aggressiv und destruktiv oder liebevoll (Allen 2021, S. 39). Psychische Lösungen für die Ängste der Hilflosigkeit und Abhängigkeit beinhalten sowohl Triebe, die nach Liebe und Verbundenheit mit anderen streben, als auch solche der Aggression, Destruktivität und Dominanz als Mittel zur Bewältigung der Ängste, die das fragile Ich zu zerbrechen drohen. Aus dieser Perspektive, weil Kleins Trieb immer eine »relationale Leidenschaft« ist, sind Liebe und Hass zwei konkurrierende Modi, nicht des biologischen Drucks, sondern der sozialen Beziehung (Allen 2021, S. 39). Nach neueren kleinianischen Entwicklungen wird die innere Welt durch diese Abhängigkeiten sozusagen »bevölkert«, aber diese »Menschen« sind historisch und sozial animiert, wie Gail Lewis, Katheline Pogue White, Dorothy Holmes und viele andere, die sich als Schwarze Psychoanalytiker:innen identifizieren, argumentiert haben. Wir können nicht umhin, unsere eigenen komplexen Identifikationen, Introjektionen, Widerstände und Akte des psychischen Überlebens unter Bedingungen zu kommunizieren, in denen wir selbst Objekte des sozialen Hasses sein können, die beispielsweise die Projektionen des imperialen antischwarzen Rassismus oder die Ausgrenzung nichtnormativen Begehrens in sich tragen (Lewis 2009; Pogue White 2002; Holmes 2016). Das Gleiche gelte für die defensive Aufnahme verschiedener Formen des Privilegs Weißer Menschen und anderer normativer unbewusster Prozesse in die innere Welt, wie Lynne Layton dargelegt hat, welche die kulturellen Ungleichheiten von Herkunft, Geschlecht, Gender und Klasse auf zwischenmenschlicher, institutioneller und sozialer Ebene weiterhin verstärken (Layton 2020). Die innere Welt ist also nicht immun gegen Projektionen von elterlichen Objekten, die im Wesentlichen sozial sind: unerträglicher und unerwünschter Hass, defensive Überlegenheit und Normen, die von »außen« kommen. Dies stimmt natürlich mit Frantz Fanons Beschreibung der »Soziogenese« in seiner Diskussion über den Prozess der Rassifizierung überein (Fanon 1967). Wenn das Weißsein die Art und Weise ist, wie die Kultur sich selbst repräsentiert (was manche als »white supremacy, Weiße Vorherrschaft«, bezeichnen würden), im Gegensatz zu dem, was Fanon das »Nichtsein« des Schwarzseins nennt, dann sind Schwarze Individuen wie alle anderen in dieser Fixierung auf das Weißsein gefangen, was den Schwarzen Menschen in eine unmögliche Position als »verschwindendes« Individuum bringt. Fanon sagt über den inneren Kampf des Schwarzen Individuums um Autonomie unter den Bedingungen der Weißen Vorherrschaft: »Der Minderwertigkeitskomplex kann auf einen doppelten Prozess zurückgeführt werden: Erstens, ökonomisch. Dann die Internalisierung oder vielmehr Epidermalisierung dieser Minderwertigkeit« (Fanon 1952, S. xiv–xv, Übersetzung durch die Autorin dieses Kapitels). In *Schwarze Haut, weiße Masken* schreibt er: »Der Schwarze will weiß sein. Der Weiße versucht verzweifelt, den Rang eines Menschen zu erreichen« (Fanon 1952, S. xiii). Wenn »menschlich« zu sein nicht bedeutet, Schwarz zu sein, was für ein Mensch ist dann der Schwarze? Für Fanon liegen konkrete soziale und politische Ungleichheiten an der Wurzel der Neurose oder an der Quelle dessen, was Fonagy et al. als »psychische Störung« bezeichnen würden, und diese Ungleichheiten gelangen durch einen Prozess der Soziogenese nach »innen« (Fonagy et al. 2021. Während Freud beschreibt, wie die Ontologie die Phylogenese rekapituliert, verweist Fanons Soziogenese auf die pathologische Natur der Gesellschaft, »die neurotische Struktur des Kolonialismus selbst« (Fuss 1994, S. 20, Übersetzung durch die Autorin dieses Kapitels). Diese gilt es zu diagnostizieren, ebenso wie den Menschen als individuelles Subjekt.

Weitere Ansätze der psychoanalytischen Theorie, auf die sich die Psychosozialen Studien stützen, um die Co-Produktion von psychischem und sozialem Leben zu theoretisieren, sind solche, die Winnicotts Beschreibung eines Ichs erweitern, das nur in Beziehung zum Ich eines anderen entstehen kann. Hier tritt die psychische Funktion der sozialen Welt der Mutter in den Vordergrund, die es dem Säugling ermöglicht, seine Allmacht zu überwinden und in den letztlich befriedigenderen Bereich der Intersubjektivität zu gelangen, wie Jessica Benjamin ausgeführt hat (Benjamin 2018). Aus einer anderen Perspektive wiederum theoretisiert der französische Psychoanalytiker Jean Laplanche, dass die menschliche Sexualität nicht durch den »inneren Trieb« in Gang gesetzt wird, sondern durch die enigmatischen Botschaften, die aus dem »ungebundenen« unbewussten Sexualleben derjenigen stammen, von denen der Säugling abhängig ist (Laplanche 1999). Und aus lacanianischer Sicht gibt es kein Subjekt vor seiner »Kastration« durch ein symbolisches Gesetz, eine Position, die von vielen Seiten in Frage gestellt wird, zum Beispiel von Juliet Mitchell in Bezug auf die strukturierende Funktion dessen, was sie als »mütterliches Gesetz« bezeichnet (Mitchell 2003).

Jede dieser Perspektiven bringt ein anderes Verständnis des unbewussten Lebens mit sich, legt einen anderen Schwerpunkt auf die Rolle von Sprache und Sexualität bei der Entstehung des menschlichen Individuums und auf das Zusammenspiel der frühen emotionalen, sozialen und politischen Umgebung bei der Entwicklung der psychischen Strukturen von Ich und Über-Ich. Sie werden jedoch durch das Beharren darauf zusammengehalten, dass das psychische Leben nicht nur eine Frage des sozialen Lernens ist, sondern vom Sozialen selbst hervorgebracht wird und sich rekursiv zurückverwandelt, um soziale Normen zu reproduzieren oder sogar herauszufordern und zu verändern, die ansonsten als »Gesetze« erscheinen können, aber in Wirklichkeit veränderlich sind, wie Judith Butler argumentiert hat (Butler 2012), und immer dem Druck oder der »Revolte« des psychischen oder unbewussten Lebens unterliegen. In Anlehnung an Butlers Psyche der Macht kann man dies auch so ausdrücken, dass der Säugling in Referenz auf Freud leidenschaftliche Bindungen zu seinen Objekten aufbaut, von denen er abhängig ist, unabhängig davon, ob die Betreuungsperson ihn missbraucht oder pflegt. Diese »primäre Leidenschaft in der Abhängigkeit« (Butler 1997, S. 7, alle Zitate, Übersetzung durch die Autorin dieses Kapitels) wird zur allgemeinen Bedingung des psychischen und sozialen Überlebens, weil der Wunsch, »im eigenen Sein zu verbleiben« (Butler 1997, S. 28), an die Bedingung geknüpft ist, dass man sich dem anderen »ausliefert«, sich der Welt der anderen unterwirft, was natürlich auch deren wissensbildende Praktiken und die Bedingungen einschließt, die die Lesbarkeit dieser Praktiken bestimmen. Dies veranlasst Butler zu der viel zitierten Feststellung, dass die Bedingung der Subjektivität per se darin besteht, »von Anfang an sozialen Begriffen ausgeliefert zu sein, die nie ganz die eigenen sind«, und »anfällig für Begriffe zu sein, die man nie gemacht hat« (Butler 1997, S. 28). Dies macht das menschliche Subjekt nicht nur verletzlich gegenüber den besonderen Regeln, Sitten, Atmosphären und intersubjektiven Dynamiken des Haushalts, in dem das Kind aufwächst, oder gegenüber den Versäumnissen der Umwelt, Individuen zu erkennen und zu mentalisieren, sondern, in Anlehnung an Foucault, auch gegenüber den regulierenden Regimen des Sozialen selbst. Wie Veronica Vasterling in ihrer Diskussion von Butlers Werk feststellt, »[…] nehmen Identität und Selbstverständnis im diskursiven Feld des Sozialen Gestalt an und erfordern soziale Anerkennung. Wenn wir aufwachsen, binden wir uns leidenschaftlich an Begriffe und Praktiken, die soziale Anerkennung versprechen oder verleihen«. Diese Bindungen, die aus der Notwendigkeit entstehen, sowohl psychisch als auch sozial zu überleben, sind der »Dreh- und Angelpunkt des psychischen Lebens der Macht« (Vasterling 2010, S. 176).

Diese Betonung der relationalen Leidenschaft oder der leidenschaftlichen Bindung im butlerschen Sinne, der Wunsch nach Anerkennung durch die Norm, selbst wenn sie uns einschränkt, und die Auflehnung gegen die Norm, selbst wenn sie uns anerkennt, geben uns vielleicht eine etwas andere Perspektive auf die Bindung als eine »Umgebung«, die soziales Lernen und soziale Kommunikation ermöglicht, und auf die Anerkennung als etwas außerhalb der Ökonomie von Liebe und Hass Stehendes. In der entwicklungspsychologischen Literatur über epistemisches Vertrauen wird das Soziale unter anderem als Akteur in einem Anerkennungsprozess dargestellt. Wenn ein sozialer Kontext das Individuum nicht als Person anerkennt oder die Bedürfnisse dieses Individuums nach Zugehörigkeit und danach, Teil einer Gemeinschaft zu sein, nicht mentalisiert, bringt dies Einsamkeit, Beziehungslosigkeit und Entfremdung mit sich und macht den Einzelnen anfällig für Psychopathologie. Nach dieser Lesart können Gemeinschaften durch Prozesse der Anerkennung mentalisieren, was dann die Aufgabe des sozialen Lernens untermauert; oder sie können versagen zu erkennen, was zu Psychopathologie führt. Was wir jedoch aus den Psychosozialen Studien schließen können, ist, dass das Versagen der Anerkennung strukturell bedingt ist. Niemand lebt außerhalb der Regulierungssysteme des Sozialen, und einige würden behaupten, dass sie integraler Bestandteil der sozialen Formation selbst sind, nicht etwas, das Gemeinschaften unbedingt »wegwünschen« oder mit genügend Anstrengung bewusst überwinden können. Während Darstellungen des epistemischen Vertrauens die schwierige und wichtige Aufgabe übernehmen, eine Reihe von Mechanismen zu beschreiben, durch die das Soziale »eindringen« kann, und sich auf soziales Lernen und gemeinsame Intentionalität als die Schlüsselmechanismen bei der Herstellung vertrauensvoller und vertrauenswürdiger Beziehungen zu sich selbst und anderen festlegen, sind wir der Meinung, dass diese Darstellungen durch einen psychosozialen Ansatz »verdichtet« werden, der durch ein Festhalten an der Grundannahme der Psychoanalyse, dass das menschliche Subjekt das Subjekt des Unbewussten ist, das Individuum dezentriert und der sozialen Welt als selbst »pathologisch« große Aufmerksamkeit schenkt, wie Fanon es formuliert. Hier wird das Individuum durch soziale Verbundenheit angetrieben, die sich in konkurrierenden Formen von Liebe und Hass äußert, und das Soziale wird als ein Ort epistemischer Gewalt verstanden, und zwar genau an dem Punkt, an dem epistemisches Vertrauen entstehen kann, was, so denken wir, eine Alternative bietet, um zu erfassen, wie soziale Normen »nach innen gelangen«. Die oben erwähnten psychosozialen Arbeiten von Lewis, Pogue White, Holmes, Layton, Fanon, Butler und Benjamin zeigen Wege auf, die Unterscheidung zwischen psychischem und sozialem Leben abzulehnen und stattdessen zu verstehen, dass Heilungsversuche eine politische Arbeit beinhalten, die auf die Norm Druck ausübt und sie reformiert, selbst wenn diese Norm das ist, was Anerkennung oder Lesbarkeit verleiht. Diese politische Arbeit ist gleichzeitig »psychisch«, zum Beispiel durch leidenschaftliches Engagement für Gerechtigkeit und den Glauben an eine bessere Welt. Dies unterscheidet sich beispielsweise von der Bindung an die Wahrheit oder an die Realität, die mit dem Begriff des epistemischen Vertrauens angedeutet wird. Es kann Hoffnung beinhalten, aber auch die Fähigkeit, eine andere Zukunft zu wünschen als die erlebte Gegenwart und zu wünschen, die Norm zu deformieren. Saidiya Hartman nennt dies »Aufsässigkeit« in ihrer Erörterung der flüchtigen und doch aufrührerischen Lebensweise der ersten Generation Schwarzer Frauen nach der Emanzipation von der Sklaverei im Amerika des 19. Jahrhunderts, als neue Formen der Sklaverei in den ersten Jahrzehnten des 20. aufkamen. Sie schreibt vom »sehnsüchtigen Verlangen nach einer Welt, die nicht von Herren, Männern oder der Polizei beherrscht wird. […] [Vom] Irrweg des führerlosen Schwarms auf der Suche nach einem besseren Ort als diesem hier« (Hartman 2019, S. 227, Übersetzung durch die Autorin dieses Kapitels). Dieses Verlangen kann aus einem tiefen Misstrauen erwachsen und ist nicht unbedingt mit der Entwicklung von epistemischem Vertrauen verknüpft.

4.3 Epistemische Ungerechtigkeit

Wir haben argumentiert, dass das Soziale nicht einfach zu einer psychologischen Darstellung des epistemischen Vertrauens hinzugefügt werden kann, ohne dessen Entstehung durch epistemische Gewalt zu berücksichtigen und ohne zu verstehen, wie das Soziale das Psychologische formt, und umgekehrt. Die Vorstellung, dass wir leidenschaftliche Bindungen an die Gerechtigkeit eingehen können, erlaubt es uns, Miranda Frickers Arbeit über epistemische Ungerechtigkeit vorzustellen, die für unsere Argumentation von Relevanz ist. Der Begriff, wie sie ihn ursprünglich konzipiert hat (Fricker 2007; Fricker 2015; Fricker 2016), zielt darauf ab, eine »besondere Klasse von Unrecht« (Fricker 2017) zu beschreiben, in der jemand »erfindungsreich herabgestuft und/oder benachteiligt wird in Bezug auf seinen Status als epistemisches Subjekt« (Fricker 2017, o. S.). Sie unterscheidet zwischen dem, was sie als »testimoniale Ungerechtigkeit«, also bezeugende, und »hermeneutische Ungerechtigkeit« bezeichnet, wobei die epistemische Ungerechtigkeit eine Form der Diskriminierung darstellt. In ihrer »testimonialen« Form hat sie mit einem sprechenden Menschen zu tun, der durch ein direktes oder indirektes Urteil hinsichtlich seiner Glaubwürdigkeit, das eher auf Vorurteilen als auf der Angemessenheit der Aussage beruht, verkannt und als »epistemisch minderwertiger« als der Zuhörer wahrgenommen werden kann. In diesem Fall liegt kein absichtliches oder bewusstes Manipuliertwerden des Sprechers vor, und Fricker macht deutlich, dass die testimoniale Ungerechtigkeit unabsichtlich geschieht, »eine besondere Art der Fehleinschätzung der Glaubwürdigkeit des Sprechers – eine, die tatsächlich durch Vorurteile getrübt ist« (Fricker 2017, o. S.), aber nicht durch die bewusste Absicht, zu manipulieren oder misszuverstehen. Hermeneutische Ungerechtigkeit hingegen bezieht sich auf die Interpretation und das Verstehen und geschieht daher im Gegensatz zur testimonialen Ungerechtigkeit »durch eine diskriminierende, aber erfindungsreiche Fehleinschätzung« (Fricker 2017, o. S.). Wenn ein Konzept noch nicht existiert, wird es unmöglich, Worte zu finden, um eine Erfahrung zu artikulieren und anderen mitzuteilen, was eine Art epistemische Leerstelle hinterlässt, von der wir sagen könnten, dass Wissen »bekannt« ist, aber gleichzeitig nicht vollständig bekannt sein kann. Der Zuhörer führt diese Form der Ungerechtigkeit selbst dann aus, wenn er sich sehr um Verstehen bemüht, weil er ohne die entsprechenden begrifflichen Mittel einfach nicht in der Lage ist, dies zu tun. Ein Beispiel, das Fricker anführt, ist die sexuelle Belästigung am Arbeitsplatz, wo sexuelle Aussagen in einer historischen Epoche oder, wir könnten sagen, in einer Episteme, als Formen des Flirtens angesehen werden können und ihre Ablehnung als Mangel an Sinn für Spaß oder Humor (»verstehst du denn keinen Spaß!«). Epistemische Ungerechtigkeit ist in diesem Fall nicht das Ergebnis des Vorurteils eines einzelnen Zuhörers, sondern das Fehlen eines Konzepts auf gesellschaftlicher Ebene. Dies ist nichts, was durch vernünftige Anstrengungen und die Vermeidung von Böswilligkeit überwunden werden kann. Die Ursache der Ungerechtigkeit ist »strukturell«. Fricker schreibt:

> Die Ursache für eine hermeneutische Ungerechtigkeit ist eine Ungleichheit der hermeneutischen Möglichkeiten im Hintergrund – insbesondere eine hermeneutische Marginalisierung in Bezug auf einen bestimmten Bereich der sozialen Erfahrung. Dadurch werden sie in unfairer Weise benachteiligt, wenn es darum geht, eine Erfahrung dieser Art zu verstehen und/oder andere dazu zu bringen, sie zu verstehen (eine Art indirekte Diskriminierung) (Fricker, 2017, o. S.)

Hier verweist die epistemische Ungerechtigkeit in ihrer hermeneutischen Form auf eine strukturelle Schwierigkeit mit der sozialen Anerkennung, die zu der Ansicht führt, dass die epistemische Ungerechtigkeit auf der Ebene des Sozialen angegangen werden muss, vielleicht zusätzlich zur Förderung von Formen des »Mentalisierens« von Individuen innerhalb von Gemeinschaften. Aus Frickers Sicht kann hermeneutische Ungerechtigkeit nicht durch die Förderung von Vertrauen durch Anerkennung von Gemeinschaften intentional Denkender beseitigt werden. Wie wir oben dargelegt haben, geht es hier um die unbeabsichtigte Ungleichheit im Hintergrund.

4.4 »Munpain«

Zur Verdeutlichung unseres Arguments möchten wir Yousef Bakkalis Arbeit mit in London lebenden jungen Erwachsenen kurz vorstellen, die in das »Straßenleben (Straßenkultur)« involviert waren, anhand dessen er den Begriff des »munpain« entwickelt hat (Bakkali 2019). »Munpain« ist eine Verbindung von »mundane (alltäglich)« und »pain (Schmerz)«, die Bakkali verwendet, um zu beschreiben, wie tief eingebettete epistemologische und strukturelle Bedingungen eine Generation marginalisierter junger Menschen prägen, die »darauf brennen zu leben, während sie in einem existenziellen Kampf gegen ein Gefühl des Unbehagens gefangen sind, das viele ihrer alltäglichen Erfahrungen durchdringt« (Bakkali 2019, o. S.). Der Artikel stützt sich auf Feldforschungen, die Bakkali mit jungen Männern durchgeführt hat, die »am Leben auf der Straße« beteiligt waren, das als eine spezifische Form der Straßenkultur aufgefasst wird, die im Vereinigten Königreich in den oft sozial vernachlässigten innerstädtischen Wohnsiedlungen entstanden ist. Bakkali ist sich der Gefahren bewusst, die mit der Definition und Darstellung der Straßenkultur mittels rassistischer Begriffe verbunden sind, insbesondere der Gefahren, die mit der Mobilisierung des rassistischen Begriffs »Bandengewalt« in Zusammenhang stehen, und beschreibt das Straßenleben stattdessen als »eine ausdrucksstarke und materielle Reaktion marginalisierter Bevölkerungsgruppen auf die Kultivierung alternativer Wertformen in Räumen, die an die dominanten Wertesysteme angrenzen, denen sie unterworfen sind« (Bakkali 2019, o. S.). Aus dieser Perspektive ist das Straßenleben ein Versuch, trotz erdrückender Bedingungen, die bestimmte Lebensformen behindern, während sie andere unterstützen und fördern, ein Streben und einen Sinn für die Zukunft aufrechtzuerhalten. Während Gewalt im Alltag der jungen Menschen, die am Straßenleben beteiligt sind, eine wichtige Rolle spielt, und zwar sowohl als Opfer als auch als Täter, legt Bakkali den Schwerpunkt auf das soziale Leiden und schlägt vor, die vielen Formen der Gewalt, die das Straßenleben durchdringen, durch die Linse des »munpain« zu betrachten. In diesem Zusammenhang ist »munpain« ein »psychosoziales Konzept, das die Auswirkungen der in spätmodernen neoliberalen Staaten strukturell verankerten Gewalt im Alltagsleben marginalisierter junger Erwachsener in einem zeitgenössischen städtischen Kontext zum Ausdruck bringt« (Bakkali 2019, o. S.). Gewalt, die mit Formen der Ungleichheit zusammenhängt, die im spätmodernen neoliberalen Staat integraler Bestandteil sind, ist als strukturelle Bedingung fest verwurzelt, fließt aber auch direkt in die gelebten Erfahrungen dieser jungen Menschen ein. Anstatt jedoch eine rein soziale Analyse dieser strukturellen Bedingungen vorzunehmen, lauscht Bakkali den Ausdrucksformen des sozialen Leidens und spürt den Gefühlsstrukturen nach, die diese jungen Männer artikulieren, während sie darum kämpfen, sowohl den alltäglichen Routinen als auch deren Durchbrechung durch alltägliche Gewaltakte einen Sinn zu geben. In seinen Interviews mit zwei jungen Männern, Stephen und T., deckt Bakkali die oft unausgesprochenen Kämpfe, die ihr Leben durchdringen, und ihre Mobilisierung von Maßnahmen zur Linderung ihres Leids auf, die manchmal zu weiteren Gewalttaten führen. Seine Forschung wird durch seine eigene Positionierung unterstützt, da er in denselben Wohnsiedlungen im Süden Londons aufgewachsen ist wie seine Studienteilnehmer:innen, was ihm eine »Insider-Perspektive« auf Menschen ermöglicht, zu denen er bereits über den Forschungsprozess hinaus Beziehungen hat.

Es zeigen sich bestimmte affektive Zustände – Frustration, psychischer Schmerz, Unbehagen – als Versuche, das Leiden in stark eingeschränkten und begrenzten sozialen Kontexten zu lindern. Stephen zum Beispiel, der zweimal niedergestochen wurde und zahlreiche ihm nahestehende Gleichaltrige durch Waffen- und Messergewalt verloren hat, kämpft um seine Würde angesichts von Gefühlen der Abwertung, die sich auf materieller, symbolischer und physischer Ebene abspielen. Er spricht von Schmerzen, die sich übereinanderschichten: der Schmerz, dass es einfach kein Geld gibt, dass man sich Geld leiht und dann wegen des Geldes verfolgt wird, dass man keinen Zugang zu grundlegenden Dingen hat, dass man zu einer Geldstrafe verurteilt wird, dass man auf Kaution freikommt, dass es keine Zahnpasta gibt. Der Schmerz höre nicht auf, sagt er, er gehe jeden Tag weiter. Der Effekt ist, dass Zukunftsziele sowohl auf materieller als auch auf symbolischer Ebene geschwächt werden, wo die Hoffnung und der Sinn für eine Zukunft täglich zerstört werden, was zu akut empfundenen Widersprüchen zwischen den Zielen und dem internalisierten Gefühl des individuellen Versagens führt. Über den zweiten Teilnehmer, T., schreibt Bakkali: »Die Scham, die T. empfindet, wenn seine hochgesteckten Zukunftsziele auf eine begrenzte materielle Realität treffen, führt zu einer Dehnung und einem Zerreißen des ›Stoffs‹, aus dem sein Selbstbewusstsein gemacht ist« (Bakkali 2019, o. S.). Dieses Dehnen und Zerreißen ist im Sozialsystem angelegt, das Menschen wie T. in unsicheren, minderwertigen Arbeitsverhältnissen hält, wobei der Zugang bestimmter sozialer Gruppen zu stabilen, gut bezahlten, legalen Arbeitsplätzen so eingeschränkt ist, dass es im Vereinigten Königreich nach mehr als einem Jahrzehnt der Sparpolitik fast überhaupt keine soziale Mobilität mehr gibt. Dies führt dazu, dass junge Menschen mit verschiedenen Qualen zu kämpfen haben, die mit undurchdringlicher Männlichkeit, Stigmatisierung, Stereotypisierung, dem Umgang mit sozialen Erwartungen, Gefühlen von Schwäche oder Unzulänglichkeit und dem Gefühl des Verlassenseins zusammenhängen. Das Leben und die Bewältigung des »munpain«, so Bakkali, gehen mit dem Gefühl einher, dass etwas nicht in Ordnung ist, aber leisten wenig Hilfe bei der Identifizierung dessen, was genau nicht in Ordnung ist, was zu einem allgemeineren Gefühl des »Unbehagens« führt. *Dieses Unbehagen ist eine Mischung aus strukturellen Ungleichheiten und Widersprüchen zwischen Zukunftszielen und Möglichkeiten, die dazu führen, dass marginalisierte junge Menschen entwertet und an der Entwicklung einer konstruktiven Individualität gehindert werden.*

In diesem Bericht hilft uns das Psychosoziale, sowohl epistemisches Vertrauen als auch epistemische Gewalt im Blick zu behalten. Das Vertrauen in sich selbst und in die Umwelt um die Betroffenen herum wird möglich durch die Fähigkeit, das »munpain« der alltäglichen strukturellen Gewalt zu ertragen und weiter nach einem lebenswerten Leben zu suchen. Bakkali hebt in seiner Schlussfolgerung die Worte von Stephen hervor, wenn er sagt: »Es geht darum, dass du verstehst, was vor sich geht« (Bakkali 2019, o. S.). Mit anderen Worten, die Gewalterfahrung junger Menschen ist nicht sinnlos. Sie kann sinnvoll gemacht werden, indem man die strukturellen Ungleichheiten und Formen der Gewalt, die »munpain« erzeugen, herausarbeitet. Aus dieser Perspektive wird epistemisches Vertrauen zu einer Verpflichtung, über die alltäglichen Gewalttaten, die das Leben der Menschen strukturieren, Bescheid zu wissen und sie weiter zu erforschen.

Literatur

Allen, A. (2021). *Critique on the Couch. Why Critical Theory Needs Psychoanalysis.* New York: Colombia University Press. Deutsch: *Kritik auf der Couch. Warum die Kritische Theorie auf die Psychoanalyse angewiesen ist.* Frankfurt: Campus, 2023.

Bakkali, Y. (2019). Dying to live. Youth violence and the munpain. *The Sociological Review, 67*(6), S. 1317–1332. doi/full/10.1177/0038026119842012.

Benjamin, J. (2018). *Beyond Doer and Done To: Recognition Theory, Intersubjectivity and the Third.* London & New York: Routledge.

Bhambra, G., Gebral, D. & Nisancioglu, K. (Hrsg.) (2018). *Decolonising the University.* London: Pluto Press.

Brunner, C. (2020). *Epistemische Gewalt. Wissen und Herrschaft in der kolonialen Moderne.* Bielefeld: transcript Verlag.

Brunner, C. (2021). Conceptualizing epistemic violence. An interdisciplinary assemblage for IR. *International politics reviews,* (9), S. 193–212. doi.org/10.1057/s41312-021-00086-1.

Butler, J. (1997). *The Psychic Life of Power. Theories in Subjection.* Stanford University Press. Deutsch: *Psyche der Macht. Das Subjekt der Unterwerfung.* Frankfurt am Main: Suhrkamp, 2001.

Butler, J. (2012). Precarious Life, Vulnerability, and the Ethics of Cohabitation. *Journal of Speculative Philosophy, 26*(2), S. 134–151.

Csibra, G., Gergely, G. (2009). Natural pedagogy. *Trends in Cognitive Sciences, 13*(4), S. 148–153.

Fanon, F. (1952). Peau noire, masques blancs. Paris: Seuil. Deutsch: Schwarze Haut, weiße Masken. Wien: Turia + Kant, 2015.

Fanon, F. (1967).

Fonagy, P. & Allison, E. (2014). The role of mentalizing and epistemic trust in the therapeutic relationship. *Psychotherapy (Chicago, Ill.), 51*(3), S. 372–380.

Fonagy, P., Gergely, G. Eliot, L. & Target, M. (2004). *Affect regulation, Mentalization, and the Development of the Self.* New York: Other Press. Deutsch: *Affektregulierung, Mentalisierung und die Entwicklung des Selbst* (6. Aufl.). Stuttgart: Klett-Cotta, 2018.

Fonagy, P., Luyten, P. & Allison, E. (2015). Epistemic petrification and the restoration of epistemic trust: A new conceptualization of borderline personality disorder and its psychosocial treatment. *Journal of Personality Disorders, 29*(5), S. 575–609.

Fonagy, P., Luyten, P., Allison, E. & Campbell, C. (2017). What we have changed our minds about: Part 2. Borderline personality disorder, epistemic trust and the developmental significance of social communication. *Borderline Personality Disorder and Emotion Dysregulation, 4*(9).

Fonagy, P., Campbell, C., Constantinou, M., Higgitt, A., Allison, E. & Luyten, P. (2022). Culture and psychopathology: An attempt at reconsidering the role of social learning. Development and Psychopathology, 34(4), 1205-1220.

Fonagy, P. & Nolte, T. (2022). Mentalisieren und soziales Lernen: Ihre Bedeutung in Kultur und Psychopathologie. In H. Kirsch, T. Nolte & S. Gingelmaier (Hrsg.), *Soziales Lernen, Beziehung und Mentalisieren*. Göttingen: Vandenhoeck & Ruprecht.

Foucault, M. (1966). *Les mots et les choses: Une archéologie des sciences humaines*. Paris: Gallimard. Deutsch: *Die Ordnung der Dinge. Eine Archäologie der Humanwissenschaften*. Frankfurt am Main: Suhrkamp, 1981.

Foucault, M. (1981). *Archäologie des Wissens*. Frankfurt am Main: Suhrkamp.

Fricker, M. (2007). *Epistemic Injustice. Power and the Ethics of Knowing*. Oxford: Oxford University Press.

Fricker, M. (2015). Epistemic Contribution as a Central Human Capability. In G. Hull (Hrsg.), *The Equal Society. Essays on Equality in Theory and Practice*. Lanham MD USA: Lexington Books.

Fricker, M. (2016). Epistemic Injustice and the Preservation of Ignorance. In M. Blaauw & R. Peels (Hrsg.), *The Epistemic Dimensions of Ignorance*. Cambridge: Cambridge University Press.

Fricker, M. (2017). Evolving Concepts in Epistemic Injustice. In I. J. Kidd, J. Medina & G. Pohlhaus Jr. (Hrsg.), *Routledge Handbook of Epistemic Injustice* (S. 53–60). London & New York: Routledge.

Frosh, S. & Baraitser, L. (2008). Psychoanalysis and Psychosocial Studies. *Psychoanalysis, Culture and Society*, 13, S. 346–365.

Fuss, D. (1994). Interior colonies. Frantz Fanon and the politics of identification. *Diacritics*, 24(2–3), S. 20–42.

Gutting, G. & Oksala, J. (2022). Michel Foucault. In E. N. Zalta (Hrsg.), *The Stanford Encyclopedia of Philosophy*. Stanford, Calif.: The Metaphysics Research Lab, Stanford Univ.

Haraway, D. (1991). *Simians, Cyborgs and Women. The Reinvention of Nature*. New York: Routledge.

Harding, S. (2008). *Sciences from below. Feminisms, postcolonialities, and modernities*. Raleigh: Duke University Press.

Hartman, S. (2019). *Wayward lives, beautiful experiments*. New York: W. W. Norton & Company. Deutsch: *Aufsässige Leben, schöne Experimente. Von rebellischen schwarzen Mädchen, schwierigen Frauen und radikalen Queers*. Berlin: Claassen, 2022.

Higgins, J. (2020). Cognising with others in the we-mode: A defence of ›first-person plural‹ social cognition. *Review of Philosophy and Psychology*, 12(4), S. 803–824.

Holmes, D. E. (2016). Culturally Imposed Trauma. The sleeping dog has awakened. Will Psychoanalysis take heed? *International Journal of Relational Perspectives*, 26(6), S. 641–654.

Jensen, T. & Tyler, I. (2012). Austerity Parenting. New economies of parent-citizenship. *Studies in the Maternal*, 4(2), S. 1.

Jensen, T. & Tyler, I. (2015). Benefit Broods. The Cultural and Political Crafting of Anti-Welfare Commonsense. *Critical Social Policy, 35*(4), S.470–491.
Jensen, T. (2020). Shreddring the Social State. Maternal Studies, Ten Years On. *Studies in the Maternal, 13*(1), S. 5.
Laplanche, J. (1999). *Essays on Otherness.* Hrsg. v. John Fletcher. London und New York: Routledge.
Layton, L. (2020). *Towards a Social Psychoanalysis. Culture, Character, and Normative Unconscious Processes.* New York: Routledge.
Lewis, G. (2009). Birthing Racial Difference. Conversations with my mother and others. *Studies in the Maternal, 1*(1), S. 1–21. doi: https://doi.org/10.16995/sim.112.
McNay, L. (1994). *Foucault. A Critical Introduction.* Hoboken NJ, USA: Wiley.
Mitchell, J. (2003). *Siblings: Sex and Violence.* Cambridge: Polity Press.
Pogue White, K. (2002). Surviving Hating and Being Hated, *Contemporary Psychoanalysis,* 38(3), S.401–422.
Roseneil, S. (2012). Doing Feminist Social Research after the Cultural Turn. Research with Practical Intention. In S. Roseneil & S. Frosh (Hrsg.), *Social Research After the Cultural Turn.* London: Palgrave Macmillan.
Schroder-Pfeifer, P., Talia, A., Volkert, J. & Taubner, S. (2018). Developing an assessment of epistemic trust. A research protocol. *Res Psychother, 21*(3), S. 330.
Spivak, G. C. (1988). Can the subaltern speak? In C. Nelson & L. Grossberg (Hrsg.), *Marxism and the Interpretation of Culture.* Urbana, IL: University of Illinois Press. Deutsch: Can the subaltern speak? Postkolonialität und subalterne Artikulation. Wien, Berlin: Verlag Turia + Kant, 2020.
Tomasello (2020).
Vasterling, V. (2010). The Psyche and the Social – Judith Butler's Politicizing of Psychoanalytical Theory. In J. de Vleminck (Hrsg.), *Sexuality and psychoanalysis: Philosophical Criticisms* (S. 10–171). Leuven: University Press.

TEIL II

Klinische Anwendungen

Einleitung

TOBIAS NOLTE UND PETER FONAGY

Drei Kommunikationssysteme und die Rolle von epistemischem Vertrauen sowie die Auswirkungen auf das therapeutische Bündnis

In einem Versuch zu konzeptualisieren, was in einer wirksamen psychotherapeutischen Hilfe für Menschen mit schwerer Psychopathologie tatsächlich geschieht, haben wir drei Kommunikationssysteme beschrieben (Fonagy & Allison 2014), drei ineinandergreifende und sich überschneidende Prozesse, die bei allen Interventionen, also schulenübergreifend, stattfinden (s. Abb. 6). Wir gehen davon aus, dass diese Systeme nicht nur auf mentalisierungsbasierte Behandlungen anwendbar sind, sondern dass jede Form sinnvoller Hilfe dazu tendiert, die Kommunikation, Verinnerlichung und Wiederanwendung neuer Formen des »Lernens« über sich selbst und über sich selbst in Bezug auf andere Menschen zu beinhalten.

Kommunikationssystem 1: Das Lehren und Lernen von Inhalten

Alle verschiedenen therapeutischen Schulen aktivieren dieses System, wenn der Therapeut dem Patienten ein Modell zum Verständnis der Psyche vermittelt, das sich für den Patienten relevant anfühlt und ihm das Gefühl gibt, anerkannt und verstanden zu werden.[13] Die Erfahrung, als unabhängiger Akteur anerkannt zu werden, reduziert die epistemische Wachsamkeit des Patienten und bereitet ihn

13 Auch hierbei gilt, dass sich die beschriebenen Kommunikationsphänomene auch auf andere Betreuungskontexte und pädagogische Felder ausdehnen lassen.

auf das soziale Lernen vor. Dies reicht von der analytischen Grundregel zu der der eigentlichen MBT vorgeschalteten Psychoedukation hin zur Mentalisierungsbasierten dynamischen Administration (MDA) zur Entwicklung epistemischen Vertrauens in Gruppenpsychotherapien. Entscheidend für dieses System ist die Fähigkeit des Therapeuten, sich in den Patienten hineinzuversetzen, denn es erfordert, dass der Therapeut sein therapeutisches Modell so anwendet und kommuniziert, dass es vom Patienten als sinnvoll empfunden wird, wodurch eine epistemische Grundübereinstimmung hinsichtlich des Therapieunterfangens entsteht.

Kommunikationssystem 2: Das Wiederauftauchen von robustem Mentalisieren

Wenn der Patient wieder offen ist für soziale Kommunikation in Kontexten, die zuvor von epistemischer Hypervigilanz geprägt waren, zeigt er verstärktes Interesse an der Denkweise des Therapeuten und an der Verwendung von Gedanken und Gefühlen, was die Fähigkeit des Patienten zum Mentalisieren anregt und stärkt – »warum sieht mich diese Person so, wie sie mich sieht?« Die nichtwissende Haltung des Therapeuten und seine aufmerksame Konzentration auf die Erfahrung des Patienten setzen dies in Gang. Das Entstehen von Mentalisierungsfähigkeit beim Patienten entwickelt einen positiven Kreislauf, in dem Neugier auf mentale Zustände und soziales Lernen durch größere epistemische Offenheit einander innerhalb der therapeutischen Beziehung unterstützen und die Integration verschiedener Erfahrungsebenen und affektiver Zustände ermöglichen. Patient und Therapeut befinden sich in der Wir-Perspektive, wobei der Geisteszustand des Patienten und seine Reaktion auf das, was mit ihm geschieht, Gegenstand ihrer gemeinsamen Aufmerksamkeit sind.

Kommunikationssystem 3: Das Wiederauftauchen des sozialen Lernens

Anwendung des sozialen Lernens auf das weitere Umfeld. Von einer anderen Person mentalisiert zu werden, befreit den Patienten aus seinem Zustand der vorübergehenden oder chronischen sozialen Isolation und (re)aktiviert die Fähigkeit zu lernen: Dies befreit die Person und ermöglicht es, im Kontext von Beziehungen außerhalb der Therapie zu wachsen. Diese Sichtweise impliziert also, dass nicht nur die Inhalte, Techniken oder Einsichten, die durch die Behandlung erworben werden, der Schlüssel zum Erfolg sind, sondern vielleicht in erster Linie die Fähigkeit des Patienten zum sozialen Lernen und zum Nachdenken über psychische Zustände, die sein Funktionieren verbessern, da der Patient allmählich in der Lage ist, seine Umgebung auf andere Weise zu »nutzen«. Eine weitere Konsequenz ist natürlich, dass psychologische Interventionen auch auf der Ebene des sozialen Umfelds ansetzen müssen, wenn dies erforderlich oder angemessen ist. Durch die Betonung des sozialen Umfelds des Patienten als Schlüsselfaktor für die Ermöglichung von Veränderungen wird die Begrenztheit dessen, was im Sprechzimmer allein erreicht werden kann, anerkannt und eine klare klinische und theoretische Herausforderung für das Denken über Psychopathologie eröffnet – dass soziale Systeme wichtig sind und der Kliniker (Betreuender/Pädagoge) nicht alles allein erreichen kann.

Obwohl wir diese Prozesse numerisch beschreiben, sollten wir nicht erwarten, dass sie sich entlang einer sauberen linearen Bahn entfalten. Es gibt unvermeidliche Unterbrechungen, Brüche und Reparaturarbeiten während der Behandlung, die die Aktivierung verschiedener Kommunikationssysteme oder deren überlappende Aktivierung beinhalten können. Ein Patient kann zum Beispiel auf halbem Weg durch die Behandlung in eine Sitzung kommen und sich verzweifelt und wütend über einen schwierigen Austausch fühlen, den er kürzlich mit einem Familienmitglied hatte. In einem Zustand psychischer Äquivalenz kann der Patient alles, was der Therapeut sagt, als bedeutungslos, nutzlos oder provokativ ansehen: Die Kommunikation bricht zusammen, und jeder Versuch, vom Patienten zu erwarten, dass er soziales Lernen aufnimmt oder anwendet, wird wahrscheinlich scheitern. Stattdessen muss die Kommunikation 1 reaktiviert werden, in der der mentale Zustand des Patienten verstanden und anerkannt und die Fähigkeit zum Denken und Lernen behutsam wiederhergestellt wird. Aus der Sicht des Patienten kann es erforderlich sein, seine Fähigkeit zu verbessern, vertrauens-

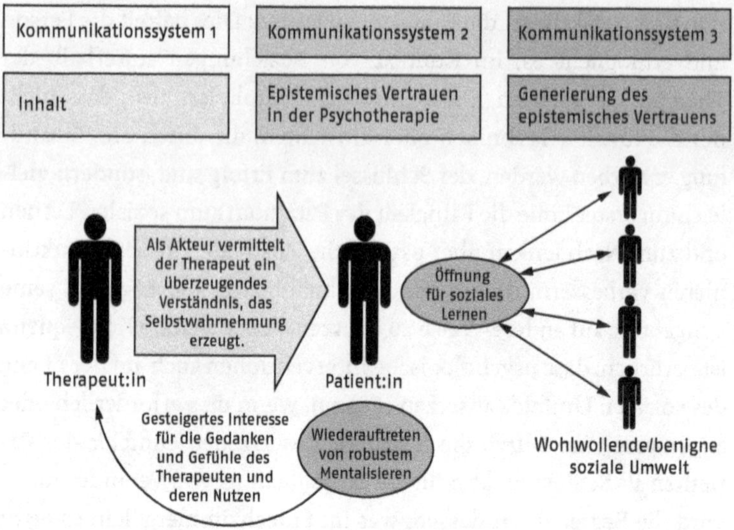

Abb. 6: Drei Stufen des kumulativen Prozesses, der Psychotherapie effektiv macht

würdige Verbindungen innerhalb seines sozialen Umfelds auszuwählen. Aus der Perspektive des Umfelds kann es die Gestaltung einer mentalisierenden Umgebung beinhalten, um das epistemische Vertrauen zu stärken.

Mentalisieren und Herstellen von epistemischem Vertrauen in der Behandlung

Die tatsächliche therapeutische Haltung innerhalb der Kommunikationssysteme wird sich je nach Therapieansatz unterscheiden, in der MBT hat es sich als hilfreich herausgestellt, sich auf folgende Aspekte (und die Liste erhebt keinen Anspruch auf Vollständigkeit) zu konzentrieren, die in unserer Erfahrung epistemisches Vertrauen zu generieren helfen:

- Mentalisieren beibehalten und, wenn es verloren geht, wiederherstellen (bei allen Beteiligten),
- aktiv, neugierig, wissbegierig sein; kein Verständnis vortäuschen,
- gemeinsame Aufmerksamkeit auf mentale Zustände richten,
- gewöhnlich im Sinne von normalisierend/demokratisch: Vermeidung des Anscheins von privilegiertem Wissen über die Psyche des Patienten,
- Betonung der Perspektivenübernahme und des Aufzeigens von Diskrepanzen zwischen den Perspektiven (und Exploration ihrer Ursachen),
- Haltung des »Nicht-Wissens«: Gewissheit meiden; markieren, was nicht offensichtlich ist, aber so dargestellt wird, markieren, wenn man vermutet, dass man etwas »weiß«,
- aktives, absichtliches Bemühen, etwas über das undurchsichtige innere Erleben herauszufinden, und das vorleben,
- Bescheidenheit – alle erkennen die eigenen Fehler an, die nicht zu den eigenen gehören, und zeigen Interesse daran, korrigiert zu werden und eine andere Meinung zu haben,
- »Hartnäckigkeit« bei der Exploration von Missverständnissen inklusive dessen, was den Therapeutenanteil ausmacht,
- reflektierte Selbstoffenbarung/Transparenz in Bezug auf Zustände von Verwirrung, des Nicht-Verstehens und der Selbstreflexion/Authentizität.

Das Erzeugen von Momenten im Wir-Modus im klinischen Kontext lässt sich wie folgt zusammenfassen.

Wir sprechen miteinander, wir sind füreinander real, wir sind beide präsent und hören respektvoll zu, was der andere sagt – diese Erfahrung lässt sich als »Wir-Modus« bezeichnen. Oft ist dafür als ein erster Schritt empathische Validierung der Patient:innenerfahrung nötig. Im Beispiel von Abb. 7 könnte sich eine Patientin als überangepasst freundlich und immer zugewandt präsentieren (ihr dominantes Narrativ). Nur wenn der Therapeut mentalisierend auch erkennen und für sie repräsentieren kann, wie demütigend das vielleicht für sie ist, weil sie damit ständig ihre eigenen Bedürfnisse negieren muss, und welch große Wut sie darüber empfindet (subdominantes Narrativ) und wie enttäuschend es vielleicht zusätzlich sein mag, dass sich diese Dynamik in der Therapie wiederholt

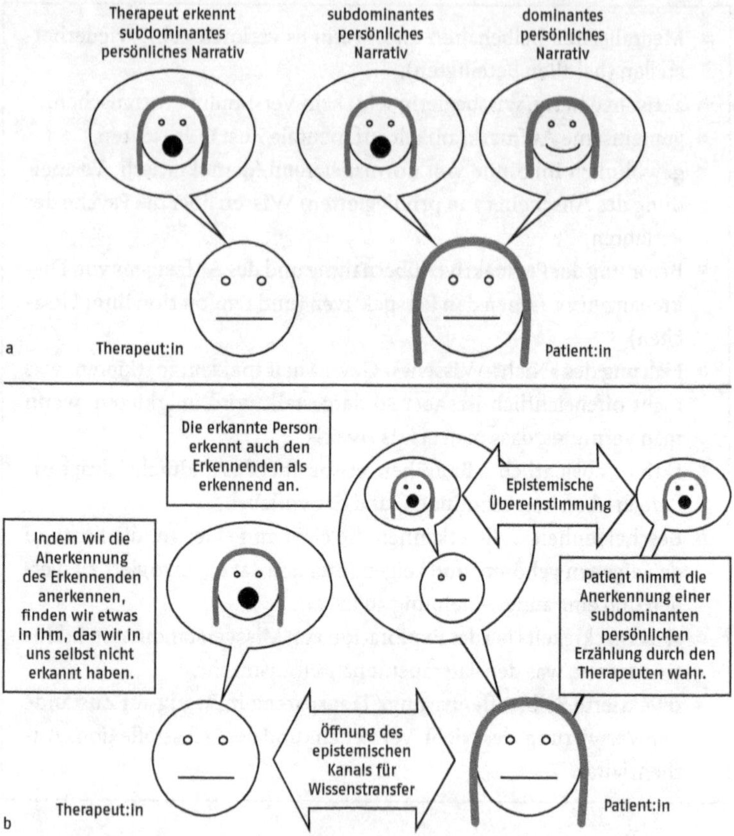

Abb. 7a und b: Prozess zum Entstehen epistemischer Übereinstimmung bezüglich subdominanter Narrative oder Erfahrungszustände von Patient:innen

(empathische Validierung), stellt sich eine Erfahrung der epistemischen Übereinstimmung ein.

Innerhalb der MBT zum Beispiel würde man das »Dritte« beispielsweise des Psychoanalytikers Thomas Ogden (Ogden 2004) als ein von Patient:in und Therapeut:in gemeinsam getragenes Bild sehen, das sich als Alternative zu den ursprünglich von Patient:in präsentierten und Therapeut:in reaktiv vermuteten Bildern entwickelt. Aber sowohl die Präsentation als auch die Reaktion können in ihren gemeinsamen Diskurs einbezogen werden (in der Psychoanalyse könnte man sagen, dass der gemeinsame Gegenstand das Verständnis von Übertragungs- und Gegenübertragungsdynamiken als einen diesem Ansatz innewohnenden speziellen Wir-Modus darstellt). Dieser Moment, den wir als »Wir-Modus« bezeichnen, bezieht sich auf ein Gefühl des Wir-Gefühls, das normalerweise mit sozialer Zusammenarbeit verbunden ist, bei der beide Parteien das Gefühl haben, Teil einer Reihe von Gedanken und Gefühlen zu sein, die über die eigene Verstandesleistung hinausgehen und geteilt werden, ein irreduzibel gemeinsamer Modus der Kognition. Der »Wir-Modus« ist eine Erfahrung, die die Grundlage für die Zusammenarbeit und das Sich-Einlassen auf gemeinsame Ziele bildet und die Entwicklung von epistemischem Vertrauen und Vertrauenswürdigkeit katalysiert. Der »Wir-Modus« erzeugt eine Erfahrung des gemeinsamen Fühlens, Denkens und Handelns. In diesem Moment der Therapie wird die Selbstidentifikation unter die einer sozialen Einheit subsumiert, die unterschiedliche Funktionsweisen ermöglicht. Das »Ich« sowohl von Patient:in als auch von Therapeut:in sieht sich selbst und die zwischenmenschliche Landschaft nun als »wir-strukturiert«. Es gibt keinen mysteriösen Sprung in einen zwischenmenschlichen Raum der »Wir-Struktur«, sondern es ist vielmehr der Übergang von dem Gefühl, dass Einzelne über ein Problem sprechen, hin zu einem Duo oder Team, das auf integrierte Weise daran arbeitet. Der »Wir«-Modus ist der Schlüssel zur Wiederherstellung des Vertrauens. Dieser Modus ist deshalb so wichtig, weil er auf Gegenseitigkeit beruht. Er »kommt und geht« natürlich, geht in nicht-kooperativen Interaktionen verloren, wird aber durch die Kultivierung von Vertrauen kontinuierlich wiederhergestellt, weil er präsent und möglich bleibt, selbst wenn er abhandenkommt. Ein entscheidender Teil der Etablierung des »Wir-Modus« für Patient:in und Therapeut:in ist die neugierige Haltung der Offenheit von Therapeut:innen gegenüber der Art und Weise, wie die Gedanken und Gefühle von Patient:innen deren subjektive Erfahrung beeinflussen. Die Veranschaulichung, wie sich Gedanken auf Gedanken auswirken können, ist von zentraler Bedeutung für den Prozess der Verbesserung des Mentalisierens.

Die epistemische Haltung und ihre Rolle bei Brüchen in der Beziehung und deren Reparatur

Neben der therapeutischen Haltung spielt ein weiteres Element auf Seiten von Patient:innen ein Rolle: dass Therapeut:innen nach »rupture and repair« bzw. im Zuge von Letzterem weiterhin gewillt sind, mit ihnen zu arbeiten und ein mentalisierendes Wissen und die Bereitschaft haben, diese Brüche gemeinsam und mit Neugier zu bedenken und zu verstehen.

Etwas vereinfacht könnte man den Reparaturprozess in drei Phasen unterteilen (Bateman et al. 2021):

1. Akzeptieren der vollen Verantwortung – der Therapeut identifiziert nicht defensiv seine Rolle bei der Entstehung des Bruchs, sondern bleibt Modell für Neugier und Offenheit hinsichtlich des Zustandekommens.
2. Einfühlungsvermögen und Validierung – der Therapeut erkennt die Auswirkungen der Situation auf den mentalen und damit meist affektiven Zustand des Patienten an und zeigt Einfühlungsvermögen und Verständnis dafür.
3. Den Patienten zum Akteur machen – der Therapeut wendet sich an den Patienten, um gemeinsam über eine Reparatur nachzudenken.

Beziehungsbrüche können im Sinne einer Unterbrechung der Reziprozität der mentalen Prozesse zwischen Menschen und eines Zusammenbruchs des »embryonalen« epistemischen Vertrauens verstanden werden, so dass kein Lernen stattfinden kann. Die Aufgabe bei der Reparatur solcher Vorfälle besteht darin, ein gemeinsames Denken zu entwickeln, eine »Wir-Position«, wie oben beschrieben. Aus einer solchen Angleichung der Intentionen könnte sich ein positiverer Interaktionszyklus ergeben (Bateman et al. 2021). Einfach ausgedrückt: »Fehlt das Vertrauen, fehlt auch die Fähigkeit zur Veränderung« (Fonagy et al. 2015, S. 591). Somit sind die Wahrnehmung des Therapeuten durch den Patienten, seine Erfahrung, dass in der Therapie über ihn nachgedacht wird, und die damit verbundene Fähigkeit, den natürlichen Zustand der epistemischen Wachsamkeit zu relaxieren und ein Gefühl des epistemischen Vertrauens zuzulassen, in der therapeutischen Beziehung von entscheidender Bedeutung. Obwohl Patient:innen sehr wohl verstehen, was der Therapeut oder die Therapeutin ihnen sagt, fehlt sonst die Annahme, dass die Kommunikation relevant für sie ist. Die Fragen: »Was wissen Sie schon?« und »Warum sollte ich zuhören?« bzw. »Warum sollte ich über Beziehungsbrüche nachdenken, wenn das doch mit psychischem Schmerz verbunden ist?«, werden dann nicht als zufriedenstellend beantwortet erlebt.

Implikationen für eine das epistemische Vertrauen betreffende Forschung

Die empirische Forschung zu epistemischem Vertrauen ist noch jung, und einige der in diesem Buch entwickelten konzeptuellen Ideen bedürfen rigoroser Empirie, um sie belastbarer werden zu lassen. Was sich anhand der bereits veröffentlichten und in Arbeit befindlichen ersten Befunde jedoch sagen lässt, ist Folgendes:

Wir wissen, dass die Fähigkeit zu epistemischem Vertrauen durch Selbstauskunft mit Fragebögen gemessen werden kann. Es gibt erste positive Hinweise bezüglich der psychometrischen Effizienz und Güte des »Epistemic Trust, Mistrust and Credulity Questionnaire«, ETMCQ; Campbell et al. 2021; Nolte et al. [in Vorbereitung]; EMTCQ). Wir wissen auch, dass dieses Instrument verbesserungswürdig ist und bisher nur in Querschnittstudien eingesetzt worden ist. Wir wissen jedoch auch, dass Aspekte zur Validität des Instruments bereits als adäquat zu betrachten sind, denn:

- Misstrauen und Leichtgläubigkeit korrelieren mit globaler Psychopathologie,
- Misstrauen und Leichtgläubigkeit sind höher bei wahrscheinlichen Fällen von Depression und Angstzuständen,
- Misstrauen und Leichtgläubigkeit korrelieren mit unsicherer Bindung,
- die Erfahrung von Vernachlässigung und Missbrauch ist stark positiv mit Misstrauen und Leichtgläubigkeit verbunden,
- der Einfluss einer ungünstigen Vorgeschichte wird teilweise durch Misstrauen und Leichtgläubigkeit vermittelt,

- Misstrauen und Leichtgläubigkeit korrelieren mit Schwierigkeiten beim Verstehen mentaler Zustände,
- epistemisches Misstrauen/Leichtgläubigkeit und Verschwörungsmentalität gehen miteinander einher,
- Misstrauen und Leichtgläubigkeit korrelieren negativ mit der allgemeinen Selbstwirksamkeit (Fähigkeit zur Selbstveränderung),
- Misstrauen und Leichtgläubigkeit erfassen einen Teil der Varianz der psychischen Abwehrmechanismen.

Knapen, Hutsebaut und Kolleg:innen argumentieren, dass eine epistemische Beeinträchtigung ein vielversprechender Psychomarker zur Identifizierung von »Patienten mit dem Risiko eines Behandlungsversagens ist, da er ein zugängliches Merkmal der Person liefert, das dabei helfen kann, ihre Eignung für interpersonelle Hilfe zu bestimmen« (Knapen et al. 2020). Es besteht ein wachsendes Interesse daran, den Beitrag des epistemischen Vertrauens zu erfolgreichen Behandlungsergebnissen und Patient:innenerfahrungen zu verstehen (z. B. Bo et al. 2017; Folmo et al. 2019; Li et al. 2022; Sprecher et al. 2022). Bislang gibt es jedoch keine Untersuchungen darüber, ob Symptomveränderungen im Rahmen der MBT (oder einer anderen Behandlung) mit stabilen Veränderungen des epistemischen Vertrauens einhergehen. Wenn eine Zunahme des Vertrauens, wie sie durch die MBT hervorgerufen wird, ein Mechanismus der Veränderung ist, dann sollten MBT und andere Behandlungen im Hinblick auf die Veränderung der Vertrauensprozesse, einschließlich der Verringerung der epistemischen Störung, validiert werden. Empirische Bewertungen (z. B. der ETMCQ oder experimentelle Verfahren: Schröder-Pfeifer et al. 2022) könnten die Vorhersagekraft individueller Unterschiede im epistemischen Vertrauen vor der Behandlung und seine Entfaltung in der Therapie für das Therapieergebnis, den Prozess und den Abschluss der Behandlung verbessern. Die Fokussierung auf individuelle Unterschiede kann dazu beitragen herauszufinden, wie Psychotherapie für bestimmte Subpopulationen (Zilcha-Mano 2021) in Abhängigkeit von ihrem eigenschaftsspezifischen epistemischen Vertrauen und der Ausgestaltung der Allianz sowie der Bruch- und Reparaturphänomene funktioniert. Zukünftige Forschung sollte sich daher darauf konzentrieren, die spezifischen Interventionen des Therapeuten und ihr Zusammenspiel mit EV-bezogenen Patient:innenfaktoren (z.B. während MBT-I oder in Gruppen- vs. Einzeltherapie) zu identifizieren, die zu nachhaltigen Veränderungen im epistemischen Vertrauen führen können, sowie darauf, in welcher Phase und in welchem Kontext der Therapie sie stattfinden sollten (s. Folmo et al. 2022). Wir sehen daher eine Reihe von Desideraten und damit verbundenen Herausforderungen:

- Entwicklung von Instrumenten zur Beurteilung der epistemischen Haltung, die im Vergleich zu bestehenden Messinstrumenten zur Beurteilung von Merkmalen wie Misstrauen, negativer Affektivität oder Fähigkeiten wie Mentalisierung oder Persönlichkeitsfunktionalität eine inkrementelle Validität aufweisen können. Dies erfordert die Feststellung der Spezifität des Konstrukts und seiner Messung sowie eine einfache Anwendung von Instrumenten oder experimentellen Paradigmen.
- Ähnlich verhält es sich bei der Prozessforschung (z.B. auf der Grundlage von Videoaufzeichnungen oder Sitzungsprotokollen wie in der MBT): Kann die Entwicklung eines Bewertungsinstruments, das die Qualität und Angemessenheit von die epistemische Haltung unterstützenden Interventionen operationalisiert, die Behandlungszuweisung beeinflussen?
- Kann das epistemische Vertrauen die Behandlungszuweisung beeinflussen? Wenn die Hypothese zutrifft, dass epistemisch misstrauische Personen weniger von sozialen Lernmöglichkeiten (wie Therapie) profitieren, ließe sich vorhersagen, dass hohes bzw. niedriges Misstrauen die Wirksamkeit von manualisierten Behandlungen (Medikamente/psychosoziale Interventionen/leitliniengerechte Therapien) prädizieren könnte.
- Kann epistemisches Vertrauen Aufschluss über den Verlauf von Behandlungsveränderungen geben? Wir können davon ausgehen, dass ein Anstieg des epistemischen Vertrauens erforderlich ist, damit Veränderungen eintreten (wobei auch in Bezug auf den:die Therapeut:in/das Team/die Abteilung und epistemisches Ver-

trauen in Hinsicht auf die Gruppenmitglieder differenziert werden muss).

- Können wir eine Reihe von Techniken identifizieren, die speziell auf die Behandlung von epistemischen Störungen ausgerichtet sind, zum Beispiel in den ersten drei bis fünf Sitzungen einer (beliebigen) Behandlung, und den Wert dieser Intervention für die Vorhersage der Ergebnisse der nachfolgenden Intervention erfassen?

Schließlich sollte eine aussagekräftige Bewertung des Therapieerfolgs neben der Notwendigkeit von Ergebnisvariablen, die über die Symptomreduzierung hinausgehen und gemeinsam mit den Patienten erstellt werden, auch Veränderungen in Bezug auf die vom Patienten gesetzten Ziele einbeziehen sowie einen Schwerpunkt auf die Bewertung von Veränderungen in Bereichen wie Einsamkeit/epistemische Isolation, soziales Lernen und Generalisierung in der epistemischen Haltung zu außertherapeutischen Beziehungen legen. Die Schlüsselfrage ist hier, ob das verbesserte Vertrauen innerhalb der therapeutischen Beziehung auch auf andere Beziehungen übertragbar ist. Oder, wie für das Lernen bei Kindern nachgewiesen: Führt eine stärkere Bindungssicherheit und Verbesserung des Mentalisierens auch zu einer Zunahme des sozialen Lernens? Jüngste Fortschritte in der Methodik könnten Forschungsprogramme zur Operationalisierung und Bewertung von Veränderungen und Dynamiken im Kommunikationssystem 3 erleichtern, zum Beispiel durch den Einsatz der Sozialen Netzwerkanalyse (s. den Beitrag in diesem Band von Bevington, S. 410–435), des Ecological Momentary Assessments (EMA; Ellison et al. 2021) oder durch Veränderungen, die von dritten Beobachtern bewertet werden.

Literatur

Bateman, A., Campbell, C. & Fonagy, P. (2021). Rupture and repair in mentalization-based group psychotherapy. *International Journal of Group Psychotherapy*, *71*(2), S. 371–392.

Bo, S., Sharp, C., Fonagy, P. & Kongerslev, M. (2017). Hypermentalizing, attachment, and epistemic trust in adolescent BPD: Clinical illustrations. *Personality Disorders: Theory, Research, and Treatment*, *8*(2), S. 172.

Campbell, C., Tanzer, M., Saunders, R., Booker, T., Allison, E., Li, E. … & Fonagy, P. (2021). Development and validation of a self-report measure of epistemic trust. *PloS one*, *16*(4), e0250264.

Ellison, W. D. (2021). An initial study of practicing psychologists' views of the utility of ecological momentary assessment for difficult psychotherapy cases. *Administration and Policy in Mental Health and Mental Health Services Research*, *48*(4), S. 597–607.

Folmo, E. J., Karterud, S. W., Kongerslev, M. T., Kvarstein, E. H. & Stänicke, E. (2019). Battles of the comfort zone: modelling therapeutic strategy, alliance, and epistemic trust – A qualitative study of mentalization-based therapy for borderline personality disorder. *Journal of Contemporary Psychotherapy*, *49*(3), S. 141–151.

Folmo, E. J., Langjord, T., Myhrvold, N. C., Stänicke, E., Lind, M. & Kvarstein, E. H. (2022). Pedagogical stance in mentalization-based treatment. *Journal of Clinical Psychology*, *78*(9), S. 1764–1784.

Fonagy, P. & Allison, E. (2014). The role of mentalizing and epistemic trust in the therapeutic relationship. *Psychotherapy*, *51*(3), S. 372.

Fonagy, P., Luyten, P. & Allison, E. (2015). Epistemic petrification and the restoration of epistemic trust: A new conceptualization of borderline personality disorder and its psychosocial treatment. *Journal of personality disorders*, *29*(5), S. 575–609.

Knapen, S., Hutsebaut, J., van Diemen, R. & Beekman, A. (2020). Epistemic trust as a psycho-marker for outcome in psychosocial interventions. *Journal of Infant, Child, and Adolescent Psychotherapy*, *19*(4), S. 417–426.

Li, E. T., Midgley, N., Luyten, P., Sprecher, E. A. & Campbell, C. (2022). Mapping the journey from epistemic mistrust in depressed adolescents receiving psychotherapy. *Journal of Counseling Psychology*, *69*(5), S. 678–690.

Ogden, T. (2004). *Gespräche im Zwischenreich des Träumens. Der analytische Dritte in Träumen, Dichtung und analytischer Literatur*. Gießen: Psychosozial-Verlag.

Nolte, T. et al. (in Vorbereitung). Epistemic Trust, Mistrust and Credulity Questionnaire (ETMCQ) – German Validation.

Schröder-Pfeifer, P., Georg, A. K., Talia, A., Volkert, J., Ditzen, B. & Taubner, S. (2022). The Epistemic Trust Assessment – An experimental measure of epistemic trust. *Psychoanalytic Psychology*, *39*(1), S. 50.

Sprecher, E. A., Li, E., Sleed, M. & Midgley, N. (2022). ›Trust me, we can sort this out‹: A theory-testing case study of the role of epistemic trust in fostering relationships. *Qualitative Research in Psychology*, S. 1–26.

Zilcha-Mano, S. (2021). Toward personalized psychotherapy: The importance of the trait-like/state-like distinction for understanding therapeutic change. *American Psychologist*, *76*(3).

KAPITEL 5

Sich zu vertrauenswürdigen Psychotherapeut:innen entwickeln

JON G. ALLEN

Im vorliegenden Kapitel geht es darum, unser Verständnis des epistemischen Vertrauens zu schärfen. In dieser Absicht nehme ich einen größeren Kontext in den Blick, der auch andere Aspekte vertrauensvoller Beziehungen einschließt. In einem sehr weitgefassten Sinn vertrete ich hier zunächst die Ansicht, dass das Feld der Psychotherapie ernsthaft aus dem Lot geraten ist. Wir verausgaben uns mit Theorien, Methoden, Techniken, Markennamen und Kürzeln für die Behandlung einer Flut von psychiatrischen Symptomen und Diagnosen. In starkem Kontrast dazu demonstriert die jahrzehntelange Forschung, dass die allgemeinen Wirkfaktoren – Empathie, die therapeutische Allianz etc. – erheblich mehr zum Therapieergebnis beitragen als die Unterschiede zwischen den einzelnen Ansätzen und Schulen (Norcross & Lambert 2019; Wampold & Imel 2015). Diese allgemeinen Faktoren haben in erster Linie mit der *Qualität der therapeutischen Beziehung* zu tun.

Ich schließe mich dem Vorschlag von Peter Fonagy und seinen Kollegen:innen an, das Vertrauen zum Mittelpunkt unserer Überlegungen zu machen. Wir sollten Vertrauen als einen übergreifenden allgemeinen Faktor und als Teil der Qualität der therapeutischen Beziehung betrachten (Allen 2022). Wenn meine Erfahrung repräsentativ ist, dann gehen auf die Frage an Patient:innen, Therapeut:innen oder Student:innen, ob ihnen Vertrauen in der Psychotherapie wichtig ist, alle Hände nach oben. Dabei wird Vertrauen als

Thema in der psychotherapeutischen Literatur erstaunlicherweise eher vernachlässigt. Natürlich taucht das Wort »Vertrauen« in der einschlägigen Literatur immer wieder auf, aber eben nur *en passant* – so als ob wir alle es in dem ihm angemessenen Sinn verstünden. Überdies ist Vertrauen nur im Verhältnis zur Vertrauenswürdigkeit gerechtfertigt, und die Vertrauenswürdigkeit, die das Vertrauen unserer Patient:innen rechtfertigen würde, bleibt fast gänzlich außerhalb unserer Betrachtung. Die jüngste Forschung legt nun den Akzent auf die Vertrauenswürdigkeit und verweist in diesem Zusammenhang auf substantielle Unterschiede in der Erfolgsbilanz von Therapeut:innen, zumal wenn Patient:innen mit relativ gravierenden Problemen zu behandeln sind (Barkham et al. 2017).

Wenn wir Vertrauen und Vertrauenswürdigkeit in den Mittelpunkt unserer Betrachtungen stellen, dürfte sich ein ausgewogeneres Verhältnis zwischen dem Entwickeln von *Therapien* und dem »Entwickeln« von *Therapeut:innen* ergeben. Ohne den Charakter von Therapeut:innen in Zweifel zu ziehen, meine ich, dass wir darauf hinarbeiten sollten, parallel zur jeweiligen therapeutischen Beziehung und ganz allgemein über unsere gesamte professionelle Laufbahn hinweg Vertrauenswürdigkeit zu entwickeln. Wir beginnen ja schon während der Kindheit, unsere Kapazitäten zur Bildung vertrauensvoller Beziehungen zu entfalten, und »krönen« dies dann mit unserer Berufsausbildung und mit unserem Wissen um diese Kapazitäten und ihre Begrenzungen, lange nachdem sie etabliert sind. Was die Qualität der therapeutischen Beziehung angeht, sollten wir überdies Reziprozität anstreben: Patient:innen müssen ihren als vertrauenswürdig erkannten Therapeut:innen zu vertrauen, und Therapeuten müssen ihren als vertrauenswürdig erkannten Patient:innen zu vertrauen lernen. Fonagy und seine Kolleg:innen haben sich nicht nur insoweit verdient gemacht, als sie das epistemische Vertrauen als psychische Fähigkeit klarer umrissen haben; sie haben zudem unsere Überlegungen zur Rolle des Vertrauens in der Psychotherapie neu formuliert: Vertrauen ist unerlässlich für den psychotherapeutischen *Prozess*, aber – und das ist vielleicht noch bedeutsamer – es bewirkt auch ein optimales *Ergebnis* oder *Outcome*, und dies insofern als es, im Fortgang der Therapie entwickelt, auf Beziehungen der Person jenseits der Therapie ausstrahlt (Fonagy et al. 2017). Wenn Patient:innen vertrauensvolle Beziehungen jenseits der Therapie entwickeln sollen, müssen sie in diesen Beziehungen auch ihrerseits vertrauenswürdig werden.

Psychotherapie überschneidet sich erkennbar mit Fürsorglichkeit und Freundschaft, und unser professionelles und fachliches Wissen geht auch in unsere Sicht auf diese anderen Beziehungen ein. Aber diese Überschneidung bringt uns in eine ethisch-moralische Sphäre und hier zumal in die Domäne der Vertrauenswürdigkeit. In diesem Zusammenhang stimme ich mit dem Philosophen Huston Smith überein: »Um sich vorzustellen, wie die Dinge sind, gibt es keinen besseren Ausgangspunkt als die moderne Wissenschaft. Und auch keinen schlechteren Endpunkt« (Smith 1992, S. 1). Zum Glück haben die Philosophen im Verlauf der zurückliegenden drei Jahrzehnte eine umfangreiche Literatur zum Thema ›Vertrauen und Vertrauenswürdigkeit‹ vorgelegt, die unser psychologisches Verständnis untermauert, und ich stelle hier das moralische Denken in den Mittelpunkt.

Um die Komplexität des Vertrauens zu verdeutlichen, beginnt dieser Beitrag mit einer Reihe von Unterscheidungen, die der Literatur zur Moral entnommen sind und in ihrer Anwendung auf das epistemische Vertrauen sozusagen anschaulich werden. Im Versuch, nach Möglichkeit explizit zu benennen, was weitgehend implizit ist, stelle ich anschließend das *Grund-* oder *Ur*vertrauen in den Mittelpunkt, das in der Literatur über epistemisches Vertrauen kaum Erwähnung findet. Ich schließe mit der Überzeugung, dass wir bei unseren Bemühungen, vertrauensvolle und vertrauenswürdige Beziehungen zu entwickeln, dem Gefühl des Verbundenseins besondere Aufmerksamkeit zuwenden und unsere *Fähigkeit zum Menschlichsein* als das Fundament der Vertrauenswürdigkeit betrachten sollten.

5.1 Grundlegende Unterscheidungen

Mit dem Vorbehalt, dass wir sinnvolle Unterscheidungen nicht zu rigiden Dichotomien machen sollten und uns mit verschwimmenden Grenzen abfinden müssen, will ich eine Reihe von Gegensätzen aufzeigen. Der vorliegende Abschnitt setzt damit auch den Rahmen für das gleiche Vorgehen im Folgenden, in dem es um das Grund- und das epistemische Vertrauen gehen wird. In unserer psychotherapeutischen Tätigkeit und in unseren anderen Beziehungen brauchen wir ein weitgefasstes Verständnis von Vertrauen und Vertrauenswürdigkeit.

5.1.1 Vertrauenswürdigkeit und Verlässlichkeit

An einer ganz grundsätzlichen Unterscheidung wird deutlich, dass wir ethische Perspektiven einbeziehen müssen: Annette Baier stellte in diesem Zusammenhang eine Schlüsselfrage: »Aber worin genau liegt der Unterschied zwischen diesem Vertrauen und diesem Sich-Verlassen auf? Beim Vertrauen, so scheint es, verlassen wir uns auf das Wohlwollen der anderen uns gegenüber; von diesem unterscheiden wir verlässliche Gewohnheiten« (Baier 1986). Karen Jones hielt dagegen das »Wohlwollen« für zu vage und wies darauf hin, dass Vertrauen das *Zählen auf* die andere Person einschließt (Jones 2012). Im Gedanken an Verlässlichkeit vergleiche ich Ihre Überzeugung, dass Ihr Auto Sie an Ihren Arbeitsplatz bringt, mit der Überzeugung, Ihre Freundin nimmt Sie im Auto mit. Ihrem Auto ist es gleichgültig, ob Sie Ihren Arbeitsplatz erreichen, während die Verlässlichkeit Ihrer Freundin damit zu tun hat, dass sie empfänglich für den Gedanken ist, auf Sie zählen zu können, und dass Sie wiederum empfänglich für den Gedanken sind, die Freundin rechne damit, dass Sie zur Stelle sein und auf sie warten werden. Wie Jones es formulierte: Vertrauen verdeutlicht das von Zuversicht und Optimismus geprägte Gefühl, eine *affektive Einstellung*, dass die Person, der Sie vertrauen, »unmittelbar und positiv von dem Gedanken *berührt* ist, dass jemand auf sie zählt« (Jones 1996, S. 9; Hervorhebungen des Autors).

Ohne das Wort »Mentalisierung« zu verwenden, ist Jones sich darüber im Klaren, dass es im Kontext vertrauensvoller Beziehungen erforderlich ist, »das *mentale Leben* der anderen Person, also ihre Überzeugungen, Absichten, Wünsche und Erwartungen in Betracht zu ziehen« (Jones 2012, S. 63 f.; Hervorhebungen des Autors). Und in der Tat, dieses In-Betracht-Ziehen des mentalen Lebens und der

Motivationen der anderen Person bedeutet – im klaren Gegensatz zum bloßen Sich-Verlassen – »das distinktive Vorgehen, für das wir unsere Konzepte des Vertrauens und der Vertrauenswürdigkeit brauchen« (Jones 2012, S. 65). Mit der Bemerkung, dass wir von anderen abhängig sind, wenn wir auf sie zählen, zeichnet Jones ein prägnantes Bild der Schnittstelle von Vertrauen und Vertrauenswürdigkeit: »Diese *duale Struktur* der Abhängigkeit – das Zählen auf die Anderen in einer (bestimmten) Domäne und das Zählen darauf, dass sie auf den Umstand reagieren, dass wir auf sie zählen – das ist das Herzstück des Vertrauens« (Jones 2017, S. 100; Hervorhebungen des Autors).

Das Zählen auf andere lässt an einen großen Geltungsbereich denken, an einen Kontext, der sich vom Unpersönlichen (Entgegennehmen von Anweisungen, eine Wegbeschreibung von jemandem bekommen) bis zum sehr Intimen (Wahren von vertraulichen Mitteilungen) erstreckt. Das epistemische Vertrauen besetzt eine größere Domäne, in der ich Wissen und Beurteilung unterscheide – zu wissen, was ich glauben kann, und zu entscheiden, was zu tun ist.

Vertrauen auf Wissen und Urteilskraft

Im Gedanken an unsere epistemische Glaubwürdigkeit können wir Jones' duale Struktur auf das epistemische Vertrauen anwenden. Wenn unsere Patient:innen sich auf unser Wissen verlassen, dann vertrauen sie auf unsere Ansprechbarkeit dafür, dass sie, was die Wahrheit angeht, auf uns zählen können. Bernard Williams spricht von den *Tugenden der Wahrheit* als Eigenschaften von Personen, die zutage treten, wenn der Wunsch besteht, »die Wahrheit zu erkennen, sie ausfindig zu machen und sie anderen Menschen mitzuteilen« (Williams 2002, S. 11). Williams unterscheidet zwei Tugenden als Beispiele epistemischer Glaubwürdigkeit: *Genauigkeit* – das Bestmögliche tun, um zu überzeugen – und *Wahrhaftigkeit* – sagen, was man glaubt. Was die moralische Signifikanz von Wahrheit betrifft, äußerte er sich glasklar: »Ich werde jedoch behaupten […], dass wir in dem Maße, in dem wir den Sinn für den Wert der Wahrheit verlieren, bestimmt manches und möglicherweise alles einbüßen« (Williams 2013, S. 20).

Unsere Patient:innen zählen zweifellos auf unser professionelles Wissen und damit auf das Wissen bezüglich psychischer Störungen und der Formen ihrer Behandlung. Dieser Wissensbereich befindet sich in zunehmender Spezialisierung und treibt immer neue Blüten. Jeder von uns kann nur einen Teil davon in sich aufnehmen; hilfreich ist es daher, in Teams und Institutionen zusammenzuarbeiten. Passend zu Williams' Tugend der Genauigkeit spricht Linda Zagzebski von *epistemischer Gewissenhaftigkeit* und der damit einhergehenden »intellektuellen Aufmerksamkeit, Sorgfalt, Gründlichkeit und Offenheit für neue Anhaltspunkte« (Zagzebski 2012, S. 49). Der schiere Umfang professionellen Wissens und die hohe Hürde der Gewissenhaftigkeit verlangen nach epistemischer Demut und Aufrichtigkeit bezüglich der Grenzen unseres Wissens und unseres Verständnisses. Die von der Mentalisierungsbasierten Therapie empfohlene Haltung des Nicht-Wissens (Bateman & Fonagy 2016, S. 186) ist also weithin anwendbar.

Unsere Patient:innen bauen darauf, von uns mehr als nur genaue Informationen zu bekommen: Sie verlassen sich auf unser Urteil. Selbstverständlich bauen sie auf das, was wir zur Diagnose und zu ihrer Behandlung zu sagen haben. Daneben verlassen sie sich auf eine Art Amalgam unserer professionellen und persönlichen Beurteilung ihrer Person und ihrer Beziehungen. In der Regel geben wir unsere Beurteilung nicht direkt ab; vielmehr helfen wir unseren Patienten, reflektierend und gewissenhaft zu ihrer eigenen Beurteilung zu kommen. Ich bin nicht abgeneigt, Ratschläge zu geben, aber ich tue es selten, denn ich bin ja nicht derjenige, der mit den Folgen leben muss. Soweit wir das Denken unserer Patient:innen leiten, tun wir dies unter dem Einfluss unserer eigenen Urteile und Wertvorstellungen. Als Therapeuten müssen wir unvoreingenommen sein; wir können und sollten aber nicht darauf verzichten, die Dinge zu beurteilen, und dies auch unter ethischem Aspekt. Wir fällen Urteile darüber, was vernünftig oder unvernünftig ist, was vorsichtig oder riskant ist, was hilfreich oder schädlich nicht nur für den Patienten, sondern auch für andere ist, mit denen der Patient umgeht. Eine *wertende* Einstellung lässt an Rechthaberei und an den moralischen Zeigefinger denken (Swanton 2003). Wir können den persönlichen Einfluss nicht vermeiden; tatsächlich bauen wir ja auf ihn. Das Ideal der therapeutischen »Neutralität« ist hochgradig widersprüchlich und potentiell irreführend, aber die eine oder andere Version davon ist für unsere Glaubwürdigkeit unentbehrlich und erfordert ein ausgeprägtes Urteilsvermögen (Allen 2022).

Beurteilungen gehen mit *epistemischer Unsicherheit* einher. Wir suchen häufig nach Regeln, aber wir haben keine Regeln, was die Art ihrer Anwendung angeht. Um ein Beispiel zu nennen: Manualisierte Therapien können eine gewisse Zuflucht vor der Notwendigkeit einer Beurteilung bieten; andererseits ist Beurteilung gefragt, wenn es darum geht, wann und wie man sich von der manualisierten Form verabschieden muss, weil das starre Festhalten daran die Wirksamkeit der Behandlung zugunsten ihrer Reproduzierbarkeit verringert (Fonagy & Luyten 2019). Alles in allem ist epistemische Glaubwürdigkeit, zu der ich den gesunden Menschenverstand zähle, keine geringe Errungenschaft. Oft genug wissen unsere Patient:innen nicht, was sie glauben oder tun sollen, und wir wissen es auch nicht.

Vertrauen in Bezug auf Handlungen und auf Personen

Wir sind auf vielfältigste Weise auf andere Menschen angewiesen, sei es, dass sie uns trösten, uns bei unseren Vorhaben helfen, uns fachmännisch beraten oder uns in anderer Weise zu Hilfe kommen. Im Idealfall vertrauen wir der jeweiligen Person, weil sie bei einer Reihe von Gelegenheiten vertrauenswürdig gehandelt hat. Warum zählen Sie darauf, dass Ihre Freundin Sie, wie versprochen, abholt? Sie vertrauen ihr. Unter epistemischem Vorzeichen glauben Sie, dass Ihr Freund Ihnen die Wahrheit sagt, weil Sie ihm vertrauen. Der Philosoph Ollie Lagerspetz drückte es allgemeiner aus: »Die Frage, *was* wir glauben können, zieht die Frage nach sich, *wem* wir glauben können« (Lagerspetz 2015, S. 132; Hervorhebungen des Autors). Unser Vertrauen in eine Person ist durch deren immer wieder bewiesene Vertrauenswürdigkeit gerechtfertigt. Epistemisches Vertrauen brauchen wir allerdings auch jenseits unserer persönlichen Beziehungen.

Aus ethischer Perspektive formulierte Paul Faulkner eine auf einer »gepaarten *Vertrauensnorm*« basierende *Theorie des Vertrauens* (Faulkner 2011, S. 148; Hervorhebungen im Original): Wir zählen darauf, dass andere uns die Wahrheit sagen und ihrerseits davon ausgehen, dass auch wir ihnen die Wahrheit sagen. In der Erkenntnis, dass sich andere auf uns verlassen, übernehmen wir die Verantwortung für das, was sie mit Bezug auf uns glauben, und sie können uns dafür zur Rechenschaft ziehen. Diese Verantwortung ist die moralische Dimension der Kommunikation. Faulkner wies zudem darauf hin, dass unser Vertrauen sich über den individuellen Sprecher hinaus auf die Gesamtheit derjenigen erstreckt, von denen der Sprecher sein Wissen erhalten hat. Indem unsere Patient:innen uns, ihren Therapeut:innen, vertrauen, bringen sie ihr Vertrauen implizit auch denen entgegen, die uns gelehrt und supervidiert haben, und ebenso denen, die verfasst haben, was wir lesen. In diesem Augenblick verlassen Sie sich nicht nur auf mein Wissen, sondern auch auf das Wissen derer, von denen ich gelernt habe – und auch all jener, die wiederum diese Personen gelehrt haben.

Der Unterschied zwischen dem Vertrauen, das wir in Handlungen setzen, und dem Vertrauen, das wir Personen entgegenbringen, hat eine enge Entsprechung in der Unterscheidung zwischen dem instrumentellen und dem intrinsischen Wert von Vertrauen und Vertrauenswürdigkeit. Vertrauen hat einen erkennbaren instrumentellen Wert: Wir sind darauf angewiesen und verlassen uns darauf, dass andere unsere Bedürfnisse und Wünsche befriedigen, und wir sind insoweit flexibel; laut Katherine Hawley vertrauen wir großenteils darauf, dass »alle möglichen Leute in unterschiedlichem Ausmaß unterschiedliche Dinge tun« (Hawley 2012, S. 6). Vertrauenswürdigkeit hat ebenfalls einen erkennbaren instrumentellen Wert, zum Beispiel insofern als sie Reziprozität fördert und für einen guten Ruf sorgt. Allerdings glaube ich, dass eine *vertrauensvolle Beziehung* – das beiderseitige Bemühen um Vertrauen und Vertrauenswürdigkeit – zu den intrinsisch wichtigsten Gütern im Leben zählt. Ich stimme mit Hawley überein: »Wenn Du Glück hast, gibt es einen oder zwei Menschen, denen Du uneingeschränkt vertrauen kannst« (Hawley 2012, S. 6).

5.1.2 Gut und richtig vertrauen und misstrauen

Es wird niemandem entgehen, dass Faulkners Theorie der Kommunikation mit ihren für das epistemische Vertrauen geltenden Normen gewissen öffentlichen Attacken ausgesetzt ist (es wird z.B. von »fake news« oder auch von »alternativen Fakten« gesprochen) und bewusst mit Falschinformationen unterfüttert wird. Wir müssen sowohl gut und richtig vertrauen als auch gut und richtig – nämlich überlegt – misstrauen, je nach der Vertrauenswürdigkeit des Gegenübers. Ich stelle mir ein Kontinuum des Misstrauens vor, das von Wachsamkeit über Hypervigilanz und Verdacht bis zum offenen Misstrauen reicht. An den Extremen finden sich das blinde (naive) Vertrauen einerseits und die Paranoia andererseits. Ambivalent gebundene Individuen schwanken nicht selten zwischen dem einen und dem anderen Extrem: Sie suchen Nähe um jeden Preis, fühlen sich abgewiesen – und ziehen sich in die Isolation zurück.

Soweit es sich um Patient:innen mit einer Vorgeschichte traumatischer Beziehungserfahrungen handelt, halte ich Misstrauen für angebracht und rate zur Vorsicht (d.h. zur Wachsamkeit). Ich sehe in ihrem Misstrauen nicht das primäre Problem; eher denke ich, dass es ihnen *an Gelegenheiten gefehlt hat, Menschen zu vertrauen, die vertrauenswürdig sind*, so auch uns Psychotherapeut:innen. Ihre Sensibilität angesichts unvermeidlicher kleinerer Fehlschläge aller möglichen Art kann nicht überraschen und bestätigt nur, dass Geschick vonnöten ist, um Brüche in der therapeutischen Allianz zu kitten (Eubanks et al. 2019). Zu Misstrauen neigende Patient:innen können – unter der Bedingung, dass ein vertrauenswürdiges Gegenüber vorhanden ist – das erforderliche Geschick entwickeln und toleranter mit Brüchen in der Allianz umgehen und diese sogar reparieren.

5.1.3 Anderen und sich selbst vertrauen

Wenn von Vertrauen die Rede ist, denken wir fast unweigerlich an das Vertrauen gegenüber einer anderen Person und selten genug an das Selbstvertrauen (McLeod 2002). Um die Parallele explizit zu machen: Wir sollten auch uns selbst überlegt vertrauen, nämlich in Relation zu unserer Vertrauenswürdigkeit. In dem Maß, in dem wir uns selbst gegenüber nicht vertrauenswürdig sind, ist Selbstmisstrauen angebracht. Denken wir etwa an Alkohol- oder Drogensucht. Ein angemessenes Selbstmisstrauen hilft, Alkohol oder Drogen gar nicht erst vorrätig zu halten und die anderweitige Exposition zu begrenzen (z. B. dadurch, dass Bars oder Drogenumschlagplätze gemieden werden). Oder denken wir an Suizid: Wer insoweit gefährdet ist, sollte den Zugriff auf potentiell tödliche Geräte, vor allem Schusswaffen, begrenzen. Allgemeiner ausgedrückt: Vertrauenswürdigkeit schließt die physische und emotionale Selbstpflege ein. Im Extremfall kann mangelnde Vertrauenswürdigkeit gegenüber der eigenen Person sich in Form physischen und/oder emotionalen Selbstmissbrauchs und Vernachlässigung zeigen, als traurige Wiederholung traumatischer Beziehungen. Zur physischen Selbstmisshandlung zählt bewusste Selbstschädigung; Suizid ist Homizid. Selbsthass ist emotionale Misshandlung. Physische Vernachlässigung schließt mangelnde Aufmerksamkeit für die eigene Gesundheit ein; emotionale Vernachlässigung äußert sich in Form selbstinvalidierender Gefühle und Anwandlungen (z. B. »Ich bin ganz einfach eine Null, ein Nichts«).

Wir können uns ein epistemisches Selbstvertrauen und Selbstmisstrauen vorstellen – idealerweise jeweils in vernünftiger Dosis. Zagzebski nahm zwei Ebenen des Selbstvertrauens in den Blick: »das allgemeine Vertrauen in unsere Fähigkeiten« und »das spezielle Vertrauen, das wir in die eigenen Fähigkeiten setzen, wenn wir gewissenhaft vorgehen, also unsere intellektuelle Achtsamkeit, unsere Sorgfalt, Gründlichkeit und Offenheit für neue Erkenntnisse in der bestmöglichen Weise nutzen« (Zagzebski 2012, S. 49 f.). Kurz gesagt, »es hat mit Selbstvertrauen zu tun, dass ich alles glaube, was ich glaube« (Zagzebski 2012, S. 50 f.).

Eine Vorgeschichte traumatischer Beziehungen rückt Probleme mit dem epistemischen Selbstvertrauen in den Fokus. Das Vertrauen in unsere Fähigkeiten schließt das Erinnerungsvermögen ein. In den 1990er Jahren tobte eine Kontroverse um »falsche Erinnerungen«, die Therapeut:innen wie Patient:innen nötigte, sich über die Komplexität des Gedächtnisses zu informieren (Allen 1995). Demut und Toleranz angesichts von Uneindeutigkeiten wurden zu Requisiten einer soliden Behandlung. Patienten mit einer Vorgeschichte traumatischer Beziehungen misstrauen zum Beispiel auch ihrem Urteil über die Angebrachtheit ihrer Gefühle und Wahrnehmungen und ihrer Bewertung der Vertrauenswürdigkeit anderer Personen. Unter Umständen haben sie gar keinen Sinn für das, was andere als eindeutige Warnzeichen ansehen, oder sie sind hypervigilant und hyperreaktiv angesichts ganz normaler Fehlschläge und Schwächen ihres Gegenübers. Oft ist es nicht einfach, die Vertrauenswürdigkeit einer anderen Person zu beurteilen; paradoxerweise bedarf es des Selbstvertrauens, um sich über die Beurteilung anderer sicher zu sein. Insoweit kann es eine Hilfe sein, das Urteil anderer – von Freunden und Therapeuten – einzuholen.

Wir Therapeut:innen müssen zwischen Selbstvertrauen und Selbstmisstrauen unterscheiden. Bekanntlich können wir nur einen Bruchteil der Fachliteratur über Behandlungsformen und psychische Störungen erfassen, und wir erkennen zunehmend, dass wir uns über Fragen der kulturellen Diversität informieren müssen. Man könnte sein gesamtes Wachleben damit verbringen, zu lesen, zu forschen und Vorlesungen zu hören, nur um ein winziges Stück in der Erweiterung des eigenen Wissens voranzukommen. Damit allerdings würde man dem eigenen Wohlbefinden schaden, die eigene Gesundheit untergraben, die eigene Glaubwürdigkeit sich selbst wie auch den Patient:innen gegenüber beschädigen.

5.1.4 Vertrauen auf Fürsorglichkeit und Kompetenz

Ich war fasziniert von einem Brief Ludwig Wittgensteins an seinen Biografen Norman Malcolm, in dem er schrieb, dass man einen Prostatakrebs bei ihm diagnostiziert habe, und in dem es weiter hieß: »Alle behandeln mich überaus freundlich, und ich habe einen schrecklich netten Arzt, der auch gar nicht dumm ist.« (Malcolm 1987, S. 199). Hier haben wir ein Beispiel für Vertrauen und Vertrauenswürdigkeit. In der Tat war Wittgensteins Arzt ganz außergewöhnlich um seinen Patienten bemüht. Angesichts der Diagnose hatte Wittgenstein die Befürchtung geäußert, seine letzten Lebenstage im Krankenhaus verbringen zu müssen; sein Arzt sagte ihm aber, er könne zu

Hause sterben, wofür Wittgenstein zutiefst dankbar war. Kurz vor dem Ende quartierte er sich im Haus seines Arztes ein, um dort zu sterben.

Wir können uns hier sogleich alle vier Kombinationen von Fürsorglichkeit und Kompetenz, jeweils in unterschiedlichen Graden, vorstellen. Karen Jones' Ansicht ließe sich auf alle Arten von Beziehungen anwenden: »Vertrauen schließt eine Haltung des Optimismus bezüglich des *guten Willens* der anderen Person ein. Aber Optimismus in Bezug auf den guten Willen reicht nicht aus, denn manche Menschen sind zwar unbedingt guten Willens, zugleich aber sehr wenig *kompetent*, und die Inkompetenten verdienen unser Vertrauen beinahe ebenso wenig wie die Böswilligen« (Jones 1996, S. 6 f.).

Fürsorglichkeit und Kompetenz sind weitgefasste – und damit auch vage – Kriterien der Vertrauenswürdigkeit. Kompetenz deckt natürlich eine Vielzahl möglicher Bereiche ab, und selbst diejenigen, denen wir zu unserem Glück absolut vertrauen können, werden kaum auf jedem denkbaren Gebiet vertrauenswürdig sein. Psychotherapeut:innen sind ethisch dazu verpflichtet, innerhalb der Grenzen ihrer individuellen Expertise zu praktizieren. Fürsorglichkeit erfordert zudem ihre eigene Kompetenz, wie die bindungs- und mentalisierungstheoretische Literatur bestätigt (Allen 2013a). Eingedenk der verschwimmenden Grenzen und der idealen Synergie von Fürsorglichkeit und Kompetenz assoziiere ich Grundvertrauen mit Fürsorglichkeit und epistemisches Vertrauen mit Kompetenz. Wenn ich auf das – wie nebenbei und ohne weitere Qualifizierung ausgesprochene – Wort »Vertrauen« stoße, dann denke ich an *Grundvertrauen*, elementares Vertrauen.

5.2 Wie Grundvertrauen zustande kommt

Für Erikson ist die erste Phase der menschlichen Entwicklung durch die Entstehung eines *Ur-* oder *Grundvertrauens* gekennzeichnet: »Ich glaube, dass die Mutter in dem Kind dieses Vertrauensgefühl durch eine *einfühlende Pflege* erweckt, die ihrer Qualität nach mit der Befriedigung der individuellen Bedürfnisse des Kindes zugleich auch ein starkes Gefühl von *persönlicher Zuverlässigkeit* innerhalb des wohlerprobten Rahmens des Lebensstils in der betreffenden Kultur vermittelt. Hier formt sich die Grundlage des Identitätsgefühls, das später zu dem komplexen Gefühl wird, dass man ›in Ordnung‹ ist, dass man ein Selbst besitzt« (Erikson 1968, S. 243; Hervorhebungen des Autors).

Das Wort »trust« (= Vertrauen) erscheint nur ein einziges Mal im Index nur *eines* der Bände von John Bowlbys klassischer Trilogie zum Thema ›Bindung‹, und zwar dort, wo Bowlby sich auf Eriksons Konzept des Urvertrauens bezieht. Bindung hat sich nach Bowlby bei den Säugetieren zum Schutz vor Raubtieren entwickelt, während sie uns Menschen ein grundsätzliches Sicherheitsgefühl vermittelt (Sroufe & Waters 1977). Im Einklang mit Eriksons Formulierung beobachtete Bowlbys Mitarbeiterin Mary Ainsworth (Ainsworth et al. 1978), dass eine sichere Bindung sich im Kontext der *einfühlsamen Responsivität* der Mutter entfaltet. Ein umfangreiches Forschungsmaterial bestätigt, dass traumatische Bindungsbeziehungen zu einem desorganisierten Bindungsmuster und zu durchgängigem Misstrauen führen (Allen 2013a; Allen 2013b).

Vertrauen ist wichtig für die frühe Entwicklung und fundamental für das soziale Leben der Menschen ganz allgemein. Lagerspetz interpretiert das Grundvertrauen als »generalisiertes Vertrauen […] notwendig für den Erhalt des menschlichen Lebens und auch von Vernunft und Verstand.« (Lagerspetz 2015). Die Grundlagen des Vertrauens, so heißt es weiter, seien »nicht-rationalen Ursprungs«, und das Konzept des Grundvertrauens sei eine Handhabe, »um der moralischen Dimension unseres Innenlebens eine Stimme zu verleihen« (Lagerspetz 2015, S. 131 f.). Sehr profund äußerte sich Simone Weil darüber:

> Tief im Herzen eines jeden Menschen existiert von frühester Kindheit an und bis zum Ende etwas, das unbezwingbar fortdauert und ungeachtet aller Erfahrung und aller begangenen, erlittenen und mitangesehenen Untaten erwartet, dass ihm nicht etwa Böses, sondern Gutes geschehen wird. Vor allem anderen ist es das, was in jedem menschlichen Wesen unantastbar ist (Miles 1986, S. 51).

Menschen, die ein extremes Beziehungstrauma erlebt oder unter extremer Bedrängnis gelitten haben, mögen die nicht zu erschütternde Natur derartiger Erwartungen in Frage stellen; in der Psychotherapie können wir diese natürliche Neigung als Basis der Hoffnung wiederaufleben lassen.

Im nun folgenden Abschnitt geht es zunächst um die Entwicklung des Ur- oder Grundvertrauens auf der präverbalen Ebene, anschließend um das reflektierende Vertrauen und schließlich um die optimale Synergie aus Grundvertrauen und epistemischem Vertrauen.

5.2.1 Intuitives Vertrauen

Wir Therapeut:innen ernten inzwischen die Früchte der jahrzehntelangen gründlichen Erforschung der Mutter-Kind-Interaktion und nutzen die Ergebnisse in unserer therapeutischen Arbeit mit Erwachsenen (Beebe & Lachmann 2014; Boston Change Process Study Group 2010). Diese Literatur ist sehr umfangreich, und ich werde hier nur die wichtigsten Erkenntnisse wiedergeben, zu denen Ed Tronick bei seinen Videoaufnahmen einer abrupt unterbrochenen und dann wiederaufgenommenen Mutter-Kind-Interaktion gelangte (Tronick 2007): In einem von ihm konzipierten experimentellen Verfahren (dem Still Face Experiment) interagiert eine Mutter spontan mit ihrem in einer Babyschale sitzenden Kind. Dann, auf ein Stichwort hin, zeigt sie dem Kind für einige Minuten (die sich wie eine Ewigkeit anfühlen können) ein versteinertes Gesicht (*still face*), bewegt sich nicht mehr und spricht nicht mehr. Anschließend nimmt sie die spontane Interaktion mit dem Kind wieder auf. Tronick studierte die Mutter-Kind-Interaktionen über das erste Lebensjahr des Kindes hinweg (jeweils beim Alter des Kindes von 3, 6 und 9 Monaten). Im Einklang mit dem, was uns hier beschäftigt, und ungeachtet der Tatsache, dass das Ganze ja auf der präverbalen Ebene stattfand, scheute er sich dabei nicht, mit Bezug auf die Variationen in der Mutter-Kind-Interaktion von Vertrauen und Vertrauenswürdigkeit zu sprechen – Urvertrauen im elementarsten Sinn.

Tronick charakterisierte die synchronen Mutter-Kind-Interaktionen als wechselseitig durch bidirektionale Einflüsse gesteuert und in mikrosekündlichen bis mehrsekündlichen Intervallen koordiniert, was auf Reziprozität und emotionale Eingestimmtheit verweist. Auch wenn es bei dem Verfahren vor allem um den Gesichtsausdruck ging, waren doch auch Blick, Gestik, Körperhaltung und Vokalisierung beteiligt. Diese synchronen Interaktionen spiegeln gemeinsame Ziele, die sich ihrerseits durch die feinfühlige Responsivität der Mutter für die Signale des Kindes bestimmen. Für Tronick ist die emotionale Atmosphäre durch beiderseitige Freude, Intimität, Verbundenheit, Liebe, Kontaktfähigkeit und Bindung gekennzeichnet. Alternierend mit dieser Synchronie kommt es zu Episoden des misslingenden Austauschs (= Fehlanpassungen), die sich als Fehlkommunikation und Fehleinstimmung zeigen, wie sie das versteinerte Gesicht so krass zum Ausdruck bringt. Die Unterbrechung durch das unbewegte Gesicht ist stressig für Kind und Mutter, so wie es auch andere alltägliche Formen von Fehlanpassung und fehlender Responsivität sein können.

In dramatischem Gegensatz zu der Annahme, Synchronie sei ideal, stellte Tronick fest, dass bei normalen Interaktionen etwa 70 % der Zeit in Situationen der Fehlanpassung und nur 30 % der Zeit in Synchronie verbracht werden. Mutter-Kind-Interaktionen sind demnach üblicherweise unvollkommen, nämlich unstet und nicht vorhersagbar oder, wie Tronick sie beschreibt, chaotisch, nachlässig und unorganisiert. Allerdings sind die Perioden der Nicht-Übereinstimmung in der Regel kurz, und Störungen (Disruptionen) werden innerhalb weniger Sekunden durch einen oder zwei interaktive Schritte behoben. Mit der Feststellung, dass das kleine Kind instinktiv ein Repertoire aktiver Strategien einsetzt, um die Mutter wieder in Interaktion zu bringen, macht Tronick der verbreiteten Ansicht ein Ende, die Mütter seien im Besitz der Kontrolle und die Kinder passiv. In der Regel gehen Mütter feinfühlig auf die emotionalen Signale ihres Kindes ein, egal ob das Kind ein freundliches Gurren von sich gibt oder ob es ein großes Theater um etwas macht. In Augenblicken des Nicht-Verbundenseins regulieren kleine Kinder sich selbst, etwa indem sie ihre Aufmerksamkeit auf ein Objekt oder auf ihren Körper verlagern oder indem sie sich selbst (durch Saugen, Händeklatschen, Strampeln) trösten. Nach solchen Störfällen wird entweder das Kind oder die Mutter die Synchronie wieder in Gang bringen und damit zur positiven emotionalen Verbundenheit zurückfinden.

In der Regel alternieren also Anpassung (Austausch) und positive Emotionalität mit Fehlanpassung (misslingendem Austausch) und negativer Emotionalität. Was in diesem Zusammenhang wichtig ist: Der mit den wiederkehrenden Störungen einhergehende Stress ist *notwendig*, damit das kleine Kind *aktive Strategien* der (eigenen und zwischenmenschlichen) Emotionsregulierung erlernt: »Das Kind bedient sich der gleichen affektiven Manöver und interaktiven Verhaltensweisen, die es ihm gestatten, die wohlregulierte Interaktion in Gang zu bringen, zu modifizieren und aufrechtzuerhalten, denn sie befähigen es auch, einen fehlangepassten Austausch zu ›reparieren‹, zu vermeiden oder zu beenden« (Tronick 2007, S. 180). Zusammenfassend schreibt Tronick: »Eine Menge kleiner, gut bewältigter Stressoren stärkt unsere Widerstandsfähigkeit, lässt uns die Dinge besser bewältigen und variiert unser Resilienzvermögen. Das ist *der Lohn der üblichen stressigen Unordnung des Lebens*« (Tronick 2007, S. 394; Hervorhebungen des Autors).

Tronick führt uns ein schlagendes Beispiel einer Disruption vor Augen, zu der es kommt, wenn die Mutter ganz plötzlich ein zorniges Gesicht macht, um ihr Kind dazu zu bringen, nicht noch länger an ihren Haaren zu zerren. Dieser im Video festgehaltene Gesichtsausdruck hielt weniger als eine halbe Sekunde an, aber das Kind nahm ihn wahr, hielt sich blitzschnell die Hände vors Gesicht und wandte sich ab, um dann von neuem Kontakt mit der Mutter aufzunehmen, indem es sie hinter den vorgehaltenen Händen betrachtete; daraufhin koordinierten beide die Situation gemeinsam und konnten sich wieder positiv verbandeln. Das flüchtige Anzeichen der Verärgerung auf Seiten der Mutter war der gewöhnlichen Betrachtung nicht zugänglich; der Grund der defensiven Geste des Kindes ließ sich erst im Nachhinein durch die genaue Betrachtung der Videoaufnahme ausmachen.

Augenblicke des Nicht-Verbundenseins sind die Regel und auch notwendig, um das Lernen zu fördern; extremere Perioden der Fehlanpassung bzw. des misslungenen Austauschs und die Unfähigkeit zur »Reparatur« sind dagegen problematisch. Tronicks Beschäftigung mit Depressionen bei Müttern enthüllte eher chronische Muster der Fehlkoordination, die den Stress des Kindes verlängerten. Zwei Muster der wiederholt von der Mutter herbeigeführten Unterbrechung des Kontakts sind typisch: feindselige Zudringlichkeit und depressiver Rückzug. Kinder zudringlicher Mütter lassen Ärger erkennen, wenden sich ab oder stoßen die Mutter weg und blenden sie sozusagen aus; immerhin aber haben ihre Abwehrmaßnahmen und ihr Protest gelegentlich zur Folge, dass die Mutter sich weniger zudringlich gibt und sie die Erfahrung machen, eine Unterbrechung lasse sich reparieren, wenn auch keineswegs regelmäßig oder vorhersagbar. Kinder ständig zurückgezogener Mütter reagieren eher durchgehend mit Rückzug nicht nur von anderen, sondern auch von Objekten. Ihre Passivität und Traurigkeit entsprechen der Depression der Mutter. Tronicks Ausdruck »glasäugig« zur Kennzeichnung ihrer unfokussierten Aufmerksamkeit lässt an Vorstufen dissoziativer Phänomene denken, die bis ins Erwachsenenalter fortbestehen können (Carolson 1998).

In Tronicks Sicht fördert das typische Muster aus Synchronie, Disruption und »Reparatur« ein gesundes Vertrauen, das nicht auf einem unerreichbaren Ideal der perfekten Synchronie, sondern eher auf der anhaltenden Zuversicht beruht, die Verbindung wiederherstellen zu können, wenn sie denn verloren gegangen ist. Wer als Kind vertrauensvolle Erwartungen hat, setzt auf eine vertrauenswürdige Bezugsperson, die auf die Signale des Kindes eingestimmt und motiviert ist, Brüche wieder zu kitten. Beide Beteiligten – Kind und Mutter – müssen auf die eigene Selbstwirksamkeit und auf die positive Responsivität des anderen bauen. Was wichtig ist: Diese interpersonelle Erfahrung leitet das Kind an, ein *positives affektives Grundgerüst* zu entwickeln, die Anfänge eines Selbstgefühls. Entsprechend bildet das Kind auf dieser präverbalen und noch nicht reflexiven Stufe die Grundlagen des Selbstvertrauens heraus. Wenn dieser typische Prozess fehlschlägt, entwickeln kleine Kinder nicht nur Misstrauen gegenüber der Bezugsperson, sondern auch ein Selbstmisstrauen; sie können dann mit ihrem Distress weder aus eigener Kraft noch durch den Versuch fertigwerden, die Bezugsperson dafür einzuspannen.

Wie Tronick begnüge ich mich damit, das Wort »Vertrauen« im Sinne dieser präverbalen Form der Zuwendung zu benutzen – die von Stern und seinen Kollegen (Boston Change Process Study Group 2010; Stern 2010) zutreffend als *implizites Beziehungswissen* bezeichnet wird. Ich halte es für irreführend, sich diese nonverbale Stufe des Funktionierens als »unbewusst« zu denken – wir leben sie in unserem Fühlen und in unserem Tun. Gefallen finde ich an der Formulierung, die Daniel Dennett vorschlägt: Kompetenz ohne Verstehen (Dennett 2017). Derartige Beschreibungen stehen im Einklang mit Eriksons Konzept des Urvertrauens, das generalisierte Erwartungen bezüglich der Verantwortlichkeit der Bezugsperson zugleich mit dem Gefühl einschließt, als Selbst »in Ordnung« zu sein.

Ein Grund für das lebhafte Interesse beziehungsorientierter Psychotherapeut:innen an dieser Erforschung der frühesten Lebenszeit ist der Umstand, dass wir uns unser Leben lang auf der nonverbalen Ebene äußern und reagieren, was einen signifikanten Einfluss auf unser Vertrauen und unsere Vertrauenswürdigkeit ausübt – auch wenn uns das relativ unbewusst bleibt. Nicht selten fühlen wir uns mit einem anderen Menschen vom ersten Augenblick an wohl – oder wir sind wachsam –, ohne zu wissen warum und ohne darüber nachzudenken. Wir setzen die in unserer frühesten Lebenszeit entstandene Beziehungsfähigkeit, die durch unser fortschreitendes Erkenntnisvermögen abgelöst, aber keineswegs verdrängt wird, im ganzen Verlauf unseres Lebens ein.

5.2.2 Reflektierendes Vertrauen

Auch wenn ich unser präverbales Beziehungstalent weiterhin als das Fundament lebenslänglichen Vertrauens betrachte, nimmt unsere im Wege der Entwicklung hinzugekommene Kapazität zur Reflexion zu Recht einen großen Teil unserer Aufmerksamkeit in Anspruch. Entsprechend machen die grundlegenden Unterscheidungen, von denen ich zu Beginn dieses Beitrags sprach, Anspruch auf unsere reflektierenden Kapazitäten. Im Gedanken an das Konzept der Mentalisierung und unter Bezugnahme auf die sorgfältige Darstellung der frühen kognitiven und moralischen Entwicklung durch Michael Tomasello bin ich zu dem Schluss gekommen (Tomasello 2019), dass unsere aufkeimende Fähigkeit zum reflektierenden Vertrauen sich in einem Alter von etwa drei Jahren im kooperativen Kontext entwickelt (Allen 2022).

Nach Tomasello beginnen wir gegen Ende des ersten Lebensjahres, ein bewusstes Gespür für die Separiertheit des Selbst vom anderen und für die je unterschiedlichen Perspektiven und Subjektivitäten zu entwickeln. Im Alter von etwa drei Jahren lassen wir ein gemeinsames Engagement für kooperative Tätigkeiten und Vorhaben, wie etwa den Sprecherwechsel, und für komplementäre Rollen (Bedürftiger/Bedürfnisbefriediger) erkennen. Nehmen wir an, Kind und Mutter sind übereingekommen, gemeinsam ein Puzzle zusammenzusetzen; wenn die Mutter dann ohne Erklärung nicht mehr mittut, wird das Kind protestieren. Wenn ich hier von vertrauensvollen Erwartungen auf der sozial-kognitiven Ebene ausgehe, interpretiere ich Vertrauen *auch* als gemeinsames Engagement für das Wohlergehen der vertrauenden Person, ein Engagement, das wiederum auf der Vertrauenswürdigkeit der Person basiert, der vertraut wird.

Angesichts des weiten Verständnisses von Vertrauen ist der vage Ausdruck Wohlergehen angebracht. Wir vertrauen darauf, dass andere uns die Wahrheit sagen, zur verabredeten Zeit wirklich kommen, gemeinsame Projekte zu Ende bringen und uns Trost spenden, wenn wir leiden. In einer stark von Vertrauen geprägten Beziehung vertrauen beide Beteiligten der jeweils anderen Person und sind beide innerhalb der Grenzen ihrer Kompetenz für die jeweils andere Person vertrauenswürdig; implizit haben sie sich gemeinsam verbindlich darauf geeinigt, ihre vertrauensvolle Beziehung fortzusetzen. Wir Therapeut:innen fördern vertrauensvolle Beziehungen im Idealfall sowohl intuitiv als auch reflektierend.

5.2.2.1 Grundvertrauen in epistemisches Vertrauen

Im Gedanken an die mentalisierende Mutter schreiben Peter Fonagy und Anthony Bateman sinngemäß (Fonagy & Bateman 2019), dass das Verständnis der Mutter für die mentale Verfassung des Kindes schon lange vor dem Auftauchen des ersten Wortes physisch oder zumindest parasprachlich erfahren und kommuniziert wird; zugleich braucht das Kind ein soziales Umfeld, in dem andere um sein

Wohlergehen bemüht sind (Fonagy & Bateman 2019, S. 7). Weiter heißt es, dass das feinfühlige Eingehen auf die Bedürfnisse des Kindes nicht nur dessen grundsätzliches Vertrauen darauf fördert, dass es als Person wichtig ist, sondern das Kind auch hellhöriger für die Relevanz neuer Informationen und dafür macht, dass es seine Überzeugungen ändern und sein weiteres Verhalten entsprechend modifizieren sollte (Fonagy & Bateman 2019, S. 16). Im Kontext des reflektierenden Mentalisierens schreiben Fonagy und Kollegen (Fonagy et al. 2019): »Damit Vertrauen entstehen kann, muss die Version eines persönlichen Narrativs, die der Patient im Denken des Therapeuten wahrnimmt, zu seinem eigenen momentanen Narrativ passen«; der Patient werde sich in dieser interpersonellen Atmosphäre dann *hinreichend sicher* fühlen, um zu lernen (Fonagy et al. 2019, S. 175; Hervorhebungen des Autors). »Um es ganz simpel auszudrücken: ›*Wenn ich das Gefühl habe, verstanden zu werden, bin ich gewillt, von der Person zu lernen, die mich verstanden hat*‹« (Fonagy et al. 2019, S. 176; Hervorhebungen im Original).

Hier haben wir eine Vermischung von Grundvertrauen und epistemischem Vertrauen, die ich zuvor voneinander differenziert habe, und mein Schluss lautet, dass Grundvertrauen den Boden für das epistemische Vertrauen bereitet. Denken wir an die Elemente, die ich oben herausgestellt habe: an das verlässliche tätige Interesse am Wohlergehen des Kindes, an das feinfühlige Eingehen auf seine Bedürfnisse, an das Vertrauen des Kindes darauf, dass es als Person zählt, an die sichere Bindung, das Sicherheitsgefühl, das Gefühl des Verstandenwerdens. Alle diese Beziehungsqualitäten gehen mit dem Grundvertrauen einher, und alle fördern sie das epistemische Vertrauen, also die tätige Wahrnehmung der Bezugsperson als verlässliche Quelle von Wissen, die so die Bereitschaft zu lernen befördert.

Warum etwas trennen, was bestens zusammenpasst? Wir können epistemisches Vertrauen zu einer Person (etwa einer Lehrerin oder einem Arzt) haben, der wir uns nicht anvertrauen oder bei der wir nicht Trost suchen würden. Und wir können ein Grundvertrauen gegenüber einer Person (etwa einem lieben Freund) empfinden, von der wir uns Trost, nicht aber Wissen erhoffen würden. Meiner Ansicht nach sollte das Konzept des Grundvertrauens nicht in dem des epistemischen Vertrauens aufgehen, noch sollten wir die beiden miteinander verquicken. So wie wir es als Individuen sind, können Grundvertrauen und epistemisches Vertrauen zugleich separiert und verbunden sein.

Wir alle, die wir an diesem Buch beteiligt sind, und alle diejenigen, die es lesen (werden), bemühen uns nach Kräften, das Phänomen des Vertrauens zu verstehen – eine Mühe, die angesichts der verbreiteten Neigung, dieses Verständnis vorauszusetzen, dringend notwendig ist. Aber wir schaffen Vertrauen nicht einfach dadurch, dass wir es verstehen; wir erschaffen es im Tun und im Fühlen. Verständnis ist hilfreich, aber vergessen wir nicht, dass wir schon einen langen Weg in Richtung vertrauensvoller Beziehungen gegangen sind, bevor wir noch sprechen konnten, und dass wir nie aufhören, mit den in unserer frühesten Lebenszeit erworbenen Fähigkeiten zu lernen. Hier haben wir den am schwersten fassbaren Kontext des Grundvertrauens und des epistemischen Vertrauens.

5.2.3 Das Gefühl des Verbundenseins

Aus neurowissenschaftlicher wie auch historischer und kultureller Perspektive hat Iain McGilchrist ein wissenschaftliches, 500 Seiten starkes Buch dem zwingenden Argument gewidmet, dass unsere Kultur daran leidet, zu viel in das *Verstehen* zu investieren, und dies auf Kosten des *Erfahrens* bzw. *Erlebens* (McGilchrist 2019). So können wir etwa eine Blume ansehen und als Rose identifizieren, oder wir können in ihrer Schönheit schwelgen. Grundsätzlich könnten wir Jahre mit der wissenschaftlichen Forschung über Blumen verbringen, ohne sie jemals zu bewundern. Alternativ könnte aber auch der Umstand, dass wir von ihrer Schönheit gefangen sind, einen Wissensdrang auslösen, der unsere Erfahrung, in Gärten, Äckern und Wiesen von Blumen umgeben zu sein, ständig erweitert. Wie McGilchrist votiere ich für Kooperation vor Konkurrenz: Erfahrung weckt Verständnis, das wiederum die Erfahrung bereichert. Oder, einfacher ausgedrückt, unser Gefühl zu verstehen kann eine spannende Erfahrung sein.

Ich habe mein berufliches Leben dem Verstehen gewidmet – parallel zu meiner psychotherapeutischen Arbeit war ich in Forschung und Lehre wie auch als Autor tätig. Dabei habe ich es mir zur Gewohnheit gemacht, für meine Patient:innen jeweils schriftlich zusammenzufassen, zu welcher Sicht der Dinge wir gemeinsam gelangt waren (Allen 2022). Mein aus der Zusammenarbeit mit Peter Fonagy hervorgegangenes Verständnis von Bindung und Mentalisierung eröffnete mir die faszinierende Literatur über die Entwicklung unseres Innenlebens. Wir könnten dieses rein wissenschaftliche und klinische Unterfangen als reflektierendes Mentalisieren im weitesten Sinn verstehen, als ein Ausloten unseres mentalen Lebens und Befindens. Aber was ist *letztlich* von Wert? Der französische Philosoph Gabriel Marcel hat es mir klargemacht: Der Irrtum des Empirismus besteht darin, »das Wunder zu verkennen, das im Herzen der Erfahrung verborgen ist, sie als selbstverständlich anzusehen, *während es gerade unerhört und irgendwie wunderbar ist, dass es Erfahrung gibt, dass es sie geben kann«* (Marcel 2018, S. 140 Hervorhebungen des Autors). Lernen Sie, was immer Sie über die Rose lernen können, aber vergessen Sie darüber nicht, wie wunderbar es ist, in ihrer Schönheit zu schwelgen. Das Gleiche gilt für das Gefühl des menschlichen Verbundenseins. Fangen Sie mit der Wissenschaft an, üben Sie sich im reflektierenden Mentalisieren, aber bleiben Sie dort nicht stehen. Wir müssen denken, aber wir werden ständig vom Fühlen geleitet.

Die Wertschätzung des Fühlens

Wir Psychotherapeut:innen beschäftigen uns ganz zu Recht mit den verstörenden – und manchmal überwältigenden – Gefühlen unserer Patient:innen. Dementsprechend haben wir Unmengen von Therapien entwickelt, um ihnen die emotionale Selbststeuerung und den Schritt vom Fühlen zum Reflektieren zu ermöglichen. Dabei sollten wir allerdings die grundsätzlich adaptive Rolle des Fühlens nicht als nebensächlich abtun, wie Mark Solms und Antonio Damasio anraten (Solms 2021; Damasio 2021b). Gestützt auf die aktuellen Neurowissenschaften erklärt Solms, dass das Fühlen, das seinen Anfang im Hirnstamm nimmt, die Quelle des Bewusstseins ist; wo kein Gefühl ist, da ist kein Bewusstsein. Damasio hat den Gefühlen sehr eloquent das ihrige zugestanden: »Gefühle haben das Bewusstsein hervorgebracht und großzügig dem übrigen Geist geschenkt« (Damasio 2021b). Ohne den Beitrag höherer Ebenen der Hirnaktivität kleinzureden, der für das Verständnis unserer Gefühle und der zugrunde liegenden Ursachen essentiell ist, gesteht Solms die primäre Rolle auf unserem Weg durchs Leben doch dem *Fühlen* zu. Das Denken kann helfen – oder die Dinge behindern. Wie sich an der Forschungstätigkeit Tronicks und vieler anderer bestätigt, *erfühlen* wir unseren Weg zunächst – vertrauend und misstrauend – in unseren ganz frühen Beziehungen. Die wichtigste Erfahrung sehr junger Kinder ist das Gefühl des Verbundenseins mit einer Bezugsperson – die schiere Freude für beide Beteiligten. Sander und Stern messen den »Momenten der Begegnung« einen primären psychotherapeutischen Wert bei (Sander 2009; Stern 2004); solche Momente sind aber kaum auf die Psychotherapie beschränkt. Wir können sie uns als Bausteine des Vertrauens denken.

Ich habe eine Vorliebe für Gabriel Marcels Wertschätzung des *Mysteriösen* (Marcel 1950). Für mich hat das Gefühl des Verbundenseins etwas Unsagbares, auf das wir nur verweisen, das wir aber niemals in Worte fassen können. Ich denke mir das sozial-kognitive Prinzip des Vertrauens jetzt als das gemeinsame Bemühen um Wohlbefinden oder psychische Gesundheit und halte dieses Verständnis insofern für hilfreich, als es unsere Aufmerksamkeit auf das Gefühl des Verbundenseins lenkt, das meiner Ansicht nach dem Vertrauen zugrunde liegt. Ich bin der Letzte, der sich gegen das Verstehen verwahren würde, aber ich meine, wir Psychotherapeut:innen sollten bei unserer professionellen Tätigkeit und auch in allen unseren anderweitigen Beziehungen darauf hinarbeiten, das (unweigerlich intermittierende) Gefühl des Verbundenseins zu etablieren. Mir gefällt Batemans und Fonagys Hinweis, dass es für die Herausbildung epistemischen Vertrauens entscheidend darauf ankommt, *verstanden zu werden* (Batemans & Fonagy 2016). Wir müssen uns verstanden, gesehen, gehört und gefühlt fühlen, wenn wir Vertrauen in seinen unzähligen Aspekten entwickeln sollen.

Das Gefühl des Verbundenseins erfordert es, dass wir mit einem Paradoxon fertigwerden müssen. Bei Sander heißt es dazu, dass wir unser Leben mit zwei biologischen Gegebenheiten beginnen – zum einen mit dem Erfordernis der Selbstregulierung und zum anderen mit der Fähigkeit, in Mikrosekunden zur Synchronie mit der anderen Person und zur Einstimmung auf sie zu gelangen; im gleichen Zusammenhang ist auch die Rede von zwei Polen, dem »Pol des Miteinander« und dem des »Unterschiedenseins von« (Sander 2009, S. 223). Wie fühlt es sich an, die beiden Pole zu kombinieren?

Zusammensein und Getrenntsein

Immanuel Kants *Metaphysik der Sitten* ist wohl kaum der erste Text, den man sich aussuchen würde, wenn es um das Verständnis von Vertrauenswürdigkeit in Beziehungen geht. Für mich sind Kants Gedanken über das Verhältnis von Liebe und Achtung eine Art Beziehungskompass, was allerdings nicht garantiert, dass wir Kurs halten werden:

> Wenn von Pflichtgesetzen (nicht von Naturgesetzen) die Rede ist und zwar im äußeren Verhältniß der Menschen gegen einander, so betrachten wir uns in einer moralischen (intelligibelen) Welt, in welcher, nach der Analogie mit der physischen, die Verbindung vernünftiger Wesen (auf Erden) durch Anziehung und Abstoßung bewirkt wird. Vermöge des Princips der Wechselliebe sind sie angewiesen, sich einander beständig zu nähern, durch das der Achtung, die sie einander schuldig sind, sich im Abstande voneinander zu erhalten (Kant 1797, S. 449; Hervorhebungen im Original).

Kant betrachtete Liebe und Achtung – Annäherung und Abstand – als *entgegengesetzte* moralische Kräfte, was zweifellos eine durchgängig vorhandene relationale Ambivalenz (Sehnen und Fürchten) beschreibt. Ich meine eher, dass wir mit unserer gegenseitigen Liebe und Achtung ein fluides und akkordeonartiges *dynamisches Gleichgewicht* schaffen, wie es vertrauensvollen Beziehungen von der frühesten Kindheit an innewohnt.

Kants und Sanders Erkenntnisse finden sich in *Polarities of Experience* wieder, einem Buch von Sidney Blatt, der in diesem meisterhaften Überblick über die Entwicklungsliteratur zwei Entwicklungslinien unterscheidet, Bezogenheit und Selbstdefinition (Blatt 2008). David Bakan wiederum differenziert in seinem Klassiker *The Duality of Human Existence* (deutsch: *Mensch im Zwiespalt*) zwischen »communion« und »agency« (Bakan 1966). Tronicks Vorgehen macht anschaulich, dass das Handeln des Kindes und der Bezugsperson für die Verbundenheit und das Miteinander der Dyade essentiell ist (Tronick 2007). Die von Bowlby und Ainsworth aufgezeigte Dualität macht die Synthese auf elegante Weise anschaulich: Der *sichere Hafen* des Verbundenseins bietet eine *sichere Basis* für Exploration und Autonomie (Ainsworth 1963). Ich habe meine Patient:innen routinemäßig auf das von Joseph Lichtenberg beschriebene verblüffende Konstrukt der *Selbstabhängigkeit* aufmerksam gemacht – der Fähigkeit, die Lücke zwischen Trennung und Wiedervereinigung zu überbrücken – die sichere Basis in Aktion (Lichtenberg 1989).

Wie Tronick mit seinem Vorgehen vielfach demonstriert, erleben wir im Rahmen des je momentanen Zusammen- und Getrenntseins den ebenfalls kurzfristigen – gelingenden oder misslingenden – Austausch (Tronick 2007). Dabei zeigt das Pendel überraschenderweise deutlich in Richtung des misslingenden Austauschs, der in der normalen Mutter-Kind-Interaktion allerdings auch rasch wieder »repariert« wird. Ein länger anhaltender oder chronischer Fehlaustausch deutet auf Schwierigkeiten, vor allem in der frühen Entwicklung. Es gibt eine Fülle von Parallelen zum Still-Face-Paradigma, Beispiele sowohl des gelingenden als auch des misslingenden (und in diesem Fall möglicherweise anhaltend problematischen) Austauschs zwischen Protagonisten aller Altersstufen (Tronick & Gold 2020). Wenn ein Trauma vorliegt, sehen wir bei Kindern wie bei Erwachsenen eine durchgehend gestörte emotionale Kommunikation (Lyons-Ruth & Jacobvitz 2008) oder offenkundige Misshandlung (Main & Solomon 1990). In kantschen Begriffen bedeutet Vernachlässigung, dass es an Liebe fehlt, und Misshandlung, dass es an Achtung mangelt. Beide Formen des Versagens verursachen eine Unterbrechung der Verbindung, und die Psychotherapie bewirkt möglicherweise deren Wiederherstellung.

Vignette: Von der Unterbrechung zur Wiederherstellung

Margie, eine talentierte und in ihrem Beruf erfolgreiche Frau, erzählte mir zögernd, dass sie als junge Heranwachsende von ihrer geschiedenen Mutter bei deren Streifzügen durch die Kneipen »wie ein Schaustück« präsentiert worden sei. Sie erinnerte sich auch daran, sich irgendwie »wie eingefroren« und wie eine Statue gefühlt zu haben. Die Mutter fand sie nützlich, weil sie die Aufmerksamkeit der Männer auf sich zog. In der späten Adoleszenz und im frühen Erwachsenenalter ließ Margie sich auf episodische Affären ein, fühlte sich dabei aber von den Männern »abgehängt« wie ein Roboter und körperlos. In ihrer Tätigkeit bei einer Werbefirma ließ sie zwar ein gewisses Engagement erkennen, fühlte sich aber niemals »voll da«.

An ihrem Arbeitsplatz lernte sie José kennen, und nach einer langen Zeit des etwas hinhaltenden und gehemmten Miteinanders beschlossen sie zusammenzuziehen. Margie war angetan von Josés Freundlichkeit, Aufmerksamkeit und Stetigkeit. Es gefiel ihr, dass er ihr »Raum ließ«. Aber sie konnte keine sexuelle Intimität oder Lust mit ihm verspüren, was ihm natürlich auffiel, obwohl sie versuchte, ihm etwas vorzuspielen. José spürte, dass »etwas falsch lief«, und sie versprach, sich um Behandlung zu bemühen. Aber die Schwierigkeiten reichten weit über ihre gemeinsame Beziehung hinaus. Sie gab zu erkennen, dass sie völlig teilnahmslos geworden war, sich benebelt und »weit weg« fühlte, so als ob sie in einem Traum lebte. Manchmal wachte sie gewissermaßen auf, nachdem sie nur dagesessen und in den Raum gestarrt hatte – »ganz einfach weg«. Sie experimentierte mit Selbstverletzungen, um sich »lebendig« zu fühlen, aber die Wirkung hielt nicht lange an, und sie war verstört angesichts ihrer Verzweiflung. Wie sie es ausdrückte: »Ich bin wie eine Rauchschwade; ich könnte einfach von einer Brise weggeblasen werden und verschwinden.« In den schlimmsten Augenblicken fühlte sie sich tot und dachte daran, sich umzubringen: »Ich könnte genauso gut tot sein«.

Es überrascht nicht, dass Margie sich in der Therapie ebenso distanziert und »unverbunden« fühlte, so als agierten wir beide als

Schauspieler auf einer Bühne. Für sie war ich genauso unwirklich, wie sie es für sich selbst war. Sitzen und Reden waren keine Hilfe. Immerhin erwähnte sie, dass sie ein Tagebuch führte und ihr Inneres »lebendig« wurde, wenn sie schrieb. Sie füllte das Tagebuch auch mit Zeichnungen. Ich fragte, ob sie es einmal mitbringen und mir daraus vorlesen, mir vielleicht auch die eine oder andere Zeichnung zeigen würde. Das geschah dann auch in vielen weiteren Sitzungen, in denen sie allmählich auflebte und das Tagebuch zur dritten Präsenz in der Therapie avancierte. Sie schrieb über ihr Erleben in Vergangenheit und Gegenwart und über ihre Vorstellungen von der Zukunft. Ihre Zeichnungen waren prallvoll mit Gefühlen und Fantasien. Allmählich fühlte sie sich außerhalb der Therapie stärker verbunden und »präsent«, auch mit José. Ich schöpfte Hoffnung, als sie das Erscheinen zu den Sitzungen mit dem Synchronisieren ihres iPod verglich.

Anerkennung

Für mich ist *Anerkennung* der bestgeeignete Begriff für den Erfahrungszusammenhang von Vertrauen, also für das nicht beschreibbare Gefühl des Verbundenseins, wie es in unserer allgegenwärtigen Floskel vom *meeting of minds*, der inneren Übereinstimmung zwischen zwei Psychen, steckt. Gewöhnlich denken wir uns Anerkennung als Einbahnstraße: *Ein* Individuum wird von einem anderen anerkannt. Aber nach Jessica Benjamins instruktiver Definition ist Wechselseitigkeit von fundamentaler Bedeutung:

> Akte der Anerkennung bestätigen, dass ich gesehen werde, gekannt werde, dass meine Intentionen verstanden werden, dass ich eine Wirkung auf dich ausübe, und das muss auch heißen, dass ich wichtig für dich bin; und umgekehrt, dass ich dich sehe und kenne; dass ich deine Intentionen verstehe, dass dein Handeln mich tangiert und du mir wichtig bist. Des Weiteren teilen wir Gefühle, spiegeln das Wissen des jeweils anderen und haben damit auch ein gemeinsames Bewusstsein. Das ist Anerkennung (Benjamin 2017, S. 4).

Anerkennung setzt Reziprozität voraus: Die anerkannte Person muss die anerkennende Person als anerkennend anerkennen – ein Spiegel genügt nicht. Wir brauchen eine poetische Sprache, um das Gefühl des Verbundenseins zu fassen, das uns Anerkennung gewährt, und Jessica Benjamin bietet sie uns mit dem »Wunsch, die eigene Existenz ›innerhalb‹ des Denkens und Fühlens des Anderen zu spüren« (Benjamin 2017, S. 10). Das Gefühl, vom anderen in der je eigenen Subjektivität und Individualität getrennt zu sein, ist dabei essentiell und bedeutet, dass man sich »auf den Weg in den Geist des Anderen machen und bereichert zurückkehren kann« (Benjamin 2017, S. 12). Wie ich an anderer Stelle sagte: Vertrauen setzt Anerkennung voraus, und Vertrauenswürdigkeit wiederum setzt tätiges Anerkennen voraus: »Wenn wir auf irgendjemanden in Bezug auf irgendetwas zählen sollen und wollen, dann zuallererst *auf Anerkennung*« (Allen 2022, S. 173; Hervorhebungen im Original).

Wenn Ihnen das zuvor von mir angesprochene Unsag- und Unfassbare im Gefühl des Verbundenseins entgangen ist, dann frage ich noch einmal: Wo treffen sich also die beiden Gemüter oder Seelen? Erwarten Sie nicht, alles zu verstehen, was Sie fühlen können.

5.3 Fähigkeit zum Menschlichsein

Jahrzehnte der Forschung lassen einen evidenzbasierten Schluss zu: Die Glaubwürdigkeit von Therapeut:innen hängt ganz wesentlich von ihrem *zwischenmenschlichen Geschick* ab. Mittlerweile bin ich zu einer höchst vagen Formulierung dessen gekommen, was wir alle wollen und brauchen: Talent oder die Fähigkeit zum Menschlichsein (Allen 2013b). Wie die aktuelle Säuglingsforschung zeigt, sind wir schon zu Beginn unseres Lebens erstaunlich gut mit Fertigkeiten und Lernkapazitäten ausgestattet, aber diese Fertigkeiten müssen von Anfang an auf feinfühlig-responsive Weise gehegt und gepflegt werden. Kritisches Vertrauen und zunehmende eigene Vertrauenswürdigkeit stellen hohe Ansprüche an unser relationales Geschick.

Als ich das *Talent zum Menschlichsein* ins Gespräch brachte, dachte ich, dass es zwar die eigene Botschaft gut zum Ausdruck bringt, in der Praxis aber wegen seiner Uneindeutigkeit relativ nutzlos sei. Was mich dann wieder beruhigte, war die Entdeckung, dass ich mich in bester Gesellschaft befinde. Bei Sóren Overgaard gibt es eine interessante Bemerkung über Wittgensteins ethische Einstellung: »Ein guter Mensch zu sein (›menschlich‹ zu sein, wie er sagen würde), war ihm ein äußerst wichtiges Anliegen – und die größte Schwierigkeit.« Und »auf die Frage, *wie* wir denn handeln sollten, *wie* wir leben sollten, finden wir als Antwort kaum mehr als dies: ›Lasst uns menschlich sein‹« (Overgaard 2007, S. 143; Hervorhebungen im Original). Und wie um Overgaard zu bestätigen, schreibt Malcolm: »Ein charakteristischer Ausdruck, den Wittgenstein gebrauchte, wenn er von jemandem sprach, der bemerkenswert großzügig oder gütig oder anständig war, hieß: ›Er ist wirklich menschlich!‹« (Malcolm o. J.). Wie Overgaard bemerkte, gibt Wittgenstein uns nur einen Hinweis auf die Richtung, die wir einschlagen müssen, wenn wir die Mühe eines ethischen Lebens auf uns nehmen wollen. Und Knud Løgstrup äußerte sich hilfreich zu den Anforderungen an gelebte Vertrauenswürdigkeit: »Die betreffende Person muss ihre Erfahrungen und Erkenntnisse und ihr eigenes Urteil bezüglich der Situation der anderen Person und der zwischen ihr selbst und dieser Person bestehenden Beziehung nutzen. Und nicht zuletzt muss sie das eigene Vorstellungsvermögen nutzen« (Løgstrup 1997), etwa um zu entscheiden, ob sie reden oder schweigen, handeln oder lieber nicht handeln sollte. Løgstrup kommt zu einem eindeutigen Schluss, der speziell für das Thema der Vertrauenswürdigkeit in der Psychotherapie gelten kann: Die moralische Forderung »gibt nur an, wem er oder sie mittels dieser Fähigkeiten helfen muss, nämlich der anderen Person und nicht sich selbst« (Løgstrup 1997, S. 105 f.).

Am Ende dieses Kapitels lasse ich Sie in einem Meer der Uneindeutigkeiten und vielleicht unzufrieden und frustriert zurück. Sind Ihnen diese Überlegungen und Gefühle bei Ihrer psychotherapeutischen Arbeit nicht auch gekommen, zumindest hin und wieder? Wie ich oben schon sagte, raten Bateman und Fonagy dazu, die *Haltung* des Nicht-Wissens einzunehmen. Vielleicht sollten wir der *Misere* unseres Nicht-Wissens Beachtung schenken. Denken Sie daran, dass »Vertrauen« ja nicht nur Wertung, sondern auch Ungewissheit impliziert; wir müssen *vertrauen*, wenn wir nicht *wissen*. Die Gefährten des Zweifels, des Vertrauens und der Hoffnung reisen gemeinsam (Allen 2022). Es kann nicht verwundern, dass wir Zuflucht bei Hunderten von Therapieformen und einer Fülle von Nachschlagewerken suchen.

Wir sollten alles Wissen und alle uns zugänglichen Erkenntnisse nutzen, um die fachliche Kompetenz und die gerechtfertigt erscheinende Zuversicht zu entwickeln, die das Vertrauen und die Hoffnung unserer Patient:innen beflügeln. Unsere Hoffnung ruht auf einem ausgewogenen Verhältnis von Zuversicht und Demut. Overgaard erkannte Weisheit darin, dass Wittgenstein uns lediglich auffordert, uns menschlich zu verhalten: »Der Kern der Moral im Sinne Wittgensteins ist eine Forderung, die schon im bloßen Zutagetreten einer anderen Gesinnung beschlossen ist. Aber diese Forderung ist notwendig unspezifisch, und dies fast – aber nur *fast* – bis zu dem Punkt, an dem es keine Aussage dazu gibt« (Overgaard 2007, S. 161; Hervorhebungen im Original). Ganz trifft dies allerdings nicht zu, denn »diese Art von Leere« oder »Schweigsamkeit« in der moralischen Forderung ist ja doch eine bedeutsame Erkenntnis, und wir sollten *»der Versuchung widerstehen, sie mit spezifischen Regeln und Grundsätzen zu befüllen«* (Overgaard 2007, S. 152; Hervorhebungen des Autors).

Als Leiter von Studiengruppen, in denen es um das Thema ›Hoffnung für stationäre Patienten‹ ging, fragte ich unter anderem: »Wie viele von Ihnen würden, wenn Sie ins Krankenhaus müssten, Ihre Situation als schrecklich bezeichnen?« Alle Hände gingen nach oben. Wenn sich kein Pfad auftut, müssen wir oft überlegen, wie und wo wir vorwärtskommen. *Wie* wir das tun, das ist uns überlassen, und die Suche wird naturgemäß individuell ausfallen, so wie jede Beziehung individuell sein muss. Wir wollen das Beste aus unseren Theorien, Methoden und Techniken machen. Aber erinnern wir uns daran, dass der Austausch in einer größeren Zahl der Fälle misslingt; unsere Bemühungen werden über kürzere oder längere Zeiten hinweg fehlschlagen. Bei allen Überlegungen, die wir anstellen – wir werden unseren *Weg erfühlen*, und wir müssen dahin kommen, dass wir uns unseren Patient:innen im Bemühen um Vertrauen *verbunden fühlen*. Auf der nonverbalen Ebene zählen wir auf die in der frühen Kindheit erworbenen, wenn auch ständig, von einem Augenblick zum anderen und von einer Beziehung zur anderen verfeinerten Grundfertigkeiten. Das ist ein großes Quantum an Kompetenz, selbst wenn es an Einsicht oder Verständnis fehlt. Letztlich müssen wir auf unsere Menschlichkeit vertrauen.

Literatur

Ainsworth, M. D. S. (1963). The development of infant-mother interaction among the Ganda. In M. B. Foss (Hrsg.), *Determinants of infant behaviour* II (S. 67–104). Hoboken, NJ: John Wiley & Sons, Inc.

Ainsworth, M. D. S., Blehar, M. C., Waters, E. & Wall, S. (1978). *Patterns of attachment: A psychological study of the strange situation.* Hillsdale, NJ: Erlbaum.

Allen, J. G. (1995). The spectrum of accuracy in memories of childhood trauma. *Harvard Review of Psychiatry,* (3), S. 84–95.

Allen, J. G. (2013a). *Mentalizing in the development and treatment of attachment trauma.* London: Karnac.

Allen, J. G. (2013b). *Restoring mentalizing in attachment relationships: Treating trauma with plain old therapy.* Washington, DC: American Psychiatric Publishing.

Allen, J. G. (2022). *Trusting in psychotherapy.* Washington, DC: American Psychiatric Association Publishing.

Baier, A. (1986). Trust and antitrust. *Ethics,* (96), S. 231–260.

Bakan, D. (1966). *The duality of existence: An essay on psychology and religion.* New York: Rand McNally.

Barkham, M., Lutz, W., Lambert, M. J. & Saxon, D. (2017). Therapist effects, effective therapists, and the law of variability. In L. G. Castonguay & C. E. Hill (Hrsg.), *How and why are some therapists better than others? Understanding therapist effects* (S. 13–36). Washington, DC: American Psychological Association.

Bateman, A. & Fonagy, P. (2016). *Mentalization-Based Treatment for personality disorders: A practical guide.* New York: Oxford University Press.

Beebe, B. & Lachmann, F. M. (2014). *The origins of attachment: Infant research and adult treatment.* New York: Routledge.

Benjamin, J. (2018). *Beyond doer and done to: Recognition theory, intersubjectivity and the third.* New York: Routledge.

Benjamin, J. (2017). *Anerkennung, Zeugenschaft und Moral: Soziale Traumata in psychoanalytischer Perspektive,* Gießen, Psychosozial-Verlag.

Blatt, S. J. (2008). *Polarities of experience.* Washington, DC: American Psychological Association.

Boston Change Process Study Group (2010). *Change in psychotherapy: A unifying paradigm.* New York: Norton.

Bowlby, J. (1982). *Attachment and loss*, Bd. 1: *Attachment* (2. Aufl.). New York: Basic Books.

Carlson, E. A. (1998). A prospective longitudinal study of attachment disorganization/disorientation. *Child Development*, (69), S. 1107–1128.

Damasio, A. (2021a). *Feeling and knowing: Making minds and consciousness.* New York: Pantheon.

Damasio, A. (2021b). *Wie wir denken, wie wir fühlen. Die Ursprünge unseres Bewusstseins.* Carl Hanser Verlag München 2021.

Dennett, D. C. (2017). *From bacteria to Bach and back: The evolution of minds.* New York: Norton.

Erikson, E. H. (1963). *Childhood and Society.* New York: Norton.

Erikson, E. H. (1968). *Kindheit und Gesellschaft* (3. Aufl.). Ernst Klett Verlag Stuttgart.

Eubanks, C. F., Muran, J. C. & Safran, J. D. (2019). Repairing alliance ruptures. In J. C. Norcross & M. J. Lambert (Hrsg.), *Psychotherapy relationships that work.* Bd. 1: *Evidence-based therapist contributions* (3. Aufl., S. 549–579). New York: Oxford University Press.

Faulkner, P. (2011). *Knowledge on trust.* New York: Oxford University Press.

Fonagy, P. & Bateman, A. (2019). Introduction. In A. Bateman & P. Fonagy (Hrsg.), *Handbook of mentalizing in mental health practice* (S. 3–20). Washington, DC: American Psychiatric Publishing.

Fonagy, P., Campbell, C. & Allison, E. (2019). Therapeutic models. In A. Bateman & P. Fonagy (Hrsg.), *Handbook of mentalizing in mental health practice* (S. 169–180). Washington, DC: American Psychiatric Publishing.

Fonagy, P. & Luyten, P. (2019). Fidelity vs. flexibility in the implementation of psychotherapies: Time to move on. *World Psychiatry*, (18), S. 270–271.

Fonagy, P., Luyten, P., Allison, E. & Campbell, C. (2017). What we have changed our minds about: Part 2. Borderline personality disorder, epistemic trust and the developmental significance of social communication. *Borderline Personality Disorder and Emotion Regulation*, (4), S. 1–12.

Hawley, K. (2012). *Trust: A very short introduction.* New York: Oxford University Press.

Jones, K. (1996). Trust as an affective attitude. *Ethics*, (107), S. 4–25.

Jones, K. (2012). Trustworthiness. *Ethics*, (123), S. 61–85.

Jones, K. (2017). ›But I was counting on you!‹. In P. Faulkner & T. Simpson (Hrsg.), *The philosophy of trust* (S. 90–108). New York: Oxford University Press.

Kant, I. (1797/1966). *The metaphysics of morals.* New York: Cambridge University Press.

Kant, I. (1797). *Gesammelte Werke.* Bd. VI: *Kritik der reinen Vernunft (1. Aufl. 1781), Prolegomena, Grundlegung zur Metaphysik der Sitten, Metaphysische Anfangsgründe der Naturwissenschaft.* Berlin (https://korpora.zim.uni-duisburg-essen.de/kant/aa06/449.html).

Lagerspetz, O. (2015). *Trust, ethics, and human reason.* London: Bloomsbury.

Lichtenberg, J. D. (1989). *Psychoanalysis and motivation.* Hillsdale, NJ: Analytic Press.

Løgstrup, K. E. (1997). *The ethical demand.* London: University of Notre Dame Press.

Lyons-Ruth, K. & Jacobvitz, D. (2008). Attachment disorganization: Genetic factors, parenting contexts, and developmental transformation from infancy to adulthood. In J. Cassidy & P. R. Shaver (Hrsg.), *Handbook of attachment: Theory, research, and clinical applications* (2. Aufl., S. 666–697). New York: Guilford.

Main, M. & Solomon, J. (1990). Procedures for identifying infants as disorganized/disoriented during the Ainsworth Strange Situation. In M. T. Greenberg, D. Cicchetti & E. M. Cummings (Hrsg.), *Attachment in the preschool years: Theory, research, and intervention* (S. 121–160). Chicago: University of Chicago Press.

Malcolm, N. (1958). *Ludwig Wittgenstein: A memoir.* New York: Oxford University Press.

Malcolm, N. (1987). *Erinnerungen an Wittgensein.* Frankfurt am Main: Suhrkamp Verlag.

Malcolm, N. (o. J.). *Ludwig Wittgenstein. Ein Erinnerungsbuch.* München und Wien: R. Oldenbourg Verlag.

Marcel, G. (1950). *The Mystery of being.* Bd. 1: *Reflection and Mystery.* South Bend, IN: St. Augustine's Press.

Marcel, G. (2018). *The philosophy of existence.* Providence, RI: Cluny Media.

McGilchrist, I. (2019). *The master and his emissary: The divided brain and the making of the Western world.* New Haven, CT: Yale University Press.

McLeod, C. (2002). *Self-trust and reproductive autonomy.* Cambridge, MA: MIT Press.

Miles, S. (1986). *Simone Weil: An anthology.* New York: Grove Press.

Norcross, J. C. & Lambert, M. J. (Hrsg.). (2019). *Psychotherapy relationships that work.* Bd. 1: *Evidence-based therapist contributions* (3. Aufl.). New York: Oxford University Press.

Overgaard, S. (2007). *Wittgenstein and other minds: Rethinking subjectivity and intersubjectivity with Wittgenstein, Levinas, and Husserl.* New York: Routledge.

Sander, Louis W. (2009). *Die Entwicklung des Säuglings, das Werden der Person und die Entstehung des Bewusstseins.* Hrsg. von G. Amadei und I. Bianchi. Stuttgart: Klett-Cotta.

Smith, H. (1992). *Forgotten truths: The common vision of the world's religions.* New York: Harper-Collins.

Solms, M. (2021). *The hidden spring: A journey to the source of consciousness.* New York: Norton.

Sroufe, L. A. & Waters, E. (1977). Attachment as an organizational construct. *Child Development,* (48), S. 1184–1199.

Stern, D. N. (2004). *The present moment in psychotherapy and everyday life.* New York: Norton.

Stern, D. N. (2010). *Forms of vitality: Exploring dynamic experience in psychology, the arts, psychotherapy, and development.* New York: Oxford University Press.

Swanton, C. (2003). *Virtue ethics: A pluralistic view*. New York: Oxford.
Tomasello, M. (1999). *The cultural origins of human cognition*. Cambridge, MA: Harvard University Press.
Tomasello, M. (2019). *Becoming human: A theory of ontogeny*. Cambridge, MA: Harvard University Press.
Tronick, E. (2007). *The neurobehavioral and social-emotional development of infants and children*. New York: Norton.
Tronick, E. & Gold, C. M. (2020). *The power of discord*. New York: Little, Brown.
Wachtel, P. L. (2008). *Relational theory and the practice of psychotherapy*. New York: Guilford.
Wampold, B. E. & Imel, Z. E. (2015). *The great psychotherapy debate: The evidence for what makes psychotherapy work* (2. Aufl.). New York: Routledge.
Williams, B. (2002). *Truth and truthfulness: An essay in geneaology*. Princeton, NJ: Princeton University Press.
Williams, B. (2013). *Wahrheit und Wahrhaftigkeit*. Berlin: Suhrkamp.
Zagzebski, L. T. (2012). *Epistemic authority: A theory of trust, authority, and autonomy in belief.* New York: Oxford University Press.

KAPITEL 6

Epistemisches Vertrauen in der Mentalisierungsbasierten Therapie von Borderline-Persönlichkeitsstörungen[14]

TOBIAS NOLTE, CHLOE CAMPBELL, PETER FONAGY
UND ANTHONY BATEMAN

6.1 Einleitung

Aufbauend auf dem kürzlich entwickelten Konzept des epistemischen Vertrauens als Voraussetzung und damit Katalysator für soziales Lernen, untersuchen und erörtern wir in diesem Kapitel, wie Interventionen aus der Mentalisierungsbasierten Therapie (MBT) für schwere Psychopathologien wie der Borderline-Persönlichkeitsstörung (BPS) diese Prozesse des Lernens potentiell fördern können.

Wir schlagen erstens vor, dass Mentalisieren ein maßgebliches Kommunikationssignal in sozialen Interaktionen sein kann, um Vertrauen zu schaffen, und zweitens, dass epistemisches Misstrauen als gemeinsamer Entwicklungspfad verstanden werden kann, über den aversive Beziehungserfahrungen in der Vergangenheit ihren Einfluss auf psychosoziale Behandlungen ausüben können – sowohl als Disposition des Patienten als auch als Merkmal der Begegnung zwischen Therapeut:in und Patient:in. Wir argumentieren weiterhin, dass unsere entwicklungspsychologische, interpersonelle Sicht auf die Stimulierung von epistemischem Vertrauen im Kontext der MBT eine

14 Basierend in Teilen auf Nolte et al. 2023.

neue Perspektive auf die Rolle der therapeutischen Beziehung eröffnet, insbesondere bei der Arbeit mit Patient:innen mit Persönlichkeitsstörungen, bei denen die Fähigkeit, neue Informationen durch soziales Lernen zu verinnerlichen, durch das Fehlen von epistemischem Vertrauen untergraben wird.

Auf der Grundlage einer Darstellung der Interventionen und Bausteine der MBT (von der anfänglichen Anamnese und Fallformulierung oder Psychodynamik über Einzel- und Gruppentherapiesitzungen bis hin zur Wiedereingliederung des Patienten in sein weiteres soziales Umfeld) werden wir untersuchen, wie jeder dieser Bausteine eine Aussicht schaffen kann, den sogenannten »Wir-Modus« herbeizuführen – die zwischenmenschliche Erfahrung, die mit dem Mentalisieren verbunden ist und die wiederum die Barriere der epistemischen Wachsamkeit aufhebt. Die Auswirkungen auf das relationale Mentalisieren sowie auf Brüche und deren Reparatur innerhalb der therapeutischen Beziehung werden unter dem Gesichtspunkt erörtert, das Gefühl des Patienten zu fördern, anerkannt zu werden und seine Affekte besser regulieren zu können.

In diesem Kapitel versuchen wir daher zu klären, welche Rolle verschiedene Behandlungskomponenten und klinische Interventionen der MBT von Borderline-Persönlichkeitsstörung (BPS) bei der Erleichterung des sozialen Lernens von Patient:innen spielen können. Wir werden zunächst beschreiben, wie die besonderen Erfahrungen und Schwierigkeiten, die mit der BPS verbunden sind, im MBT-Ansatz verstanden werden. Wir werden dann neuere Überlegungen zu BPS und epistemischem Vertrauen betrachten, wobei wir die BPS – und Aspekte anderer psychischer Störungen im Allgemeinen – als Ausdruck eines Zusammenbruchs der sozialen Kommunikation und der damit einhergehenden Affektzustände verstehen, der durch Störungen der damit verbundenen sozialen kognitiven Prozesse des Mentalisierens, der Fähigkeit zu gemeinsamer Aufmerksamkeit und des Erreichens des sogenannten »Wir-Modus« (ausführlich erklärt in Kap. 5, S. 156–189) sowie der Offenheit für soziales Lernen verursacht wird. Diese Offenheit wiederum kann durch eine kontextangemessene Verringerung der epistemischen Wachsamkeit erleichtert werden. Anschließend werden wir die klinischen Implikationen dieser Ideen beleuchten, insbesondere die Aufgabe, die sich innerhalb der MBT stellt: Offenheit für epistemisches Vertrauen wiederherzustellen und die salutogenetischen Möglichkeiten zu schaffen, die diese Wiederherstellung bieten kann.

6.2 Der mentalisierungsbasierte entwicklungspsychologische Rahmen zum Verständnis der BPS

Wir haben Mentalisieren als einen impliziten und expliziten Prozess beschrieben, durch den wir den Handlungen anderer und unseren eigenen Handlungen einen Sinn geben, indem wir ihnen intentionale mentale Zustände zuschreiben. Mentalisieren wird als ein mehrdimensionaler und komplexer sozial-kognitiver Prozess der Menschen konzeptualisiert, bei dem wir Annahmen zu den inneren Zuständen der Personen, mit denen wir interagieren, machen (Bateman et al. 2021b; Ventura Wurman et al. 2021). Es handelt sich dabei notwendigerweise um einen imaginativen Prozess – wir können nicht mit Sicherheit wissen, was eine andere Person denkt, und außerdem sind wir nicht immer genau in der Lage zu verstehen, was unser eigenes Verhalten antreibt. Der entwicklungsbedingte Erwerb eines robusten, ausgewogenen und somit effektiven Mentalisierungsprozesses ist recht komplex: Er erfordert ein Bewusstsein für die »Undurchsichtigkeit«, die Opakheit, mentaler Zustände und eine Wertschätzung der Notwendigkeit von Neugier, mit Hilfe derer wir uns ihrem Verständnis annähern können. Mentalisieren setzt weiterhin einen gewissen Mangel an absoluter Gewissheit in Bezug auf diese Zustände voraus, während es gleichzeitig der Fähigkeit bedarf, verlässliche und genaue interne Repräsentationen zweiter Ordnung von inneren Zuständen sowohl bei sich selbst als auch bei anderen zu besitzen. Nur mit einem gewissen Maß an Genauigkeit und Vertrauen in diese internen Repräsentationen kann effizientes zwischenmenschliches Mentalisieren stattfinden; ein Individuum ohne die Fähigkeit zu solchen Repräsentationen kann die Mentalisierungsversuche des anderen nicht zuverlässig erkennen und angemessen darauf reagieren und somit unterschiedliche Perspektiven in Betracht ziehen oder gar übernehmen. Es gibt eindeutige Belege dafür, dass ein höheres elterliches Mentalisieren mit stärkeren Mentalisierungsfähigkeiten bei Kindern und Jugendlichen einhergeht (für einen Überblick s. Luyten et al. 2020). Die Fähigkeit, die eigenen Handlungen und die Handlungen anderer in Form von mentalen Zuständen darzustellen, »ist entwicklungsbedingt in der Tiefe und Genauigkeit des psychologischen Verständnisses verwurzelt, das die Betreuungspersonen eines Kindes an den Tag legen, und bildet die Grundlage für die Mentalisierungs- und Affektregulationsfähigkeiten des Individuums« (Ventura Wurman et al. 2021). Die Interdependenz von Selbst- und Fremdverstehen macht die Fähigkeit zum Mentalisieren zu einer Entwicklungsleistung, deren Erreichen von der Qualität der frühen sozialen Beziehungen abhängt, da diese das Ausmaß zum Ausdruck bringen, in dem die subjektiven Erfahrungen des Kindes von vertrauten Personen im Leben des Kindes angemessen widergespiegelt und entsprechend fein abgestimmt beantwortet wurden (Fonagy et al. 2002; Fonagy & Luyten 2009). Und tatsächlich gibt es zahlreiche Belege dafür, dass Widrigkeiten und komplexe Traumata die Entwicklung des Mentalisierens behindern (Luyten & Fonagy 2019; Luyten et al. 2019). Darüber hinaus scheint effektives Mentalisieren der Betreuungspersonen und insbesondere die Fähigkeit, in Bezug auf traumatische Erfahrungen zu mentalisieren (Trauma-Reflexive Funktion, RF), ein wichtiger Schutzfaktor zu sein, der die Beziehung zwischen widrigen Umständen in der Kindheit und späterer Entwicklung moderiert (Berthelot et al. 2015; Ensink et al. 2017).

Wie wir weiter argumentiert haben, muss dieses Konzept erweitert werden, so dass auch die Prozesse berücksichtigt werden, die das Lernen aus dem weiteren sozialen Umfeld – über die Dyade hinaus – ermöglichen oder behindern (Fonagy et al. 2017a; Fonagy et al. 2017b; Luyten et al. 2020). Menschen mit BPS greifen häufig auf Denkweisen und Bewertungen von zwischenmenschlichen Ereignissen zurück, die ein inadäquates oder ineffektives Mentalisieren widerspiegeln. Die Hauptmerkmale der BPS aus einer MBT-Perspektive sind: (a) eine Instabilität des Mentalisierens im Kontext emotional intensiver Beziehungen; (b) das Wiederauftauchen sogenannter Prämentalisierungsdenkmodi in Stresssituationen, die dem vollständigen

Mentalisieren vorausgehen; und (c) der Druck zur Externalisierung innerer Zustände, der als Projektion schmerzhafter und desorganisierter oder unerträglicher Selbstzustände verstanden werden kann; was (d) klinisch oft mit Brüchen und Herausforderungen bei den Bemühungen um die Wiederherstellung aller Beziehungen einschließlich der therapeutischen Beziehung einhergeht (Bateman et al. 2021a). MBT für BPS wurde auf der Grundlage des Verständnisses entwickelt, dass die Anfälligkeit für den Verlust des Mentalisierens – insbesondere während emotional aufgeladener zwischenmenschlicher Interaktionen – die zugrunde liegende Pathologie ist, die die charakteristischen zwischenmenschlichen, emotionalen und impulsiven Symptome der BPS hervorruft (Fonagy & Luyten 2009). Ein wichtiger Mechanismus der Symptomveränderung ist daher die Verbesserung des effektiven Mentalisierens. In jüngster Zeit ist zudem deutlicher geworden (Bateman et al. 2021b), dass eine Herausforderung bei der therapeutischen Behandlung dieser Merkmale in der epistemischen Haltung des Patienten liegt. Dem Rückgriff auf prämentalisierende Modi bei erhöhter Erregung, wenn das Bindungssystem aktiviert ist, ist nicht nur ein momentanes und manchmal längeres Abschalten des Mentalisierens gemeinsam (Nolte et al. 2013). Eine weitere Folge ist auch, dass die Fähigkeit des Individuums, den eigenen Zustand und den von bedeutsamen anderen Personen neu zu bewerten und, was besonders wichtig ist, aus dem sozialen Umfeld zu lernen (im weitesten Sinne), stark beeinträchtigt werden kann. Dieses Lernen von anderen schließt die therapeutische Beziehung ein, ist aber keineswegs darauf beschränkt.

6.3 Epistemisches Vertrauen und soziales Lernen im Wir-Modus

Die Arbeit zur Unterstützung eines robusteren und effektiveren Mentalisierens wird nicht mit der Absicht unternommen, dass das Sich-Befassen mit mentalen Zuständen ein Selbstzweck ist. Während des gesamten therapeutischen Prozesses arbeiten Patient:in und Therapeut:in gemeinsam daran, über mentale Zustände nachzudenken, und beteiligen sich an gemeinsamen Aufmerksamkeits- und Co-Mentalisierungsprozessen, die komplexere Repräsentationen dessen erzeugen, was innerhalb und außerhalb der therapeutischen Beziehung geschieht. Dies wird erreicht, indem sichergestellt wird, dass die Repräsentationsebenen sowohl der Selbst- als auch der Fremderfahrung aktiviert, getrennt gehalten und innerhalb der affektiven Erfahrung differenziert werden. Was innerhalb der therapeutischen Beziehung passiert, wird auf der Ebene des »Wir« statt des »Selbst« und des »anderen« verarbeitet, wodurch eine Form der sozialen Kognition entsteht, die als »Wir-Modus« oder »Wir-Sein« bekannt ist (Gallotti & Frith 2013; O'Madagain & Tomasello 2019; Tomasello 2016). Frith argumentiert, dass eine solche Metakognition besonders relevant für kooperative oder »Wir«-Prozesse ist, die einen großen Teil des menschlichen Wachlebens ausmachen (Gallotti & Frith 2013). Er führt eine Reihe von experimentellen Belegen an, die zeigen, wie ungenau eine unmodulierte Selbsteinschätzung sein kann – wir können uns nicht so sehen, wie andere uns sehen. Er hat experimentell dargelegt, dass zwei Köpfe besser arbeiten als nur einer: »Durch Diskussionen über unsere Wahrnehmungserfahrungen mit anderen können wir sensorische Signale genauer erkennen.« (Frith 2012). In der MBT unterscheidet sich das »Wir-Sein« in der klinischen Interaktion von der individuellen Selbst-/Anderen-Perspektive des Patienten oder des Klinikers. Als eine inhärent relationale Repräsentation ist es ein Zustand, der in der MBT aktiv herbeigeführt und gefördert wird. Es sollte betont werden, dass der Wir-Modus nicht den Verzicht auf die eigene Handlungsfähigkeit oder eine Verschmelzung/Fusion der Gedanken zweier Personen bedeutet. Im Gegenteil, der Wert des Wir-Modus liegt darin, dass er auf verschiedenen Perspektiven auf ein gemeinsames Objekt beruht und das Herstellen von Perspektiven und (Selbst-)Erkenntnissen ermöglicht (s. Einleitung erster Teil, S. 23–33), die von einem einzelnen Verstand oder einer Psyche allein nicht erreicht werden könnten – aus diesem Grund ist der Wir-Modus unserer Meinung nach ein so wirkmächtiges Instrument, um soziale Zusammenarbeit zur Erreichung komplexer oder schwieriger Ziele zu nutzen (Tomasello 2020; Colle et al. 2020). Die für die BPS oft charakteristische epistemische

Verschlossenheit und Sensibilität gegenüber Ablehnung macht die Erfahrung des Wir-Modus schwerer erreichbar und aufrechtzuerhalten; die subjektive Erfahrung einer schmerzhaften Isolation von anderen und das damit einhergehende intensive Bedürfnis, sich zuweilen in der Psyche anderer zu verlieren, könnte durchaus ein Spiegelbild der Störungen der Fähigkeit des Einzelnen sein, diese Form der sozialen Kognition zu entwickeln. Wir betrachten sie als den Schlüssel zu einer bestimmten Art von Erfahrung, nämlich der, sich als handlungsfähig anerkannt zu fühlen und von der salutogenetischen Erfahrung kooperativer Intersubjektivität zu profitieren sowie den »Puffer« nutzen zu können, den solche Erfahrungen angesichts von Schwierigkeiten oder belastenderen Lebenssituationen bieten. *Die Ausdünnung des Sozialen* (Goemans et al. 2021; McCrory et al. 2022), die als Folge eines Traumas beschrieben wurde, könnte als die Unfähigkeit des traumatisierten Individuums, den Wir-Modus zu erleben, verstanden werden. Der Ursprung liegt unseres Erachtens nach in den Schwierigkeiten des Mentalisierens, die bei solchen Individuen zu finden sind. Aus diesem Grund, so argumentieren wir, sind die Regulierung des Affekts und die Wiederherstellung eines effektiven Mentalisierens innerhalb der therapeutischen Beziehung notwendig, bevor die eigentliche Beziehung mentalisiert werden kann. Ohne ein gewisses Maß an reguliertem, ausgeglichenem Mentalisieren ist der Patient nicht in der Lage, die Gedanken des Therapeuten zu berücksichtigen. Der Patient projiziert wahrscheinlich sein eigenes Narrativ auf seinen Gesprächspartner, was ein »Wir-Sein« ausschließt. Wir haben den Prozess an anderer Stelle folgendermaßen beschrieben: (1) das imaginierte Selbstverständnis des Patienten (seine persönliche Erzählung, sein Narrativ) (2) wird vom Therapeuten imaginiert, um eine Möglichkeit für den Wir-Modus zu schaffen, und (3) dieses Bild wird wahrgenommen, um den potentiellen Wir-Modus zu verstärken, und (4) mit der persönlichen Erzählung des Patienten abgeglichen, und (5) im Falle einer Übereinstimmung wird eine Co-Repräsentation geschaffen; der Wir-Modus hebt den Schutz des Ich-Modus vor Veränderungen auf, und der Kanal für einen schnelleren und effizienteren Wissenstransfer wird geöffnet (Fonagy et al. 2021). »Vereinfacht ausgedrückt: Wenn ich mich verstanden fühle, bin ich bereit, von der Person zu lernen, die mich verstanden hat. Dabei lerne ich nicht nur etwas über mich selbst, sondern auch über andere und über die ganze Welt, in der ich lebe« (Ventura Wurman et al. 2021). Dies gilt besonders, wenn in der oben beschriebenen Dynamik auch sogenannte sub-dominante Narrative (das, was hinter dem vordergründig Geschilderten liegt), co-repräsentiert und verstanden werden können.

6.3.1 Epistemisches Misstrauen, Hypervigilanz und Missbrauchserfahrungen

Die Überwindung der als adaptiv zu betrachtenden epistemischen Wachsamkeit und die angemessene Unterscheidung, wem man vertraut und wem wann und warum eher nicht, können als Voraussetzung für ein adaptives kooperatives Verhalten angesehen werden. Wie der Anthropologe Thomas Weisner vorschlägt, ist das Lehren und Erlernen einer solchen Unterscheidung eine zentrale Aufgabe der Elternschaft und der frühen Entwicklung:

Die Frage, die für viele, wenn nicht sogar die meisten Eltern und Gemeinschaften wichtig ist, lautet nicht: »Ist [dieses einzelne] Kind ›sicher gebunden‹?«, sondern vielmehr: »Wie kann ich sicherstellen, dass mein Kind weiß, wem es vertrauen kann und wie es angemessene soziale Beziehungen zu anderen herstellen kann? Wie kann ich sicherstellen, dass mein Kind mit anderen Menschen in Situationen zusammen ist, in denen es sicher ist? Die Eltern sind besorgt, dass das Kind kulturell angemessene soziale Verhaltensweisen erlernt, die ein angemessenes soziales und emotionales Verhalten zeigen und auch Vertrauen in geeignete andere Menschen zeigen.« (Weisner 2014, S. 263).

Wir haben vorgeschlagen, einer der Vorteile einer sicheren Bindung bestehe darin, dass das Kind lernt, wem es vertrauen kann (Fonagy et al. 2017b). Personen, die sicher gebunden sind, scheinen in der Lage zu sein, eine durch angemessene Handlungsfähigkeit gekennzeichnete epistemische Haltung einzunehmen: Sie können sich besser gegen Fehlinformationen wehren, aber auch adaptives epistemisches Vertrauen zeigen, wenn es gerechtfertigt erscheint

(Corriveau et al. 2009; Campbell et al. 2021). Personen, die beispielsweise in ihrer Kindheit größeren Widrigkeiten ausgesetzt waren, scheinen ein höheres Maß an epistemischem Misstrauen (mit einem übermäßigen Maß an Widerstand oder Undurchlässigkeit gegenüber sozialem Lernen) zu zeigen. Alternativ (und manchmal alternierend) lassen sie epistemische Leichtgläubigkeit erkennen (gekennzeichnet durch übermäßige Offenheit und einen Mangel an Unterscheidungsvermögen und Handlungsfähigkeit in Bezug auf neue Informationen; Campbell et al. 2021). Da die epistemische Haltung eines Individuums seine Fähigkeit prägt, auf zwischenmenschliche Kommunikation zu reagieren und sich ihr anzupassen, scheint sie für die Qualität des sozialen Funktionierens von großer Bedeutung zu sein. Wir vermuten auch, dass sie für die Wirksamkeit von Psychotherapien wichtig sein kann; zudem haben wir betont, dass sich die Behandlungsresistenz, die oft mit einigen chronischen und schweren Formen von Psychopathologie verbunden ist, aus dem Versagen der Behandlung ergibt, die Schwierigkeiten des Patienten in Bezug auf die soziale Kommunikation zu überwinden (Fonagy et al. 2018) und die daraus resultierenden Probleme in Bezug auf Identitätskohärenz, Beziehungsfähigkeit und Affektregulierung angehen zu können. Die Implikation dieses Denkens ist, dass die epistemische Haltung ein Trait-Merkmal der individuellen Funktionsweise ist, analog zum Konzept des internen Arbeitsmodells in der Bindungstheorie. Wir möchten diese Sichtweise jedoch etwas abschwächen, indem wir betonen, dass Menschen mit Blick auf epistemisches Vertrauen in hohem Maße auf zwischenmenschliche Hinweise breiterer Art eingestellt sind, und argumentieren, dass die Rolle des weiteren sozialen Umfelds bei der Verstärkung, dem Entgegenwirken oder der Veränderung der epistemischen Haltung eines Individuums entscheidend ist (Luyten et al. 2020). Wir haben zunehmend die Rolle des weiteren sozialen Umfelds für die Förderung von epistemischem Vertrauen und den Wert der Schaffung mentalisierender sozialer Systeme um Kinder und Jugendliche herum betont (Campbell & Allison 2022; Fonagy et al. 2021; Talia et al. 2021). Fisher und Co-Autor:innen schlagen diesbezüglich vor (Fisher et al. 2021):

> Eine Reihe von zwischenmenschlichen Kontexten kann eine unterschiedliche Exposition gegenüber zuverlässigen Informationsquellen bieten, in denen soziales Lernen stattfinden kann. Lehrer, Gleichaltrige, soziale Medien und Psychotherapie können die allgemeinen Erwartungen der Menschen an die Vertrauenswürdigkeit verändern (Übersetzung durch die Autor:innen dieses Kapitels).

Die Theorie der Natürlichen Pädagogik (Csibra & Gergely 2009) unterstreicht den hochgradig interpersonellen Charakter des Prozesses, durch den epistemisches Vertrauen im Säuglingsalter erzeugt wird, und dies hat erhebliche Auswirkungen auf den Bereich der Entwicklungspsychopathologie. Wenn die Bezugspersonen in der Umgebung des Säuglings nicht zuverlässig reagieren, nicht wohlwollend sind und/oder nicht erkennen können, was für das Kind selbst bedeutsam und relevant ist, kann dies die Entwicklung des epistemischen Vertrauens untergraben und zu einer Reihe von epistemischen Störungen führen. Die erste und wohl schädlichste Art und Weise, wie diese Störung des sozialen Lernens eintreten kann, wird durch frühes Unglück, schwere Vernachlässigung oder Misshandlung verursacht – die vielleicht allgemein am meisten anerkannte transdiagnostische Ursache für eine psychische Störung. Unter solchen Umständen kann ein Kind seinen Instinkt für soziales Lernen »ausschalten«, und zwar aus durchaus verständlichen Gründen: Einer vernachlässigenden, feindseligen oder misshandelnden Betreuungsperson kann nicht zugetraut werden, dass sie eine zuverlässige Informationsquelle ist, die dem Kind hilft, das Beste von seiner Umgebung mitzubekommen, vor allem aber wenn es darum geht, etwas über die Natur psychischer Zustände (bei sich selbst und anderen, das heißt ihre Absichten und Gefühle) zu lernen (Huang et al. 2020). In diesem Zusammenhang kann dieses »Abschalten« als eine potentiell wirksame Anpassung an ein von Natur aus wenig vertrauenswürdiges soziales Umfeld betrachtet werden. Unter solchen Umständen kann es eine bessere Strategie sein, das, was andere uns zu vermitteln versuchen, als irrelevant, verdächtig oder irreführend anzusehen. Wie jedoch viele derjenigen, die über die Auswirkungen von Traumata schreiben, betonen, kann eine Strategie, die kurzfristig überlebenswichtig sein mag, später zu erheblichen Schwierigkeiten führen (McCrory 2015).

Das Problem bei einer solchen Strategie ist, dass das Kind längerfristig nicht in der Lage ist, den vollen Nutzen aus dem sozialen Lernen zu ziehen. Die Misshandlung und Vernachlässigung von Kindern wurde beispielsweise immer wieder mit schlechten schulischen und akademischen Leistungen in Verbindung gebracht (Jonson-Reid 2004; Romano 2015). Die Erfahrung von Widrigkeiten während der Entwicklung unterminiert das Vertrauen in den Lernprozess, und Bildung wird damit sinnentleert. Natürlich gehen auch andere Qualitäten des sozialen Umfelds, die normalerweise die psychologische Widerstandsfähigkeit angesichts von Herausforderungen unterstützen – die Möglichkeit, Hilfe zu suchen und zu erhalten, ein soziales Netzwerk zu haben, offen für Veränderungen zu sein – potentiell verloren.

Je nach Schwere der widrigen Umstände ist das sich entwickelnde Individuum anfälliger für epistemisches Misstrauen. Dies kann sich in Form von epistemischer Hypervigilanz, also Überwachsamkeit, äußern, einem Zustand, in dem epistemisches Vertrauen nur selten und schwer zu erzeugen ist. In anderen Fällen kann diese Tendenz zu längeren Momenten des »epistemischen Einfrierens« führen – einem Zustand, in dem es unmöglich ist, epistemisches Vertrauen aufzubauen, und alle Formen des sozialen Lernens unabhängig von ihrer Quelle unzugänglich werden.

Daraus folgt, dass Widrigkeiten, genauer gesagt zwischenmenschliche Traumata wie schwere Vernachlässigung oder Missbrauch, zu Anpassungsproblemen in einem Lernkontext führen. Insbesondere würden wir vorhersagen, dass der Mechanismus des Lernens über sich selbst durch andere, die Kalibrierung des eigenen Zustands durch die Hilfe anderer, nach einer traumatischen Erfahrung gestört ist. Daher würden wir davon ausgehen, dass die Fähigkeit zum Mentalisieren oder zur Reflexion zumindest bei einigen Personen durch eine Geschichte negativer zwischenmenschlicher Erfahrungen eingeschränkt ist.

Es gibt immer mehr Belege dafür, dass die Fähigkeit, sich effektiv am mentalen Zustand anderer zu orientieren, durch aversive Erfahrungen und in Kombination mit anderen Benachteiligungen, die sich am besten aus einer Intersektionalitätsperspektive beschreiben lassen, drastisch reduziert wird. So ist beispielsweise bekannt, dass Kinder mit frühkindlichem Stress, insbesondere Vernachlässigung oder Missbrauch, Schwierigkeiten haben, emotionale Gesichtsausdrücke zu erkennen, und dass der Grad ihrer Ungenauigkeit ihre allgemeine soziale Kompetenz vorhersagt (Camras 1983; Camras 1988; Pollak 2000; dazu Neil et al. 2021). Heranwachsende Mädchen mit einer diagnostizierten Borderline-Persönlichkeitsstörung benötigen nachweislich mehr Wahrnehmungsinformationen als Mädchen ohne eine solche Diagnose, um einfache Gesichtsausdrücke von Freude und Ärger richtig zu beurteilen (Robin 2012). Sie berichten auch über ein geringeres Vertrauen im Hinblick auf Bezugspersonen (Graves et al. 2021). Für Erwachsene konnten wir kürzlich zeigen, dass in einer repräsentativen Stichprobe, die auch Personen mit klinischen Diagnosen umfasste, die Einbeziehung der epistemischen Störung als Prädiktor die vermittelnde Rolle der Persönlichkeitsfunktion zwischen aversiven Erfahrungen in der Kindheit und Symptomen von PTBS und komplexer PTBS verstärkte (Kampling et al. 2022).

Mit unserem Modell zur Anfälligkeit für psychische Störungen möchten wir eine Verbindung zwischen der Offenheit für soziales Lernen und dem Gefühl, als Akteur:in anerkannt zu sein, herstellen. Das Gefühl der persönlichen Handlungsfähigkeit steht für uns und andere Forscher:innen im Mittelpunkt, da es eine wichtige Brücke zwischen dem Konzept einer allgemeinen Anfälligkeit für psychische Störungen auf der einen und der Kombination von genetischer Anfälligkeit, der persönlichen Geschichte, der emotionalen Dysregulation und der exekutiven Dysfunktion auf der anderen Seite bietet (Ryan et al. 2016; Roth 2019). Für Personen, die sich in einem Zustand des epistemischen Misstrauens befinden, wird kulturelles Wissen unzugänglich, kann ignoriert, fehlinterpretiert oder als feindlich angesehen werden, und neue Informationen und Erfahrungen können bestehende nicht ersetzen.

Wir stellen die These auf, dass epistemisches Vertrauen oder die in diesem Bereich auftretenden Störungen der Schlüsselfaktor – ein gemeinsamer konvergierender Entwicklungspfad – sind, der für die Anfälligkeit für die Entwicklung von Persönlichkeitsstörungen und anderen Psychopathologien verantwortlich ist. Das heißt, dass diese Krankheitsbilder – innerhalb eines biopsychosozialen Rahmens – aus einer Kombination von konstitutionellen Faktoren, konflikthaften Dynamiken und früher Fürsorge resultieren und dass sie die »Gehirn- und Persönlichkeitsstrukturen schaffen, die ihrerseits durch spätere Erfahrungen geformt werden und diese weiter formen« (Knapen et al. 2020). Eine Kombination aus ungünstigen konstitutionellen Faktoren und frühen aversiven Erfahrungen kann Anlass dafür sein, dass eine Person eine psychische Störung entwickelt, und zwar aufgrund der Auswirkungen, die eine epistemische Störung auf das soziale Funktionieren und die Neigung zur Hilfesuche hat. Ein solches transdiagnostisches Konzept kann nachgelagerte Effekte erklären, wie kürzlich durch hierarchische empirische Modelle hervorgehoben wurde, die nahelegen, dass Psychopathologie am besten durch einen allgemeinen Psychopathologiefaktor (z.B. Caspi et al. 2014; Wendt et al. 2022) und einige breite persönlichkeitsbezogene Spektren (z.B. Kotov et al. 2017) erfasst wird.

6.4 Der MBT-Ansatz – Allgemeine Merkmale

Mit diesen wichtigen Vorüberlegungen im Hinterkopf möchten wir uns nun der klinischen Konzeption von Interventionen in der MBT zuwenden. Von besonderer Bedeutung für das Erreichen des primären Ziels der Förderung des Mentalisierens ist die Art und Weise, wie Interventionen organisiert und zur Anwendung gebracht werden, die sich auf die Symptome der BPS konzentrieren. Die Einstellung und Haltung des Klinikers sind gekennzeichnet durch ein authentisches Interesse an mentalen Zuständen und daran, wie sich diese im Umgang mit Emotionen und Impulsen äußern und zu einem Verständnis sozialer und zwischenmenschlicher Interaktionen beitragen können. Mit dieser Haltung des Nicht-Wissens verfolgt der Kliniker eine Hierarchie von Interventionen sowohl in der Einzel- als auch in der Gruppentherapie mit dem übergeordneten Ziel, das Nicht-Mentalisieren zu stoppen und einen Prozess in Gang zu setzen, der das Mentalisieren zurückbringt: zunächst vermittels einer unterstützenden und empathischen Anerkennung der zwischenmenschlichen Erfahrungen des Patienten, dann zu einer Exploration der Art und Weise, wie diese Erfahrungen verarbeitet werden (was oft zunächst in niedrigen Mentalisierungsmodi geschieht), gefolgt von Interventionen zur Verbesserung dieser Mentalisierungsprozesse im Kontext der ursprünglichen affektiven und relationalen Erfahrung, später auch in Bezug auf die therapeutische Beziehung. Die Interventionen sind in diesen Schritten organisiert, um das Erregungsniveau in der Sitzung zu titrieren, mit dem Ziel, das Mentalisieren (wieder) in Gang zu bringen und iatrogene Effekte zu reduzieren. Darüber hinaus erfordert die nicht-wissende Haltung, dass sich der Kliniker aktiv darauf konzentriert, die Dinge aus der Perspektive des Patienten zu sehen, das heißt, seine Realität herauszuarbeiten, anstatt ihm eine wesentlich andere nahezulegen oder »aufzuzwingen«. Dadurch wird sichergestellt, dass die initialen MBT-Prozesse der Psychoedukation und Fallformulierung personalisiert sind, gemeinsam bearbeitet werden und auf den einzelnen Patienten, seine Geschichte und sein aktuelles Leben zugeschnitten sind. Außerdem wird in dieser Phase der MBT die Psychoedukation nicht als reine Vermittlung von Wissen (zur Struktur der Therapie, zur Mentalisierung etc.) betrachtet, das es zu lernen gilt, sondern vielmehr wird ein Bezugsrahmen geschaffen, an den der Patient seine eigenen Erfahrungen anknüpfen kann, um sich selbst in Zukunft besser zu verstehen.

Um ein effektives Mentalisieren zu ermöglichen, muss die Offenheit für soziales Lernen her- oder wiederhergestellt werden. In neueren Konzepten wurde dargelegt, dass epistemisches Vertrauen dabei eine Schlüsselrolle spielt, die sich über alle drei Kommunikationssysteme (s. Einleitung zu Teil 2 in diesem Band, S. 156–189) erstreckt und mit ihnen verknüpft ist. Fisher und Kollegen haben ein triadisches Modell vorgestellt, das epistemisches Vertrauen als einen Mechanismus der Veränderung konzeptualisiert (sowohl seine eigenschafts- als auch seine zustandsbezogenen Merkmale – trait and state –, wodurch es als interpersonell und dynamisch eingebettet betrachtet wird). Sie schlagen drei Aspekte des epistemischen Vertrauens vor, die ihren Ausdruck in der Psychotherapie finden: Sich-Mitteilen, Erfahrungen im Wir-Modus und Lernen (Fisher et al. 2022): »Wenn Individuen ihre gesamte Erfahrung in Perspektive setzen und ihre Gedanken mit denen anderer abgleichen (Mitteilen), während sie einen gegenseitigen Diskurs für die Verarbeitung von Ideen etablieren (Wir-Modus), können neue Informationen, die für die soziale Adaptation relevant sind (Lernen), erworben werden. Diese drei postulierten Komponenten können sich jedoch in der Psychotherapie unterschiedlich manifestieren, je nach den eigenschaftsartigen EV-Merkmalen des Patienten« (Fisher et al. 2022, S. 32).

Ein potentieller Mechanismus zur Herbeiführung von zustandsähnlichen (trait) Veränderungen im epistemischen Vertrauen ist mit der Anerkennung und Artikulation der differenzierteren Selbsterfahrungen der Patient:innen durch die Therapeut:innen verbunden (Fisher et al. 2022; Fonagy et al. 2019). »Das Gefühl, sich im Kopf des Therapeuten genau widerzuspiegeln, kann den Weg für soziales Lernen und die Wiederherstellung von epistemischem Vertrauen beim Patienten ebnen« (Fisher et al. 2022; s. auch Sharp et al. 2020). Die Erfahrung des Patienten, dass sein agierendes Selbst anerkannt wird, und insbesondere das Erreichen einer gemeinsamen Aufmerksamkeit zwischen Therapeut:in und Patient:in in Bezug auf den mentalen Zustand des Patienten, beinhaltet die Arbeit im Wir-Modus. Die Erzeugung des Wir-Modus aktiviert kooperatives soziales Lernen und ermöglicht es dem Patienten, offener für neue Formen des Lernens durch seinen Therapeuten zu werden. Lernen ist hier breit angelegt zu verstehen als das, was mein Therapeut mir mitzuteilen hat. Auf diese Weise kann der Patient andere Denkweisen über sich selbst und über seine Beziehungen zu anderen aufnehmen, die (im Sinne der Bindungstheorie) eine Anpassung seines inneren Arbeitsmodells darstellen. Die Entfaltung dieses Prozesses hängt davon ab, ob der Therapeut seine Anerkennung des psychischen Zustands des Patienten in einer affektregulierenden und validierenden Weise mitteilt. Es gilt dabei zu bedenken, dass bei Personen, die es bisher vermieden haben, sich auf den Wir-Modus einzulassen (oft aus einer adaptiven Abneigung gegen die Erfahrung, sich mit anderen Gedanken zu verbinden), das gemeinsame Denken oder Betrachten eines Erlebnisses, einer Interaktion, als eine überstimulierende oder gar bedrohliche Erfahrung angenommen werden muss. Solche Personen sind aufgrund ihrer Entwicklung unter Umständen anfällig dafür, von den Gedanken anderer überwältigt oder »verschluckt« zu werden (ein Prozess, der mit epistemischer Leichtgläubigkeit verbunden ist), oder sie vermeiden es stark, sich auf andere einzulassen (epistemisches Misstrauen), bzw. oszillieren in der Tat in ungeordneter Weise zwischen diesen beiden Positionen (was vielleicht besonders für das Borderline-Funktionsniveau charakteristisch ist). Für wieder andere ist die Erfahrung, mit einem wohlmeinenden und mentalisierenden Gegenüber zusammen zu sein, sowohl erwünscht als auch zutiefst beunruhigend. Als weitere Komplikation kann es auch zu einer vorübergehenden Erschöpfung des Systems kommen, das die soziale Umgebung »abtastet«, so dass sich die Leichtgläubigkeit auf eine der folgenden Weisen manifestiert: i) die Selbstdarstellung ist zu diffus, so dass sich alles so anfühlt, als würde es passen (unterschiedsloses Vertrauen), ii) die Selbstdarstellung ist verzerrt (Schaffung einer illusorischen Passung, wenn es keine gibt (»Ich werde eben als schlechte Person gesehen«) und iii) eine ungenaue Sicht des Selbst (defensiv erzeugt – sehr robust: »Ich werde ungerecht behandelt«), wobei die Wahrnehmung der persönlichen Erzählung vom manipulativen Kommunikator so berechnet wird, dass sie vom Lernenden als übereinstimmend erlebt wird (Manipulation der Übereinstimmung). Bei der Manifestation iii) ungenaues Selbstbild, wird die Wahrnehmung des persönlichen Narrativs von einem manipulativen Kommunikator berechnet (»ja – du wirst von diesen schrecklichen Menschen, die dich nicht schätzen, ungerecht behandelt«) um vom so Angesprochenen als Übereinstimmung erlebt zu werden (Manipulation der epistemischen Übereinstimmung, so dass das so gewonnene Vertrauen die Person im weiteren anfällig dafür macht, das zu glauben, was der Kommunikator mit manipulativen Absichten vermitteln möchte).«

6.5 MBT-Behandlungskomponenten und spezifische Interventionen im Hinblick auf ihre Relevanz für die Wiederherstellung von epistemischem Vertrauen und die Reduzierung von epistemischer Hypervigilanz

Inspiriert von der Arbeit von Kamphuis und Finn zu den epistemisches Vertrauen fördernden Effekten des Therapeutischen Assessments bei Persönlichkeitsstörungen (Kamphuis & Finn 2018), unterbreiten wir im Folgenden einen strukturierten und detaillierten Vorschlag, der alle Aspekte der MBT-Behandlung (ambulantes BPS-Setting, s. Abb. 8) im Hinblick auf epistemisches Vertrauen und epistemische Hypervigilanz untersucht, einschließlich der Aspekte des Sich-Mitteilens, der Exploration im Wir-Modus und des sozialen Lernens. Unserer Ansicht nach hilft dies bei der therapeutischen Arbeit mit den zuvor beschriebenen unweigerlich auftretenden Bruch- und Reparaturzyklen und kann, auch wenn es noch an empirischer Unterstützung mangelt, die Gefahr des Behandlungsabbruchs in Therapien verringern. Wir gehen davon aus, dass diese Sichtweise unterstützend wirkt hinsichtlich des Herstellens und Erhaltens einer belastbaren therapeutischen Allianz und außerdem das Potential für außertherapeutische Veränderungen schafft.

Es würde den Rahmen dieses Kapitels sprengen, MBT-Interventionen (wie etwa »Gegenbewegungen« oder »Stoppen, Explorieren und Zurückspulen«), die an anderer Stelle vorgestellt und illustriert wurden (z. B. Bateman & Fonagy 2006; Bateman & Fonagy 2019), hier zu erläutern. Weiterhin ist es wichtig zu betonen, dass einige der Aspekte oder MBT-»Zutaten«, die im Folgenden unter Einzel- oder Gruppensitzungen aufgeführt sind, auch für das jeweils andere Setting gelten: Die flexible Integration von angemessenem epistemischem Vertrauen und epistemischer Wachsamkeit (Ausbalancieren der epistemischen Haltung), Exploration expliziter und impliziter Patient:innenüberzeugungen usw. finden nicht nur in Einzel- oder Gruppensitzungen statt, sondern erstrecken sich über alle Behandlungskomponenten.

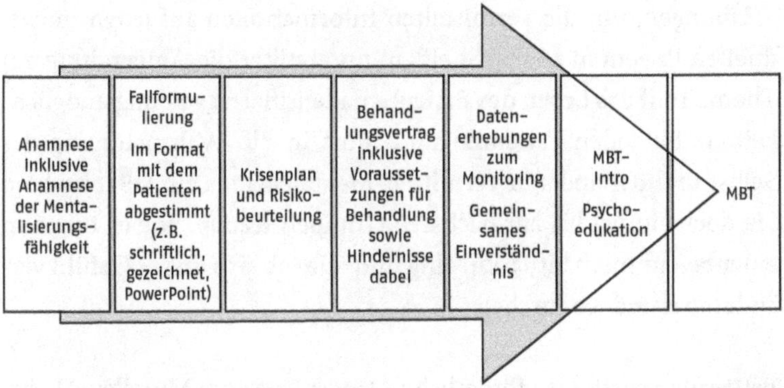

Abb. 8: Ablauf der MBT-Behandlung für Borderline-Persönlichkeitsstörungen, wobei sich MBT-Psychoedukation oft direkt an die Anamnese anschließt

Anamnese

Ziel/Zweck: Hilfe bei der Fallformulierung: Verknüpfen von »Symptomen und Verhaltensweisen« mit Veränderungen von mentalen Zuständen.

Relevanz bezüglich der epistemischen Haltung: Die Psyche (mentale Zustände) zum Gegenstand der Betrachtung machen: Identifizieren des Mentalisierungsprofils, die Bedeutung eines stabilen »Ichs« herausstellen und Beginn des Hinterfragens eines entweder ausschließlichen oder übermäßig umfassenden Bezugs- und Erlebensrahmens bzw. »Ich-Modus«.

Betrachtung der übermäßigen oder unzureichenden Verwendung von Mentalisierungsdimensionen und ineffektiven Mentalisierungsmodi.

Die Patient:innen »lernen« auch, dass ihre Symptome, ihre Funktionen, die Gründe für ihre Überweisung mit Veränderungen in mentalen Zuständen zusammenhängen und dass es hilfreich ist, sich auf diese zu konzentrieren, um Veränderungsprozesse in Gang zu setzen (Kommunikationssystem 1).

MBT-I (Psychoedukation in Gruppenformat)

Intervention/Was macht der Therapeut: Psychoedukation über Behandlung, Mentalisieren, Emotionen, interpersonelle Prozesse und Bindungsstrategien sowie Psychopathologie.

Übungen, um die vermittelten Informationen auf jeden individuellen Patienten zuzuschneiden; unterstützt die Anwendung der Themen auf das Leben des Patienten; identifiziert »Übungsmöglichkeiten« für jeden Patienten und führt in die Wahrnehmung des Selbst und der anderen vermittels Mentalisierens ein (»Beobachten Sie doch einmal bis zur nächsten Gruppensitzung, wie es Ihnen in einer bestimmten Situation ging und wie/ob sich dieses Gefühl verändert hat und wodurch«).

Ziel/Zweck: Schafft eine förderliche Atmosphäre zum Mitteilen, Wahrnehmen, Zuhören; Beispiele für alle Themen anhand eigener Alltagserfahrungen; Normalisierung von Mentalisierungszusammenbrüchen; ausdrücklicher Fokus auf die Einbindung der Patient:innen in die Behandlung und die Aufrechterhaltung ihrer Motivation für Veränderung.

Relevanz bezüglich der epistemischen Haltung: Rahmen, der die bevorstehende Arbeit unterstützt. Schafft ein gemeinsames Modell im Kommunikationssystem 1, um Hypervigilanz zu reduzieren – es gibt eine Möglichkeit, das Nicht-Verständliche zu verstehen. »Reframing«, so dass zwei oder mehr Perspektiven eingenommen werden können. Es wird eine Kultur der Neugierde geschaffen. Erfahrungen werden wahrgenommen als etwas, das geteilt werden kann, Verringerung des Gefühls der Entfremdung und Einsamkeit.

Einzelsitzungen

Fallformulierung

Intervention/Was macht der Therapeut: Der erste Entwurf wird vom Therapeuten im Beisein des Patienten geschrieben oder als Bild/Flussdiagramm/›Kreis des Problems‹ gezeichnet (später können alle an der Behandlung beteiligten Teammitglieder dazu beitragen); kein Fachjargon, erfahrungsnah, wird während der gesamten Behandlung mit dem Patienten geteilt und im Verlauf der Behandlung aktualisiert. Wird alle drei Monate überprüft.

Der Patient in der Gruppe »stellt« der Gruppe zu Beginn der Behandlung seine Formulierung vor, und alle derzeitigen Patient:innen besprechen ihre Formulierung mit dem neuen Patienten. (z.B. »Warum bin ich hier, womit habe ich Schwierigkeiten und wie verstehe ich diese, wo gelingen mir gute Interaktionen?«)

Ziel/Zweck: Bietet eine gemeinsame Konstruktion des Zusammenspiels zwischen Entwicklungsgeschichte, Vulnerabilität gegenüber bestimmten Arten von Auslösern und zwischenmenschlichen Funktionierens, arbeitet mentale Zustände und Prozesse und die daraus resultierenden individuellen Symptome heraus.

Vermittelt das Gefühl, dass die Persönlichkeit nicht festgelegt ist, sondern sich verändern und entwickeln kann. Wird gemeinsam reflektiert und nach dem Input des Patienten überarbeitet.

Ermöglicht, einen Fokus für die Behandlung herzustellen.

Relevanz bezüglich der epistemischen Haltung: Der Patient sieht sich und seine Beziehungen von außen, durch die Psyche des Therapeuten/Teams, und beginnt, sich von innen heraus verstanden zu fühlen. Erkennt, dass das erlebte »Selbst« eine Konstruktion aus dem Mich-Modus und dem Ich-Modus ist. Gelegenheit, das Verständnis zu kalibrieren, indem Aspekte miterschaffen werden, die das Team (oder der Patient) bisher nicht vollständig oder genau erfasst hat.

Schafft Handlungsfähigkeit/Wirkmächtigkeit.

Förderung der Neugier und des Handlungsvermögens der Klient:innen durch die Co-Konstruktion des Verständnisses, insbesondere durch die Interaktion mit Mitpatient:innen in der Gruppe.

Transparenz und kollaborative Kommunikation.

Mentalisieren als Schlüssel zum Verständnis des mentalen und sozialen Funktionierens/Diagnoseprozess

Intervention/Was macht der Therapeut: Berücksichtigung in der Diskussion von Borderline- und anderen Aspekten des Persönlichkeitsfunktionsniveaus. Gegebenenfalls Besprechen der »Diagnose«. Zeigen, dass die vom Patienten beschriebenen Probleme verstanden werden und eine Veränderung möglich ist.

Ziel/Zweck: Verbesserung der Kohärenz der Narrative; spezifische Probleme im Zusammenhang mit Ungleichgewichten/Problemen bei der kontextbezogenen Verwendung des Mentalisierens. Verbindung verschiedener Aspekte, um Verständnis zu schaffen und die Hoffnung zu fördern, dass es sich um eine bekannte Erkrankung handelt, die erfolgreich behandelt werden kann.

Relevanz bezüglich der epistemischen Haltung: Die mögliche Erkenntnis, nicht allein zu sein. Es gibt andere wie mich da draußen. Betonung der Diagnose als etwas, das nicht fixiert ist, sondern im Laufe der Zeit im Wir-Modus erforscht und in seinen Veränderungen weiterverfolgt werden kann.

Co-Definieren von Behandlungszielen

Intervention/Was macht der Therapeut: Die Formulierung führt dazu, dass Kliniker:in und Patient:in gemeinsam kurz- und langfristige Ziele vereinbaren und festlegen.

Ziel/Zweck: Schaffung einer gemeinsamen Aufgabe und Fokus auf die Motivation.

Relevanz bezüglich der epistemischen Haltung: Notwendig für die Entwicklung des Wir-Modus – wir schauen beide auf dasselbe Ziel und versuchen, unsere individuellen Perspektiven gemeinsam zu berücksichtigen.

Mentalisierungsprozess

Aspekt 1

Intervention/Was macht der Therapeut: Aktive Haltung beim Explorieren; Authentizität, Gleichberechtigung, Zusammenarbeit.

Ziel/Zweck: Nicht-wissende Haltung und Perspektivübernahme werden erzeugt.

Relevanz bezüglich der epistemischen Haltung: Die Dinge aus der Perspektive des Patienten betrachten und ihm keine andere Perspektive »aufzwingen« → epistemische Übereinstimmungen und Grundlage für gemeinsame intentionale Strukturen zur Öffnung von Lernsystemen.

Aspekt 2

Intervention/Was macht der Therapeut: Empathische Validierung – Affekt und deren Effekt; Anwendung auf vergangene und gegenwärtige Erfahrungen. Grundlegende Emotionen und ihre Auswirkungen im gegenwärtigen Moment.

Ziel/Zweck: Emotionale Einstimmung vermitteln (attunement); Miteinandersein – »Zweisamkeit«.

Relevanz bezüglich der epistemischen Haltung: Sich auf den anderen einlassen, aber nicht in demselben Zustand sein wie er. Der Psyche des anderen wird Glaubwürdigkeit verliehen.

Erzeugt die Öffnung für epistemisches Vertrauen; löst die Erfahrung des Patienten aus, in seiner aktuellen Emotion mentalisiert zu werden; mentalisierte Affektivität; identifiziert die Auswirkungen, die die Emotion hat. Der Affekt wird als valide und mitteilbar erlebt, so dass ein Gefühl der Sicherheit und Anerkennung für die weitere Exploration entsteht.

Würdigung der entwicklungsbedingten Notwendigkeit bestimmter nicht-mentalisierender Abwehrmechanismen (dies kann manchmal auch das Markieren von Körperempfindungen oder dissoziativen Zuständen beinhalten). Kamphuis und Finn schenken der Scham als Affekt und den mit der BPS verbundenen Symptomen als Abwehrmechanismen gegen Scham (oder Demütigung) besondere Aufmerksamkeit.

Aspekt 3

Intervention/Was macht der Therapeut: Markieren

Ziel/Zweck: Definiert unterschiedliche Perspektiven. Stärkung der Handlungsfähigkeit und Selbstdefinition.

Relevanz bezüglich der epistemischen Haltung: Trennung von Repräsentationen des Selbst und mentaler Zustände anderer, um mit der Herstellung des Wir-Modus zu beginnen.

Aspekt 4

Intervention/Was macht der Therapeut: Gegenbewegungen

Ziel/Zweck: Erkennen von übermäßiger oder unzureichender Aktivierung der Mentalisierungsdimensionen; Steigerung des Geltungsbereichs und der Komplexität der Reflexion.

Relevanz bezüglich der epistemischen Haltung: Notwendiger Wegbereiter und Vorstufe für das Ermöglichen des Wir-Modus. Schafft eine gewisse Flexibilität im Denken und befreit so den Geist von der Fixierung auf eine einzige Perspektive.

Aspekt 5

Intervention/Was macht der Therapeut: Anhalten, Explorieren und Zurückspulen

Ziel/Zweck: Verhindert das Abgleiten oder den Rückfall in ineffektive Mentalisierungsmodi.

Relevanz bezüglich der epistemischen Haltung: Schwächt die Tendenz der Psyche ab, unreflektiert »weiterzumachen«.

Aspekt 6

Intervention/Was macht der Therapeut: Titration der affektiven Erregung

Ziel/Zweck: Der Therapeut überwacht die Erregung (seine eigene und die des Patienten) und interveniert, wenn sie zu hoch/zu niedrig ist.

Relevanz bezüglich der epistemischen Haltung: Um das Mentalisieren in Gang zu bringen, ist es erforderlich, dass detailliertes Durchgehen (micro slicing) der berichteten Ereignisse auf Mikroebene die in der

Entstehung befindliche Benennung und Repräsentation von Affekten unterstützt, die bisher nur in prämentalisierenden Modi erlebt wurden.

Aspekt 7

Intervention/Was macht der Therapeut: Aufmerksamkeit hinsichtlich dessen, was der Therapeut beiträgt

Ziel/Zweck: Der Therapeut wird zu einer Person für den Patienten. Die Psyche des Therapeuten ist Gegenstand des Interesses, um etwas über sich selbst zu erfahren.

Relevanz bezüglich der epistemischen Haltung: Erzeugung des Mich-Modus – der Patient betrachtet sich selbst durch den Kopf des Therapeuten

Aspekt 8

Intervention/Was macht der Therapeut: Aufmerksamkeit Missverständnisse betreffend zeigen

Ziel/Zweck: Trennung der mentalen Zustände – bin ich das oder du? Und mit welchem Effekt?

Zu Beginn der Behandlung auf wichtige Momente hinweisen, über die nachgedacht werden sollte.

Relevanz bezüglich der epistemischen Haltung: Brüche und Reparaturen und normative interpersonelle Zyklen mit der Erfahrung, dass diese überlebt (und verstanden) werden können.

Aspekt 9

Intervention/Was macht der Therapeut: Rolle der ostensiven Kommunikation des Therapeuten (Nach-vorne-Lehnen, Augenbrauenheben etc.)

Ziel/Zweck: Erhöhen der Kommunikationsbereitschaft.

Relevanz bezüglich der epistemischen Haltung: Authentischer und angemessener Einsatz von ostensiven Signalen schafft einen Zustand des aufmerksamen Zuhörens.

Aspekt 10

Intervention/Was macht der Therapeut: Erkennen und Stoppen von nichtmentalisierenden Verhaltensmustern

Ziel/Zweck: Potential schaffen, um Mentalisierung (wieder-)herzustellen.

Relevanz bezüglich der epistemischen Haltung: Das ›Wie‹ – die Wiedererlangung des Mentalisierens ist erforderlich, bevor sich der Wir-Modus entwickeln kann, es sei denn, die Psyche des anderen ist ebenfalls in einem nicht-mentalisierenden Modus.

Aspekt 11

Intervention/Was macht der Therapeut: »Challenges«/Herausfordern

Ziel/Zweck: Ineffektives Mentalisieren unterbrechen, insbesondere Hypermentalisieren; Etablieren des Klinikers als relevante Person – »Gehen Sie zurück in den interpersonellen Raum«.

Relevanz bezüglich der epistemischen Haltung: Kollision von mentalen Zuständen – zur Bewältigung des vollständigen Verlusts der Fähigkeit zum Wir-Modus und des Mangels an differenzierender Selbst-Andere-Repräsentation (Ich-Modus:Mich-Darstellung)

Aspekt 12

Intervention/Was macht der Therapeut: MBT-*Loop*

Ziel/Zweck: Ineffektives Mentalisieren benennen und bemerken; ineffektives Mentalisieren unterbrechen und Mentalisieren wiederherstellen; eine neue Perspektive schaffen.

Relevanz bezüglich der epistemischen Haltung: Sich nicht auf niedriges Mentalisieren einlassen bzw. sich hineinziehen lassen, um einen iatrogenen Prozess zu vermeiden, bei dem der Wir-Modus »Fake News« verbreitet.

Der »Wir«-Modus kann sich als gemeinsame falsche Überzeugung tarnen und sogar ein »Ich«-Modus sein, der wie der »Wir«-Modus aussieht (Narzissmus). Looping vermeidet oder durchbricht diesen schädlichen Prozess und ermöglicht die Wiederherstellung eines höheren Mentalisierungsniveaus.

Aspekt 13

Intervention/Was macht der Therapeut: Explorieren, wann und bei wem Vertrauen bzw. Misstrauen angebracht ist

Ziel/Zweck: Warnung vor Leichtgläubigkeit

Relevanz bezüglich der epistemischen Haltung: Die betreffende Person kann sehr offen und aufnahmefähig für Inhalte und Ideen sein, aber die mangelnde Klarheit des Patienten über seine eigenen mentalen Zustände erschwert es, dass diese Ideen eine sinnvolle Bedeutung erlangen. Eine hohe epistemische Leichtgläubigkeit kann mit dem Als-ob-Modus einhergehen. Sensibles, mitfühlendes Hinterfragen und die Verknüpfung von Affekt und Realität sind hier wichtige Instrumente.

Aspekt 14

Intervention/Was macht der Therapeut: Mentalisieren des affektiven Narrativs

Ziel/Zweck: Exploration der affektiven Trajektorien – damals und heute, Neubewertung des aktuellen affektiven Zustands; Identifizierung von Verhaltens- und Handlungsmustern in Verbindung mit dem Mentalisierungsprozess bringen.

Affektfokus der subdominanten Narrative.

Relevanz bezüglich der epistemischen Haltung: Das »Was« – Reflexion über den Inhalt des Geistes mit Integration der vergangenen und derzeitigen Erinnerungen und ausgewogenem Mentalisierungsprozess, z. B. kognitiv und affektiv.

Verknüpfung von Affektfokus und Affektklärung mit dem Gefühl, verstanden zu werden, durch epistemische Übereinstimmungen.

Aspekt 15

Intervention/Was macht der Therapeut: Erkennen und Verstärken von positivem Mentalisieren

Ziel/Zweck: Sich auf positive Gefühle und Erfahrungen konzentrieren; Auswirkungen dieser auf das Selbsterleben.

Aspekt 16

Intervention/Was macht der Therapeut: Mentalisieren der Beziehung

Ziel/Zweck: Vorherrschende Bindungsstrategien mit dem Patienten identifizieren; über die Komponenten der Selbst-Andere-Interaktion hinausgehen; ein »Wir« schaffen, das in Bezug auf die die gemeinsame Verantwortung für die Interaktion betrachtet wird; auf das extratherapeutische Leben des Patienten verallgemeinern; aktuelle Beziehungen aus einer neuen Perspektive betrachten.

Relevanz bezüglich der epistemischen Haltung: Versuch, die Wir-Reflexion innerhalb der Beziehung und über die Beziehung zu intensivieren hier zwischen »innerhalb« und »über« unterscheiden, um den Wir-Modus voll auszuschöpfen – zusammen und stellvertretend für etwas, das »keiner von uns ist, sondern wir beide zusammen«. Aus der Interaktion eine Bedeutung ziehen, die für »mich« nützlich ist.

Aspekt 17

Ziel/Zweck: Verstehen von Missverständnissen

Relevanz bezüglich der epistemischen Haltung: Missverstandenwerden als Chance.

Rolle von Brüchen für das Verstehen, wenn die Neugier darüber, wie sie zustande gekommen sind, aufrechterhalten werden kann.

Anerkennung der Beteiligung des Therapeuten daran, wie das Missverständnis zustande kam – Gelegenheit für den Patienten, aus der vorgelebten Neugier zu lernen – Gefühl einer gemeinsamen Intentionalität und des Verstandenwerdens, wenn beide Parteien zu einem gemeinsamen Verständnis dessen gelangen, »was schief gelaufen ist«.

Krisenplan

Intervention/Was macht der Therapeut: Gemeinsame Erstellung eines Dokuments darüber, was in der Vergangenheit bei Krisen geholfen hat und was nicht und wie man in künftigen Krisen reagieren und sie verhindern kann.

Relevanz bezüglich der epistemischen Haltung: Patient und Therapeut entwickeln ein zukünftiges »Selbst in der Krise« und nehmen beide eine Perspektive ein, wie sie mit der Krise umgehen können, wenn sie eintritt. Sie schreiben oder zeichnen auf, wie sie mit psychischen Schmerzen umgehen, wenn sie auftreten. Dies ist der Triangulationsaspekt des Wir-Modus.

Krisenintervention

Intervention/Was macht der Therapeut: Umsetzen der Vereinbarung, wie zu reagieren ist; Konzentration auf die Krise und deren Bewältigung mit einem vorher vereinbarten Plan. Vorboten der Krise und den Kontext mentalisieren. Verknüpfung mit der Fallformulierung und Überarbeitung des Krisenplans für die Zukunft. Mentalisieren der nächsten 24 Stunden miteinander »proben«.

Implementierung von Maßnahmen, um Patient:innensicherheit zu gewährleisten.

Ziel/Zweck: Ermöglichen von Mentalisieren bei Angst oder Überwältigung durch Kalibrierung mit anderen.

Relevanz bezüglich der epistemischen Haltung: Arbeit am Mentalisieren des Selbst und Kalibrierung der emotionalen Erfahrung durch eine andere Person. Unmittelbare Triangulierung im Wir-Modus mit dem

Selbst als Objekt der Untersuchung und der notwendigen Sicherheit/des Schutzes.

Gruppensitzungen

Aspekt 1

Ziel/Zweck: Erzeugen und Vereinbaren von Gruppenwerten.

Relevanz bezüglich der epistemischen Haltung: Üben des Wir-Modus mit der Gruppe selbst als Gegenstand der Exploration.

Die Gruppe ist mehr als die Summe der Individuen.

Sich nach gemeinsamen Werten organisieren.

Entwicklung einer Kultur, die für neue Teilnehmer erkennbar und übertragbar ist und von allen mitgetragen und mitgestaltet wird.

Aspekt 2

Ziel/Zweck: Vorstellung der persönlichen Fallformulierung vor den Gruppenmitgliedern.

Relevanz bezüglich der epistemischen Haltung: Wenn man seine eigene »Geschichte«, sich selbst, seine Probleme und Stärken anderen vorstellt und andere sich selbst vorstellen lässt, erhöht dies die prosoziale Interaktion und bildet eine erste Plattform für den Wir-Modus – »sich selbst und andere kennenlernen«.

Aspekt 3

Ziel/Zweck: Gemeinsames Nachdenken über die Form der Beziehungen.

Relevanz bezüglich der epistemischen Haltung: Gruppenpsychotherapie als ein Umfeld, in dem der Einzelne üben, teilnehmen und zu einem mentalisierenden sozialen Umfeld beitragen kann.

Aspekt 4

Ziel/Zweck: Verminderung der epistemischen Isolation.

Relevanz bezüglich der epistemischen Haltung: Gemeinsames Verstehen der Kernnarrative der Patient:innen, und dann »jedem Klienten helfen, das Gefühl zu bekommen, ›Autor‹ seiner neuen Geschichte zu sein, einer Geschichte, die mitfühlender, nützlicher, emotional tragfähiger und kohärenter ist als die vorherige« (Aschieri et al. 2010, S. 257) – andere können sich ähnlich fühlen wie ich. Wiederherstellung des sozialen Lernens über die therapeutische Dyade hinaus.

Aspekt 5
Ziel/Zweck: Verankerung von Erfahrungen und sozialem Feedback durch die Verbindung zwischen Gruppe und Individuum

Relevanz bezüglich der epistemischen Haltung: Kollaboratives und kontextübergreifendes Denken.

Aspekt 6
Intervention/Was macht der Therapeut: Triangulierung

Ziel/Zweck: Verhinderung des Zusammenbruchs in niedrige Mentalisierungsmodi und eingeschränkte Wir-Modus-Interaktion.

Relevanz bezüglich der epistemischen Haltung: Der Wir-Modus in der Gruppe muss dazu führen, dass sich die gesamte Gruppe um die Probleme kümmert – »wir sitzen alle im selben Boot und müssen uns darum kümmern«.

Aspekt 7
Intervention/Was macht der Therapeut: »Parken«

Ziel/Zweck: Versuch, die Fähigkeit des Patienten zur Aufmerksamkeitskontrolle zu erhöhen, um ein dominantes Verlangen zu unterdrücken und sich mit anderen zusammenzutun, damit ein Thema exploriert werden kann, das für die Person subdominant ist.

Relevanz bezüglich der epistemischen Haltung: Verringert die Tendenz, dass die Gedanken ohne Reflexion weitergehen. Wenn sie später aufgegriffen werden: vermittelt Interesse an der Erfahrung des Patienten und das Potential für den Wir-Modus, anstatt dass ein Narrativ im hohen Erregungszustand die Reflexion übertrumpft.

Aspekt 8

Intervention/Was macht der Therapeut: Sich auf jemandes Seite stellen

Ziel/Zweck: Unterstützt eine Person nach einem plötzlichen Zusammenbruch des Zugehörigkeitsgefühls oder einem Beziehungsabbruch.

Relevanz bezüglich der epistemischen Haltung: Reparatur ist möglich. Veränderung und Lernen finden im Zusammenhang mit der Behebung von Beziehungsbrüchen statt; wenn dies mit einer vertrauten Quelle geschieht, wird die Erfahrung des »stellvertretenden« Mentalisierens gemacht, um das Mentalisieren anderer zu verbessern.

Überprüfen und Diskutieren des Behandlungsverlaufs/-fortschritts

Ziel/Zweck: Wo steht der Patient in der Behandlung, was funktioniert, was nicht? Wie kann das Team besser helfen? Überarbeitung der Behandlungsziele usw.

Neuerdings: in Anwesenheit eines weiteren Klinikers, der nicht direkt an der Behandlung beteiligt ist, aber weitere mentalisierende Triangulierung ermöglicht.

Der Schwerpunkt liegt ausdrücklich darauf, die Patient:innen in die Behandlung einzubinden und ihre Motivation für Veränderungen aufrechtzuerhalten, wobei auch Aspekte des »Scheiterns« der Behandlung eruiert werden sollten.

Relevanz bezüglich der epistemischen Haltung: Wohlwollende Neugier, die auch einen Diskurs über den Beitrag des Therapeuten/Teams eröffnet: Potential für das Aufdecken von Fortschritten und Bereichen, die im Wir-Modus nicht funktionieren.

Das Überprüfen des Therapieverlaufs in seiner Gesamtheit ist potentiell ein Wir-Modus-Prozess.

Alle therapeutischen Interaktionen betreffend

Ziel/Zweck: Aufmerksamkeit für die zwischenmenschlichen Erfahrungen des Patienten in seiner Lebenswirklichkeit außerhalb der Behandlung herstellen.

Relevanz bezüglich der epistemischen Haltung: Lässt sich das in der Therapie gewonnene oder wiederhergestellte epistemische Vertrauen auf die Anwendung des sozialen Lernens in der Lebenswelt der Patient:innen übertragen (romantische Beziehungen, Beziehungen zu Kindern und Eltern, zu Freunden, aber auch im weiteren sozialen Netz, einschließlich am Arbeitsplatz und bei Institutionen oder Behörden)?

Datenerhebung

Intervention/Was macht der Therapeut: Kombination von symptombasierten Ergebnis- und Prozessinstrumenten mit der vorgeschlagenen Verlagerung auf mehr patientenorientierte oder gemeinsam entwickelte Instrumente.

Ziel/Zweck: Schaffung einer aussagekräftigen Erhebung der Patient:innenerfahrung – »Das dient mir, das ist für mich«, nicht für den Kliniker oder die Forschung.

Relevanz bezüglich der epistemischen Haltung: Zusätzliches Selbstfeedback in Bezug auf die Behandlungsziele und den Erfolg. Wenn Instrumente verwendet werden, die die Patient:innenperspektive erfassen, kann ein feineres Gespür für Bereiche der Veränderung oder des Stillstands und der Verschlechterung entwickelt werden.

6.6 Klinische Vignette

Maike befand sich in der Endphase ihrer 18-monatigen ambulanten MBT-Behandlung, und ihre Mentalisierungsfähigkeit und ihre Beziehungen hatten sich verbessert. Einige Wochen nach dem zweiten Lockdown rief sie eines Abends die Therapieeinrichtung an und hinterließ drei Nachrichten auf der Mailbox ihrer Therapeutin mit der Bitte um einen Rückruf, da sie dringend ein Gespräch benötigte. Ihre Therapeutin rief sie am nächsten Morgen an.

Maike: Danke für den Anruf; ich habe die ganze Nacht gewartet, nur vier Stunden geschlafen. Ich wusste, dass sich jemand meldet, aber irgendwann hatte ich das Gefühl, dass ich nicht mehr warten kann. Ich bin im Zimmer auf und ab gegangen und dachte, dass ich es nicht ertragen kann, noch länger bei meiner Mutter zu bleiben, aber wo kann ich mich während eines Lockdowns hinziehen? Und auch bei einem Zoomgespräch auf der Arbeit habe ich es vermasselt gestern – ich denke nur noch an dieses Virus! Und Chris (ihr neuer Partner) macht sich auch bald aus dem Staub, wette ich. Und diese ganze Sache mit dem Händewaschen wird mich in dieser großen Stadt absolut nicht vor einem Virus schützen – und jetzt kann ich nicht einmal meine Sitzungen mit Ihnen von Angesicht zu Angesicht haben und habe das Gefühl, dass ich Sie nie wieder persönlich sehen werde, wenn das so weitergeht. So, da haben Sie es …

Therapeutin: Ich habe den Eindruck, dass Sie immer noch ziemlich aufgewühlt sind, und das tut mir leid zu hören. Lassen Sie es uns langsam angehen und sehen, wohin wir kommen. Wie wäre es mit einem Blick auf das, was gestern passiert ist.

Maike: Ich weiß es nicht, ich bin einfach zu aufgeregt. Alles, ich weiß gar nicht, wo ich anfangen soll!

Therapeutin: Mein Eindruck ist, dass Sie jetzt noch ziemlich aufgeregt sind, was sicherlich sehr belastend ist, und es ist mir wichtig, genauer zu verstehen, wie Sie das beeinträchtigt. Lassen Sie uns einen Gang zurückschalten und sehen, wohin wir gemeinsam schauen wollen. Wie wäre es mit einem Blick auf das, was gestern passiert ist.

Maike: Ich weiß es nicht, ich bin einfach zu aufgeregt. Alles macht mich fertig, ich weiß gar nicht, wo ich anfangen soll!

Therapeutin: Und wir wissen beide, dass es für Sie sehr schwierig ist, sich einen Reim darauf zu machen, wie es aus dem Ruder gelaufen ist, bis hin zu dem Punkt, an dem Sie sich manchmal selbst verletzen, wenn Sie sich innerlich so aufgeregt fühlen. Ist das einer dieser Momente, von denen Sie mir schon einmal erzählt haben, oder fühlt es sich vielleicht anders an?

Maike: Ja, ich glaube, es ist eine dieser Situationen, die wir neulich »ängstlicher Overdrive« genannt haben. Und ich konnte das hinterher sehen. (Jetzt ruhiger): Ich habe gestern gedacht, dass ich das schon mal erlebt habe, und eigentlich geht es mir nicht gut, wenn ich mich so in die Bredouille bringe, an zehn verschiedene Dinge denken zu müssen, und dann noch das Virus dazu, das ich gar nicht unter Kontrolle habe.

Therapeutin: Nun, ich bin froh, dass Sie das angesprochen haben. Vielleicht können wir schauen, wie wir Ihnen während dieses Gesprächs am besten helfen können. Sie haben eine Reihe verschiedener Dinge erwähnt, die alle für sich schwierig klingen, und ich möchte besser verstehen, was wir tun können, um Sie bei der Bewältigung Ihrer Angst zu unterstützen. Es könnte sein, dass wir mehr Zeit brauchen, um besser zu verstehen, warum Sie sich so fühlen. In diesem Fall schlage ich vor, dass wir die nächste Sitzung auch dafür verwenden. Aber ich bin mir nicht sicher, ob das im Moment das ist, was Sie suchen. Vielleicht können wir das gemeinsam entscheiden, wenn Sie mir etwas mehr erzählt haben. Sind Sie damit einverstanden?

Maike: (Etwas zögerlich): Mhm, ja.

Therapeutin: Es ist ein bisschen ungewöhnlich für mich, das zu fragen, aber als wir uns von Angesicht zu Angesicht getroffen haben, konnte ich manchmal in Ihrem Ge-

> sicht sehen, dass Sie nicht ganz einverstanden waren mit dem, was ich gesagt hatte, und das gab mir die Möglichkeit, mich zu vergewissern, wie Sie sich fühlen und ob ich Sie richtig verstanden habe. Ich denke also, wenn wir am Telefon sprechen, muss ich das vielleicht öfter tun, weil ich Ihren Gesichtsausdruck nicht sehen kann. Meinen Sie wirklich, dass Sie mit diesem Plan einverstanden sind?

Sie bestätigte dies, und es gelang ihr, das Tempo ein wenig zu verlangsamen. Sie sprach über zunehmende gesundheitliche Sorgen. Es stellte sich heraus, dass das, was sie am Vortag erschreckt hatte, die Vermutung war, dass ihre Mutter ein erhöhtes Risiko für einen schweren Verlauf von COVID-19 aufgrund ihres Alters und früherer Atemprobleme hatte. Erschwerend kam hinzu, dass es ihr am Vortag erneut nicht gelungen war, sie dazu zu bringen, mit dem Rauchen aufzuhören. Schließlich kam es zum Streit mit ihr, und die Patientin war ihr gegenüber sehr verletzend. Sie spürte erst dann eine gewisse Erleichterung, als sie ihre Stirn mehrmals gegen die Wand schlug und sich in die Unterarme biss. Am Abend fühlte sie sich schuldig und schämte sich und hoffte, dass jemand auf »magische Weise« das Telefon abnehmen würde, obwohl sie wusste, dass sie die Einrichtung außerhalb der Arbeitszeiten angerufen hatte. Obwohl Maike in der Sitzung in der Lage war, über das Ereignis nachzudenken – was ihre Angst vorübergehend verringerte –, machte sie gegen Ende dieser kurzen Telefonintervention deutlich, dass ihre intensiven Gefühle nicht nur durch eine Sitzung am Telefon zu regulieren waren. Sie sagte, dass sie, wie in der Vergangenheit, ihre Therapeutin aufsuchen und sehen müsse, »um das durchzustehen, zumindest über eine dieser Videoplattformen«.

6.6.1 Verständnis der Vignette innerhalb von MBT

Es wurde erkannt, dass vor allem Unsicherheit und ein subjektiv empfundener Mangel an Kontrolle über die Umstände – hier hauptsächlich ausgelöst durch das Coronavirus und den darauffolgenden interpersonellen Konflikt – erhebliche Ursachen für Stress sind, was, insbesondere bei Patient:innen mit BPS, zu ausgeprägten Schwierigkeiten bei der Emotionsregulation führen kann.

Die Therapeutin war sehr vertraut mit der Art und Weise, wie sich ein Zusammenbruch des Mentalisierens bei Maike äußern konnte, basierend auf einer gemeinsam so beobachteten und benannten Erfahrung und der von beiden geteilten Sicht, in ihren »ängstliche Overdrive« gekommen zu sein. Dieser entsprach einem Zustand der psychischen Äquivalenz, der zusätzlich das Verwenden teleologischer Strategien und einen gewissen Mangel an epistemischem Vertrauen mit sich brachte. Am Telefon hatten Therapeutin und Patientin 15 Minuten Zeit, um eine erste mentalisierende Betrachtung des Geschehens anzustellen, das am Vortag zu dem beeinträchtigten Mentalisieren geführt hatte. Maikes Bindungssystem schien überaktiviert zu sein, hauptsächlich in Bezug auf ihre berechtigte Sorge um die Gesundheit ihrer Mutter und die Gefahr einer Coronavirusinfektion für sich selbst. Das gemeinsame kurze Eruieren, ob es sich erneut um eine solche »Overdrive«-Situation handelte oder nicht, mag die Erfahrung einer epistemischen Übereinstimmung vermittelt haben, die Situation im Wir-Modus zu erleben.

6.6.2 Klinisches Management nach MBT-Techniken

Es war wichtig, Maikes neue Ängste zu bestätigen und mit ihr im Detail – soweit möglich – und aus nicht-wissender Haltung heraus zu erkunden, was am Vortag geschehen war, und festzustellen, wo Mentalisieren für sie noch möglich war, und zu beurteilen, inwieweit ihre durch die Pandemie hervorgerufenen Ängste dies beeinflussten (wie unsicher sie sich wirklich fühlte). Der Therapeutin fehlte das Feedback aus dem Gesichtsausdruck während des Telefongesprächs, und sie war sich bewusst, dass Maike sich aus ihrer therapeutischen Beziehung mitunter zurückzieht. Deshalb bat sie ausdrücklich um die Bestätigung, dass »OK« tatsächlich ein OK meint. In der Telefoninteraktion waren ostensive Signale reduziert oder begrenzt, so dass eine sorgfältige Überprüfung der mentalisierende Synchronizität nützlich ist. Die Konzentration der Therapeutin auf und das deutliche Spiegeln des Affekts im Zusammenhang mit den schwierigen Gefühlen, die angesichts ihrer Hilflosigkeit im Zusammenhang mit der Pandemie und der Wut auf ihre Mutter aufkamen, halfen ihr, ihre Sorgen als »eigentlich ganz normal« anzuerkennen und ihre Frustration über ihre Mutter zu akzeptieren. Die Therapeutin kommentierte außerdem die Tatsache, dass sie der Meinung war, Maike habe es geschafft, ihre Mentalisierungsfähigkeit während des Gesprächs recht schnell wieder zurückzugewinnen, und entschied, dass weiteres relationales Mentalisieren im Kontext der Telefonintervention nicht erforderlich sei (z. B. Erkundigungen darüber, was Maike dazu veranlasst habe, außerhalb der normalen Zeiten anzurufen, die Erfahrung, nur am Telefon mit ihr zu sprechen). Allerdings hatte die Therapeutin unterschätzt und vielleicht nicht ausreichend exploriert, inwieweit das bevorstehende Ende dieses kurzen Kontakts und die Aussicht auf keine persönliche Begegnung Maikes Bindungssystem erneut aktivieren würden (oder wie nachhaltig ihre anscheinende Fähigkeit zur Affektregulierung angesichts dieser Beziehungsherausforderungen wirklich war). Dies konnte nicht weiter erforscht werden, und es blieb unklar, inwieweit ein Gefühl des Verlassenseins zusätzlich zu ihren gesundheitlichen Ängsten (im Zusammenhang mit COVID-19) sie erneut in einen Zustand der epistemischen Hypervigilanz führte, in dem sie dem möglichen Nutzen eines längeren Folgeanrufs bzw. der nächsten Sitzung misstraute. Bei einer an COVID-19 angepassten Intervention wäre es empfehlenswert, mehr empathische Validierung einzusetzen (vielleicht mehr, als die Therapeutin es bei Maike gewohnt war), mit einem Schwerpunkt auf ihren Erfahrungen mit COVID-19-bedingten Ängsten und darauf, nur am Telefon mit ihrer Therapeutin zu sprechen, wenn die Patientin hoffte, sie persönlich zu sehen. In Anlehnung an das MBT-Modell der hierarchischen Interventionen kann erst nach ausreichender Regulierung des Hyperarousals der Patientin wieder ein Mentalisierungsprozess in Gang gesetzt werden.

Vertrauensprozess / Behandlungsphase	Ausmaß existierender allgemeiner Vertrauensvorurteile	Grad der allgemeinen Volatilität im Vertrauen/Variabilität	Häufigkeit und Bedrohung der Allianz durch Bruch- und Reparaturzyklen	Ausprägung des epistemischen Vertrauens/sozialen Lernens	Übertragbarkeit des Gelernten über die therapeutische Beziehung hinaus
Anamnese/MBT-Intro (Psychoedukation)	**	*	**	**	
Frühe Phase	***	****	****	*	**
Mittlere Phase	**	**	**	****	***
Späte Phase	*	***	***	***	****

Tab. 1: Stadien der MBT-Behandlung in Bezug auf Aspekte des (epistemischen) Vertrauens nach Fertuck 2016

Diese Vignette trug sich gegen Ende Maikes Behandlung zu. Über spezifische Interventionen hinaus können allgemeinere Dynamiken in Bezug auf das Vertrauen in die therapeutische Allianz (Allen 2021) und ihre Beziehung zu Bruch und Wiederherstellung im Verlauf von MBT-Behandlungen wie folgt dargestellt werden (Tab. 1).

6.7 Implikationen für die MBT-Behandlung

Durch das Herstellen von Mentalisierungs- und Validierungsprozessen in der MBT können die drei Aspekte von Fishers Trias – Mitteilen, Erfahrungen im Wir-Modus und soziales Lernen – beginnen, sich gegenseitig zu verstärken. Das gemeinsame Erschaffen von »Wir-Modus«-Momenten durch die Patientin und Therapeutin (verfestigt durch erfolgreiche Bruch- und Reparaturzyklen innerhalb der therapeutischen Beziehung) ermöglicht das Lernen über das Selbst, die anderen und das »Selbst mit anderen« und in der Folge eine erhöhte Bereitschaft, sich mitzuteilen. Da sich diese Prozesse nicht linear entwickeln, kann eine fortgesetzte Haltung des Nicht-Wissens sicherstellen, dass Therapeut und Patient ein gemeinsames Verständnis ihrer zwischenmenschlichen Dynamik aufrechterhalten.

Wichtig ist, dass das gegenseitige Mitteilen von mentalen Zuständen, die in der nicht-wissenden Haltung und im gegenseitigen Mentalisieren verankert sind, den Wir-Modus erleichtert: »Das Mitteilen von bedeutungsvollen Erfahrungen kann ein Gefühl von Gemeinschaft oder Verbundenheit schaffen, welches das Gefühl der Isolation einer Person abmildern kann« (Fisher et al. 2022). In der MBT werden die Patient:innen aufgefordert, ihre Erfahrungen mitzuteilen – oft zum ersten Mal –, in der Hoffnung, dass diese von einem Therapeuten korrekt widergespiegelt werden können. Dies ist in den meisten Therapien üblich, aber MBT betont die Bedeutung der expliziten Verwendung des Mentalisierens der Gegenbeziehung. In diesem Prozess akzeptiert der Kliniker, dass seine mentalen Zustände Teil des gemeinsamen Prozesses sind, und teilt seine Erfahrung in dynamischem Bezug auf die mentalen Zustände des Patienten. Der Kliniker validiert erstens die Erfahrung des Patienten, und zweitens werden beider Geisteszustände für die Exploration verfügbar, wobei er berücksichtigt, wie die Interaktion zustande gekommen ist. Mit der Zeit können die Auswirkungen dessen, was geteilt wird, sowohl auf den Patienten als auch auf den Therapeuten selbst und auch auf andere, extratherapeutische Beziehungserfahrungen, untersucht werden (Fonagy & Campbell 2017; Nolte et al. 2019). Die Rolle des Therapeuten wird es sein, insbesondere bei der Arbeit mit Menschen, die weniger in der Lage sind, sich auf ihr soziales Umfeld einzustellen und die Absichten des Therapeuten als hilfreich oder zumindest wohlwollend wahrzunehmen, dabei zu helfen, die Erfahrungen und Erwartungen des Patienten (die manchmal offen geteilt, manchmal verdeckt gehalten werden) zu mentalisieren, um einer böswillig eingestellten Umgebung zu begegnen. Damit sollte eher eine Einstellung entstehen, die von der Überzeugung gekennzeichnet ist, dass es sich lohnt, Konflikte und Erfahrungen zu teilen (Fisher et al. 2022). Das Gefühl, missverstanden oder ausgenutzt zu werden, Kritik ausgesetzt zu sein und Schuld- oder Schamgefühle zu empfinden, kann laut Fisher und Kolleg:innen dazu führen, dass Patient:innen die Möglichkeit des Mitteilens ganz aufgeben. Die Validierung solcher Erwartungen ist in früheren Stadien der MBT von entscheidender Bedeutung (s. Tab. 1), und die möglicherweise daraus resultierenden Brüche in der Allianz, durch die epistemisches Vertrauen reduziert wurde, müssen angesprochen und verstanden werden, wobei der Schwerpunkt nicht nur auf den Erfahrungen des Patienten, sondern auch auf den unweigerlich auftretenden Anteilen des Therapeuten oder des Teams an diesen Brüchen liegen sollte. Eine solche Exploration in der MBT beinhaltet die Vorstellung davon, wann, mit wem und warum Mitteilen einfacher war und wann und warum es unmöglich wurde. Nachdem es sich herausgestellt hat, dass epistemisches Vertrauen als Kernelement für Veränderung zu sehen ist, ist dieser Explorationsprozess zu einem strukturierten Prozess in MBT-Gruppen geworden. Der MBT-Kliniker und alle Gruppenmitglieder arbeiten zusammen, um für alle geltende Werte zu vereinbaren, von denen einige vom Kliniker und einige von den Teilnehmer:innen vorgeschlagen wurden und die von der Gruppe befolgt werden sollen; die derzeitigen Gruppenmitglieder stellen sich neuen Teilnehmern vor, indem sie über ihre Fähigkeit sprechen, mit anderen in der Gruppe und in ihrem Leben außerhalb der Therapie über sich zu kommunizieren, und sowohl die positiven Erfahrungen als auch die Enttäuschungen, die sie erlebt haben, darlegen. Dies schließt in vielen Behandlungskontexten ein explizites Einbringen der eigenen Fallformulierung bzw. deren relevanten Aspekte mit ein. Bei traumafokussierter MBT (Bateman et al. 2023) teilen die Teilnehmer:innen, sobald sich der Umgang mit Angst und Dissoziation stabilisiert hat, der Gruppe ein Traumaerlebnis mit, und die Gruppenmitglieder haben die Aufgabe, sie bei der mentalisierenden Verarbeitung zu unterstützen, ohne zu urteilen. Anschließend sprechen sie darüber, wie der Austausch ihre Wahrnehmung der jeweiligen Person und wie er ihre Selbstwahrnehmung verändert hat; in der letzten Phase blickt die Gruppe in die Zukunft und überlegt, wie sie das Gelernte in ihrem weiteren Leben anwenden kann.

Mit dem Fortschreiten der Behandlung sollte dem Prozess des Austauschs in außertherapeutischen Beziehungen, wo »zwischenmenschliche Beziehungen neu gestaltet werden können und [die] wichtige Anpassungen der Selbstwahrnehmung ermöglichen« (Fisher et al. 2022), ausreichend Aufmerksamkeit geschenkt werden. Hier ergeben sich weitere Implikationen für die MBT. Das Herstellen von epistemischem Vertrauen innerhalb der Therapie selbst sollte als Sprungbrett betrachtet, und es sollte mehr Wert darauf gelegt werden, eine veränderte Einstellung und neue Perspektiven auf das aktuelle und zukünftige Leben des Patienten zu verallgemeinern. Der Blick in die Zukunft muss Teil der frühen Phase der Therapie werden, die bei BPS so oft notwendigerweise von der Stabilisierung des Risikoverhaltens und der Krisenbewältigung eingenommen wird, und darf nicht standardmäßig der letzten Phase, die auch den Übergang in die Zeit nach der Therapie beinhaltet, überlassen werden.

Wenn der Austausch von Erfahrungen möglich ist, »wird ein gemeinsames Herstellen der wechselseitigen Kommunikation ermöglicht« (Fisher et al. 2022), die einen gemeinsamen Blick auf die Erfahrungen (einschließlich derer, die sich innerhalb der therapeutischen Beziehung entfalten) in der Perspektive des Wir-Modus erfahrbar macht.

Die Fähigkeit, dies zu tun, kann sowohl von dem »dispositionellen (Miss-)Vertrauen abhängen, das sich aus der Bindungsgeschichte des Patienten ergibt, als auch von der Fähigkeit des Therapeuten, dieses dispositionelle Misstrauen zu überwinden« (Knapen et al. 2020) und (epistemisches) Vertrauen in diesem spezifischen Beziehungskontext auszulösen oder wiederherzustellen. Das Explorieren und Verstehen von Facetten der epistemischen Haltung des Patienten können helfen, Aspekte der zwischenmenschlichen Störung zu identifizieren, die für die Belange affektiver Zustände und des sozialen Lernens von Bedeutung sind, was eine »Voraussetzung für die Weitergabe von Fähigkeiten, Ratschlägen, Einsichten und anderen Arten von Informationen innerhalb einer therapeutischen Begegnung ist« (Knapen et al. 2020), einschließlich der so wichtigen Reflexions- und Regulierungsfähigkeiten. Um dies im Wir-Modus zu erreichen, ist es erforderlich, die subjektive Realität von Patient:in und

Therapeut:in anzuerkennen und die gemeinsame Aufmerksamkeit zumindest vorübergehend auf den Gegenstand der emotionalen Erfahrung im Hier und Jetzt der therapeutischen Beziehung zu richten. In Übereinstimmung mit Fisher und Kollegen schlagen wir vor, dass es dieser »Prozess der Sinngebung oder des Verstehens ist, der den inneren Erzählungen eine bewusste Bedeutung verleiht und es ermöglichen kann, dass ein innerer Dialog im Kopf des Patienten und mit anderen stattfindet« (Fisher et al. 2022).

Interventionen in der MBT schaffen ein Potential für eine positive Veränderung des epistemischen Misstrauens oder der Leichtgläubigkeit, so dass die Durchlässigkeit für neue Informanten und Informationen erhöht werden kann, was wiederum die soziale Teilnahme und das Kalibrieren der Psyche fördern soll. Es stellt sich jedoch die Frage, auf welche Aspekte man sich mehr und auf welche weniger konzentrieren sollte, welche neuen allgemeinen oder modalitätsspezifischen Interventionen es zu entwickeln gilt, die epistemisches Vertrauen durch Verbesserung des Mentalisierens erhöhen könnten, und ob solche Adaptionen den Behandlungserfolg verbessern – störungsspezifisch oder transdiagnostisch.

Literatur

Aisbitt, G. M., Nolte, T. & Fonagy, P. (2022). Editorial Perspective: The digital divide–inequalities in remote therapy for children and adolescents. *Child and Adolescent Mental Health*. https://doi.org/10.1111/camh.12545.

Allen, J. G. (2021). *Trusting in psychotherapy*. Washington, DC: American Psychiatric Association Publishing.

Aschieri, F., Finn S. E. & Bevilacqua, P. (2010). Therapeutic assessment and epistemological triangulation. In V. Cigoli & M. L. Gennari (Hrsg.), *Close relationships and community psychology: An international perspective*, (S. 241–253). Mailand: FrancoAngeli.

Bateman, A., Campbell, C. & Fonagy, P. (2021a). Rupture and repair in mentalization-based group psychotherapy. *International Journal of Group Psychotherapy, 71*(2), S. 371–392.

Bateman, A., Constantinou, M. P., Fonagy, P. & Holzer, S. (2021b). Eight-year prospective follow-up of mentalization-based treatment versus structured clinical management for people with borderline personality disorder. *Personality Disorders: Theory, Research, and Treatment, 12*(4), S. 291–299. doi:10.1037/per0000422.

Bateman, A. & Fonagy, P. (2006). *Mentalization-based treatment for borderline personality disorder: A practical guide.* Oxford University Press.

Bateman, A. & Fonagy, P. (Hrsg.). (2019). *Handbook of mentalizing in mental health practice* (2. Aufl.). Washington: American Psychiatric Publishing.

Bateman, A, Rüfenacht, E., Perroud, N., Debannè, M., Nolte, T., Stubley, J., Shaverin., L. & Fonagy, P. (2023, under review). Mentalization based treat ment trauma focused (MBT-TF): Rationale of a mentalizing model for treatment of people who have experienced developmental trauma.

Berthelot, N., Ensink, K., Bernazzani, O., Normandin, L., Luyten, P. & Fonagy, P. (2015). Intergenerational transmission of attachment in abused and neglected mothers: The role of trauma-specific reflective functioning. *Infant Mental Health Journal, 36*(2), S. 200–212. doi:10.1002/imhj.21499.

Campbell, C. & Allison, E. (2022). Mentalizing the modern world. *Psychoanalytic Psychotherapy*, S. 1–12. https://doi.org/10.1080/02668734.2022.2089906.

Campbell, C., Tanzer, M., Saunders, R., Booker, T., Allison, E., Li, E., … Fonagy, P. (2021). Development and validation of a self-report measure of epistemic trust. PLOS *One*. doi:10.1371/journal.pone.0250264.

Camras, L. A., Grow, J. G. & Ribordy, S. C. (1983). Recognition of emotional expression by abused children. *Journal of Clinical Child Psychology, 12*(3), S. 325–328.

Camras, L. A., Ribordy, S., Hill, J., Martino, S., Spaccarelli, S. & Stefani, R. (1988). Recognition and posing of emotional expressions by abused children and their mothers. *Developmental Psychology, 24*(6), S.776–781.

Caspi, A., Houts, R. M., Belsky, D. W., Goldman-Mellor, S. J., Harrington, H., Israel, S., Meier, M. H., Ramrakha, S., Shalev, I., Poulton, R. & Moffitt, T. E. (2014). The p factor: One general psychopathology factor in the structure of psychiatric disorders? *Clinical Psychological Science, 2*(2), S. 119–137.

Colle, L., Dimaggio, G., Carcione, A., Giuseppe, N., Semerari, A. & Chiavarino, C. (2020). Do competitive contexts affect mindreading performance? *Frontiers in Psychology*. doi:10.3389/fpsyg.2020.01284.

Corriveau, K., Harris, P., Meins, E., C., F., Arnott, B., Elliott, L., … De Rosnay, M. (2009). Young children's trust in their mother's claims: Longitudinal links with attachment security in infancy. *Child Development, 80*(3), S.750–761.

Csibra, G. & Gergely, G. (2009). Natural pedagogy. *Trends in cognitive sciences, 13*(4), S. 148–153.

Ensink, K., Begin, M., Normandin, L. & Fonagy, P. (2017). Parental reflective functioning as a moderator of child internalizing difficulties in the context of child sexual abuse. *Psychiatry Research,* (257), S. 361–366. doi:10.1016/j.psychres.2017.07.051.

Fertuck, E. (2016). Vortrag, ESSPD Wien.

Fonagy, P. & Allison, E. (2014). The role of mentalizing and epistemic trust in the therapeutic relationship. *Psychotherapy, 51*(3), S. 372.

Fonagy, P. & Campbell, C. (2017). Mentalizing, attachment and epistemic trust: How psychotherapy can promote resilience. *Psychiatria Hungarica,* 32(3), S. 283–287.
Fonagy, P., Luyten, P., Allison, E. & Campbell, C. (2019). Mentalizing, epistemic trust and the phenomenology of psychotherapy. *Psychopathology,* 52(2), S. 94–103. https://doi.org/10.1159/000501526.
Fonagy, P., Campbell, C., Constantinou, M., Higgitt, A., Allison, E. & Luyten, P. (2021). Culture and Psychopathology. *Development and Psychopathology,* 34(4), S. 1–16. doi:10.1017/S0954579421000092.
Fonagy, P., Campbell, C. & Luyten, P. (2018). It's all in the eye of the beholder: Personality and personality disorder as interpersonal phenomena. *European Journal of Personality,* 32(5), S. 548–549.
Fonagy, P. & Target, M. (2002). Early intervention and the development of self-regulation. *Psychoanalytic Inquiry,* 22(3), S. 307–335.
Fonagy, P., Campbell, C. & Allison, E. (2019). Therapeutic models. In A. Bateman & P. Fonagy (Hrsg.), *Handbook of mentalizing in mental health practice* (S. 169–180). Washington, DC: American Psychiatric Publishing.
Fonagy, P. & Luyten, P. (2009). A developmental, mentalization-based approach to the understanding and treatment of borderline personality disorder. *Development and psychopathology,* 21(4), S. 1355–1381.
Fonagy, P., Luyten, P. & Allison, E. (2015). Epistemic petrification and the restoration of epistemic trust: A new conceptualization of borderline personality disorder and its psychosocial treatment. *Journal of personality disorders,* 29(5), S. 575–609.
Fonagy, P., Luyten, P., Allison, E. & Campbell, C. (2017a). What we have changed our minds about: Part 1. Borderline personality disorder as a limitation of resilience. *Borderline Personality Disorder and Emotion Dysregulation,* 4(11). doi:10.1186/s40479-017-0061-9.
Fonagy, P., Luyten, P., Allison, E. & Campbell, C. (2017b). What we have changed our minds about: Part 2. Borderline personality disorder, epistemic trust and the developmental significance of social communication. *Borderline Personality Disorder and Emotion Dysregulation,* 4(9). doi:10.1186/s40479-017-0062-8.
Fisher, S., Guralnik, T., Fonagy, P. & Zilcha-Mano, S. (2021). Let's face it: video conferencing psychotherapy requires the extensive use of ostensive cues. *Counselling Psychology Quarterly,* 34(3–4), S. 508–524.
Fisher, S., Zilcha-Mano, S. & Fonagy, P. (2022). Conceptualizing epistemic trust in psychotherapy: A triadic model. *Psychotherapy Bulletin,* 57(2), S. 29–35.
Folmo, E. J., Karterud, S. W., Kongerslev, M. T., Kvarstein, E. H. & Stänicke, E. (2019). Battles of the comfort zone: modelling therapeutic strategy, alliance, and epistemic trust – A qualitative study of mentalization-based therapy for borderline personality disorder. *Journal of Contemporary Psychotherapy,* 49(3), S. 141–151.

Folmo, E. J., Langjord, T., Myhrvold, N. C., Stänicke, E., Lind, M. & Kvarstein, E. H. Pedagogical stance in mentalization-based treatment. *Journal of clinical psychology, 78*(9). https://doi.org/10.1002/jclp.23335.

Fotopoulou, A. & Tsakiris, M. (2017). Mentalizing homeostasis: The social origins of interoceptive inference. *Neuropsychoanalysis, 19*(1), S. 3–28.

Gallotti, M. & Frith, C. D. (2013). Social cognition in the we-mode. *Trends in Cognitive Sciences*, (17), S. 160–165. doi:10.1016/j.tics.2013.02.002.

Goemans, A., Viding, E. & McCrory, E. (2021). Child Maltreatment, Peer Victimization, and Mental Health: Neurocognitive Perspectives on the Cycle of Victimization. *Trauma Violence Abuse*, 15248380211036393. doi:10.1177/15248380211036393.

Graves, M., Penner, F. & Sharp, C. (2021). Interpersonal trust in adolescents with psychiatric disorders and borderline pathology. *Scandinavian Journal of Child and Adolescent Psychiatry and Psychology,* (9), S. 176–186. https://doi.org/10.21307/sjcapp-2021-020.

Jonson-Reid, M., Drake, B., Kim, J., Porterfield, S. & Han, L. (2004). A prospective analysis of the relationship between reported child maltreatment and special education eligibility among poor children. *Child Maltreatment,* 9(4), S. 382–394. https://doi.org/10.1177/1077559504269192.

Kamphuis, J. H. & Finn, S. E. (2018). Therapeutic assessment in personality disorders: Toward the restoration of epistemic trust. *Journal of personality assessment*, S. 662–674. https://doi.org/10.1080/00223891.2018.1476360.

Kampling, H., Kruse, J., Lampe, A., Nolte, T., Hettich, N., Brähler, E., … & Riedl, D. (2022). Epistemic trust and personality functioning mediate the association between adverse childhood experiences and posttraumatic stress disorder and complex posttraumatic stress disorder in adulthood. *Frontiers in Psychiatry,* (13), 919191-919191.

Knapen, S., Hutsebaut, J., van Diemen, R. & Beekman, A. (2020). Epistemic trust as a psycho-marker for outcome in psychosocial interventions. *Journal of Infant, Child, and Adolescent Psychotherapy*, 19(4), S. 417–426.

Kotov, R., Krueger, R. F., Watson, D., Achenbach, T. M., Althoff, R. R., Bagby, R. M., Brown, T. A., Carpenter, W. T., Caspi, A., Clark, L. A., Eaton, N. R., Forbes, M. K., Forbush, K. T., Goldberg, D., Hasin, D., Hyman, S. E., Ivanova, M. Y., Lynam, D. R., Markon, K., Miller, J. D., Moffitt, T. E., Morey, L. C., Mullins-Sweatt, S. N., Ormel, J., Patrick, C. J., Regier, D. A., Rescorla, L., Ruggero, C. J., Samuel, D. B., Sellbom, M., Simms, L. J., Skodol, A. E., Slade, T., South, S. C., Tackett, J. L., Waldman, I. D., Waszczuk, M. A., Widiger, T. A., Wright, A. G. C. & Zimmerman, M. (2017). The Hierarchical Taxonomy of Psychopathology (HiTOP): *A dimensional alternative to traditional nosologies. Journal of Abnormal Psychology, 126*(4), S. 454–477. https://doi.org/10.1037/abn0000258.

Li, E. T., Midgley, N., Luyten, P., Sprecher, E. A. & Campbell, C. (2022). Mapping the journey from epistemic mistrust in depressed adolescents receiving psychotherapy. *Journal of Counseling Psychology, 69*(5), S. 678–690. doi: 10.1037/cou0000625.

Luyten, P., Campbell, C., Allison, E. & Fonagy, P. (2020). The mentalizing approach to psychopathology: State of the art and future directions. *Annual Review of Clinical Psychology, 16*(1). doi: 10.1146/annurev-clinpsy-071919-015355.

Luyten, P., Campbell, C. & Fonagy, P. (2019). Borderline personality disorder, complex trauma, and problems with self and identity: A social-communicative approach. *Journal of Personality*. doi: 10.1111/jopy.12483. doi:10.1111/jopy.12483.

Luyten, P. & Fonagy, P. (2019). Mentalizing and trauma. In A. Bateman & P. Fonagy (Hrsg.), *Handbook of mentalizing in mental health practice* (2. Aufl., S.79–99). Washington, DC: American Psychiatric Publishing.

McCrory, E.J. & Viding, E. (2015). The theory of latent vulnerability: Reconceptualizing the link between childhood maltreatment and psychiatric disorder. *Development and Psychopathology, 27*(2), S.493–505.

McCrory, E., Foulkes, L. & Viding, E. (2022). Social thinning and stress generation after childhood maltreatment: A neurocognitive social transactional model of psychiatric vulnerability. *The Lancet Psychiatry, 9*(10), S.828–837. doi: 10.1016/S2215-0366(22)00202-4.

Neil, L., Viding, E., Armbruster-Genc, D., Lisi, M., Mareschal, I., Rankin, G., Sharp, M., Phillips, H., Rapley, J., Martin, P. & McCrory, E. (2021). Trust and childhood maltreatment: evidence of bias in appraisal of unfamiliar faces. *Journal of Child Psychology and Psychiatry, 63*(6), S.655–662. doi: 10.1111/jcpp.13503.

Nolte, T., Bolling, D.Z., Hudac, C.M., Fonagy, P., Mayes, L. & Pelphrey, K.A. (2013). Brain mechanisms underlying the impact of attachment-related stress on social cognition. *Frontiers in human neuroscience,* (7), S.816.

Nolte, T., Campbell, C. & Fonagy, P. (2019). A mentalization-based and neuroscience-informed model of severe and persistent psychopathology. In J.G. Pereira, J. Gonçalves & V. Bizzari (Hrsg.), *The neurobiology-psychotherapy-pharmacology intervention triangle: The need for common sense in 21st century mental health* (S.161–183). Wilmington, DE: Vernon Press.

O'Madagain, C. & Tomasello, M. (2019). Joint attention to mental content and the social origin of reasoning. *Synthese*. doi:10.1007/s11229-019-02327-1.

Pollak, S.D., Cicchetti, D., Hornung, K. & Reed, A. (2000). Recognizing emotion in faces: Developmental effects of child abuse and neglect. *Developmental Psychology, 36*(5), S.679–688.

Robin, M., Pham-Scottez, A., Curt, F., Dugre-Le Bigre, C., Speranza, M., Sapinho, D., Corcos, M., Berthoz, S. & Kedia, G. (2012). Decreased sensitivity to facial emotions in adolescents with borderline personality disorder. *Psychiatry Research, 200*(2–3), S.417–421.

Roth, G., Vansteenkiste, M. & Ryan, R.M. (2019). Integrative emotion regulation: Process and development from a self-determination theory perspective. *Development and Psychopathology, 31*(3), S.945–956.

Roth, G., Vansteenkiste, M. & Ryan, R. M. (2019). Integrative emotion regulation: Process and development from a self-determination theory perspective. *Development and Psychopathology, 31*(3), S. 945–956.

Ryan, R. M., Deci, E. L. & Vansteenkiste, M. (2016). Autonomy and autonomy disturbances in self-development and psychopathology: Research on motivation, attachment, and clinical process. In D. Cicchetti (Hrsg.), *Developmental psychopathology*. Bd. 1: *Theory and method* (3. Aufl., S. 385–438). Hoboken, NJ: John Wiley & Sons, Inc.

Schröder-Pfeifer, P., Georg, A. K., Talia, A., Volkert, J., Ditzen, B. & Taubner, S. (2022). The Epistemic Trust Assessment – An experimental measure of epistemic trust. *Psychoanalytic Psychology, 39*(1), S. 50.

Sharp, C., Shohet, C., Givon, D., Penner, F., Marais, L. & Fonagy, P. (2020). Learning to mentalize: A mediational approach for caregivers and therapists. Clinical Psychology. *Science and Practice, 27*(3), e12334. https://doi.org/10.1111/cpsp.12334

Sprecher, E. A., Li, E., Sleed, M. & Midgley, N. (2022). ›Trust me, we can sort this out‹: A theory-testing case study of the role of epistemic trust in fostering relationships. *Qualitative Research in Psychology*, S. 1–26.

Talia, A., Duschinsky, R., Mazzarella, D., Hauschild, S. & Taubner, S. (2021). Epistemic trust and the emergence of conduct problems: aggression in the service of communication. *Frontiers in psychiatry*, (12). https://doi.org/10.3389/fpsyt.2021.710011.

Tomasello, M. (2016). *A Natural History of Human Morality*. Cambridge, MA: Harvard Univ Press.

Tomasello, M. (2020). The role of roles in uniquely human cognition and sociality. *Journal for the theory of social behaviour, 50*(1). doi:org/10.1111/jtsb.12223.

Weisner, T. S. (2014). The socialization of trust: plural caregiving and diverse pathways in human development across cultures. In H. Otto & H. Keller (Hrsg.), *Different Faces of Attachment: Cultural Variations on a Universal Human Need* (S. 263–277). Cambridge: Cambridge University Press.

Wendt, L. P., Jankowsky, K., Schroeders, U., London Personality and Mood Disorder Research Consortium, Nolte, T., Fonagy, P., … & Olaru, G. (2022). Mapping established psychopathology scales onto the Hierarchical Taxonomy of Psychopathology (HiTOP). *Personality and Mental Health*. https://doi.org/10.31234/osf.io/j4gp8.

Ventura Wurman, T., Lee, T., Bateman, A., Fonagy, P. & Nolte, T. (2021). Clinical management of common presentations of patients diagnosed with BPD during the COVID-19 pandemic: The contribution of the MBT framework. *Counselling Psychology Quarterly, 34*(3–4), S. 744–770.

Huang, Y. L., Fonagy, P., Feigenbaum, J., Montague, P. R. & Nolte, T. (2020). Multidirectional Pathways between Attachment, Mentalizing, and Posttraumatic Stress Symptomatology in the Context of Childhood Trauma. *Psychopathology*, 53(1), S. 48–58.

KAPITEL 7

Epistemisches Vertrauen in der Therapie von Verhaltensstörungen

ALESSANDRO TALIA UND SVENJA TAUBNER

7.1 Einführung

Der von Peter Fonagy und seinen Kolleg:innen eingeführte Begriff des epistemischen Vertrauens soll ein Licht auf zwei Beobachtungen werfen, mit denen die klinische Psychologie sich schwertut: Zum einen ist es schwierig, psychiatrische Klassifizierungen festzulegen, die nicht ein hohes Maß an Komorbidität abdecken, also das potentielle Vorhandensein zweier oder mehrerer Störungen bei der gleichen Person. Rezente psychometrische Untersuchungen deuten darauf hin, dass alle psychiatrischen Befunde als unterschiedliche Manifestationen einer bestimmten Prädisposition für psychopathologische Phänomene angesehen werden könnten, die sich mit dem sogenannten »p«-Faktor der Psychopathologie erklären lässt (s. z.B. Fonagy et al. 2022). Die zweite, erkennbar davon unabhängige Beobachtung lautet, dass wir nach mindestens fünf Jahrzehnten der Forschung so gut wie keinen signifikanten Unterschied in der Wirksamkeit der verschiedenen evidenzbasierten Therapieformen gefunden haben. In Forschungskreisen heißt es dazu immer häufiger, dass es zwei Elemente seien, die erfolgreichen Behandlungen gemein sind und mit deren Vorhandensein oder Nicht-Vorhandensein sich das je unterschiedliche Therapieergebnis weitgehend erklärt: Hoffnung vermitteln und eine Theorie liefern, die das vorgestellte Problem erläutert.

Zur Erklärung dieser beiden für das Therapieergebnis relevanten Elemente bringen Fonagy und Kolleg:innen das Konzept des epistemischen Vertrauens ins Spiel. Nach ihrer Darstellung lässt sich der »p«-Faktor, dieser allen psychiatrischen Störungen gemeinsame Faktor, als mangelnde Resilienz angesichts von widrigen Umständen im sozialen Umfeld des Individuums fassen (Fonagy et al. 2017). Mangelnde Resilienz, so die Autoren, ist ein Reflex epistemischen Misstrauens und damit der Unfähigkeit, von anderen zu lernen und sich ihrer Hilfe und Unterstützung zu öffnen (Fonagy et al. 2017); mangelndes epistemisches Vertrauen wiederum beeinträchtigt die Resilienz gegenüber widrigen Erfahrungen. Diese Überlegungen von Fonagy und Kolleg:innen zum Konzept des epistemischen Vertrauens finden soeben Eingang in ein sozial-kommunikatives Verständnis von Psychopathologie, das auch Anregungen aus der Kleinkindforschung, der Bindungstheorie, der Linguistik und vielen anderen Disziplinen aufnimmt.

Mit der hier vorliegenden Veröffentlichung tritt der sozial-kommunikative Ansatz zur Psychopathologie in die Phase der systematischen klinischen Anwendung ein. In diesem Kapitel geht es zunächst um das, was aus den jüngsten Überlegungen zum Thema des epistemischen Vertrauens für die Behandlung von Verhaltensstörungen folgt. Wir fragen danach, ob die Symptome verhaltensgestörter junger Patient:innen als *Anpassungen* an einen Kontext gesehen werden können, in dem epistemisches Vertrauen nicht möglich ist. Im Anschluss an eine kurze Definition der Verhaltensstörung werden wir aus sozial-kommunikativer Perspektive nach den Ursachen dieser Störung fragen. Daran schließt sich die Erörterung der Frage nach der Bedeutung von Regelverstößen und Aggressivität an, den beiden Phänomenen, die dieser Diagnose zugrunde liegen. Im letzten Abschnitt geht es um die Frage, welche therapeutischen Wege eingeschlagen werden könnten.

7.2 Verhaltensstörungen und Verhaltensprobleme

Verhaltensstörungen werden sowohl im DSM-5 als auch im ICD-10 nach diagnostischen Leitlinien anhand der durchgängigen Zurschaustellung bestimmter Verhaltensweisen erfasst. Dazu zählt die Tendenz, Menschen oder auch Tiere zu attackieren, fremdes Eigentum zu zerstören, zu lügen, zu stehlen, zu betrügen und ganz allgemein gegen Regeln zu verstoßen. Gegenwärtig gibt es verschiedene evidenzbasierte Therapien für die entsprechende Population. Verglichen mit dem Therapieangebot für andere psychische Störungen von Kindern und Jugendlichen scheinen sie aber weniger wirksam zu sein und im Fall älterer Heranwachsender ganz generell nicht anzuschlagen (Bakker et al. 2017).

Bessere Ergebnisse ließen sich in der Therapie von Verhaltensstörungen vielleicht erzielen, wenn wir mehr über die Faktoren wüssten, die für die Entstehung solcher Störungen und für das Fortbestehen der Symptome verantwortlich sind. Zwar hat die Forschung die diversen Risikofaktoren dokumentiert, die auf eine Verhaltensstörung vorausweisen (s. Bakker et al. 2017), aber die Integration dieser Faktoren in eine übergreifende erklärende Theorie hat sich als schwieriger erwiesen. Als besondere Herausforderung gilt in diesem Zusammenhang die Heterogenität der Verhaltensstörung als diagnostische Kategorie. Etliche Autor:innen sind der Ansicht, dass wir die existente Diagnose verfeinern oder weiter unterteilen müssten, bevor wir einen spezifischen Kern dieser Störung ausmachen können (Bakker et al. 2017).

Mit der Forderung nach weitergehender Spezifizierung ergeben sich zusätzliche Probleme. Es ist nämlich keineswegs klar, wie wir zwischen Kindern und Jugendlichen mit einer auf einer individuellen Dysfunktion beruhenden Verhaltensstörung und denjenigen Gleichaltrigen unterscheiden können, die eine solche Störung in erster Linie in Reaktion auf aktuelle und manchmal kurzlebige Einflüsse ihres Umfeldes präsentieren. Seit langem ist bekannt, dass das antisoziale Verhalten vieler Kinder und Heranwachsender vor allem eine Reaktion auf widrige Umstände in ihrem Umfeld oder auf einen Gruppendruck im Sinne der Nachahmung devianter Peerfiguren ist

(Bakker et al. 2017). Von Kleinkindern wie auch von Jugendlichen in der mittleren Adoleszenz erwarten wir sogar ein Mehr an Verhaltensproblemen und betrachten das als »normal«. Folgerichtig raten Fachleute dringend dazu, die diagnostischen Kriterien für Verhaltensstörungen stringenter zu fassen (z. B. Bakker et al. 2017).

Unabhängig davon, dass die Diagnose der Verhaltensstörung dringend verbessert werden muss, sprechen die Heterogenität und die unklaren Grenzen dieser Störung dafür, sich auch nach Alternativen zu den bisherigen Erklärungsversuchen umzusehen (s. Bakker et al. 2017). Die von Fonagy und seinen Kollegen eingeführte sozial-kommunikative Perspektive kann uns ebendies ermöglichen. Danach zeichnen sich alle psychischen Störungen durch das Fehlen von Resilienz aus, das sich – als mangelnde Offenheit für Informationen, die im zwischenmenschlichen Austausch übermittelt werden – immer gleich bleibt. Der Entwicklungspsychopathologe muss folglich verstehen, dass psychiatrische Symptome als nicht-resiliente Strategien gelesen werden können, die in Fällen, in denen es an epistemischem Vertrauen fehlt, zur Bewältigung widriger Umstände und Erfahrungen eingesetzt werden. Seine Aufgabe ist es das Wiederaufleben des epistemischen Vertrauens der Patientin oder des Patienten zu erleichtern.

7.3 Verhaltensstörungen und ihre Entstehung aus sozial-kommunikativer Perspektive

Die Herausbildung des sozial-kommunikativen Ansatzes zur Behandlung psychischer Störungen hat nicht zuletzt mit der Erkenntnis zu tun, dass es weder der genetischen noch der psychiatrischen Forschung gelungen ist, je spezifische Risikofaktoren für jede der vielen verschiedenen Störungen zu identifizieren. Entsprechend wird es uns bei der Suche nach den Ursprüngen von Verhaltensstörungen nicht darum gehen, Risikofaktoren zu erkennen, die für die jeweilige Störung typisch sein könnten. Stattdessen werden wir uns zunächst mit Faktoren befassen, die in einem eher allgemeinen Zusammenhang mit einem schwach ausgebildeten epistemischen Vertrauen stehen könnten. Im Anschluss daran werden wir überlegen, ob problematische Verhaltensweisen, etwa exzessive Regelverstöße oder aggressives Auftreten, als nicht-resiliente Formen der Anpassung an ein gering ausgebildetes epistemisches Vertrauen betrachtet werden können.

Welche Faktoren könnten einen Einfluss auf das epistemische Vertrauen ausüben? Wenn wir epistemisches Vertrauen als die Erwartung definieren, dass die Informationen, die andere Menschen uns übermitteln, zutreffend und für uns relevant sind, dann wird unser epistemisches Vertrauen jedes Mal geringer, wenn diese Erwartung sich nicht erfüllt. In einem solchen Szenarium schützt uns das Misstrauen gegenüber dem jeweiligen Kommunikationspartner vor dem Risiko, falsch informiert oder in die Irre geführt zu werden – es kann also durchaus funktional sein.

Generell wird unser Vertrauen in die Mitteilungen anderer Menschen von vielen Hinweisen beeinflusst, die wir bewusst und unbewusst aus unserem unmittelbaren Umfeld aufnehmen. Einige dieser Hinweise haben mit individuellen Kennzeichen des jeweiligen Sprechers zu tun, andere gehören zum Inhalt der Botschaft, wieder andere lassen sich in dem sozialen Kontext ausmachen, in dem die Kommunikation erfolgt.

Denken wir uns ein konkretes Beispiel einer interpersonalen Kommunikation. Unabhängig von unserer Beziehung zum Kommunikator ist es in der Tat vernünftig, unser Vertrauen in das, was uns gesagt wird, am Maß der wahrgenommenen Kompetenz dieser Person, ihres Zugangs zu relevanten Informationen und ihres Wohlwollens uns gegenüber auszurichten. Bei der Entscheidung, wie weit wir der anderen Person vertrauen wollen, können wir einbeziehen, wie viel Evidenz hinter ihren Behauptungen steht und wie stimmig das Verhältnis zwischen dem mitgeteilten Inhalt und dem ist, was uns schon zuvor bekannt war. Alle diese Faktoren können eine Schlüsselrolle spielen, wenn wir Zeit haben, bewusst darüber zu entscheiden, ob unser Vertrauen hier angebracht ist.

Wenn eine solche informierte und bewusste Einschätzung nicht möglich ist, kann es sein, dass das epistemische Vertrauen der jeweiligen Person in erheblichem Maß von unbewussten individuellen Vorurteilen oder Tendenzen beeinflusst wird. Viele solche Einflüsse können sich schon in der frühen Kindheit entwickeln. Ein schlagendes Beispiel dafür wäre etwa eine unsichere Bindung. Fonagy und seine Co-Autor:innen sehen in sicheren Bindungsbeziehungen einen starken Anreiz für die Entstehung und Wahrung epistemischen Vertrauens, und nach Meinung von Talia und Kollegen spiegelt sich in Bindungsunsicherheit ein geringes epistemisches Vertrauen in die Bezugsperson, was von Einfluss auf die spätere Fähigkeit der Person sein kann, anderen Menschen zu vertrauen.

Auf den ersten Blick kann man annehmen, dass auch das epistemische Misstrauen zu den von vielen transdiagnostischen Faktoren vorausgesagten Störungen bei jungen Menschen zählt (Lynch et al. 2021). Ob Misshandlung, Marginalisierung, mangelnde Schulreife oder schulisches Versagen (s. Lynch et al. 2021) – sie alle können sowohl die Hoffnung der Person schwächen, dass sie imstande sein wird zu lernen, was andere sie lehren, als auch ihr epistemisches Vertrauen erheblich verringern. Biologische Faktoren können eine gleichermaßen wichtige Rolle spielen. Ein impulsives und furchtloses Temperament, Aufmerksamkeitsdefizite und ein niedriger verbaler IQ – alle bereits als mit einer Prädisposition für psychische Störungen und zumal für Verhaltensprobleme zusammenhängend erkannt – können das Verständnis dessen, was die andere Person meint, erschweren. Das wiederum kann dazu führen, dass die zwischenmenschliche Kommunikation als Mittel der Anpassung und der interpersonellen Beeinflussung für weniger wichtig gehalten wird.

7.4 Regelverstöße und ihre Ursachen

Im weiteren Verlauf dieses Kapitels geht es um die Frage, warum es zu Verhaltensproblemen kommen kann, wenn die Person versucht, sich einem sozialen Kontext anzupassen, in dem epistemisches Vertrauen nicht erwartet wird. Das Wissen um die Risikofaktoren ist nicht nur wichtig, um psychischen Störungen vorbeugen zu können. Klinisch betrachtet, schafft es einen Kontext, in dem die Symptome der Patientin als strategische Anpassungen an Belastungen oder Spannungen in ihrem Umfeld verstanden werden können.

Wir wollen unsere Überlegungen mit einer Frage beginnen, die im ersten Augenblick vielleicht seltsam klingt: Wie kommt es, dass die meisten Menschen normalerweise *nicht* gegen Regeln verstoßen? Regelverstöße (das Betrügen, Irreführen, Ausnutzen anderer Menschen) sind sehr oft von Vorteil für die so handelnde Person. Eine Prädisposition für das Übertreten von Regeln scheint also in evolutionärer Hinsicht adaptiv zu sein, denn sie erhöht die Fitness der Person. Aber Regelverstöße sind nur produktiv, wenn wir die Interaktionen des Individuums isoliert betrachten. Auf lange Sicht macht der Ruf des Betrügers es zunehmend wahrscheinlicher, dass dieser Mensch aus seiner sozialen Gruppe ausgeschlossen wird und einen großen persönlichen Schaden davonträgt.

Der sogenannten »mutualistischen Theorie« zufolge handelt es sich bei Regelkonformität und Moralität ganz allgemein um Formen der Anpassung an Umgebungen, in denen die Individuen um die Teilhabe an wechselseitig vorteilhaften Interaktionen konkurrieren (s. z.B. Sperber & Baumard 2012). Regelverstöße oder die Ausnutzung und Übervorteilung des Gegenübers mögen zwar kurzfristig von Nutzen sein, schaden aber letztlich dem Ruf und der Vertrauenswürdigkeit der Person. Das leuchtet umso eher ein, wenn wir an die geringe Größe der sozialen Gruppen denken, in denen unsere evolutionäre Anpassung erfolgte und galt. Vor dem Hintergrund von Theorien der moralischen Lebensführung ist es wahrscheinlich, dass Menschen den Anreiz verspürten und verinnerlichten, den Preis ihres Verhaltens anhand ihrer Reputation zu ermitteln.

Individuen mit Verhaltensproblemen lassen sich auf eine Vielzahl von Handlungen ein, die geeignet sind, ihrem Ruf zu schaden. Wie lässt sich diese Beobachtung mit den oben besprochenen Theorien in Einklang bringen? Wir können die Hypothese aufstellen, dass ein junger Mensch – ob Kind oder Heranwachsender –, dem das epistemische Vertrauen in die Relevanz seiner Kommunikation mit anderen fehlt, vielleicht »wenig zu verlieren« hat, wenn er als unzuverlässig betrachtet und als Kooperationspartner nicht herangezogen wird. In diesem Szenarium können das Übertreten von Regeln, das Lügen und Betrügen häufig von Vorteil sein.

Die vorausgegangenen Überlegungen sind nicht nur insoweit relevant, als sie erklären können, warum Menschen mit Verhaltensstörungen weniger zur Kooperation neigen; sie liefern auch die Erklärung dafür, dass es diesen Individuen nicht gelingt, Aggressivität zu unterdrücken oder zu verlernen. Der Gedanke des Verlernens von Aggressivität kommt oft ins Spiel, wenn es um die Verhaltensprobleme junger Menschen geht. Die meisten Kinder lassen mindestens bis zum dritten Lebensjahr häufig Aggressivität erkennen. Das spricht dafür, dass wir nicht die Forschung über die zugrunde liegenden Ursachen von Aggressivität priorisieren sollten; vielmehr sollten wir versuchen zu verstehen, warum das aggressive Verhalten mancher Individuen nicht zurückgedrängt wird, sondern über die Kindheit hinaus anhält. Es ist denkbar und deckt sich mit unseren bisher diskutierten Hypothesen, dass die gleichen mutualistischen Mechanismen, von denen wir annahmen, dass sie in Fällen von Regelverstößen am Werk sind, auch im Zusammenhang mit der Unterdrückung von Aggressivität eine Rolle spielen.

Unsere Überlegung, dass disruptive Verhaltensweisen wie das Übertreten von Regeln oder das Ausleben von Aggressivität wegen des epistemischen Misstrauens der Person fortbestehen, hat klinische Implikationen. Etliche therapeutische Ansätze zur Behandlung von Verhaltensstörungen legen den Akzent auf die Förderung einer Form von Empathie für andere, um die Aggressivität des Patienten zu unterdrücken (Blair 2013). In der hier diskutierten Perspektive kann Empathie sich aber nur entwickeln, wenn die interpersonelle Kommunikation als relevant angesehen wird. Das Aufkommen epistemischen Vertrauens könnte also eine wichtige Vorbedingung sowohl für Empathie als auch für die Unterdrückung von Aggressivität sein.

7.4.1 Aggressives Verhalten als sozial-kommunikativer Akt

Wie ist Aggressivität aus der Perspektive der sozial-kommunikativen Theorie der Psychopathologie zu erklären? Bisher haben wir, wie andere Kolleg:innen auch, den Gedanken vertreten, dass Aggressivität als ein kommunikativer Modus angesehen werden kann, der adaptiv ist, wenn ein Kommunikator nicht erwartet, dass der Gesprächspartner epistemisches Vertrauen in ihn setzt (Talia et al. 2021). Das ist die andere Seite des epistemischen Vertrauens. Statt das Vertrauen in die Relevanz der Mitteilungen anderer zu analysieren, fokussieren wir hier auf die nachgeordnete Erwartung der Person, dass diese anderen wiederum epistemisches Vertrauen in sie setzen. Wie wir sehen werden, kann die Erwartung, beim Gegenüber kaum epistemisches Vertrauen zu finden, von Einfluss darauf sein, wie der jeweilige Kommunikator mit diesem Gegenüber interagiert, und sie kann auch von Einfluss auf die Wahrscheinlichkeit einer aggressiven Reaktion dieses Gegenübers sein.

Zum besseren Verständnis dieser Überlegungen unternehmen wir jetzt einen kurzen Abstecher in die aktuelle Pragmatik, einen Teilbereich der Linguistik, der sich mit der Frage befasst, wie wir kommunizieren und wie wir Kommunikation in ihrem Kontext verstehen. H.P. Grice, der Vater der modernen Pragmalinguistik, vertrat die Ansicht, dass die menschliche Kommunikation ein mehr oder weniger elaboriertes Maß wechselseitigen Vertrauens einschließt (Grice 1989; Origgi 2008). Jede intentionale Kommunikation kann viele Bedeutungen haben. Laut Grice werden die Zuhörer – basierend auf der Annahme, dass die Kommunikatoren kooperativ und vertrauenswürdig sind – dazu gebracht, die intendierte Bedeutung einer Kommunikation für sich neu zu erschaffen: Wenn Mary über ihren Sohn sagt: »John ist ein Engel«, dann werden die Zuhörer in der Regel annehmen, dass sie das nicht wörtlich meinen kann, denn es trifft ja offensichtlich nicht zu. Vielmehr werden sie sich eine übertragene Bedeutung zurechtlegen, zum Beispiel, dass John gut zu handhaben, liebenswert usw. ist. Mit anderen Worten, die Pragmatik geht davon aus, dass Verständnis dadurch zustande kommt, dass beide Seiten mit dem Vorhandensein epistemischen Vertrauens rechnen.

Wenn Zuhörer Sprache aus einer entsprechend vertrauensvollen Einstellung heraus verstehen, dann dürfte daraus folgen, dass Sprecher dieses Vertrauen nutzen und sogar noch verstärken müssen, um effizient zu kommunizieren (s. z.B. Sperber & Wilson 1986/1995). Aber was geschieht, wenn der Sprecher wahrnimmt, dass der Zuhörer den Dingen misstraut? In diesem Szenarium kann Aggressivität als Form der Kommunikation von noch unmittelbarerer Wirksamkeit sein. Physischer Zwang – anstelle etwa einer Bitte – erfordert keine Kooperation vom Zuhörer, und ob der Zuhörer dem Sprecher als Kommunikator vertraut oder nicht vertraut, ist unerheblich.

Über physischen Zwang hinaus können andere Formen der Kommunikation wie Beleidigungen oder Drohungen indirekt anzeigen, dass der Sprecher bereit ist, dem Zuhörer Schaden zuzufügen. Mit der Verlautbarung solcher Bedrohungen gebietet die Person über die Aufmerksamkeit der Zuhörer, auch wenn ihr von diesen kein epistemisches Vertrauen entgegengebracht wird. Als Form der Kommunikation funktioniert Aggressivität in dem Sinne, dass sie die Erwartung weckt, dass es teuer wird, dieser Kommunikation keine Bedeutung beizumessen, und dass die Zuhörer folglich gut daran täten, Aufmerksamkeit zu zeigen.

Die nachgeordnete Erwartung epistemischen Misstrauens kann verschiedene Gründe haben. Zum einen kann das geringe epistemische Vertrauen darauf zurückgehen, dass das Verhalten der anderen Person als Kränkung oder Provokation wahrgenommen wird. Andere Ursachen wurden schon erwähnt – zum Beispiel Misshandlungserfahrungen, Schulversagen, ein geringer sozioökonomischer Status, ein niedriger verbaler IQ, Defizite im exekutiven Funktionieren als Folge der neurologischen Entwicklung, Bindungsunsicherheit. Alle diese Vorläufer können zu der Erwartung führen, auf Misstrauen, Zurückweisung oder Nicht-Beachtung zu treffen. Insbesondere Bindungsunsicherheit kann ein ernst zu nehmender Vorläufer sein, denn sie geht mit einem geringen Einfühlungsvermögen der Eltern einher – die Eltern sind in solchen Fällen also nur sehr begrenzt imstande, die Kommunikationen des Kindes, zumal wenn es alarmiert ist, zu erkennen und darauf einzugehen.

Es leuchtet ein, dass aggressives Auftreten und Verhalten (eines Patienten) den Adressaten argwöhnischer und für die Mitteilungen seines aggressiven Gegenübers eher unzugänglich machen und damit dessen epistemisches Misstrauen verstärken dürften. Interessant ist auch, dass das Stigma, das mit der Diagnose einer Verhaltensstörung geschaffen wird, selbst Kliniker:innen zu epistemischer Wachsamkeit veranlassen kann, weil auch sie vielleicht allmählich bezweifeln, dass diese Aggressivität sich jemals überwinden lässt. Im nächsten Abschnitt werden wir über therapeutische Interventionen sprechen, mit denen diesen und anderen Problemen abzuhelfen ist.

7.4.2 Implikationen der Theorie des epistemischen Vertrauens für die Behandlung von Verhaltensstörungen

Fonagy und seine Kollegen sprechen von einem aus drei Elementen oder Ebenen bestehenden Kommunikationssystem, mit dem die Psychotherapie arbeiten kann, um das epistemische Vertrauen des Patienten wiederherzustellen, und auf dessen drei Ebenen nacheinander oder gleichzeitig zugegriffen werden kann. Auf der ersten Ebene (»The Teaching and Learning of Content«) ist das Inhaltliche zentral: Der Patient soll ein Verständnis seiner Störung gewinnen und sie als hinreichend relevant erkennen. Auf der zweiten Ebene (»The Re-emergence of Robust Mentalizing«) geht es um das Mentalisieren: Die Therapeutin lässt den Patienten wissen, dass sie dessen Perspektive zu verstehen sucht und sie für relevant hält. Während auf der ersten Ebene versucht wird, das epistemische Vertrauen des Patienten in die Therapeutin zu festigen, soll die zweite Ebene den Patienten in der Erwartung bestärken, dass die Therapeutin nun wiederum ihm epistemisches Vertrauen entgegenbringt. Die dritte Ebene schließlich (»Re-emergence of Social Learning«) soll den Patienten für den Gedanken sensibilisieren, dass er in einer Vielzahl von Situationen auch außerhalb seiner Therapie mit einem feinfühligen Echo rechnen kann. In den nächsten Abschnitten werden wir die Rolle jeder dieser Kommunikationsebenen in der Behandlung verhaltensgestörter Kinder und Jugendlicher diskutieren. Auch wenn wir uns hier im Gedanken an die Mentalisierungsbasierte Therapie äußern, betrachten wir die nachstehenden Überlegungen als eine Art Metamodell und unsere allgemeinen Empfehlungen als für eine Vielzahl je spezifischer Therapieformen anwendbar.

Zur Illustration der klinischen Anwendung dieser Überlegungen wählen wir den Fall des 17-jährigen Steven, dem eine Verhaltensstörung diagnostiziert worden war und der von der Zweitautorin behandelt wurde. Steven war von seinen Eltern zur Behandlung geschickt worden, weil ihm wegen seines gewalttätigen Verhaltens ein

Schulausschluss drohte. Beim Aufnahmegespräch berichtete Steven nicht nur von physischen Auseinandersetzungen mit seinen Klassenkameraden, sondern gab auch zu, dass er mehrmals zu Hause fortgelaufen sowie an Einbruchsdelikten und am Drogenhandel beteiligt gewesen sei. Zudem sprach er davon, dass es viele Male zu häuslicher Gewalt zwischen ihm und seinen Eltern gekommen sei und dass in manchen Fällen erst die Nachbarn der Auseinandersetzung ein Ende gemacht hätten, indem sie die Polizei riefen.

Stevens Eltern waren als Kriegsflüchtlinge nach Deutschland gekommen, bevor er auf die Welt kam. Beide neigten zu häufigen emotionalen Ausbrüchen, übten physischen Zwang auf den Sohn aus und hatten ihn oft extrem streng bestraft. So hatte er als Sechsjähriger einmal stundenlang knien müssen, die Hände auf dem Rücken gefesselt. Dennoch idealisierte Steven seinen Vater zu Beginn der Therapie – er schilderte ihn als bewundernswerten Menschen, der ein eigenes Geschäft aufgebaut habe und hart dafür arbeite. Wie sein Vater träumte Steven davon, überall der Beste zu sein; unter anderem sagte er, er wolle Profi-Fußballer werden und viel Geld mit dem Drogenhandel verdienen.

Nachdem sein Vater ihn mit der Bemerkung, er betrage sich »wie ein Homosexueller«, beleidigt hatte, entwickelte Steven Panikattacken und obsessive Vorstellungen, die ihn veranlassten, zwanghaft auf seine Erektionen zu achten, um sich seiner Heterosexualität weiterhin sicher zu sein. Er nahm ein stereotyp maskulines Verhalten an, gebärdete sich ausgesprochen aggressiv gegenüber Lehrer:innen und Mitschüler:innen und wurde schließlich ungeachtet seiner beachtlichen Intelligenz fünfmal nacheinander vom Unterricht ausgeschlossen.

Kommunikationsebene 1: Lehren und Lernen

Das Funktionieren der ersten Ebene, bei der es um die Empfänglichkeit des Patienten für die interpersonelle Kommunikation geht, scheint bei verhaltensgestörten Kindern und Jugendlichen besonders beeinträchtigt zu sein. Diese Patient:innen sind generell misstrauisch, was die Lehrkräfte und den Lernstoff angeht, und ihre schulischen Leistungen sind schlechter als die ihrer nicht verhaltensgestörten Mitschüler:innen. Dem entspricht, dass sie im Vergleich zu anderen Patienten auch schwächer auf Behandlungsformen reagieren, die auf der Theorie des sozialen Lernens beruhen (Manders et al. 2013). Zugleich scheinen sie, was vielleicht adaptiv zu erklären ist, weniger unter harschen und strengen Erziehungsmethoden ihrer Eltern zu leiden als andere Patient:innen (Pasalich et al. 2011). All das lässt vermuten, dass die Immunität dieser Patienten gegenüber Regeln nicht mehr als *ein* Aspekt ihrer grundsätzlichen kommunikativen Störrischkeit ist.

Zusätzlich zur potentiellen Unerreichbarkeit speziell dieser Patienten sehen wir Kommunikationsschwierigkeiten, die vielleicht mit der grundsätzlichen Dynamik therapeutischer Beziehungen zu Heranwachsenden zu tun haben. Jungen Patient:innen gegenüber hat der erwachsene Therapeut »naturgemäß« mehr Macht. Erwachsene sind gewohnt, Kindern zu sagen, was sie tun sollen, und interessieren sich in der Regel weniger für die Meinung jüngerer Kinder. Oft nehmen sie mit Blick auf das Verhalten von Kindern eine Eltern- oder Erzieherrolle ein. Im Rahmen einer Behandlung zeigen Heranwachsende sich unter Umständen weniger offen und widersetzen sich aufgrund früherer Erfahrungen mit Erwachsenen den Belehrungen des Therapeuten vielleicht stärker als der durchschnittliche erwachsene Patient.

Nach alldem wird ein sozial-kommunikativ arbeitender Therapeut sich einem verhaltensgestörten (jungen) Patienten gegenüber nicht explizit psycho-edukativ geben. Was seine Leitlinien angeht, soll er auf jeden Fall transparent und offen vorgehen; zum Beispiel kann er andeuten, dass der Patient wohl die eine oder andere Kommunikation von Erwachsenen nicht für relevant hält, oder erklären, dass sein Behandlungsmodell auf dem Konzept des Mentalisierens beruht. Wichtig ist aber vor allem sein Interesse an der Lebenswelt des Patienten und an dem, was der Patient für hilfreich und relevant hält.

Stevens Therapeutin verfuhr so, wie es in der Mentalisierungsbasierten Therapie mit Jugendlichen üblich ist – sie arbeitete nicht nur mit Worten, sondern bezog auch das Spielen, das Zeichnen, die speziellen Interessen des Patienten (Rap-Musik) und aktuelle politische Phänomene (z. B. Verschwörungstheorien) ein. Therapeut:innen versuchen in jedem Fall, das epistemische Vertrauen der jungen Person wiederherzustellen, indem sie ihr das Denken eines Gegenübers zugänglich machen, das nicht versucht, neue und potentiell erschreckende Informationen zu übermitteln, sondern neue Perspektiven auf Inhalte eröffnet, die der junge Mensch bereits »besitzt«.

Als Steven den Therapieraum zusammen mit seinem Vater zum ersten Mal betrat, geriet er sofort in Rage, gestikulierte wild und schrie den Vater an: »Was soll das alles? Warum zwingst du mich hierher? Ich will hier nicht sein!« Der Therapeutin wurde angst, aber sie blieb bei ihrem Bemühen herauszufinden, was sich hinter Stevens Wut verbarg. Steven wiederum zog sich vollständig zurück, vermied den Blickkontakt und verschränkte die Arme, während sein Vater die Situation erklärte und dabei einen für Steven mit Sicherheit zu harschen Ton anschlug. Um weitere Demütigungen zu vermeiden und Vertrauen aufzubauen, kann es in solchen Situationen erforderlich werden, die Interaktion rasch zu beenden und unter vier Augen mit dem Jugendlichen zu sprechen, was die Therapeutin auch tat.

Nunmehr allein mit der Therapeutin, wiederholte Steven, dass er in diesem Sprechzimmer nichts verloren habe und dass er keineswegs verrückt sei. Die Therapeutin versuchte nicht, ihn zum Bleiben zu überreden, sondern erklärte, dass das Programm auf Jugendliche mit externalisierenden Verhaltensproblemen zugeschnitten sei und darauf ziele, Verständnis aufzubauen und zwischenmenschliche Konflikte zu reduzieren. Sofort stellte Steven die Vertrauenswürdigkeit der Therapeutin auf die Probe, indem ersagte: »In dieser halben Stunde hier entgehen mir 150 Euro«, womit er andeutete, dass das Dealen ihm wichtiger war als die Therapie. Die Therapeutin erwiderte amüsiert, es sei völlig klar, dass sie beide ihre Jobs tauschen sollten. Steven sah sie an, lächelte breit und sagte, anders als sie, die Therapeutin, sei er keineswegs imstande, so viele Worte zu machen. Da die Therapeutin sich auf Stevens Sicht konzentrierte, Verständnis erkennen ließ und das Gespräch dann auf die Therapie lenkte, konnte er schließlich über seine Befürchtung sprechen, in der Behandlung nicht akzeptiert zu werden.

Die Therapeutin ließ ihn wissen, dass sie Verständnis für diese Befürchtung habe, sicherte ihm zugleich absolute Vertraulichkeit zu und wandte sich dann der Erkundung weiterer Motive zu, die ihn umtrieben. Zugleich ermöglichte sie ein offenes Gespräch über seine Erfahrungen mit dem Drogenhandel und über das ihm peinliche Thema der heftigen Konflikte mit seinen Eltern. Sie setzte auch ihren Humor ein und zeigte sich bereit, über sein delinquentes Verhalten zu sprechen, ohne es zu monieren. Das trug dazu bei, den Kontakt mit ihm zu festigen. Die Sitzung endete mit einer Auflistung der Vor- und Nachteile einer Therapie und mit der Absprache, dass es Stevens Sache sei, sich für oder gegen eine Therapie zu entscheiden.

Kommunikationsebene 2: Mentalisieren

Auf dieser zweiten Ebene der Kommunikation geht es nicht um Inhalte, sondern um die Erfahrung, verstanden zu werden und sich glaubwürdig zu präsentieren. Damit das gelingt, muss der Therapeut sein epistemisches Vertrauen gegenüber dem Patienten demonstrieren.

Da aggressives Auftreten oder Verhalten, wie oben schon dargelegt, unter Umständen in einem Zusammenhang mit der Erwartung der jeweiligen Person steht, dass ihr nicht vertraut und nicht zugehört wird, dürfte es unserer Ansicht nach in der Arbeit mit aggressiven Patient:innen erst recht geboten sein, sich um epistemisches Vertrauen ihnen gegenüber zu bemühen und ihnen dieses Vertrauen auch zu zeigen. In therapeutischen Beziehungen mit verhaltensgestörten jungen Menschen ist die Kommunikation auf dieser zweiten Ebene aber mitunter störanfällig, wobei die Schwierigkeiten hier allerdings eher in den Reaktionen des Therapeuten auf sein Gegenüber als in der Person des jeweiligen Patienten selbst liegen. Denn trotz bester Absichten kann es dem Therapeuten schwerfallen, einem solchen Patienten – der möglicherweise unzuverlässig wirkt, die Wahrheit verdreht oder sein soziales Umfeld grob falsch darstellt – zu glauben.

Die Verfechter der Mentalisierungsbasierten Therapie haben die schwierige Aufgabe, das Vertrauen eines skeptischen, argwöhnischen oder verwirrten Patienten zu gewinnen, auf unterschiedliche Weise in Angriff genommen (Bateman & Fonagy 2016). Hier diskutieren wir vor allem zwei dieser Ansätze etwas näher. Beide waren anfangs für die Arbeit mit Patient:innen gedacht, denen es nicht gelingt zu mentalisieren; sie können aber auch als Formen des Eingehens auf einen Patienten betrachtet werden, der keinen glaubwürdigen Eindruck macht.

Die erste Methode bietet sich an, wenn der Äquivalenzmodus im Spiel ist, also dann, wenn der Patient sich seiner subjektiven Perspektive allzu sicher ist und die Realität ausschließlich anhand seiner Selbsterfahrung definiert. Anstatt diese Haltung kritisch zu hinterfragen, sollte der Therapeut das subjektive Erleben des Patienten zunächst einfühlsam validieren, bevor er diesem Erleben im Detail nachspürt. Mit anderen Worten, er sollte sich denjenigen Elementen der Mitteilungen des Patienten zuwenden, die geeignet sind, sein eigenes epistemisches Vertrauen zu festigen.

Bei der zweiten Methode geht es um die Reaktion auf den Als-ob-Modus, einen Modus des Denkens, in dem die Gedanken und Gefühle von der Realität entkoppelt sind. Vor diesem Hintergrund sollte der Therapeut die eigenen Gefühle – Verwirrung, Verblüffung, Zweifel – akzeptieren, ja den Patienten sogar wohlüberlegt an diesen Gefühlen teilhaben lassen oder ihn – wenn notwendig – auffordern, zum Mentalisieren zurückzukehren und relevantere Inhalte zu liefern.

Beide Wege können als Bemühungen seitens des Therapeuten gesehen werden, epistemisches Vertrauen gegenüber dem Patienten zu zeigen. Mit der Validierung des Umstandes, dass die psychische Äquivalenz im Spiel ist, macht der Therapeut deutlich, dass er die Gefühle des Patienten akzeptiert und dessen Perspektive versteht. Mit Forderungen oder einem Akt der mentalen »Selbst-Entblößung« gegenüber einem im Als-Ob-Modus befindlichen Patienten zeigt der Therapeut, dass er auf die Kompetenz dieses Patienten setzt, relevante Informationen zu liefern, wenn auch vielleicht nicht in diesem Augenblick.

Im Bemühen, sein epistemisches Vertrauen gegenüber dem Patienten zu stärken, wird der Therapeut auch versuchen, von offenen Fragen eher abzusehen. Fragen können zumindest indirekt anzeigen, dass der fragende Zuhörer das, was der Sprecher sagt, nicht als relevant ansieht (Schlesinger 2000). Mit einer Frage berührt er entweder indirekt ein anderes Thema, oder er testet die Kenntnis des Sprechers bezüglich dieses Themas (etwa indem er um ein Beispiel bittet oder Zusatzfragen stellt).

Dieses etwas andere Vorgehen empfiehlt sich vor allem in der Behandlung verhaltensgestörter Kinder und Jugendlicher. Viele Kinder rechnen damit, dass es den Erwachsenen mit ihren Fragen weniger darum geht zu erfahren, was sie, die Kinder, meinen, als vielmehr darum, ihr Wissen zu testen oder aber sogar anzufechten. Fragen zu stellen, kann therapeutisch und in manchen Fällen in der Tat unumgänglich sein, aber der Eintritt in einen Dialog, in dem der Therapeut seine Meinung äußert und sich zugleich offen und interessiert zeigt, dürfte ein stärkeres Zeichen seines epistemischen Vertrauens gegenüber dem Patienten sein.

Steven war schon ungefähr zehn Monate in Behandlung, als er einen Notruf bei der Therapeutin absetzte, auf den am nächsten Tag ein Krisentreffen folgte. In dieser Sitzung schien er aufgewühlt und zornig. Offensichtlich war die Polizei gerufen worden, weil Steven beide Eltern geschlagen und die Wohnung verwüstet, Bücher zerrissen, ein Waschbecken demoliert und Vasen zu Boden geworfen hatte. Über all dem Chaos hatte Steven ständig daran gedacht, dass er seinen Vater doch angefleht hatte, ihm zu glauben, dass er nichts Schlimmes getan hatte. Die Therapeutin war verblüfft, denn Steven hatte ja eindeutig etwas Schlimmes getan – er hatte seine Eltern physisch verletzt und die Wohnung verwüstet. Dennoch beschloss sie, Stevens aggressiven Aktionsdrang zu validieren, und verlagerte ihre Aufmerksamkeit auf den Moment, in dem er die Kontrolle über seine Handlungen und Gedanken verloren hatte.

Das bewirkte, dass Steven ruhiger wurde und die ganze Geschichte erzählen konnte: Er hatte das Mobiltelefon seiner Mutter benutzt, um einen Freund anzurufen und ein Treffen zu vereinbaren. Die Mutter hatte ihn angeblafft, er verschleudere das Familienbudget mit sinnlosen Anrufen, und gedroht, sie werde es dem Vater erzählen. Steven sah sich unfair behandelt, denn er hatte das Gespräch sehr kurz gehalten. Als er hörte, dass die Mutter den Vater anrief, wusste er nicht mehr weiter und verlor die Beherrschung. Er berichtete auch, dass er versucht habe, die Mutter zu demütigen, indem er ihr sagte, sie habe einem Mann nichts zu befehlen und solle sich um ihre Hausarbeit kümmern. Seine Heftigkeit ihr und später auch dem Vater gegenüber, der nach Hause gekommen war und angefangen hatte, ihn zu beschimpfen, war der verzweifelte Versuch, seine Unschuld zu beweisen. Die Therapeutin fuhr fort, Stevens Wut, seinen Zorn, seine Verzweiflung darüber, dass man ihn missverstanden hatte, und seinen Wunsch, sich die Eltern durch Gewalt gefügig zu machen, einfühlsam zu validieren. Zum ersten Mal sah Steven sein gewalttätiges Verhalten als wirkliches Problem und nannte sich selbst eine tickende Zeitbombe. Er war bestrebt herauszufinden, warum es ihm nicht gelungen war, sich zu beherrschen, und identifizierte zusammen mit der Therapeutin ein kurzes Zeitfenster, in dem er imstande gewesen wäre, die Szene zu verlassen und die Klärung aller Missverständnisse auf später zu verschieben.

Kommunikationsebene 3: Soziales Lernen

Mit der dritten Kommunikationsebene betonen Fonagy und Kolleg:innen die therapeutische Bedeutung der außerhalb des Behandlungsraumes stattfindenden interpersonellen Kommunikation. Das stetige Gefühl des Patienten, dass er mit seiner Subjektivität im Denken des Therapeuten präsent ist, sagt ihm, dass ein feinfühliges Echo wohl sogar außerhalb der Therapie möglich ist. Das wiederum bestärkt ihn in der Erwartung, sich hier neues Wissen zu eigen zu machen, das sowohl für ihn selbst als auch für die Außenwelt relevant ist.

Wenn verhaltensgestörte Patient:innen zum sozialen Lernen zurückfinden, dann ist das nicht nur *ein* wünschenswertes Behandlungsergebnis, sondern eine therapeutische Dimension, die über die gesamte Zeitspanne der Behandlung hinweg beobachtet werden muss. Die ohnehin schwach ausgeprägte Offenheit dieser Patient:innen für interpersonell kommunizierte Informationen kann noch dazu ausgesprochen selektiv und das Resultat nicht etwa der Feinfühligkeit, sondern eher der Grobschlächtigkeit anderer Personen sein. Dem Kliniker fällt damit die wichtige Aufgabe zu, die Kommunikation mit den signifikanten Bezugspersonen des Patienten zu fördern.

Die einschlägige Literatur sieht im Elterntraining und in der Arbeit mit den Familien verhaltensgestörter junger Patient:innen einen First-Line-Ansatz und hält Interventionen in Schulsettings für wirksamer als solche an anderen Schauplätzen (Bakker et al. 2017). Es ist keineswegs immer so, dass ein Kliniker für vertrauenswürdiger gehalten wird als andere Menschen im Leben des Patienten. Zumindest anfangs stehen viele Patienten, die mit Verhaltensproblemen kommen, vielleicht eher unter dem Einfluss ihrer Peergruppe als unter dem des Klinikers, dem sie kaum zutrauen, dass er ihren soziokulturellen Kontext verstehen könnte. Für verhaltensgestörte Patient:innen gilt vielleicht noch eher als für Patienten mit anderen Störungen: Dass man Gewinn auch aus außerhalb des Therapieraumes gesammelten Erfahrungen ziehen kann, ist vielleicht die für einen echten therapeutischen Wandel entscheidende Erkenntnis.

Steven hatte seinem Vater ein naives Vertrauen entgegengebracht und folglich viele Ansichten des Vaters übernommen, so auch dessen Bedenken, Steven könne homosexuell sein. Die Therapeutin half ihm, seine echten Gefühle und Bedürfnisse zu erkennen, und vermittelte ihm so das Vertrauen darauf, dass andere feinfühlig auf ihn eingehen können und dass Neugier und Zweifel so verständlich sind wie andere Emotionen.

Die Therapeutin war offen für den Gedanken, dass Steven in der Tat homosexuell sein könnte, aber sie glaubte auch seiner Bekundung, dass er nicht schwul sein wolle. Er fürchtete, nie wieder Vertrauen zu sich selbst haben zu können, und bat schließlich um einen objektiven Test auf Homosexualität. Die Therapeutin schlug vor, seinen Puls zu messen, während er sich ein homosexuelles Video ansah. Steven verfolgte den Clip eine Minute lang und geriet in erhebliche Angst und Unruhe, was am Monitor deutlich zu sehen war. Die Therapeutin druckte die Ergebnisse aus und besprach sie mit ihm. Gemeinsam kamen sie zu dem Schluss, dass Steven keinen Zugang zu seinen Ängsten fand und die faire und objektive Rückmeldung der Therapeutin brauchte, um seine wahren Gefühle zu erkunden und wieder in Kontakt mit ihnen zu kommen.

Der therapeutische Prozess als Ganzes führte letztlich zu einer kritischeren und realistischeren Einstellung gegenüber anderen Menschen und damit auch gegenüber seinem Vater. Steven interessierte sich zunehmend für Politik und für soziale Fragen und begann viel zu lesen, um sich über alle möglichen Themen zu informieren. Gleichzeitig knüpfte er zum ersten Mal in seinem Leben positive Beziehungen zu seinen Lehrer:innen, die es ihm ermöglichten, mit Bestnoten von der Schule abzugehen und sein kriminelles und gewalttätiges Verhalten hinter sich zu lassen.

7.5 Schlussbemerkung

In diesem Kapitel haben wir eine Theorie diskutiert, der zufolge Verhaltensstörungen als Reflex der funktionalen Anpassung der Kommunikation darauf zielen, die Kommunikation zu verbessern, wenn das epistemische Vertrauen gering ist. Wir sagten zunächst, dass ein Mangel an epistemischem Vertrauen in der interpersonellen Kommunikation es weniger wahrscheinlich macht, dass aggressives Verhalten unterdrückt wird. Anschließend plädierten wir dafür, Aggressivität als Strategie zu betrachten, um in Situationen, in denen der Zuhörer nur ein geringes epistemisches Vertrauen in den Sprecher hat, ins Gespräch miteinander zu kommen. Die hier präsentierten Hypothesen sind sozusagen eine Nutzanwendung der von Fonagy und seinen Kolleg:innen publizierten Ideen zum epistemischen Vertrauen auf den spezifischen Kontext der Verhaltensstörungen.

In der Behandlung von Verhaltensproblemen liegt der Fokus gegenwärtig vor allem darauf, Eltern zu lehren, die Impulskontrolle ihrer Kinder zu verbessern. Allerdings sind derartige Ansätze nicht unproblematisch. Auf der Basis dessen, was wir in diesem Kapitel ausgeführt haben, meinen wir sagen zu können, dass Interventionen zur Verbesserung des epistemischen Vertrauens im Rahmen der therapeutischen Arbeit mit dem jeweiligen Kind und seiner Familie ebenso bedeutsam sein dürften.

Ein gangbarer Weg, auf dem Kliniker bereits mit diesem Prinzip arbeiten (unabhängig davon, ob sie sich bei ihrem Tun zum Konzept des epistemischen Vertrauens bekennen), besteht darin, eine von Kooperation getragene therapeutische Beziehung zu schaffen, so dass die jungen Patient:innen Vertrauen fassen und lernen können zu mentalisieren (Fonagy & Allison 2014). Eine andere Möglichkeit, mit diesen Patient:innen zu arbeiten, basiert auf dem Gedanken, dass epistemisches Vertrauen auch von Einfluss darauf ist, wie ein Sprecher Kommunikation »*produziert*«. Das könnte das therapeutische Interesse weg vom ausschließlichen Blick auf den Inhalt der Kommunikation und stattdessen auf die Frage lenken, *wie* junge Patient:innen und ihre Familien kommunizieren. Aus unserer Sicht ist es Aufgabe der Kliniker zu zeigen, dass *sie* dem Patienten vertrauen, dass sie seine Sicht der Dinge ernst nehmen und dass Kommunikation das wechselseitige Verständnis fördern kann.

Literatur

Bakker, M. J., Greven, C. U., Buitelaar, J. K. & Glennon, J. C. (2017). Practitioner Review. Psychological treatments for children and adolescents with conduct disorder problems – A systematic review and meta-analysis. *Journal of child psychology and psychiatry*, 58(1), S. 4–18.

Bateman, A. & Fonagy, P. (2016). *Mentalization based treatment for personality disorders: A practical guide*. Oxford University Press.

Blair, R. J. (2013). The neurobiology of psychopathic traits in youths. *Nat Rev Neurosci.*, (14), S. 786–799. doi: 10.1038/nrn3577

Fonagy, P. & Allison, E. (2014). The role of mentalizing and epistemic trust in the therapeutic relationship. *Psychotherapy*, 51(3), S. 372.

Fonagy, P., Campbell, C., Constantinou, M., Higgitt, A., Allison, E. & Luyten, P. (2022). Culture and psychopathology: An attempt at reconsidering the role of social learning. *Development and Psychopathology*, 34(4), S. 1205–1220.

Fonagy, P., Luyten, P., Allison, E. & Campbell, C. (2017). What we have changed our minds about: Part 2. Borderline personality disorder, epistemic trust and the developmental significance of social communication. *Borderline Personal Disord Emot Dysregul.*, 4(9). doi: 10.1186/s40479-017-0062-8.

Grice, P. (1989). *Studies in the Way of Words*. Harvard University Press.

Lynch, S. J., Sunderland, M., Newton, N. C. et al. (2021). A systematic review of transdiagnostic risk and protective factors for general and specific psychopathology in young people. *Clinical psychology review*, (87), S. 102036.

Manders, W. A., Dekovic, M., Asscher, J. J., van der Laan, P. H. & Prins, P. J. (2013). Psychopathy as predictor and moderator of multisystemic therapy outcomes among adolescents treated for antisocial behavior. *J Abnorm Child Psychol.*, (41), S. 1121–1132. doi: 10.1007/s10802-013-9749-5

Origgi, G. (2008). Trust, authority and epistemic responsibility. *Theoria. Revista de Teoría, Historia y Fundamentos de La Ciencia*, 23(1), S. 35–44.

Schlesinger, H. J. (2003). *The texture of treatment: On the matter of psychoanalytic technique*. Hillsdale, NJ: The Analytic Press.

Pasalich, D. S., Dadds, M. R., Hawes, D. J. & Brennan, J. (2011). Do callous-unemotional traits moderate the relative importance of parental coercion versus warmth in child conduct problems? An observational study. *Journal of Child Psychiatry and Psychology*, 52(12), S. 1308–1315. doi: 10.1111/j.1469-7610.2011.02435.x.

Sperber, D. & Baumard, N. (2012). Moral reputation: An evolutionary and cognitive perspective. *Mind & Language*, 27(5), S. 495–518.

Sperber, D. & Wilson, D. (1986/1995). *Relevance: Communication and cognition* (Bd. 142). Cambridge, MA: Harvard University Press.

Talia, A., Duschinsky, R., Mazzarella, D., Hauschild, S. & Taubner, S. (2021). Epistemic trust and the emergence of conduct problems: aggression in the service of communication. *Frontiers in psychiatry*, 12.

KAPITEL 8

»Glaubwürdig sein«: Epistemisches Vertrauen in der Therapie Heranwachsender

JOOST HUTSEBAUT UND CARLA SHARP

8.1 Einführung

Gunca ist 16 Jahre alt. Ihre Eltern waren während des Irakkrieges als Flüchtlinge in die Niederlande gekommen, und Guncas Mutter, damals ebenfalls 16-jährig, war zu diesem Zeitpunkt schwanger. Beide Eltern sind infolge ihres Kriegstraumas nachhaltig beeinträchtigt. Es fällt ihnen schwer, in der Sprache ihres Gastlandes zu kommunizieren, sie sind noch immer nicht wirklich in die größere Gemeinschaft integriert, und sie gehen schlecht bezahlten Tätigkeiten nach. Damit lebt Gunca in sozialer, religiöser und auch sprachlicher Hinsicht zwischen zwei Kulturen. Guncas Vater ist ein traditionsbewusster Mann. Sie nennt ihn einen Heuchler. Während er sich nach außen hin freundlich und charmant gibt, was auf Weltoffenheit und Toleranz deutet, verhält er sich in der Familie von jeher extrem restriktiv, ja sogar offen verletzend. Gunca berichtet, als Kind häufig sowohl emotional als auch körperlich von ihm misshandelt worden zu sein. Oft fühlte sie sich als Sündenbock, zumal wenn sie sich spontan so verhalten hatte wie die jungen Holländerinnen auch, also gerade nicht im Einklang mit den Standards ihres Vaters. Der Bruder war weitaus angepasster, was zur Entfremdung zwischen ihm und seiner Schwester führte. Gunca fühlte sich unsicher. Sie machte sich selbst Mut, indem sie keine Verletzlichkeit erkennen ließ und stattdessen die Rolle des Klassenclowns übernahm. Das wiederum weckte Reaktionen von Seiten ihrer Lehrer:innen, die ihr vorwarfen, sie mache negativ auf sich aufmerksam. Von den Gleichaltrigen wurde sie ständig gemobbt. Die familiäre Situation verschlechterte sich, als Gunca die Pubertät erreichte. Der Vater bestrafte sie für jeden Versuch, sich unabhängig zu machen. Sie entwickelte ernsthafte psychische Probleme und pendelte zwischen Stimmungstiefs und problematischen Verhaltensweisen. Gunca war 14 Jahre alt, als ihre Mutter beschloss, zusammen mit den Kindern auszuziehen. Gegenwärtig versucht die Mutter, sich ein eigenes Leben aufzubauen. Eine Zeitlang nahm es sich so aus, als ob Gunca besser zurechtkäme. Aber in letzter Zeit sind ihre Probleme wieder aufgetreten, und dies schlimmer denn je. Sie ist jetzt seit mehreren Jahren in Behandlung, und auch ihre Mutter hat eine Therapie gemacht. Leider sah es so aus, als ob dieser Familie ganz einfach nicht zu helfen ist. Gunca ihrerseits sagt, dass sie mit ihrem Leben letztlich selbst zurechtkommen müsse. Ihre bisherigen Therapeutinnen hat sie als freundlich, aber wenig hilfreich erfahren und beide Behandlungen daher nach einigen Monaten abgebrochen.

Psychotherapie hat sich für eine Vielzahl psychischer Störungen von Heranwachsenden als wirksam erwiesen (Kazdin 2003). Das klingt vielversprechend und lässt hoffen, da die Adoleszenz schon vielfach als für das Auftauchen psychischer Schwierigkeiten besonders sensible Periode bezeichnet worden ist (Kessler et al. 2005). Dennoch bleiben viele Probleme bestehen. Nur eine Minderheit der psychisch beeinträchtigten Heranwachsenden hat Zugang zu psychiatrischer Versorgung (Kuehn 2021). Evidenzbasierte Interventionen, wie etwa die Kognitive Verhaltenstherapie, häufig als erste Wahl zur Behandlung junger Menschen eingesetzt, scheinen nur bei einem Viertel der jungen Patient:innen zu wirken, die mit der Diagnose einer Depression in die Praxen kommen (Ranøyen et al. 2018). Die meisten jungen Leute brechen ihre Therapie ab, zwischen bis zu 28 und 75% der Heranwachsenden beenden ihre Behandlung vorzeitig (Swift &

Greenberg 2012). Interessant, aber auch beunruhigend ist, dass die Therapie vor allem dort nichts bewirkt, wo es darum geht, den Bedürfnissen schwerer gestörter Heranwachsender gerecht zu werden. Anders gesagt, Anzeichen von (Borderline-)Persönlichkeitsstörungen bei depressiven Heranwachsenden haben sich als die stärksten Prädiktoren eines unbefriedigenden Therapieergebnisses erwiesen, womit die Aussichten für wiederkehrende depressive Episoden sich vervierfachen (Kiviruusu et al. 2020). Zudem findet die Behandlung junger Borderline-Patient:innen, obwohl diese Patient:innen ja offensichtlich schwer belastet sind, vielfach ein vorzeitiges Ende (Jorggensen et al. 2021). Dahinter steht häufig ein Bruch in der therapeutischen Allianz, seinerseits der stärkste Prädiktor eines frühen Ausstiegs jugendlicher Patienten aus ihrer Behandlung (Keefe et al. 2020).

Diese Erkenntnisse deuten zumindest darauf hin, dass die Wirksamkeit von Psychotherapie im Fall Heranwachsender vom Schweregrad der Störung beeinflusst sein könnte, wie sie sich in einer Reihe von Borderline-Merkmalen äußert. Auch wenn dies in Fällen junger Borderline-Patient:innen besonders offensichtlich ist – eine zugrunde liegende Persönlichkeitspathologie kann auch unter vielen anderen Gegebenheiten mit der Behandlung interferieren. So kann sie zum Beispiel von Einfluss auf etwaige Brüche in der therapeutischen Allianz sein mit der Folge, dass der Patient sich abwendet und schließlich vorzeitig die Behandlung abbricht. Damit verlagert sich der Fokus auf die potentielle Rolle diagnoseübergreifender Persönlichkeitsaspekte wie Bindungsstil, Mentalisierungsfähigkeit und epistemisches Vertrauen/Misstrauen bei Heranwachsenden, wenn es darum geht, Behandlungsergebnisse jenseits der jeweils geltenden diagnostischen Kategorien zu erklären.

In Fällen einer interpersonellen Traumatisierung ist epistemisches Vertrauen einer jüngsten Hypothese zufolge *der* für den Therapieerfolg entscheidende Wirkfaktor (Knapen et al. 2020). Diese Hypothese baute auf der Beobachtung auf, dass ein interpersonelles Trauma zu den stärksten Prädiktoren eines negativen Therapieergebnisses zählt (z. B. Nanni et al. 2012). Man ging also davon aus, dass Menschen, die ein interpersonelles Trauma erlitten haben, anfälliger für epistemisches Misstrauen sind, was wiederum ihre Bereitschaft verringert, die therapeutische Beziehung als Quelle sozialen Lernens zu nutzen. Die Nicht-Beachtung solcher Zustände des Misstrauens im Rahmen klassischer manualisierter Therapieansätze kann folglich der angestrebten Wirksamkeit abträglich sein, zumal im Fall von Patient:innen, die an dieser Mischung aus Bindungsunsicherheit, Mentalisierungsdefiziten und der Neigung zum epistemischen Misstrauen leiden. Die genannten Autor:innen bezeichnen das epistemische Vertrauen also als wichtigen Psychomarker, der es ermöglichen könnte, Patient:innen nach Abwägung entweder der »regulären« oder einer »besonderen« Behandlung zuzuführen, wobei die letztere sich in der Arbeit mit interpersonell beeinträchtigten Patient:innen eines eigenen Bezugsrahmens – zum Beispiel der Mentalisierungsbasierten Therapie – bedient. Wenn man diesen Gedanken nachgeht, dann ergibt sich eine bestechende Hypothese zur Erklärung der großen Zahl von »Abbrecher:innen« und der beobachteten Ineffizienz klassischer manualisierter Therapien für eine substantielle Untergruppe von Heranwachsenden. Wir stellen in der Tat die Hypothese auf, dass in dieser Untergruppe die Disposition für epistemisches Misstrauen im Kontext einer Psychotherapie dank einer Reihe von entwicklungsbezogenen Faktoren tatsächlich zunehmen kann, so dass diese Patient:innen zumindest zeitweise für eine Behandlung weniger ansprechbar und zugleich anfälliger für Brüche in der Therapie sind. Im vorliegenden Kapitel gehen wir dieser Hypothese nach, indem wir Bindung, Mentalisierung und epistemisches Vertrauen vor dem Hintergrund der adoleszenten Entwicklung und in ihrem möglichen Einfluss auf für den Therapieerfolg relevante Einflussflaktoren in der therapeutischen Arbeit mit Heranwachsenden diskutieren. Darüber hinaus werden wir eine Reihe möglicher Implikationen für die Behandlung Heranwachsender erörtern, darunter Mittel und Wege zur Förderung des epistemischen Vertrauens und damit der potentiellen Wirksamkeit von Psychotherapie für Heranwachsende.

8.2 Bindung, Mentalisierung und epistemisches Vertrauen vor dem Hintergrund der adoleszenten Entwicklung

Epistemisches Vertrauen wird definiert als das Vertrauen des Individuums darauf, dass die Mitteilungen einer anderen Person authentisch, glaubhaft, verallgemeinerbar und für das Selbst relevant sind (Fonagy & Allison 2014, S. 373). Das Zustandekommen epistemischen Vertrauens hat vermutlich mit der Entstehung von (sicheren) Bindungen und mit der Entwicklung der sozialen Wahrnehmung bzw. der Mentalisierungsfähigkeit in der frühen Kindheit zu tun (Fonagy & Allison 2014; Fonagy et al. 2015; Fonagy et al. 2017b). Einmal etabliert, kann epistemisches Vertrauen (oder Misstrauen) zu einem recht stabilen Persönlichkeitsmerkmal respektive zu einer Disposition werden, die von Einfluss auf neue Lerninteraktionen ist (Knapen et al. 2022; Sharp et al. 2020). Hier postulieren wir, dass die für die Adoleszenz charakteristischen biopsychosozialen Veränderungen Auswirkungen auf die Bindungsentwicklung, das Mentalisieren und das epistemische Vertrauen haben können. Genauer gesagt gehen wir davon aus, dass diese Veränderungen die frühe Disposition für epistemisches Vertrauen/Misstrauen zumindest vorübergehend verstärken können.

Biologisch betrachtet, erfährt das jugendliche Gehirn signifikante strukturelle und funktionale Veränderungen in Hirnarealen, die für das Sozialverhalten zuständig sind (Blakemore & Mills 2014). Strukturell folgt auf die in den Jahren der Kindheit zu beobachtende Zunahme der Synapsendichte in der grauen Substanz während der Adoleszenz eine Periode der Eliminierung überflüssiger Synapsen. Das bedeutet, dass das Gehirn sich auf bestimmte Funktionen spezialisiert. Seine dramatischste Ausprägung findet dieser Vorgang in den für das soziale Verstehen und für die Kommunikation zuständigen Arealen des Gehirns, also im mittleren präfrontalen Kortex, im oberen Schläfenlappen und in der temporo-parietalen Region (Mills et al. 2014). Parallel dazu nehmen die Verbindungen der weißen Substanz zu, was ein erfolgreicheres Kommunizieren zwischen den verschiedenen Hirnarealen ermöglicht (Ladouceur et al. 2012). Die Reifung dieser Verbindungen steht in einem Zusammenhang mit der Verhaltenskontrolle – so sorgen beispielsweise Verbindungen zwischen dem präfrontalen Kortex und dem Striatum für altersentsprechende Verbesserungen der Fähigkeit zum Belohnungsaufschub (Achterberg et al. 2016). Während die Reifung des sozialen Gehirns unerlässlich dafür ist, dass Heranwachsende sich allmählich den Lebensaufgaben der erwachsenen Person stellen, deuten die signifikanten Veränderungen in ebendiesen Hirnregionen darauf, dass die sozialen Einflüsse in diesem Alter besonders stark sind (Crone & Konijn 2018), die Sensibilität der Heranwachsenden für sozial-affektive Situationen erhöhen (Dahl 2004) und die jungen Menschen vulnerabel für das Auftreten von Schwierigkeiten und Herausforderungen im zwischenmenschlichen Bereich machen.

Die oben erwähnten strukturellen Veränderungen beeinflussen natürlich die Funktion des Gehirns und das entsprechende zwischenmenschliche Verhalten. Die Fähigkeit zu mentalisieren ist ein Spezifikum der Fähigkeit zu vertrauen. Mentalisierung setzt voraus, dass die Person imstande ist, über die eigenen Intentionen und über die Folgen ihres Verhaltens für andere nachzudenken und gleichzeitig die Wirkung des Verhaltens des Gegenübers auf das eigene Selbst zu bedenken. Anhand eines experimentellen Vertrauensspiels, bei dem ein Spieler Geld bei einem anderen Spieler investiert, der dann seinerseits die Möglichkeit hat, eine Gegeninvestition vorzunehmen, verglichen Van den Bos, Westenberg, Van Dijk und Crone (Van den Bos et al. 2010) vier Gruppen von Spielern (9–10-Jährige, 12–14-Jährige, 15–17-Jährige und 18–22-Jährige). Die älteren Teilnehmer:innen gingen in der Rolle des »antwortenden« Zweitspielers eher auf die Perspektive des jeweils ersten Spielers ein, was darauf deutet, dass mit zunehmender Mentalisierungsfähigkeit auch die Fähigkeit zu vertrauen wächst. Die Ergebnisse einer anschließenden bildgebenden Untersuchung zeigten eine im Verlauf stärkere Beteiligung des linken temporo-parietalen Übergangs, assoziiert mit der Fähigkeit zu mentalisieren (Van den Bos et al. 2011). Dabei ist interessant, dass die Aktivierung im ventromedialen präfrontalen Kortex, assoziiert mit selbstreferentieller Verarbeitung (Was bedeutet eine Vertrauensentscheidung zugunsten des Selbst verglichen mit der

Vertrauensentscheidung zugunsten des Gegenübers?), bei jüngeren Heranwachsenden stärker war. Das impliziert, dass jüngere Heranwachsende sich mit der differenzierenden Betrachtung der Wirkung von Verhalten auf sie selbst gegenüber der Wirkung von Verhalten auf das Gegenüber schwerer tun, was das Misstrauen verstärkt und die Mentalisierungsfähigkeit bei dieser komplexen Entscheidungsfindung schwächt. Das soziale Umfeld hat also einen gewichtigen Einfluss auf die sich entwickelnde Fähigkeit, zu mentalisieren und zu vertrauen: Sind die sozialen Einflüsse optimal, dann helfen sie der jungen Person, die Kapazitäten zur Bewältigung wachsender sozialer Anforderungen zu entwickeln; sind sie nicht optimal, dann verschlechtern sie einen bereits unzureichenden Reifungsprozess und ebnen so den Weg in die Pathologie.

In der Tat kommt es in dieser Lebensperiode zu wichtigen Veränderungen im sozialen Umfeld. Vor allem dehnt sich die interpersonale Welt aus. Heranwachsende verbringen mehr Zeit mit ihresgleichen als mit der Familie. Während die Qualität der frühen Bindungsbeziehungen sehr junger Kinder zu den Eltern mehrfach als erheblicher Risikofaktor für die Entstehung von Angst- und depressiven Störungen im weiteren Verlauf der Kindheit geschildert worden ist (s. z.B. Colonnesi et al. 2011; Spruit et al. 2019), gewinnt die Qualität der affektiven Beziehungen zu Gleichaltrigen und Lehrkräften in den Jahren des Heranwachsens an Bedeutung. So wirken belastbare affektive Beziehungen zu Gleichaltrigen einem gefährlichen und risikofreudigen Verhalten von Heranwachsenden entgegen (Telzer et al. 2015) und fördern eine gesündere psychosoziale Entwicklung einschließlich der zunehmenden Fähigkeit zur Perspektivübernahme (Boele et al. 2019). Überdies konnte gezeigt werden, dass positive Peerbeziehungen protektiver Natur sind, da sie anscheinend die schädlichen Wirkungen interpersonaler Traumata auf das selbstzerstörerische Verhalten von Jugendlichen mildern (Runions et al. 2021). Zudem gibt es mindestens *eine* Studie, der zufolge die Qualität von Peerbeziehungen eher etwas über die Schwere von Borderline-Symptomen in der Adoleszenz als über die Qualität der Eltern-Kind-Beziehungen in dieser Periode aussagt (Bo & Kongerslev 2017). Die genannten Studien verweisen auf die zunehmende Bedeutung von

Peerbeziehungen für das Wohlbefinden und die psychische Gesundheit Heranwachsender. Eine weitere Reihe von Studien befasst sich mit der Wirkung von Lehrer-Schüler-Beziehungen. Metaanalysen zeigen, dass eher eingeschränkte und weniger tragfähige und konfliktreiche Beziehungen zwischen Lehrer:in und Schüler:in mit sozialen und verhaltensmäßigen Schwierigkeiten, mangelnder Lernbereitschaft und schlechteren Lernergebnissen einhergehen (Roorda et al. 2011). Lehrende, die einfühlsame und positive Beziehungen zu ihren Schüler:innen aufbauen können, erzielen damit einen mittleren Effekt auf das Engagement der Schüler und einen geringen Effekt auch auf deren Lernleistung (Engels et al. 2021). Interessant in Bezug auf epistemisches Vertrauen und Salutogenese ist: Diese Studien haben gezeigt, dass die Wirkung sowohl positiver als auch negativer Lehrer-Schüler-Interaktionen sich auf andere Kurse und sogar auf die gesamte Schulzeit der betreffenden Schüler:innen erstreckt (Engels et al. 2021). Ein Schüler zum Beispiel, der einen herzlichen und positiven Kontakt zu seinem Klassenlehrer hat, ist erwiesenermaßen auch in anderen Fächern und bei anderen Lehrenden vergleichsweise stärker engagiert und motiviert.

Diese Daten vermitteln ein Bild der Adoleszenz als einer kritischen Periode, die eine präpubertäre Bereitschaft einfordert, sich auf eine mehr oder weniger mentalisierende und vertrauensvolle Interaktion mit dem sozialen Umfeld einzulassen. Wenn die Dinge sich gut und richtig entwickeln, kann die Adoleszenz eine Entwicklungsphase sein, in der das soziale Netz konstruktiver interpersonaler Beziehungen sich weitet und eine Vielzahl von Lernmöglichkeiten eröffnet, die ihrerseits die Perspektiven vervielfachen, die sich der jungen Person bieten – auf sich selbst, auf andere Menschen, auf die Welt. Die Adoleszenz kann damit eine Schlüsselrolle für das spielen, was Fonagy und Kolleg:innen den Prozess der Salutogenese nennen: Wenn die soziale Welt sich weitet, lässt die junge Person sich auf einen größeren Radius affektiver Beziehungen ein, und dies zu ihrem Vorteil. Aber auch das Gegenteil ist möglich, sofern es sich um psychisch vulnerable Jugendliche handelt, genauer gesagt, um Jugendliche, die in ihrem persönlichen Funktionieren beeinträchtigt sind. Beeinträchtigungen der sozialen Kognition oder die mangelnde Fähigkeit, verlässliche affektive Beziehungen einzugehen, können zum Teufelskreis der Beziehungsarmut und der sozialen Isolation führen. Es gibt Daten, die diesen Gedanken stützen. Junge Menschen mit einer beginnenden Persönlichkeitsstörung haben weniger Freund:innen (Chanen et al. 2007) und sind sich bezüglich der Qualität ihrer Freundschaften weniger sicher (Beck et al. 2017). Auch zeigen sie höhere Grade des interpersonalen Misstrauens (Graves et al. 2021) und haben ein höheres Risiko, sich in für sie abträglichen Beziehungen zu verfangen (Vanwoerden et al. 2019).

Mit dem Beginn der Pubertät nahmen Guncas Probleme zu. Körperlich setzte die Pubertät bei ihr früher ein als bei ihren Mitschülerinnen. Als sie die sexuelle Reife erreichte, trat ihr Vater entsprechend restriktiver auf. Es war ihr nicht länger erlaubt, sich mit Jungen zu unterhalten und sich aufreizend – wie er es nannte – zu kleiden (z.B. kurze Röcke zu tragen). Vermutlich ging es ihm darum, ihr impulsives und extravertiertes Naturell zu kontrollieren. Der Kontakt zwischen Vater und Tochter nahm stark ab. Gunca fühlte sich von ihrem Vater zurückgewiesen. In der Schule wurde sie immer wieder gemobbt. Sie sah sich selbst als »Aufmerksamkeits-Junkie«, als eine Person, der es verzweifelt um Beachtung und Zuneigung zu tun ist. In der Schule war sie, laut redend und laut lachend, übermäßig präsent. Es ist anzunehmen, dass dieses Verhalten sowohl die Lehrer:innen als auch die Mitschüler:innen irritierte oder verärgerte. Mit der Zeit gab sie sich mehr mit Jungen ab. Entgegen den in ihrer Religion geltenden Verboten hatte sie sexuelle Kontakte. Im Gespräch gab sie zu, dass ihr daran gelegen war, »die Liebe eines Jungen zu spüren«. Wiederholt hatte sie sich von Jungen missbraucht gefühlt, die einfach Sex mit ihr haben wollten und sie dann nicht mehr beachteten. Ihren Worten nach fühlte sie sich sehr einsam. »Die Menschen sehen nur eine aufgesetzte Seite von mir: meine lustige Seite. Aber so fühle ich mich gar nicht so oft.« Ihr Verhalten in der Schule verschlechterte sich. Zu ihrem Praktikum kam sie mehrmals zu spät, so dass sie davon ausgeschlossen wurde. Sie musste sich um ein anderes Praktikum bemühen, sah sich aber außerstande, das zu tun. In der Schule um Hilfe zu bitten, war keine Option für sie, denn ihrer Ansicht nach »denken die, dass ich eine faule Wichtigtuerin bin, warum sollten sie mir also helfen?«

Heranwachsende sind nach alldem mit einer Vielzahl biologischer, psychischer und sozialer Veränderungen konfrontiert. Manches in ihrer Entwicklung deutet in Richtung größerer emotionaler Empfänglichkeit im Sinne von Vulnerabilität bei geringerer Mentalisierungsfähigkeit, und das wiederum interferiert mit der Entwicklungsaufgabe, vertraute Beziehungen außerhalb der Kernfamilie einzugehen; anderes verweist auf die zunehmende Reife. Der interpersonale Kontext Heranwachsender weitet sich und gewinnt an Relevanz, und damit kommt auch dem aktiven Eingehen gesunder und konstruktiver Beziehungen erhöhte Bedeutung zu. Mit anderen Worten, es kommt entscheidend darauf an, zuverlässige Figuren sowohl unter den Gleichaltrigen als auch unter Erwachsenen zu identifizieren und entsprechend stabile und stützende Beziehungen zu ihnen aufzubauen. Alle diese Entwicklungen können unter Umständen die therapeutische Beziehung tangieren – die nach allgemeiner und empirisch belegter Ansicht zu den bedeutsamsten Wirkmechanismen in der Psychotherapie zählt.

8.3 Wirkmechanismen in der Psychotherapie mit Heranwachsenden

Wir haben die Hypothese aufgestellt, dass die relative Unwirksamkeit psychotherapeutischer Bemühungen zugunsten Heranwachsender sich zum Teil damit erklären dürfte, dass diese jungen Patient:innen erhebliche biologische, psychische und soziale Veränderungen durchmachen und gleichzeitig in ihrer therapeutischen Beziehung nach Möglichkeit epistemisches Vertrauen aufbauen sollen. Das führt uns zu der Frage, was eigentlich dafür sorgt, dass Psychotherapie bei Jugendlichen »funktioniert«.

Zwar gibt es keinen systematischen Überblick über die Wirkmechanismen, die speziell in der Psychotherapie mit Jugendlichen am

Werk sind (Taubner et al. 2021). Wir können uns aber an der Literatur über die Arbeit mit erwachsenen Patient:innen orientieren, das entsprechende Wissen mit unserer klinischen Erfahrung ergänzen und so zu einer Vorstellung davon kommen, was Psychotherapie mit jugendlichen Patienten denn effektiv machen könnte.

Eine bekannte Feststellung der psychotherapeutischen Ergebnisforschung lautet, dass bestimmte therapeutische Verfahrensweisen und Methoden ihre Wirksamkeit wohl großenteils aus der Einbeziehung gemeinsamer Faktoren gewinnen (Wampold 2015). Die Befolgung eines spezifischen Behandlungsprogramms zeigt keinen oder nur einen sehr geringen Zusammenhang mit dem Behandlungsausgang (Webb et al. 2010). Die Behandlungsforschung sieht den Großteil der Evidenz in der Rolle der therapeutischen Beziehung und in der Person der Therapeutin. Die Qualität der therapeutischen Allianz ist vermutlich der meist studierte Faktor in der Psychotherapieforschung, und es zeigt sich immer wieder, dass eine funktionierende Allianz über die unterschiedlichen Therapiemethoden, Diagnosen und Altersgruppen hinweg auf positive Ergebnisse vorausweist (Flückiger et al. 2018). Therapeut:innen sollten den Bruch der therapeutischen Allianz nicht um jeden Preis vermeiden, sondern ihn zur Sprache bringen und lösen (Eubanks et al. 2018). Interessanterweise hat man in metaanalytischen Studien die stärkste Effektgröße für die »real relationship« gefunden, also für die echte und glaubwürdige Beziehung zwischen Therapeut:in und Patient:in (Gelso et al. 2018). »Echtheit« bzw. Glaubwürdigkeit bezieht sich dabei auf Authentizität, auf die Fähigkeit des Therapeuten, sich der eigenen Innenwelt zuzuwenden und eine transparente, reale, persönliche und authentische Beziehung zu schaffen (Hopwood et al. 2020). Die Bedeutung dieses Aspekts des therapeutischen Bündnisses wird vielleicht noch unterstrichen durch Befunde, denen zufolge Therapeut:innen, die (selektiv) ihre Emotionen zeigen und zum Ausdruck bringen, vergleichsweise erfolgreicher sind (Peluso & Freund 2018), so wie auch Therapeut:innen, die ein bestimmtes Maß von Selbstzweifeln zulassen und äußern können, vergleichsweise erfolgreicher sein dürften (Heinonen et al. 2012). Andere häufig genannte gemeinsame Faktoren – so etwa die Fähigkeit des Therapeuten, seine Einfühlung in die innere Welt des Patienten zum Ausdruck zu bringen (Elliott et al. 2018), oder seine Fähigkeit, mit dem Patienten zusammenzuarbeiten, einen Konsens anzustreben und sich über Ziele zu verständigen (Tryon et al. 2018) – können ebenfalls als Aspekte einer starken und echten Allianz betrachtet werden. Anders ausgedrückt, für die Wirksamkeit der Therapie kommt es unabhängig davon, welches spezifische Behandlungsmodell der Therapeut einsetzt, vor allem auf seine Fähigkeit an, sich auf die innere Welt des Patienten einzulassen und sich dem Patienten auf reale und emotional bedeutsame Weise anzuschließen. Man könnte sogar sagen, dass ein zu strenges Festhalten an einer spezifischen Technik oder Intervention den Erfolg schmälern kann, da ein solches Beharren auf dem Protokoll dem aufrichtigen therapeutischen Engagement in die Quere kommen kann (Hutsebaut 2020; Sharp & Bevington 2022).

Es gibt keinen Grund anzunehmen, dass diese Wirkmechanismen in der psychotherapeutischen Behandlung Heranwachsender anders aussehen könnten. Wir glauben im Gegenteil, dass es in der Arbeit mit Heranwachsenden sogar noch eher auf die Authentizität und Glaubwürdigkeit des Therapeuten ankommt. Ein Therapeut, dem es an Glaubwürdigkeit und Authentizität fehlt, ist für seine Aufgabe nicht qualifiziert und wird deshalb kein optimales Behandlungsergebnis erzielen. Aus dieser Perspektive werden wir die potentiellen Fallen in der Heranwachsenden-Therapie im Folgenden etwas eingehender diskutieren.

8.4 Gefahren für das therapeutische Bündnis in der Psychotherapie Heranwachsender

Die therapeutische Allianz gilt allgemein als der wichtigste gemeinsame Faktor in der Psychotherapie. In der Therapie mit Heranwachsenden können gewisse entwicklungsbedingte Schwierigkeiten unter Umständen den Aufbau einer belastbaren therapeutischen Allianz behindern. Auch wenn wir diese Schwierigkeiten über die ganze Palette der diagnostischen Kategorien hinweg antreffen, kann man sie bei jungen Menschen, die schwerer beeinträchtigt sind, beispielsweise etwa an einer Persönlichkeitsstörung leiden, als schwerer wiegend betrachten.

Heranwachsende reagieren oft mit gemischten Gefühlen auf die Vorstellung, sich um Hilfe bemühen zu müssen oder zu wollen. Anders als Erwachsene werden sie häufiger von dritter Seite zur Therapie »geschickt« (de Haan et al. 2013). Um Unterstützung zu bitten, sich auf einen Erwachsenen ein- und zu verlassen und sich schließlich aktiv in die Therapie einzubringen, kann mit dem in diesem Lebensabschnitt angebrachten Autonomiestreben interferieren und die oft schon starke Selbststigmatisierung noch steigern. In einer Studie mit persönlichkeitsgestörten Jugendlichen fanden Catthoor und ihre Co-Autor:innen, bevor noch irgendeine Diagnose vorlag, sehr hohe Grade der Selbststigmatisierung als Reflex der fragilen Selbstachtung dieser jungen Menschen (Catthoor et al. 2015). Viele von ihnen dürften sich als eine Last für andere betrachten, was sie für Vorhaltungen etwa von Seiten ihrer Peers, ihrer Lehrer:innen oder ihrer Therapeutin hellhörig machen könnte. Scham im Zusammenhang mit einer geringen Selbstachtung kann die Offenheit gegenüber der Therapeutin beeinträchtigen, und damit wird das Risiko umgangen, sich in der oft fest verwurzelten Überzeugung von der eigenen Rolle im selbstverursachten »Schlamassel« bestätigt zu sehen. Manche Heranwachsenden beginnen ihre Therapie zumindest mit sehr zwiespältigen Gefühlen.

Innerhalb der emotionalen Intimität der therapeutischen Beziehung kann die Neigung Heranwachsender zum Hypermentalisieren dem Zustandekommen einer tragfähigen Allianz entgegenstehen oder auch rascher zum Abbruch der Behandlung führen. Hypermentalisieren bezieht sich auf die Tendenz, anderen mentale Zustände, wie etwa bestimmte Intentionen zu überattributieren, ohne – zumindest hinreichende – Anhaltspunkte zu haben, die diese Attributierungen als angemessen oder akkurat stützen könnten (Sharp et al. 2011). Empirische Daten sprechen für einen sehr spezifischen Zusammenhang zwischen Kennzeichen einer Borderline-Störung und der Tendenz Heranwachsender zu hypermentalisieren (Sharp et al. 2011). Hypermentalisieren kann junge Menschen mit einer Borderline-Persönlichkeitsstörung empfänglich dafür machen, dass es dem Gegenüber an Authentizität fehlt. Ihre diesbezüglichen Sensoren arbeiten auf Hochtouren, um sie davor zu schützen, enttäuscht, betrogen und hintergangen zu werden (de Wit et al. 2019). Wir nehmen an, dass dieses Defizit in der Mentalisierungsfähigkeit ihre generelle epistemische Einstellung festigt. In den meisten Fällen sind Heranwachsende ausgesprochen hellhörig für Unaufrichtigkeit, was ihr epistemisches Misstrauen verstärkt und unter Umständen dazu führt, dass sie die Therapie abbrechen. Interessanterweise geht diese Tendenz zum extremen Misstrauen gegenüber anderen bei manchen Heranwachsenden mit einer Neigung zu epistemischer Naivität oder Leichtgläubigkeit einher, die ihrerseits auf ein zu schwaches Gespür für die Unaufrichtigkeit von – dem Anschein nach gleichgesinnten (z. B. mit ähnlichen Problemen belasteten) – Peerfiguren zurückgeht.

Wie finden diese entwicklungsbedingten Schwierigkeiten Eingang in die Psychologie Heranwachsender, die zur Behandlung kommen? Junge Menschen sind unter Umständen etwas zurückhaltender, was ihr Vertrauen in erwachsene Therapeut:innen angeht, und lassen sich daher auch etwas widerwilliger auf eine therapeutische Allianz ein. Emotional sind sie mitunter schneller erregt, entsprechend eher geneigt zu hypermentalisieren und in der Folge skeptischer, was die ernsthafte Absicht des Therapeuten angeht, ihnen zu helfen. Zum Hypermentalisieren kann es vor allem dann kommen, wenn sie ihren Therapeuten als weniger »echt« oder authentisch erfahren oder sich herablassend oder bevormundend behandelt fühlen, etwa dann, wenn ein Therapeut es vermeidet, über bestimmte Aspekte ihres Innenlebens zu sprechen, zum Beispiel über ihre Suizidalität. Epistemische Hyperwachsamkeit und epistemisches Misstrauen werden so unter Umständen verstärkt, was zu Brüchen und schließlich zum Ausstieg aus der Therapie führt. Wir nehmen daher an, dass manualisierte Therapien – vor allem in Fällen von Heranwachsenden mit multiplen Belastungsfaktoren oder koexistenten Merkmalen einer Borderline-Persönlichkeitsstörung – weniger wirksam sind, wenn der Therapeut sich nicht ausreichend und aus einer echten und authentischen Haltung heraus um die therapeutische Beziehung kümmert.

Gunca widersetzte sich dem Gedanken, »eine weitere« Behandlung zu beginnen. Nach ihren Worten waren alle bisherigen Therapien nichts als Zeitverschwendung gewesen. Ihre letzte Therapeutin, eine freundliche Frau, hatte ihr alle möglichen praktischen Ratschläge gegeben, wie sie anders denken und anders handeln könnte. Sie sei nett gewesen, sagte Gunca, habe sie aber etwas kindisch behandelt. Tatsächlich lässt Gunca nie so etwas wie Verletzlichkeit erkennen. Sie hasst es, wenn andere Menschen sie als gekränkt wahrnehmen, und ihre letzte Therapeutin hatte diese Form des Selbstschutzes nie wirklich hinterfragt. Auch wenn das in gewisser Hinsicht genau das war, was Gunca wollte, führte es doch zu dem Gefühl, das es mit der Therapie eben nie wirklich funktionierte. Und überhaupt – wie weit konnte sie denn darauf vertrauen, dass es der Therapeutin gelingen würde, mit allem, was emotional auf ihr lastete, fertigzuwerden – wenn sie es denn überhaupt zeigen würde? »Am Ende muss man sich eben doch selbst helfen«.

8.5 Wie lässt sich epistemisches Vertrauen herstellen?

Um epistemisches Vertrauen bei einer Heranwachsenden zu wecken, bedarf es einer glaubwürdigen und authentischen Therapeutin, die sich erkennbar der Innenwelt ihrer Patientin anschließt, auf deren potentielle Selbstbeschuldigungen oder selbststigmatisierende Gesten achtet und die Dinge im Rahmen der zwischen ihnen bestehenden Beziehung anspricht. Im Folgenden stellen wir Überlegungen dazu vor, die auf unserer klinischen Erfahrung hierzu beruhen.

Wir haben hier immer wieder darauf hingewiesen, wie wichtig eine individuelle und authentische Herangehensweise ist. Diese Grundhaltung lässt sich wohl am besten als Echtheit im Sinne von Glaubwürdigkeit beschreiben. Sie lässt an Kongruenz zwischen Innen und Außen denken (Hopwood et al. 2021), an ein »parler vrai« oder »Wahr«-Sprechen, bei dem die Worte und Gesten der Therapeutin eben das zum Ausdruck bringen, was sie wirklich denkt und fühlt. Echtheit, Glaubwürdigkeit, mag selbstverständlich klingen –

aber jungen Menschen oder Eltern erscheint sie oft als Herausforderung, die negative Interaktionen und Gefühle wecken kann. Wenn diesen negativen Gefühlen ausgewichen wird – das Unausgesprochene also unausgesprochen bleibt, anstatt validiert, offen diskutiert oder mentalisierend exploriert zu werden –, dann kann das der Glaubwürdigkeit schaden. Echtheit im Sinne von Glaubwürdigkeit bedeutet also auch Transparenz in Bezug auf unerfreuliche Themen und negative Emotionen.

Echtheit im Sinne von Glaubwürdigkeit muss mit hinreichender emotionaler Nähe einhergehen. Die Therapeutin muss als Person echt und präsent, aber auch mit der jungen Patientin verbunden sein. Das impliziert einen Fokus auf das, was wirklich zählt; es impliziert das Bemühen, die junge Person sozusagen von innen heraus zu verstehen (Hutsebaut et al. 2020; Sharp 2021). Echtheit im Sinne von Glaubwürdigkeit bedeutet auch, nicht um potentiell beunruhigende (bedrohliche, angstinduzierende, überwältigende, selbstzerstörerische, sexuelle, aggressivitätsassoziierte, Bedürftigkeit und Vulnerabilität betreffende) Themen herumzureden. Es erfordert den Mut, mit Teilen der Innenwelt des jungen Menschen in Verbindung zu treten, die schmerzlich, erschreckend oder verstörend sein können.

Gunca spricht über ihren einstigen Freund. Anscheinend möchte sie den Therapeuten (und auch sich selbst) davon überzeugen, dass sie über diese Geschichte hinweg ist. »Er hat mir die Jungfräulichkeit genommen, aber es war eine gute Lektion. So etwas wird mir nie wieder passieren. Er hat sich ganz einfach als Arschloch gezeigt.« Der Therapeut stellt bei sich fest, dass Gunca dafür, dass sie »darüber hinweg« ist, noch ziemlich viel über diesen Jungen spricht. »Es ist ein Teil meiner Trauer«, sagt sie. »Gunca, ganz ehrlich, ich glaube nicht, dass du mit ihm fertig bist. Es muss sehr viel schmerzlicher für dich sein, als du es jetzt mir gegenüber erkennen lässt, wo ich doch weiß, wie sehr du dich nach einem Freund gesehnt hast und wie weit du gegangen bist, um ihn zu halten. Gibt es da vielleicht noch andere Dinge, die in dir vorgehen?« Gunca beginnt zu weinen. »Ich habe das Gefühl, als wäre da eine große Leere in mir.«

Mentalisieren ist der Königsweg zur Verringerung der epistemischen Hypervigilanz und zur Steigerung des epistemischen Vertrauens. In diesem Zusammenhang wird der Patientin im Rahmen mehrerer für Heranwachsende konzipierter Behandlungsformen (z.B. MBT-A, MBT-early, CAT, DIT) zu Beginn und/oder am Ende der Behandlung ein Brief geschrieben. Das soll dafür sorgen zu vermitteln, dass die Therapeutin den jungen Menschen explizit im Gedächtnis behält und ihm sein Verständnis zusichert. Oft enthalten diese Briefe ganz deutliche Hinweise; sie lassen spüren, dass der Schreiber die Last bedenkt, die der junge Mensch zu tragen hat, und validieren zugleich sein Verhalten als das verständliche Bemühen, mit seinem Werdegang fertigzuwerden. Noch wichtiger als die Frage, ob unser Verständnis der Dinge korrekt ist, könnte es sein, dass wir unsere Bereitschaft und unser ehrliches Interesse erkennen lassen, das Denken und Fühlen der jungen Person jenseits ihres manchmal anscheinend unverständlichen oder fehlangepassten Verhaltens zu verstehen, eine neugierige nicht-wissende Haltung einzunehmen. Nach unserer Erfahrung bewahren viele junge Menschen diese Briefe jahrelang auf. Hier folgt ein kurzer Ausschnitt aus dem entsprechenden Brief an Gunca.

> Gunca, während unserer Gespräche habe ich allmählich verstanden, wie wichtig es für dich ist, jemanden zu haben, dem wirklich an dir gelegen ist, der stolz auf dich ist und der dich unterstützt. Jemanden, der auf diese Weise etwas von der schrecklichen Unsicherheit wegnimmt, die du bezüglich der eigenen Person häufig empfindest, von der Wertlosigkeit, die du fühlst, weil so vieles in deinem Leben falsch läuft. Jemanden, der für dich da ist und dich unterstützt. Und das ist ganz besonders wichtig, wenn du zu Hause komplett feststeckst und das Gefühl hast, alles zu vermasseln. Wir haben anfangs oft über deinen Ex-Freund gesprochen. Ich habe allmählich verstanden, dass dieses Gefühl – dass es da jemanden gibt, dem an dir gelegen ist – so wichtig ist, dass du eine Menge dafür opfern würdest. Du bist fast bereit, dich selbst komplett beiseitezuschieben, wenn jemand für dich da ist. Auch wenn ich es aus deiner Perspektive verstehe – es ist doch

auch etwas, das mir Sorgen macht, und ich hoffe, wir können uns in den nächsten Wochen in unseren Gesprächen darauf konzentrieren.

Mentalisieren ist der Schlüssel zu einer belastbaren Allianz und die Bühne für die Aktivierung epistemischen Vertrauens. Hypermentalisieren kann der Schlüssel zum Bruch und zur nachfolgenden Re-Aktivierung von Hypervigilanz und Misstrauen sein. Junge Menschen können rasch ins Hypermentalisieren geraten, oft in Reaktion auf bestimmte interpersonelle Stichworte. Der Therapeut sollte daher die therapeutische Beziehung aufmerksam beobachten und wenn nötig aktiv »ansprechen«. Nach unserer Erfahrung schenken Kinder- und Jugendtherapeut:innen der Arbeit mit der Beziehung vielleicht deshalb oft nicht die notwendige Beachtung, weil sie Brüche in der therapeutischen Allianz mit der Behandlung erwachsener Borderline-Patient:innen assoziieren. Manualisierte Therapien, die gegen Symptomstörungen angehen, fokussieren vielleicht nicht speziell auf Interventionen, die das therapeutische Bündnis stärken und das epistemische Vertrauen steigern können. Oft ist es außerordentlich hilfreich, die Beziehung zu dem jungen Menschen anzusprechen, und zwar schon von den ersten Sitzungen an. Dabei kann der Therapeut den Fokus auf vorausgegangene Beziehungserfahrungen des Patienten richten und versuchen zu klären, ob es dabei um ein Hilfeersuchen ging oder nicht. Er wird versuchen zu verstehen, wie der junge Mensch diese Beziehungen affektiv erlebt hat, wie offen er meinte, sein zu können, und welches Verhalten er zeigte, wenn er enttäuscht war oder sich missverstanden fühlte. Er wird sich sagen, dass diese Dinge auch in der laufenden Behandlung eine Rolle spielen könnten, und überlegen, wie sie sich gegebenenfalls auf die Therapie auswirken werden. In der Arbeit mit Heranwachsenden ist es – unabhängig davon, welcher Therapieansatz im Spiel ist – immer empfehlenswert, nicht nur auf Techniken und Interventionen als Teil des Protokolls zu setzen, sondern auch ein Auge auf die Qualität des Kontakts und der aktuellen Beziehung zum Patienten zu haben.

Nach einer dreiwöchigen Sommerpause ihres Therapeuten fasste Gunca zusammen, was in den zurückliegenden Wochen geschehen war. Sie klagte über ihre Mutter, die sich strenger denn je gezeigt hatte. Aber in ihrem Sommer-Job hatte Gunca sich endlich wirklich akzeptiert gefühlt; die anderen Beschäftigten hatten sie in ihrem Wert erkannt und sie gemocht, so wie sie war. Also hatte sie nach der Arbeit mit ihnen herumgehangen und war oft erst nachts nach Hause gekommen. Der Therapeut war leicht verärgert und rechnete damit, dass Guncas Mutter ihn anrufen würde. In der Rückschau erkannte er, dass er zu sehr auf »Wohlverhalten« gesetzt und daher nicht wirklich verstanden hatte, was hier und jetzt in der Sitzung nach der Sommerpause passierte. In der folgenden Woche erschien Gunca nicht zur Sitzung. Sie teilte mit, sie sei zu Besuch bei ihrer Tante. Mit der Behauptung, sie habe einen hochriskanten Covid-Kontakt gehabt und müsse sich testen lassen, ließ sie dann auch den nächsten Termin verstreichen. Als sie schließlich in der darauffolgenden Woche wieder erschien, gab sie sich emotional distanziert. Sie sagte, die Therapie sei sinnlos; sie habe noch nie so viele Auseinandersetzungen mit ihrer Mutter gehabt wie jetzt. All dieses Reden habe überhaupt nichts gelöst. Sie wolle zu Hause ausziehen und ein eigenes Leben anfangen. Die Sitzung verlief in einer Atmosphäre der Nicht-Zusammenarbeit. Erst Wochen später gelang es dem Therapeuten, mit Gunca über das zu sprechen, was sich zwischen ihnen abgespielt hatte. Gunca hatte sich während der Sommerpause im Stich gelassen gefühlt. Sie hatte Unterstützung gebraucht, aber der Therapeut war nicht zur Stelle gewesen, und in der auf die Sommerpause folgenden Sitzung hatte er indifferent gewirkt und die Position ihrer Mutter eingenommen. Sie war enttäuscht und fühlte sich in der Überzeugung bestätigt, dass sie ihre Angelegenheiten selbst lösen musste.

Hier handelt es sich um nichts mehr als einen Schnappschuss dessen, was helfen kann, das epistemische Vertrauen in den Sitzungen zu stärken. Was vielleicht noch wichtiger ist: Die Behandlung sollte auch die verschiedenen (außertherapeutischen) Systeme und Netzwerke einbeziehen, in denen die junge Patientin sich bewegt, und stärker auf das Mentalisieren ausgerichtet sein.

8.6 Die Bedeutung eines mentalisierenden Umfeldes

Die Qualität der affektiven Beziehungen eines Heranwachsenden zu seinem sich erweiternden sozialen Umfeld kann sein Wohlbefinden und sein psychosoziales Funktionieren beeinflussen. Dabei können zwei Faktoren im Spiel sein, die für die Behandlung relevant sind: zum einen die zunehmende Fähigkeit der jungen Person, sich vertrauenswürdige Peers zu suchen, und zum anderen das Zustandekommen eines mentalisierungsfreundlichen Umfeldes, in dem das epistemische Vertrauen anderen gegenüber zunehmen kann.

Menschen in Not brauchen andere Menschen. Im Fall Heranwachsender sind dies häufig Gleichaltrige, also Peers. Das Vorhandensein von Peerfiguren kann ihr Wohlbefinden stärker beeinflussen als die Präsenz der Eltern. Es ist also wichtig, vertrauenswürdige Peers zu wählen, die Unterstützung gewähren können. Unserer Meinung nach ist es eine der grundlegenden sozialen Aufgaben Heranwachsender, eine Balance herzustellen zwischen dem Anliegen, einer Peergruppe anzugehören, und der Notwendigkeit, auf die Vertrauenswürdigkeit der dafür in Frage kommenden Gleichaltrigen zu achten. Verletzliche Heranwachsende finden unter Umständen schneller Rat und Unterstützung bei Gleichaltrigen, die ähnliche Fragen und Probleme haben. Als Therapeut:innen müssen wir ihren Wunsch, von den Gleichaltrigen akzeptiert zu werden, nachvollziehen, zugleich aber darauf dringen, dass sie ernsthaft prüfen, von wem sie sich etwa Hilfe und Unterstützung erwarten.

> Gunca verliebte sich in einen anderen Jungen, während der Verflossene zu einer fernen Erinnerung wurde. Dieser Junge war anders (»wirklich«), er erzielte zehn Punkte auf ihrer Wunschliste. Der Therapeut war skeptisch; für ein Mädchen wie Gunca wären ihm sieben Punkte besser erschienen als zehn. »Gunca, ich bin so froh für dich, dass du dich wieder so tief verliebt hast. Ich

weiß, wie sehr du dir eine Beziehung wünschst, und ich wünsche dir wirklich alles Gute. Aber ich muss ehrlich sein – wenn ich dich so über ihn reden höre, dann habe ich auch gewisse Bedenken. Ich weiß, dass deine starken Gefühle manchmal dafür sorgen, dass du nicht so genau darauf achtest, was einen Jungen vielleicht weniger vertrauenswürdig machen könnte, und ich frage mich einfach, ob das auch jetzt wieder der Fall sein könnte. Vielleicht können wir ja darüber zusammen nachdenken.«

Einem jungen Menschen zu sagen, mit wem er umgehen oder nicht umgehen soll, kann kontraproduktiv sein. Wichtig ist aber der Anstoß zum Nachdenken über alternative Ansichten, die der jungen Person helfen können, aufrichtige und nicht aufrichtige Absichten besser zu erspüren und zu identifizieren. Therapeut:innen können ihren Klient:innen helfen, in Bezug auf bestimmte soziale Signale ebenso aufmerksam und neugierig zu sein und zu versuchen, die Motive und Absichten anderer zu verstehen und zu bedenken. Das soll sie einerseits davor bewahren, sich auf eher destruktive Peerkontakte einzulassen, andererseits aber aufrichtige Hilfsangebote bereitwilliger anzunehmen. Der Therapeut nimmt keine wertende Position ein; mit seinem wachen Interesse an der sozialen Welt des jungen Menschen und ihrer Wirkung auf diese Person hilft er seinem Patienten aber, sich allmählich ein Bild von der Vertrauenswürdigkeit seines jeweiligen Gegenübers zu machen.

Gunca war drauf und dran, von der Schule abzugehen. Sie hatte eine schlechte Beurteilung ihrer Praktikantentätigkeit in einem Geschäft erhalten. Die Lehrerin sagte, sie müsse sich nach einer anderen Praktikantenstelle umsehen. Gunca sah sich nicht imstande, das zu tun. Der Therapeut fragte sie, ob ihre Lehrerin davon wisse; Gunca meinte, der Lehrerin sei das egal. »Wie kommst du darauf, dass ihr das egal ist?« »Ich kann schon an ihrem Blick sehen, dass sie von mir genervt ist. Sie meint, ich spiele mich nur auf.« Der Therapeut äußerte Zweifel und fragte Gunca, ob er ihr helfen könne, um Hilfe zu bitten. Sie willigte ein, und es wurde ein Termin mit Gunca, ihrer Lehrerin, dem Therapeuten und Guncas Mutter vereinbart. Zu Guncas Überraschung äußerte die Lehrerin sich sehr positiv über sie. Sie meinte aber, Gunca wolle ihre Hilfe nicht in Anspruch nehmen oder ihr nicht erlauben zu helfen. Gunca war verwirrt. Sie hatte nicht realisiert, dass ihr Vorstoß bei der Lehrerin diesen Eindruck hinterlassen hatte.

Dieses kleine Beispiel zeigt auch, wie wichtig es ist, das Umfeld in die Behandlung einzubeziehen. Guncas Lehrerin beobachtete ihr Verhalten und interpretierte es als »braucht oder will keine Hilfe«. Diese Interpretation könnte sie daran gehindert haben, deutlicher auf Gunca zuzugehen. Mit anderen Worten, Guncas Misstrauen könnte eine Interaktion in Gang gesetzt haben, in der ihre Lehrerin sich als nicht hilfreich oder als unerwünscht empfand. Nur dadurch, dass alle Beteiligten in das Gespräch einbezogen wurden, wurde Gunca klar, dass sie sich aus allen möglichen Gründen daran gehindert sah, um Hilfe zu bitten. Guncas innere Nöte passten nicht zu ihrem äußeren Verhalten, das eher Indifferenz als Hilfsbedürftigkeit erkennen ließ.

8.7 Zusammenfassung und Schluss

In diesem Kapitel haben wir ausgeführt, dass ein besseres Verständnis für die Rolle des epistemischen Vertrauens und die entwicklungsspezifischen Aspekte in ihrem Einfluss auf die epistemischen Gegebenheiten in der Adoleszenz die therapeutischen Interventionen in dieser Lebensperiode effizienter machen könnte. Wir postulieren, dass die vielen Fälle eines vorzeitigen Behandlungsabbruchs und die beobachtete relative Unwirksamkeit manualisierter Therapien in Fällen junger Patient:innen mit ausgeprägten Borderline-Symptomen sich zum Teil vielleicht mit den entwicklungsbedingten Veränderungen im Mentalisieren und im epistemischen Vertrauen/Misstrauen erklären lassen. Unsere grundsätzliche Botschaft ist wohl eine zweifache: Zum einen brauchen Heranwachsende vor allem eine »echte«, also glaubwürdige und authentische Therapeutin und nicht so sehr eine Therapeutin, die nur geschickt interveniert. Zum anderen bewegen sich junge Menschen in einem ausgedehnten sozialen Netz. Die Behandlung sollte dem jungen Menschen daher helfen, sich ein sicheres und stützendes Umfeld zu schaffen, das Gelegenheiten für mentalisierende Interaktionen über die Therapie hinaus bietet.

Literatur

Achterberg, M., Peper, J. S., Van Duijvenvoorde, A. C., Mandl, R. C. & Crone, E. A. (2016). Fronto-striatal white matter integrity predicts development in delay of gratification: A longitudinal study. *J. Neurosci.*, (36), S. 1954–1961.

Beck, E., Sharp, C., Poulsen, S., Bo, S., Pedersen, J. & Simonsen, E. (2017). The mediating role of mentalizing capacity between parents and peer attachment and adolescent borderline personality disorder. *Borderline personality disorder and emotion dysregulation*, 4, 23. https://doi.org/10.1186/s40479-017-0074-4.

Blakemore, S. J. & Mills, K. L. (2014). Is adolescence a sensitive period for sociocultural processing? *Annu. Rev. Psychol.*, (65), S. 187–207.

Bo, S. & Kongerslev, M. (2017). Self-reported patterns of impairments in mentalization, attachment, and psychopathology among clinically referred adolescents with and without borderline personality pathology. *Borderline personality disorder and emotion dysregulation*, 4, 4. https://doi.org/10.1186/s40479-017-0055-7.

Boele, S., Van der Graaff, J., de Wied, M., Van der Valk, I. E., Crocetti, E. & Branje, S. (2019). Linking Parent-Child and Peer Relationship Quality to Empathy in Adolescence: A Multilevel Meta-Analysis. *Journal of youth and adolescence*, 48(6), S. 1033–1055. https://doi.org/10.1007/s10964-019-00993-5.

Catthoor, K., Feenstra. D. J., Hutsebaut, J., Schrijvers, D. & Sabbe, B. (2015). Adolescents with personality disorders suffer from severe psychiatric stigma: Evidence from a sample of 131 patients. *Adolesc Health Med Ther.*, (6), S. 81–89. Published 2015 May 4. doi:10.2147/AHMT.S76916.

Chanen, A. M., McCutcheon, L. K., Jovev, M., Jackson, H. J. & McGorry, P. D. (2007). Prevention and early intervention for borderline personality disorder. *The Medical journal of Australia*, *187*(S7), S. 18–21. https://doi.org/10.5694/j.1326-5377.2007.tb01330.x.

Colonnesi, C., Draijer, E. M., Jan J M Stams, G., Van der Bruggen, C. O., Bögels, S. M. & Noom, M. J. (2011). The relation between insecure attachment and child anxiety: a meta-analytic review. *Journal of clinical child and adolescent psychology: the official journal for the Society of Clinical Child and Adolescent Psychology, American Psychological Association, Division* 53, 40(4), S. 630–645. https://doi.org/10.1080/15374416.2011.581623.

Crone, E. A. & Konijn, E. A. (2018). Media use and brain development during adolescence. *Nature Communications, 9*(588), S. 1–9.

Dahl R. E. (2004). Adolescent brain development: a period of vulnerabilities and opportunities. Keynote address. *Annals of the New York Academy of Sciences*, 1021, S. 1–22. https://doi.org/10.1196/annals.1308.001

De Haan, A. M., Boon, A. E., de Jong, J. T., Hoeve, M. & Vermeiren R. R. (2013). A meta-analytic review on treatment dropout in child and adolescent outpatient mental health care. *Clin Psychol Rev., 33*(5), S. 698–711. doi: 10.1016/j.cpr.2013.04.005. Epub 2013 May 6. PMID: 23742782.

De Wit, N., de Jong, J. D. & Mulder, E. (2019). *Gewoon normaal. Het belang van professionele eigenheid in de bejegening van risicojongeren* (Just normal: The importance of professional authenticity in the approach of youth at risk). Academische Werkplaats Risicojeugd, Hogeschool Leiden.

Elliott, R., Bohart, A. C., Watson, J. C. & Murphy, D. (2018). Therapist empathy and client outcome: An updated meta-analysis. *Psychotherapy*, 55(4), S. 399–410. https://doi.org/10.1037/pst0000175.

Engels, M. C., Spilt, J., Denies, K. & Verschueren, K. (2021). The role of affective teacher-student relationships in adolescents' school engagement and achievement trajectories. *Learning and Instruction*, 75, 101485. https://doi.org/https://doi.org/10.1016/j.learninstruc.2021.101485.

Eubanks, C. F., Muran, J. C. & Safran, J. D. (2018). Alliance Rupture Repair: A Meta-Analysis. *Psychotherapy*, 55(4), S. 508–519. https://doi.org/10.1037/pst0000185.

Flückiger, C., Del, A. C., Wampold, B. E. & Horvath, A. O. (2018). The Alliance in Adult Psychotherapy: A Meta-Analytic Synthesis. *Psychotherapy*, 55(4), S. 316–340. https://doi.org/10.1037/pst0000172.

Fonagy, P. & Allison, E. (2014). The role of mentalizing and epistemic trust in the therapeutic relationship. *Psychotherapy (Chicago, Ill.)*, 51(3), S. 372–380. https://doi.org/10.1037/a0036505.

Fonagy, P., Luyten, P., Allison, E. & Campbell, C. (2017). What we have changed our minds about: Part 1. Borderline personality disorder as a limitation of resilience. *Borderline personality disorder and emotion dysregulation*, 4(11). https://doi.org/10.1186/s40479-017-0061-9.

Fonagy, P., Luyten, P., Allison, E. & Campbell, C. (2017b). What we have changed our minds about: Part 2. Borderline personality disorder, epistemic trust and the developmental significance of social communication. *Borderline personality disorder and emotion dysregulation*, 4(9).

Gelso, C. J., Kivlighan, D. M., Jr. & Markin, R. D. (2018). The real relationship and its role in psychotherapy outcome: A meta-analysis. *Psychotherapy*, 55(4), S. 434–444. https://doi.org/10.1037/pst0000183.

Graves, M., Penner, F. & Sharp, C. (2021). Interpersonal trust in adolescents with psychiatric disorders and borderline pathology. *Scandinavian Journal of Child and Adolescent Psychiatry and Psychology*, (9), S. 176–186.

Heinonen, E., Lindfors, O., Laaksonen. M. A. & Knekt, P. (2012). Therapists' professional and personal characteristics as predictors of outcome in short- and long-term psychotherapy. *J Affect Disord.*, *138*(3), S. 301–312. doi: 10.1016/j.jad.2012.01.023. Epub 2012 Feb 14. PMID: 22335889.

Hutsebaut, J. (2020). Make therapy simple again! Tijdschrift voor Psychotherapie, *46*(2), S. 96–106.

Jørgensen, M. S., Storebø, O. J., Stoffers-Winterling, J. M., Faltinsen, E., Todorovac, A. & Simonsen, E. (2021). Psychological therapies for adolescents with borderline personality disorder (BPD) or BPD features- A systematic review of randomized clinical trials with meta-analysis and Trial Sequential Analysis. *PloS one*, *16*(1), e0245331. https://doi.org/10.1371/journal.pone.0245331.

Hopwood, C. J., Good, E. W., Levendosky, A. A., Zimmermann, J., Dumat, D., Finkel, E. J., Eastwick, P. E. & Bleidorn, W. (2021). Realness is a core feature of authenticity. *Journal of Research in Personality*.

Hutsebaut, J., Willemsen, E., Bachrach, N. & Van, R. (2020). Improving access to and effectiveness of mental health care for personality disorders: the guideline-informed treatment for personality disorders (GIT-PD) initiative in the Netherlands. *Borderline Personality Disorder and Emotion Dysregulation*, *7*(1), 16. https://doi.org/10.1186/s40479-020-00133-7.

Kazdin, A. E. (2003). Psychotherapy for children and adolescents. *Annu Rev Psychol*, (54), S. 253–276. doi:10.1146/annurev.psych.54.101601.145105pmid:http://www.ncbi.nlm.nih.gov/pubmed/12185210.

O'Keeffe, S., Martin, P. & Midgley, N. (2020). When adolescents stop psychological therapy: Rupture–repair in the therapeutic alliance and association with therapy ending. *Psychotherapy*, 57(4), S. 471–490. https://doi.org/10.1037/pst0000279.

Kessler, R. C., Berglund, P., Demler, O. et al. (2005). Lifetime prevalence and age-of-onset distributions of DSM-IV disorders in the National comorbidity survey replication. *Arch Gen Psychiatry*, (62), S. 593–602.

Knapen, S., Hutsebaut, J., van Diemen, R. & Beekman, A. (2020). Epistemic Trust as a Psycho-marker for Outcome in Psychosocial Interventions. *Journal of Infant, Child, and Adolescent Psychotherapy*, *19*(4), S. 417–426. https://doi.org/10.1080/15289168.2020.1812322.

Knapen, S., Diemen, R. Van & Hutsebaut, J. (2022). *Defining the Concept and Clinical Features of Epistemic Trust.* *210*(4), S. 312–314. https://doi.org/10.1097/NMD.0000000000001446.

Kuehn, B- M. (2021). Lack of Adolescents' Mental Health Care Is a Global Challenge. JAMA, *326*(19), S. 1898. doi:10.1001/jama.2021.20064.

Kiviruusu, O., Strandholm, T., Karlsson, L. & Marttunen, M. (2020). Outcome of depressive mood disorder among adolescent outpatients in an eight-year follow-up. *Journal of Affective Disorders*, (266), S. 520–527.

Ladouceur, C. D., Peper, J. S., Crone, E. A. & Dahl, R. E. (2012). White matter development in adolescence: the influence of puberty and implications for affective disorders. *Dev. Cogn. Neurosci.*, (2), S. 36–54.

Mills, K. L., Lalonde, F., Clasen, L. S., Giedd, J. N. & Blakemore, S. J. (2014). Developmental changes in the structure of the social brain in late childhood and adolescence. *Soc. Cogn. Affect. Neurosci.*, (9), S. 123–131.

Nanni, V., Uher, R. & Danese, A. (2012). Childhood Maltreatment Predicts Unfavorable Course of Illness and Treatment Outcome in Depression: A Meta-Analysis, *American Journal of Psychiatry, 169*(2), S. 141–151. https://doi.org/10.1176/appi.ajp.2011.11020335.

Peluso, P. R. & Freund, R. R. (2018). Therapist and client emotional expression and psychotherapy outcomes: A meta-analysis. *Psychotherapy, 55*(4), S. 461–472. https://doi.org/10.1037/pst0000165.

Ranøyen, I., Lydersen, S., Larose, T. L., Weidle, B., Skokauskas, N., Thomsen, P. H. & Indredavik, M. S. (2018). Developmental course of anxiety and depression from adolescence to young adulthood in a prospective Norwegian clinical cohort. *European Child and Adolescent Psychiatry, 27*(11), S. 1413–1423.

Runions, K. C., Wong, J., Pace, G. *et al.* (2021). Borderline Personality Disorder and Peers: A Scoping Review of Friendship, Victimization and Aggression Studies. *Adolescent Res Rev,* 6, S. 359–389. https://doi.org/10.1007/s40894-020-00137-y.

Roorda, D. L., Koomen, H. M. Y., Spilt, J. L. & Oort, F. J. (2010). The Influence of Affective Teacher–Student Relationships on Students' School Engagement and Achievement. *Review of Educational Research,* 81, S. 493–529.

Sharp, C. & Bevington, D. (2022). *Mentalizing in psychotherapy: A guide for practitioners.* New York, NY: Guilford Publications, Inc.

Sharp, C., Ha, C., Carbone, C., Kim, S., Perry, K., Williams, L. & Fonagy, P. (2013). Hypermentalizing in adolescent inpatients: Treatment effects and association with borderline traits. *Journal of Personality Disorders,* (27), S. 3–18. http://dx.doi.org/10.1521/pedi.2013.27.1.3.

Sharp, C., Shohet, C., Givon, D., Penner, F., Marais, L. & Fonagy, P. (2020). Learning to mentalize: A mediational approach for caregivers and therapists. *Clinical Psychology: Science and Practice, 27*(3), S. 1–17.

Sharp, C. & Bevington, D. (2022). *Mentalizing in psychotherapy: A guide for practitioners.* New York, NY: Guilford Publications, Inc.

Sharp, C., Ha, C., Carbone, C., Kim, S., Perry, K., Williams, L. & Fonagy, P. (2013). Hypermentalizing in adolescent inpatients: Treatment effectsand association with borderline traits.Journal of Personality Disorders, 27, S. 3–18.http://dx.doi.org/10.1521/pedi.2013.27.1.3.

Sharp, C., Shohet, C., Givon, D., Penner, F., Marais, L. & Fonagy, P. (2020). Learning to mentalize: A mediational approach for caregivers and therapists. *Clinical Psychology: Science and Practice, 27*(3), S. 1–17.

Spruit, A., Goos, L., Weenink, N., Rodenburg, R., Niemeyer, H., Stams, G. J. & Colonnesi, C. (2020). The Relation Between Attachment and Depression in Children and Adolescents: A Multilevel Meta-Analysis. *Clinical child and family psychology review, 23*(1), S. 54–69. https://doi.org/10.1007/s10567-019-00299-9.

Swift, J. K. & Greenberg, R. P. (2012). Premature discontinuation in adult psychotherapy: A meta-analysis. *J. Consult. Clin. Psychol.,* (80), S. 547–559. doi: 10.1037/a0028226.

Taubner, S., Saliba, A., Heinonen, E., Protić, S., Volkert, J., Adler, A., Barkauskiene, R., Conejo Cerón, S., Di Giacomo, D., Ioannou, Y., Mestre, J. M., Moreno-Peral, P., Mucha Vieira, F., Mota, C. P., Raleva, M., Rangel Santos Henriques, M. I., Røssberg, J. I., Schmidt, S. J., Stepišnik Perdih, T., Ulberg, R., … Sales, C. (2021). Mediators and theories of change in psychotherapy with adolescents: a systematic review protocol. BMJ *open*, *11*(3), e042411. https://doi.org/10.1136/bmjopen-2020-042411.

Telzer, E. H., Fuligni, A. J., Lieberman, M. D., Miernicki, M. E. & Galván, A. (2015). The quality of adolescents' peer relationships modulates neural sensitivity to risk taking. *Social cognitive and affective neuroscience*, *10*(3), S. 389–398. https://doi.org/10.1093/scan/nsu064.

Tryon, G. S., Birch, S. E. & Verkuilen, J. (2018). Meta-analyses of the relation of goal consensus and collaboration to psychotherapy outcome. *Psychotherapy (Chicago, Ill.)*, 55(4), S. 372–383. https://doi.org/10.1037/pst0000170.

Van den Bos, W., Van Dijk, E., Westenberg, M., Rombouts, S. A. & Crone, E. A. (2011). Changing brains, changing perspectives: The neurocognitive development of reciprocity. *Psychological Science*, (22), S. 60–70.

Van den Bos, W., Westenberg, M., Van Dijk, E. & Crone, E. A. (2010). Development of trust and reciprocity in adolescence. *Cognitive Development*, (25), S. 90–102.

Vanwoerden, S., Leavitt, J., Gallagher, M. W., Temple, J. R. & Sharp, C. (2019). Dating violence victimization and borderline personality pathology: Temporal associations from late adolescence to early adulthood. *Personality Disorders: Theory, Research, and Treatment*, *10*(2), S. 132–142. https://doi.org/10.1037/per0000324

Wampold, B. E. (2015). How important are the common factors in psychotherapy? An update. *World Psychiatry*, *14*(3), S. 270–277. https://doi.org/10.1002/wps.20238.

Webb, C. A., DeRubeis, R. J. & Barber, J. P. (2010). Therapist adherence/competence and treatment outcome: A meta-analytic review. *Journal of Consulting and Clinical Psychol*, (78), S. 200–211.

KAPITEL 9

Epistemisches Vertrauen in der psychosomatischen Versorgung

DIRK VON BOETTICHER

9.1 Einleitung

Die moderne psychosomatische Medizin sieht Gesundheit und Krankheit als Folge sich wechselseitig beeinflussender biologischer, psychologischer und sozialer Prozesse. Während in der somatischen Medizin die Berücksichtigung somatischer Prozesse weiterhin dominiert, werden diese oftmals in psychosozialen Therapieformen noch zu wenig berücksichtigt. Erst in den vergangenen Jahren werden zum Beispiel unter den Begriffen des Embodiments (Leuzinger-Bohleber et al. 2013; Varela et al. 2016) oder verkörperten Selbst (Fuchs et al. 2010; Henningsen 2021) auch in der breiteren Psychotherapieforschung Aspekte des Somatischen in Psychotherapien stärker beachtet, so dass sich die von Uexküll einst provokant beschriebene »körperlose Seelenmedizin« (Uexküll) nun zunehmend stärker auch mit körperlichem Leben füllt. Psychosomatische Medizin geht dabei über eine Reihe von Embodiment-Ansätzen insofern hinaus, als sie nicht nur die unabdingbare körperliche Fundierung seelischer Prozesse berücksichtigt, vielmehr auch deren bidirektionalen Aus- und Rückwirkungen auf den Körper zu verstehen und zu behandeln versucht. Mittlerweile zeigt eine Fülle empirischer Befunde, dass der menschliche Körper nicht einfach ein biologisch invariantes Objekt darstellt, das lediglich in seinem subjektiven Erleben psychosozial »überformt« wird, sondern dass er auch schon in seiner biologischen Funktion und Struktur insbesondere über epigenetische, hormonelle, inflammatorische, immunmodulatorische und molekulare Prozesse psychosozial geprägt wird.

9.1.1 »Eine Medizin menschlicher Beziehungen« (Weiner)

Die moderne psychosomatische Medizin ist konsequent als eine »Medizin menschlicher Beziehungen« (Weiner 1989) beschrieben worden. Sie beansprucht, die unhintergehbare Präsenz des menschlichen Leibes in *jeder* sozialen Beziehung zu berücksichtigen und damit auch die intersubjektive Beeinflussung und Prägung somatischer Strukturen (Weiner 1989; Weiner 2008).

Unsere evolutionäre Angewiesenheit auf Beziehung, Bindung und soziale Verbundenheit schlägt sich auch empirisch nachvollziehbar in unserer psychosomatischen Struktur nieder. So zeigen epidemiologische Studien, dass Beziehungsprozesse wie soziale Unterstützung und soziale Integration zu den stärksten Prädiktoren für die Gesundheit gehören und soziale Verbundenheit einen positiven Einfluss auf die Gesamtmortalität wie auf das Morbiditätsrisiko für eine Reihe von Erkrankungen hat (Holt-Lunstad et al. 2017; Vila 2021). Schon pränatal ist das sich entwickelnde Kind in zwischenleibliche Beziehungsprozesse eingebunden, die sich dann auch direkt in seiner psychosomatischen Organisation auswirken können: So lassen Studien nicht nur auf psychischer Ebene Zusammenhänge zwischen mütterlicher Stressbelastung, Ängstlichkeit und Depressivität während der Schwangerschaft und einem erhöhten Risiko ihrer Kinder für Depressivität, Angst- und Aufmerksamkeitsstörungen sowie eine eingeschränkte kognitive Entwicklung erkennen (Glover 2011); auch auf somatischer Ebene weisen erwachsene Kinder von Müttern, die während der Schwangerschaft einem stark belastenden Lebensereignis ausgesetzt waren, eine erhöhte Insulinresistenz, erhöhte Lipidwerte sowie neuroendokrine (Cortisol, pCRH) und immunologische (IL-6, TNF-a, CRP) Beeinträchtigungen auf (Entringer et al. 2015). Außerdem zeigen diese Personen schon bei der Geburt eine verkürzte Telomerlänge als Hinweis auf eine beschleunigte Zellalterung, die über die Lebenszeit mit einem erhöhten Morbiditäts- und Mortalitätsrisiko verbunden ist (Shalev et al. 2013).

Empirische Studien zu dem Konzept der belastenden Kindheitserfahrungen (ACE: Adverse Childhood Experiences) lassen diese ebenfalls als eine gemeinsame Disposition sowohl für psychische als auch somatische Morbidität und Mortalität erkennen (Felitti et al. 1998; Scott et al. 2011; Hughes et al. 2017; Riedl et al. 2020). Diese Studien haben gezeigt, dass eine Reihe von belastenden Beziehungserfahrungen in der Kindheit (wie körperliche und sexuelle Gewalt, häusliche Gewalt, emotionaler Missbrauch, Substanzmissbrauch, psychische Erkrankung oder Kriminalität bei einem Elternteil oder Verlust eines Elternteils durch Trennung oder Tod) sowohl zu einer Vielzahl von psychischen Erkrankungen führen als auch noch nach Jahrzehnten mit Risikofaktoren, schädigenden Verhaltensweisen und somatischen Erkrankungen verbunden sein können, die zu den wichtigsten Ursachen für die Erwachsenensterblichkeit in den fortgeschrittenen Industrieländern gehören (Tabak-, Alkohol- und Drogenabusus, koronare Herzerkrankung (KHK), Schlaganfall, Adipositas, COPD, Diabetes mellitus, Pharynx-, Lungen- und Cervixkarzinom). Dabei ist eine Dosis-Wirkungs-Beziehung erkennbar: So sind beispielsweise vier und mehr Belastungsfaktoren (ACEs) assoziiert mit einer erhöhten Morbidität für Schlaganfall (OR 5.8), Typ-2-Diabetes mellitus (OR 3.0) oder einer Krebserkrankung vor dem 70. Lebensjahr (OR 2.4) (Bellis et al. 2015). Liegt die Lebenserwartung bei Fehlen eines Belastungsfaktors bei durchschnittlich 79,1 Jahren, so ist sie bei sechs und mehr Belastungsfaktoren um fast 20 Jahre auf 60,6 Jahre verkürzt (Egle et al. 2016). Als mögliche morphologische und funktionelle Korrelate sowie mögliche Wirkmediatoren gelten Veränderungen im Volumen einzelner Gehirnareale (verkleinerter präfrontaler Kortex und Hippocampus), eine stärkere Aktivierung der HPA-Achse sowie eine erhöhte systemische Entzündungsbereitschaft mit einer erhöhten Vulnerabilität für körperliche Krankheiten (Danese & McEwen 2012). In einer großen, multinationalen Studie konnten Scott et al. zeigen, dass die somatischen Beeinträchtigungen direkt aus den belastenden Beziehungserfahrungen resultieren können und nicht nur indirekt vermittelt durch eine psychische Erkrankung auftreten (Scott et al. 2011).

Aber auch umgekehrt kann sich eine »ausreichend gute« Beziehung protektiv gegenüber einem genetisch bedingt erhöhten Krankheitsrisiko auswirken. Die über 30 Jahre methodisch aufwendig durchgeführte finnische Adoptionsstudie konnte zeigen, dass das genetische Risiko, aufgrund einer Verwandtschaft ersten Grades eine schizophrene Störung zu entwickeln, statistisch nur in einem dysfunktionalen Familienklima zum Tragen kommt und durch ein »ausreichend günstiges« Familienklima weitgehend kompensierbar ist. Hier erhöhten weder genetisches Risiko noch dysfunktionales Familienklima allein die Erkrankungswahrscheinlichkeit, sondern entscheidend war das Zusammenspiel von genetischer Belastung und Familienklima (Wynne et al. 2006).

9.1.2 Psychosomatische Komorbidität

Die Komorbidität von seelischen und somatischen Erkrankungen wurde als eine der wesentlichen Herausforderungen für die Medizin des 21. Jahrhunderts beschrieben (Sartorious 2013). Bei 30 bis 50 % der chronisch somatisch erkrankten Personen besteht zugleich eine behandlungsbedürftige psychische Komorbidität (Koch et al. 2011), und bei 30 bis 50 % der psychisch schwer erkrankten Personen treten zugleich relevante komorbide somatische Erkrankungen auf (Hewer & Schneider 2017).

Psychische Erkrankungen sind aber nicht nur mit einer erhöhten somatischen Morbidität, sondern auch mit einer signifikant erhöhten somatisch bedingten Mortalität assoziiert. So ist für Menschen mit psychischen Erkrankungen das globale Sterblichkeitsrisiko gegenüber der Allgemeinbevölkerung auf etwa das Doppelte erhöht. Diese Erhöhung ist bis zu 40 % auf eine Häufung unnatürlicher Todesursachen (Suizid, Unfälle, Gewalttaten) und zu über 60 % auf eine Zunahme natürlicher Todesursachen zurückzuführen (Walker et al. 2015).

9.2 Affekt und Körper – Bidirektionale Wechselwirkungen

Affekte sind in der modernen psychosomatischen Medizin sowohl in ihrem körperlichen als auch sozialen Bezug von zentraler Bedeutung (Herrmann-Lingen et al. 2019). Affekte sind vielschichtige biopsychosoziale Phänomene mit einer physiologischen, motorisch-expressiven, motivationalen, perzeptiven, semantisch-narrativen und evaluativen Dimension (Hofmann 2016). Sie reflektieren und modulieren Selbst-Umwelt-Interaktionen und sind deshalb eng mit unserem Beziehungserleben verknüpft (Scherer & Moors 2019). Affekte haben eine somatische Fundierung, gehen mit somatischen Prozessen einher und zeitigen somatische Folgen (Uchino & Rooks 2020). Sie spielen mittlerweile auch in der sich primär als »somatisch« verstehenden Medizin eine zunehmend größere Rolle (Levine et al. 2021).

Dabei sind sowohl negative als auch positive Emotionen nicht nur über das Verhalten vermittelt, sondern auch kurz- wie langfristig direkt somatisch wirksam: So zeigt eine Metaanalyse, dass sich in den ersten beiden Stunden nach einem Wutanfall das Risiko für einen Herzinfarkt um den Faktor 4,7, für einen Schlaganfall um den Faktor 3,6, für die Ruptur eines intrakraniellen Aneurysmas um den Faktor 6,3 und für eine ventrikuläre Arrhythmie um den Faktor 3,2 erhöht (Mostofsky et al. 2014). Schon bei gesunden Personen geht erhöhter Distress mit Veränderungen der Barorezeptorensensitivität und einer schlechteren kardiovagalen Reaktivität einher (Koutnik et al. 2014). Aber auch umgekehrt konnte zum Beispiel eine Längsschnittstudie verdeutlichen, dass ein Anstieg eudaimonischen Wohlbefindens (mit Erleben von Sinn und Wachstum im Leben) auch unabhängig vom somatischen oder psychischen Gesundheitszustand mit einem Rückgang des C-reaktiven Proteins und Fibrinogens korrelierte (Fancourt & Steptoe 2020).

Diese Befunde weisen darauf hin, dass der Affektregulierung als einem Mediator zwischen Beziehungserfahrung und Körper (Abb. 9) in seinen verschiedenen Dimensionen (Tab. 2) nicht nur für die psychische, sondern auch für die somatische Gesundheit eine große Bedeutung zukommen kann.

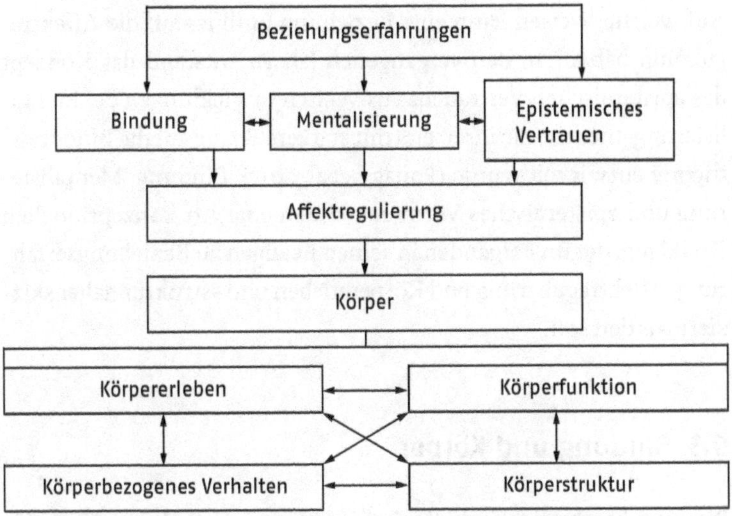

Abb. 9: Wege und Mediatoren der »Verkörperung« von Beziehungserfahrungen

Körperdimension	Beispiele
Körpererleben	Körperbild/-schema vegetative Angst- oder Schamreaktion somatoforme Störung chronischer Schmerz
Körperbezogenes Verhalten	Essverhalten (qualitativ und quantitativ) Bewegung Selbstverletzung
Körperfunktion	funktionelle Störung (z.B. Reizdarm) Schmerz somatisches Syndrom (Depression) HPA-Achse (funktionell), ANS
Körperstruktur	HPA-Achse (fixiert) Telomerlänge DNA-Brüche epigenetische Prozesse Insulinresistenz Immunmodulation endotheliale Dysfunktion Hyperkoagulabilität chronische Inflammation präfrontaler Kortex, Hippocampus

Tab. 2: Körperdimensionen und ihre klinischen Manifestationen

Auf welche Weisen kann eine Beziehung Einfluss auf die Affektregulation haben? In den vergangenen Jahren entstand das Konzept des epistemischen Vertrauens aus Weiterentwicklungen der Mentalisierungstheorie, die ihrerseits mit starkem Bezug auf die Bindungstheorie entwickelt wurde (Fonagy et al. 2017). Bindung, Mentalisierung und epistemisches Vertrauen bilden eine Art konzeptionellen Dreiklang, der im Folgenden in seinen Bezügen zu Beziehungserfahrung, Affektregulierung und Körpererleben und -struktur näher skizziert werden soll.

9.3 Bindung und Körper

Bindung beschreibt ein biologisch fundiertes Verhaltenssystem für den Umgang mit Belastung, Unsicherheit oder Bedrohung. Unterscheidbar sind eine präventiv Gefahr vermeidende und eine nähe- und schutzsuchende Komponente (Strauß & Nolte 2020). Bindung entsteht schon pränatal im Kontext zwischenleiblicher Austauschprozesse (Polizzi et al. 2017; Rollè et al. 2020). Auch postnatal sind in der ersten Zeit Kommunikation und Interaktion zwischen dem Neugeborenen und den frühen Bindungspersonen primär leiblich situiert, das heißt, Bindungserfahrung und leibliches Erleben sind untrennbar verknüpft (Fonagy & Target 2007). Die Bindungspersonen übernehmen dabei regulatorische Funktionen, um ihr Kind bei der Bewältigung physiologischer und affektiver Prozesse zu unterstützen. Vor dem Hintergrund dieser leibgebundenen Erfahrungen bildet das Kind ein verkörpertes Inneres Arbeitsmodell von Bindung aus, das die zu erwartenden Reaktionen der Bindungsfiguren vorhersagt und das Bindungsverhalten entsprechend anpasst. Aus psychosomatischer Perspektive wurde früh auf die Bedeutung der Bindung und ihres Inneren Arbeitsmodells für die Affekt- und Stressregulation hingewiesen (Waller & Scheidt 2017; Maunder & Hunter 2022).

Das Innere Arbeitsmodell von Bindung prägt damit auch die Selbstbeziehung, das heißt den Umgang des verkörperten Selbst mit seinem psychischen und körperlichen Pol und deren Verletzlichkeit und Belastungen.

Der Bindungsstil kann die Wahrnehmung und das Erleben von Schmerz beeinträchtigen und bei der Entstehung und Aufrechterhaltung somatoformer Störungen eine Rolle spielen, die in einer Weise als Störungen der Affektregulierung verstanden werden können, die sich zugleich auf die Beziehung zum eigenen Körper und zur sozialen Mitwelt auswirken (Waller & Scheidt 2017). Der Bindungsstil korreliert aber auch mit direkten physiologischen Parametern wie der Stressreaktion der HPA-Achse, der Cortisol- oder Oxytocinreaktion, mit Blutdruck und Herzfrequenz, Immun- und Entzündungsparametern, der Alphaaktivität im Schlaf-EEG oder dem Vagotonus (Ehrlich 2019; Ehrlich & Cassidy 2019; Maunder & Hunter 2022; Strauß & Nolte 2020).

9.4 Mentalisierung und Körper

Das Konzept der Mentalisierung ist in den vergangenen Jahren in zweierlei Hinsicht stärker mit dem Körper in Verbindung gebracht worden: als verkörpertes Mentalisieren (embodied mentalizing) und als Körpermodus (body mode).

Das Konzept des verkörperten Mentalisierens verknüpft entwicklungspsychologische, neurobiologische und klinische Ebenen (Strauß & Nolte 2020). Verkörpertes Mentalisieren bezeichnet die Fähigkeit, den Körper als Basis der Affekte, Bedürfnisse und Wünsche anzusehen und sich gegenüber dem eigenen körperlichen Erleben und dessen Beziehungen zu eigenen intentionalen Zuständen und der der anderen reflexiv zu verhalten (Luyten et al. 2012). Es beinhaltet »die Prozesse, die erforderlich sind, um die Signale, die dem eigenen Körper entstammen, wahrzunehmen, zu identifizieren und zu regulieren, um sie für die eigene Psyche nutzbar zu machen« (Debbané et al. 2016; zit. n. Schultz-Venrath 2021, S. 177). Shai und Belsky beschreiben das elterliche Mentalisieren ihres Kindes als primär verkörpert, nonverbal und implizit (Shai & Belsky 2011). Sie entwickelten zur Bestimmung des verkörperten Mentalisierens der Eltern ein nonverbales Messinstrument, das »Parental Embodied Mentalizing« (PEM), und konnten positive Korrelationen zwischen verkörpertem elterlichem Mentalisieren und sicherer Bindung, sozialer Kompetenz und weniger Internalisierungs- und Externalisierungsproblemen auf Seiten der Kinder zeigen (Shai & Belsky 2017).

Das Konzept des Körpermodus (body mode) wurde von Diez Grieser und Müller eingeführt und von Schultz-Venrath systematisch ausgearbeitet (Diez Grieser & Müller 2018; Schultz-Venrath 2021). Körpermodus bezeichnet neben den drei bisher beschriebenen entwicklungspsychologischen (und klinisch relevanten) prämentalistischen Modi (teleologischer, Äquivalenz- und Als-ob-Modus) einen vierten und entwicklungspsychologisch frühesten Modus, der berücksichtigt, dass Neugeborene in den ersten neun Monaten Körper und Psyche nicht getrennt erleben und mentale Zustände zunächst als physiologisch-leibliche Zustände wahrnehmen und äußern: »Der Körper-Modus ist Teil der nonverbalen, primär unbewussten Interaktion, die nach Haltung, Gestik, Berührungsverhalten, Mimik, Blickverhalten, Stimme und Sprachmelodie differenziert wird. Ein wesentlicher Teil dieses Modus sind Selbstberührungen« (Schultz-Venrath 2021, S. 199). Dieser Modus ist klinisch bedeutsam für das Verständnis verschiedener körperbezogener Störungen wie somatoformer, körperdysmorpher oder Essstörungen oder auch selbstverletzenden Verhaltens.

9.5 Vertrauen und Körper

Haben Bindung und Mentalisierung im psychologischen und medizinischen Kontext eine klar umrissene fachspezifische Bedeutung, so hat Vertrauen semantisch einen deutlich breiteren Bedeutungshof. Allen bezeichnet Vertrauen als »dichten Begriff« (thick term; Allen 2022), das heißt als einen Begriff mit sowohl deskriptiver als auch evaluativer Bedeutung (Williams 1999).

Vertrauen entsteht entwicklungspsychologisch in enger Verbindung mit Bindung und Mentalisierung (Fonagy & Allison 2014) und ist wie diese auch ein genuin psychosomatisches Phänomen: »Die Entwicklung eines mentalisierenden Selbst beginnt bereits in der Schwangerschaft« (Schultz-Venrath 2021, S. 41) – so auch die Entwicklung eines vertrauenden oder in seinem Vertrauen eingeschränkten Selbst. Die Weisen pränataler zwischenleiblicher Interaktion und postnatalen zwischenleiblichen Berührens, Haltens, Schauens, Sprechens, Stillens, Wiegens, Tragens und Ähnliches bestimmen die Art, wie ein Kind sich mit seinen primär leiblich erlebten Bedürfnissen und Vorläufern von Gefühlen und Wünschen begrüßt, befürwortet, verstanden und anerkannt fühlen kann und ob im Kontext der elterlichen Antwort auf seine Bedürfnisse und der markierten Spiegelung seiner entstehenden Affekte sich Vertrauens-Vorläufer (»Proto-Vertrauen«) bilden können oder nicht.

9.5.1 »Vertrauen, dieses schwerste ABC« (H. Domin)

Als Jüdin verfolgt und zur Flucht gezwungen, kehrte Hilde Domin nach 22 Jahren aus dem Exil nach Deutschland zurück und wurde hier eine der großen und kritischen lyrischen Stimmen. Dass sie in dem Land der Verfolger wieder Heimat finden konnte, lag an ihrer Fähigkeit, »dennoch« zu vertrauen: »Das Hauptwort in meinen Lebensberichten ist: Vertrauen. Sich erneuerndes Vertrauen. Widerständiges Vertrauen. Dennoch-Vertrauen« (zit. n. Scheidgen 2006, S. 12). Dennoch-Vertrauen stellt sich aber nicht von selbst ein, sondern ist das »schwerste ABC« (Domin). Für Domin resultierte ihr Vertrauen aus ihrem Elternhaus – hier habe sie »das Urvertrauen bekommen, das man als Kind bekommt oder nie« (zit. n. Scheidgen 2006, S. 20 f.) und das ihr »ermöglichte, die Verfolgung, die immer neue Entwurzelung, mit Mut und Zuversicht zu überstehen.« (zit. n. Scheidgen 2006, S. 11).

Viele unserer Patient:innen konnten solches Urvertrauen nicht entwickeln. Frühe traumatisierende Beziehungserfahrungen haben in ihrem verkörperten Selbst psychische und biologische »Narben« hinterlassen, die psychisch mit Beeinträchtigungen in den Bereichen Bindung, Mentalisierung und Vertrauen und biologisch unter anderem mit den in Tab. 2 dargestellten Beeinträchtigungen einhergehen können. Werden sie infolge dieser strukturellen psychosomatischen »Narben« symptomatisch, und suchen Betroffene psychotherapeutische Hilfe auf, kommen sie in ein Setting, das sie performativ auffordert, sich zu öffnen und zu vertrauen (Boetticher 2021). Dadurch kann für manche Patient:innen ein Dilemma entstehen, wenn diese implizite Aufforderung mit dem Erleben von Selbstaufgabe und Kontrollverlust verbunden ist, auf das sie mit unterschiedlichen Formen von »Abwehr« reagieren können. Nicht immer ist uns Therapeut:innen hinreichend bewusst, dass es in der Begegnung mit uns um ein Sich-Einlassen auf »das schwerste ABC« (Domin) geht.

9.5.2 Epistemisches Vertrauen

Es ist das große Verdienst Fonagys und seiner Arbeitsgruppe, den in der Psychotherapietheorie und empirischen Forschung lange Zeit vernachlässigten Begriff des Vertrauens in seiner für das Verständnis der therapeutischen Beziehung und des Psychotherapieprozesses im Ganzen zentralen Rolle thematisiert und im Konzept des epistemischen Vertrauens eine klar umrissene klinische Bedeutung gegeben zu haben (Fonagy & Allison 2014; Fonagy & Campbell 2017; Fonagy et al. 2017; Fonagy et al. 2019). Das Konzept des epistemischen Vertrauens kann entwicklungspsychologisch begründet verständlich machen, wie sich Vertrauen in Therapien von Patient:innen, die biografisch wenig Grund haben zu vertrauen, »dennoch« langsam entwickeln kann: Bestimmte anschauliche, eine Kommunikationsabsicht anzeigende Signale (ostensive cues; wie Blickkontakt, persönliche Anrede, ungeteilte Aufmerksamkeit, kontingente Responsivität) und eine mentalisierende Haltung der Therapeutin geben dem Patienten das Gefühl, in seiner Subjektivität gesehen und verstanden zu werden, und ermöglichen es ihm hierdurch, dem Wissen der Therapeutin epistemisch zu vertrauen, sich dadurch für neues Wissen und neue Erfahrungen in der sozialen Welt zu öffnen und neue Sichtweisen und mit ihnen eine größere intrapsychische und interpersonelle Flexibilität zu entwickeln.

9.5.3 Evaluatives Vertrauen

So lebensnotwendig Vertrauen ist, stellt es kein Gut an sich dar, das um seiner selbst willen gesucht wird, vielmehr dient es der Realisierung eines anderen Gutes: Wir vertrauen stets »im Kontext einer

Praxis, in deren Rahmen wir Ziele und Zwecke verwirklichen, die nicht im Vertrauen aufgehen« (Hartmann 2011, S. 27) – sich aber nur im Vertrauen realisieren lassen. Vertrauen ist deshalb immer »eingebettet in einen größeren praktischen und ethischen Rahmen, in dem es darum geht, wer wir als Vertrauende oder als Vertrauensempfänger sein und welcher Praxis wir folgen wollen« (Hartmann 2011, S. 28).

Auch epistemisches Vertrauen ist sowohl entwicklungspsychologisch als auch im therapeutischen Kontext eingebunden in einen ethisch-evaluativen Rahmen, der dem Wissen, das epistemisch als vertrauenswürdig gelten kann, erst seine Richtung gibt. Deshalb bedarf es für das Verständnis der Vertrauensbildung der Konzeptualisierung einer sowohl entwicklungspsychologischen als auch therapeutischen Haltung, die auch die ethisch-evaluative Dimension der Vertrauenspraxis adressieren kann. Ich schlage vor, diese Haltung als *Anerkennung* und ein sich auf die evaluative Haltung des Gegenübers beziehendes Vertrauen als *evaluatives Vertrauen* zu bezeichnen (Boetticher 2021).

Insbesondere Axel Honneth verdanken wir eine umfassende sozialphilosophische Theorie der Anerkennung (Honneth 1992; Honneth 2003), die auch auf die Konzeptualisierung der therapeutischen Beziehung angewendet werden kann (Boetticher 2014). Für Honneth beinhaltet Anerkennen eine Befürwortung des Gegenübers und Dezentrierung des Ichs (Honneth 2003). Interessanterweise bezieht er sich in der Frage, wie Anerkennung sich sozial vermitteln kann, auf Befunde der Säuglingsforschung, die hätten zeigen können, wie sich die Entwicklung des Säuglings im Kontext wechselseitiger, weitgehend nonverbal-gestisch vermittelter Affektabstimmung vollzieht. Unter den verschiedenartigen Gesten kommt nun »jener Klasse von Gesichtsausdrücken eine besondere Rolle zu, die dem Kind zu erkennen geben sollen, dass es Liebe, Anteilnahme und Mitgefühl genießt […] [und] in denen eine grundsätzlich befürwortende Einstellung zum Ausdruck gelangt« (Honneth 2003, S. 17 f.).

Aus dieser Perspektive überlappen sich epistemisches und evaluatives Vertrauen insofern, als eine mentalisierende Haltung zugleich eine Form der Anerkennung darstellt. Klinisch lässt der Primat des Anerkennens auch die Erfahrung verständlich werden, dass Patient:innen in Therapien beginnen können zu vertrauen, auch wenn sie sich (noch) nicht verstanden fühlen oder auch (noch) nicht verstanden werden (Boetticher 2021).

9.6 Klinische Vignetten

Fallbeispiel 1: Herr M.

Herr M., 24, kommt mit einem seit seinem 16. Lebensjahr bestehenden, permanenten Schwindel zur stationären Aufnahme (»alles schwankt – es saugt mich in die Tiefe«). Oft sei er dabei panisch, schwitze und spüre auch Herzrasen. Der Schwindel sei mit Unwirklichkeits- und Fremdheitsgefühlen (»alles wie Watte«, »Käseglocke«) und dem Gefühl, »nicht richtig hier und nicht richtig ich zu sein«, verbunden. Durch verschiedene »Sicherungsmaßnahmen«, die er für sich entdeckt habe (wie das Handy in die Hand nehmen, im Sitzen mit dem Stuhl leicht wippen) werde der Schwindel erträglich, und er könne sich dann zum Beispiel auf ein Gespräch konzentrieren. Weiterhin bestehen (seit der späten Adoleszenz) ein M. Crohn, der aktuell unter Sulfasalazin weitgehend remittiert ist, sowie ausgeprägte crohnbezogene Krankheits-, teilweise auch Todesängste (Perforation, Peritonitis, Carcinom). Zudem zeigt sich bei Aufnahme eine schwere depressive Symptomatik mit ausgeprägter Selbstnegativität. Somatisch sei der Schwindel abgeklärt. Dass es eine organische Ursache dafür nicht geben solle, könne er sich aber nicht vorstellen.

Anamnestisch lassen sich drei belastende Kindheitserfahrungen (ACEs) eruieren. Auf Nachfrage gibt er an, Vertrauen zu sich und anderen habe für ihn eine große Bedeutung, fehle ihm aber weitgehend. Er bejaht die Frage, ob aus seiner Sicht die Enttäuschung oder der Verlust von Vertrauen etwas mit der Entstehung seiner Erkrankung zu tun habe, und bezieht dies auf das Verhalten seines Vaters sowie auf sein durch den M. Crohn und den Schwindel verloren gegangenes Körpervertrauen. Die Verarbeitung enttäuschten Vertrauens und die Veränderung des Erlebens von Vertrauen in sich selbst und andere seien wichtige Therapieziele für ihn. Herr M. artikuliert anfangs große Zweifel an der Richtigkeit einer psychotherapeutischen Behandlung für ihn und problematisiert selbst sein fehlendes Vertrauen in Ärzt:innen und Psycholog:innen, aber auch in sich und seinen Körper.

Verlauf

Der enorme Leidensdruck äußert sich unter anderem in einem beiderseits als »anstrengend« erlebten Kontakt. Herr M. wirkt immer wieder getrieben, »kopflos«, angespannt und zum Teil auch chaotisch. Er ist aufgrund der »Dramatik« seiner Klagen im Team sehr präsent und ruft neben Mitgefühl auch große Sorge und Gefühle eigener Hilflosigkeit hervor, teilweise aber auch Ärger, wenn er sich mitten auf den Stationsflur legt und eine Traube besorgter Mitpatient:innen sich um ihn bilden lässt. Wiederholt fordert er uns auf, sich mehr um seinen Schwindel zu kümmern, und ist verunsichert durch unser Interesse an seinen Gefühlen und anderen Aspekten seines Lebens. Herr M. kann schließlich kleine Fortschritte anerkennen, zum Beispiel den Zusammenhang von einer selbstwirksameren Positionierung im zwischenmenschlichen Kontakt (»ich habe mich getraut, ihm offen meine Meinung zu sagen«) und dem gleichzeitigen Erleben von mehr körperbezogenem Vertrauen (weniger crohnbezogenen Ängsten). Das Gefühl des »permanenten Schwindels« wird im Verlauf zunehmend besser differenzierbar und situativ und affektiv genauer kontextualisierbar. Es wird auch deutlich, dass er oft das Gefühl hat, andere müssten genauso denken wie er, und unter enormem Druck steht, andere von seiner Meinung überzeugen zu müssen, um dadurch seine Meinung überhaupt als berechtigt erleben zu können.

Im Therapiefokus (Kämmerer 2016) legen wir gemeinsam den Schwerpunkt auf die Vertrauensproblematik, auf Affektwahrnehmung, -toleranz und -mitteilung (auch im Rahmen von Exposition), auf Selbstempathie, Selbstwirksamkeit und Perspektivenübernahme.

Aus einem Therapiegespräch

Herr M.: »Ich hab' noch mal darüber nachgedacht, was Sie zur Entstehung meines Symptoms gesagt haben, dass Sie nämlich vermuten, dass ich irgendwann die Erfahrung gemacht habe, dass es mir helfen kann, bei Schwindel das Handy in die Hand zu nehmen und mit dem Stuhl zu wippen, und ich es deshalb beibehalten habe und nicht, weil es zwingende somatische Ursachen für den Zusammenhang gibt – dass es also letztlich eine zufällige, gelernte Verbindung ist. Ich habe mir deshalb überlegt, ob es nicht Sinn macht, mich auszutricksen, indem ich statt des Handys in der Hand immer Ohrstöpsel trage.«

Therapeut: »Das ist etwas, was Sie versuchen können, aber ich bin ehrlich gesagt nicht so ein Freund davon, sich oder andere auszutricksen, und möchte Ihnen auch nicht zu so einem Umgang mit sich raten. Ich hätte auch die Befürchtung, dass sich das Symptom dann nur verschiebt und eventuell ein anderes Symptom an dessen Stelle tritt.«

Herr M.: »Wie soll ich dann damit umgehen? Sie hatten gestern ja gesagt, ich soll mich der Situation ohne Handy und Kippeln exponieren, aber ich kann mir nicht vorstellen, dass das funktioniert …«

Therapeut: »Ich kann mir schon vorstellen, dass das funktioniert; nicht sofort, und es wird erst einmal unangenehm sein, aber Sie können die Erfahrung machen, dass Sie das aushalten können und mit der Zeit dann der Schwindel auch weniger wird.«

Herr M.: »Wieso glauben Sie das? Haben Sie Erfahrung damit bzw. kennen Sie jemanden mit genau diesem Symptom, bei dem das funktioniert hat?«

Der Therapeut zögert, ist sich unsicher, wie er antworten soll, befürchtet eine Verunsicherung des Patienten, wenn er zu authentisch antwortet, hat gleichzeitig aber auch das Gefühl, dem Patienten Authentizität zu schulden: »Nein, dieses Symptom ist in dieser Form in der Tat neu für mich.«

Herr M. runzelt die Stirn: »Das ist jetzt aber doof und (Pause) verunsichert mich ziemlich. Ich weiß jetzt nicht, warum ich Ihrem Rat überhaupt folgen und Ihnen glauben soll, wenn Sie keine Erfahrung damit haben.«

Der Therapeut ist irritiert und zweifelt, dass es richtig war, so authentisch zu antworten, und fragt sich, ob der Patient ein »souveräneres«, Halt gebendes Gegenüber bräuchte; spürt einen inneren Widerstreit zwischen dem Bild des selektiv authentischen und dem des Halt gebenden Therapeuten (sichere Basis im Sinne Bowlbys), befürchtet eine Beschädigung der Vertrauensbeziehung und einen

Rückzug des Patienten: »… ich habe Erfahrung mit Exposition bei ganz verschiedenen Symptomen, aber in der Tat nicht mit Ihrem speziellen, vermute aber aufgrund der eigenen klinischen Erfahrung und der in der Literatur bei sehr vielen Patient:innen beschriebenen positiven Wirkung von Exposition, dass es zumindest einen Versuch wert wäre.«

Herr M.: »OK« (legt das Handy auf den Tisch, stellt das Wippen ein, zeigt sofort spürbares Unbehagen).

Therapeut: »Das finde ich mutig, fühlt sich wahrscheinlich unangenehm und verunsichernd an, aber das ist erstmal ganz normal in der Situation …«

Herr M. sieht sich unruhig im Raum um: »Ich merke, dass ich mich auf das Gespräch nicht mehr so gut konzentrieren kann, und das ist mir unangenehm und peinlich und macht mir wieder das Gefühl, dass ich nichts auf die Kette kriege …«

Therapeut: »Das kann ich mir vorstellen, und das tut mir auch leid; aber auch wenn es sich für Sie jetzt schlecht anfühlt, glaube ich, dass das doch der Weg ist, letztlich mehr Sicherheit und Bewegungsradius für sich zu entwickeln … auf mich wirken Sie als jemand, der gerade verunsichert und beunruhigt ist, weil er etwas Neues ausprobiert, aber nicht als jemand, der nichts auf die Kette kriegt …«

Patient (zweifelnd): »Aha …«

Das Gespräch setzt sich einige Minuten fort, Herr M. lässt durchgehend das Handy aus der Hand und wippt nicht mit dem Stuhl, der Therapeut meldet wiederholt zurück, dass er ihn zwar beunruhigt erlebt, aber nicht in seiner Gesprächsführung wesentlich beeinträchtigt, und dass er vermutet, dass sich mit der Zeit die Beunruhigung auch bessern wird.

Therapeut schließlich: »Aus meiner Sicht sind Sie gerade auf einem guten Weg.«

Herr M.: »…das ist das erste Mal, dass ich einem Arzt etwas glaube …«

Beide wirken überrascht über diesen Satz, und die zeitweise etwas angespannte Atmosphäre löst sich in einem kurzen gemeinsamen Lachen.

Kommentar

Dieser kurze Gesprächsausschnitt kann mit Blick auf das Verhältnis von Verstehen, Anerkennen und Vertrauen betrachtet werden. Für den Patienten geht es darum, wie er sein Symptom verstehen und wie weit er dem vom Therapeuten empfohlenen Umgang mit dem Symptom vertrauen kann. Eine Irritation entsteht auf beiden Seiten dadurch, dass für den Therapeuten das Symptom in dieser Form neu ist und er gleichwohl die Zumutung der Exposition empfiehlt. Die vorübergehende Verunsicherung auf Seiten des Patienten, die auch sein Vertrauen in den Therapeuten betrifft, scheint durch verschiedene Anerkennungsmomente in dem Gespräch ausgeglichen bzw. letztlich in eine Stärkung des Vertrauensverhältnisses umgewandelt zu werden: Der Patient spürt wahrscheinlich die Anerkennung seiner Person in der authentischen und die eigene Verunsicherung in Kauf nehmenden Antwort des Therapeuten. Dass sich der Patient dann »dennoch« auf die Exposition einlässt, wird vom Therapeuten als »mutig« validiert, das damit verbundene unangenehme Gefühl aufgegriffen (»tut mir Leid«) und der sich habituell einstellenden Selbstnegativität (»kriege nichts auf die Kette«) explizit widersprochen und diese relativiert.

Ergebnis (klinisch)

Herr M. äußert sich am Ende der zwölfwöchigen stationären Behandlung sehr zufrieden über den Verlauf: Der Schwindel sei deutlich weniger und ihm »egaler« geworden, teilweise auch »fast weg«, er sei weniger aufs Handy fixiert, wippe kaum noch im Sitzen, sei »nahbarer« geworden, spüre mehr Selbstsicherheit und Selbstvertrauen, auch mehr Vertrauen in Therapie überhaupt. Sein Körpergefühl und Körpervertrauen hätten sich gebessert, wahrscheinlich dadurch, dass er Gefühle besser wahrnehme. Er kenne sich besser, sei etwas ruhiger und gelassener und unterstelle anderen weniger böse Absichten. Im Abschlussgespräch geht es auch noch einmal um das Erleben von Vertrauen:

Therapeut: »Was gibt Ihnen das Gefühl, in der Therapie vertrauen zu können und sich vom ursprünglichen Erklärungsmodell (»es ist alles körperlich«) mehr distanzieren zu können?«

Herr M.: »Weil ich so viele Sachen, die in mir und in meinem Kopf die ganze Zeit ablaufen, besser sortieren kann; ich hab' immer gedacht, das eine hat mit dem anderen nichts zu tun, also der Schwindel hat nichts mit Gedanken oder Erlebnissen zu tun … ich kann das jetzt besser miteinander verknüpfen …«

Therapeut: »Ist es so, dass Sie das Gefühl haben, sich selbst besser verstehen zu können?«

Herr M.: »Ja, und das habe ich so bisher noch nicht erlebt« (Pause)

Therapeut: »… heißt das auch, dass Sie sich von uns ein Stück weit gut verstanden fühlen?«

Patient: »Ja, ich fühle mich von Ihnen gut verstanden … Auch wenn ich selbst noch nicht verstehe, warum mir das Wippen und das Handy-in-die-Hand-Nehmen überhaupt helfen, freue ich mich, dass das jemand einsortieren kann …«

Fallbeispiel 2: Frau L.

Frau L., 26, kommt wegen einer ausgeprägten Binge-Eating-Störung mit Adipositas I (BMI 34,5) und einer schweren depressiven Störung vor dem Hintergrund einer zwanghaften Persönlichkeitsstörung in stationäre Behandlung. Zudem besteht eine aktuell wieder stärker ausgeprägte Akne facialis. Die Patientin berichtet bei der Aufnahme von zuletzt mehrfach täglich auftretenden Essanfällen; seit der Trennung ihres Freundes von ihr vor einem Jahr habe sich ihr Zustand kontinuierlich verschlechtert. Sie sei niedergeschlagen, fühle sich leer, einsam und werte sich ständig ab. Sie habe keine sozialen Kontakte und keine Tagesstruktur mehr und seit einem Jahr auch keine Studienleistungen mehr erbringen können. Die Patientin berichtet von vier belastenden Kindheitserfahrungen (ACEs). Die Essanfälle begannen etwa im Alter von 16 Jahren. Auslöser seien Gefühle von Einsamkeit (Hänseleien in der Klasse), Versagensgefühle und Körperscham aufgrund der beginnenden Akne gewesen. Essen sei »eine Art Trost, aber auch Flucht vor meinen ganzen Gefühlen«. Die Patientin berichtet, unter permanentem Leistungsdruck zu stehen, dem sie nicht gerecht werden könne, und beschreibt sich selbst als »Perfektionistin«.

Auf Nachfrage gibt sie an, Vertrauen bedeute für sie, sich verletzlich zeigen zu können. Vertrauen zu sich und anderen habe für sie eine große Bedeutung und der Verlust von Vertrauen erheblich mit der Entstehung ihrer Erkrankung zu tun, weil sie in ihrer Kindheit nie wirklich eine Vertrauensperson gehabt habe. Die Verarbeitung enttäuschten Vertrauens und die Veränderung des Erlebens von Vertrauen in sich selbst (einschließlich ihres Körpers) und andere seien aber keine wichtigen Therapieziele für sie. Essanfälle, Perfektionismus und Depressivität erlebt die Patientin weitgehend ich-synton als für sich »normal«. In Behandlung kommt sie auf Empfehlung des Dermatologen, dem die Patientin zunehmend depressiver erschien.

Die Patientin bemüht sich auch in der Therapie, eine besonders »gute Patientin« zu sein. Die Wiederherstellung ihrer Leistungsfähigkeit scheint ihr dabei wichtiger als die Behandlung ihrer Essanfälle. Ihren Körper erlebt sie aufgrund des Übergewichts und der Akne als Makel, fremd und Quelle der Beschämung. Nur langsam werden im Verlauf hinter einem immer freundlich zugewandten und nach außen um Fröhlichkeit und Angepasstheit bemühten Verhalten quälende Versagens- und Wertlosigkeitsgefühle, Gefühle, nicht gut genug zu sein, Bestrafungsängste und Leeregefühle passager auch spürbar. Innerhalb der Patient:innengruppe ist die Patientin zurückhaltend und unauffällig. Oft wirkt sie neben den anderen etwas verloren. Im Verlauf der Behandlung nimmt der Essensdruck zwar etwas ab, aber die Patientin meidet den Kontakt zum Team, schämt sich ihrer Disziplinlosigkeit und Willensschwäche, die sie als Ursache ihrer Krankheit ansieht, und fürchtet, uns zu stören. Darauf angesprochen, wird sie noch stiller, hat das Gefühl, in der Therapie etwas falsch zu machen und unseren Erwartungen an eine »gute Patientin« nicht zu entsprechen. Im Team entsteht der Eindruck, die Patientin bleibe in ihrem Bemühen um Perfektion und ihrer Überzeugung, alles alleine schaffen zu müssen, nur schwer erreichbar.

Im Fokus legen wir gemeinsam mit der Patientin den Schwerpunkt auf Förderung der Selbstempathie und Selbstakzeptanz, des Hilfeholens sowie der Autonomie- und Konfliktfähigkeit. Zeitweise wird Frau L. im Verlauf spürbar trauriger, gesteht sich

Trauer aber nie länger zu. Nachdem die Essanfälle vorübergehend deutlich zurückgegangen waren (2 Wochen ganz ohne Binge Eating), werden sie in der Zeit vor Entlassung wieder stärker.

Ergebnis (klinisch)

Frau L. hat große Sorge vor der Rückkehr in den Alltag, möchte aber auch nicht mehr länger stationär bleiben, da sie nicht das Gefühl hat, dass ihr das weiterhilft. Sie ist sich bei der Entlassung unsicher, wie viel die Therapie ihr geholfen hat. Die Essanfälle sind zwar deutlich weniger als vor der Aufnahme, aber die Patientin befürchtet einen Rückfall bei anstehenden psychosozialen Belastungen (Studium), und erlebt sich hinsichtlich der Essanfälle als hochgradig ambivalent: Sie sind ihr peinlich, und sie erlebt sie als Ausdruck ihres Versagens und mangelnder Disziplin und gleichzeitig aber auch als Halt: »Ich kann die Essanfälle nicht loslassen, weil sie mir so viel Halt geben, ich fühle mich ohne sie verloren.« Klinisch entsteht der Eindruck, die Patientin habe nur wenig von der zwölfwöchigen Behandlung profitieren können. Sie bleibt weitgehend im Körpermodus, in dem die Essanfälle eine Form Halt gebender, tröstender und beruhigender Selbstberührung darstellen (Schultz-Venrath 2021).

In einem ambulanten Nachgespräch nach acht Wochen geht es auch um einen Rückblick auf die Therapie. Deutlich spürbar ist die Scham, an der Essstörung weiterhin festhalten zu müssen. Der Therapeut versucht, sie zu entlasten, indem er seine Vermutung äußert, dass es ihm und dem Team in der Therapie wohl nicht ausreichend gelungen sei, der Patientin eine sichere Basis anzubieten, die es ihr ermöglichen würde, Hilfe anzunehmen und nicht das Gefühl zu haben, alles mit sich alleine ausmachen zu müssen.

Frau L.: »Ich glaube, in meinem Kopf ist es immer noch so, dass ich noch nicht ganz verstehe, wie andere mir helfen können, weil doch *ich* die Arbeit leisten muss …«

Therapeut: »Mir fällt da wieder das Stichwort ›Vertrauen‹ ein, … dass ich den Eindruck habe, dass Ihnen das Vertrauen fehlt, dass andere Ihnen überhaupt helfen können, ist das so, oder wie sehen Sie das?«

Frau L.: »… das stimmt, vielleicht vertraue ich auch in der Therapie gar nicht so viel, wie ich denke … ich habe das Gefühl, dass ich dann die Verantwortung abgebe, und das fühlt sich nicht richtig an …«

Therapeut: »Wie fühlt es sich an?«

Frau L.: »… als wäre ich unfähig.« (Patientin weint) (Pause)

Therapeut: »Heißt das, dass Sie das Gefühl haben: Wenn ich vertraue, dass der andere mir hilft, bedeutet das: Ich bin unfähig?«

Frau L.: »Ja, irgendwo schon.«

Therapeut (Pause): »… wenn es im Moment so ist, dass Vertrauen in der Therapie Ihre Selbstentwertung verstärkt, wird es für Sie natürlich schwierig …«

Frau L.: »Ja, ich komme im Moment nicht aus dem Gefühl heraus, es alleine hinbekommen zu müssen.«

Therapeut: »Vielleicht erleben Sie unsere Art der Unterstützung für sich aber auch gar nicht nur als Unterstützung, sondern als Einschränkung. Wie ist denn Ihre Erfahrung?«

Frau L. »Das kann sein … also, in den Momenten denke ich einfach, dass mir nichts hilft außer das [zu essen] … ich öffne mich nicht für andere Wege … ich bin total stur …«

Therapeut: »Das klingt jetzt wieder so selbstentwertend … stur … von außen kann das so wirken, aber vielleicht sind Sie auch ein Stück weit verzweifelt, dass Sie sich keinen anderen Weg für sich vorstellen können und nicht darauf vertrauen können, dass andere Ihnen helfen, einen anderen Weg zu finden – trifft das, wie Sie sich erleben?«

Frau L.: »Das kann sein (Tränen), irgendwie fühlt sich das immer so an, dass ich nicht weiß … Irgendwie gibt's halt nichts mehr … es hängt alles an mir …« (Pause)

Therapeut: »Jein … einerseits ist es Ihre Entscheidung, ob alles immer nur an Ihnen hängen muss oder ob Sie sagen, an dem Punkt hole ich mir Hilfe … andererseits glaube ich, ist es auch wichtig, die Schwierigkeit zu vertrauen, mit jemand anderem für sich eine gute Lösung zu finden, ernst zu nehmen … ich frage mich schon, ob Sie sich von uns vielleicht doch nicht so gut verstanden fühlen, wie Sie glauben oder vermuten … ob zum Beispiel unsere Aufforderung, sich bei Essensdruck an uns zu wenden, in Ihnen eventuell doch das Gefühl entstehen lässt: Die verstehen mich nicht … denn ich brauche ja diese Hilfe durch das Essen und hab eigentlich keine andere – und die soll ich jetzt lassen ...«

Frau L. (lange Pause): »Vielleicht ist das so, ich kann es aber nicht spüren.«

Kommentar

Auch dieser Abschnitt kann ein Licht werfen auf das Verhältnis von Verstehen und Mentalisieren, Anerkennen und epistemischem Vertrauen. Zunächst geht der Impuls, den Therapieverlauf rückblickend besser zu verstehen, vom Therapeuten aus und nicht von Frau L. Der Gesprächsverlauf ist auch dadurch insgesamt mühsamer, weil Frau L. hier gar kein eigenes Verstehensanliegen zu haben scheint. Ebenso wird das Thema ›Vertrauen‹ vom Therapeuten aktiv eingebracht. Seine Hypothese ist, dass Frau L.s Inneres Arbeitsmodell von Bindung durch rigide innere Überzeugungen geprägt ist, die sie daran hindern, darauf vertrauen zu können, dass es in einer Beziehung für sie Hilfe geben kann. Eine dieser Überzeugungen (»ich muss alles mit mir alleine ausmachen«) spricht der Therapeut an; dabei zeigt sich, dass diese Überzeugung im Erleben der Patientin eng mit der Abwehr von Insuffizienz- und Wertlosigkeitsgefühlen verbunden ist und diese auch das Erleben von epistemischem Vertrauen prägen bzw. mit epistemischem Misstrauen hinsichtlich Hilfe zusammenhängen. Damit scheint auch verbunden zu sein, dass die Patientin nur sehr eingeschränkt bei sich bewusst wahrnehmen kann, inwieweit sie sich in der Therapie überhaupt verstanden fühlt und dem Gegenüber epistemisch vertraut. Der Therapeut vermutet, dass die mit dem Erleben von Vertrauen verbundenen Wertlosigkeitsgefühle aus einem (ihm bekannten) Trauma resultieren, das in dieser Situation aber nicht weiter thematisiert werden soll. Er lenkt das Thema von der Patientin weg auf die Art der Unterstützung, die ihr in der Behandlung durch ihn und das Team angeboten wurde und die sie wohl eher als eine Form der Einschränkung erlebt hat. Der Therapeut versucht auch hier, der Patientin Distanz zur habituellen Selbstnegativität zu ermöglichen, und validiert ihre Schwierigkeit zu vertrauen, die er hypothetisch mit einem möglichen Gefühl, sich nicht verstanden zu fühlen, in Verbindung bringt, bewegt sich in der Situation aber eher weg vom Affekt der Patientin.

9.7 Ausblick

Psychosomatische Störungen resultieren zu weiten Teilen aus Beziehungsstörungen. Das Konzept des epistemischen Vertrauens ermöglicht einen neuen und wahrscheinlich sehr zentralen Zugang zum Verständnis und zur Behandlung dieser Beziehungsstörungen. Aus psychosomatischer Perspektive ist es dabei wichtig, die Beziehungen zwischen epistemischem, evaluativem und Körpervertrauen genauer zu verstehen und auch die Bedeutung epistemischen Vertrauens in der Entstehung und Behandlung psychosomatischer Erkrankungen mit Organschädigungen herauszuarbeiten. Die Erforschung und das Verständnis dieser sich wechselseitig beeinflussenden körperlichen, psychischen und sozialen Prozesse bedürfen der Anwendung unterschiedlicher Methoden und Perspektiven. Denn körperliche, psychische und soziale Phänomene lassen sich jeweils aus einer phänomenologisch die subjektive Erfahrung der Person würdigenden Selbsterlebensperspektive (Erste-Person-Perspektive), aus einer hermeneutisch auf das gemeinsame Verstehen intersubjektiven Erlebens zielenden Ich-Du-Perspektive (Zweite-Person-Perspektive) sowie aus einer objektivierenden Beobachterperspektive (Dritte-Person-Perspektive) beschreiben (Fuchs 2015). Alle drei Perspektiven, die nicht ineinander überführbar sind, haben ihre eigene Bedeutung und ergänzen sich.

Literatur

Allen, J. G. (2022). *Trusting in Psychotherapy*. Washington, DC: American Psychiatric Association Publishing.

Bellis, M. A., Hughes, K., Leckenby, N., Hardcastle, K. A., Perkins, C. & Lowey, H. (2015). Measuring mortality and the burden of adult disease associated with adverse childhood experiences in England: A national survey. *Journal of public health (Oxford, England)*, *37*(3), S. 445–454. https://doi.org/10.1093/pubmed/fdu065.

Boetticher, D. v. (2014). *Die therapeutische Beziehung in der psychosozialen Medizin. Klinische und anthropologische Aspekte.* Stuttgart: Kohlhammer.

Boetticher, D. v. (2021). Vertrauen in der Psychotherapie – Epistemische und evaluative Aspekte. *Z Psychosom Med Psychother*, (67), S. 5–20.

Campbell, C., Tanzer, M., Saunders, R., Booker, T., Allison, E., Li, E. et al. (2021). Development and validation of a self-report measure of epistemic trust. PLOS ONE, *16*(4). e0250264. https://doi.org/10.1371/journal.pone.0250264.

Danese, A. & McEwen, B. S. (2012). Adverse childhood experiences, allostasis, allostatic load, and age-related disease. *Physiol Behav*, (106), S. 29–39.

Diez Grieser, M. T. & Müller, T. (2018). *Mentalisieren mit Kindern und Jugendlichen* (2. Aufl.). Stuttgart: Klett-Cotta.

Domin, H. (2009). *Sämtliche Gedichte*. Frankfurt am Main: Fischer.

Egle, U. T., Franz, M., Joraschky, P., Lampe, A., Seiffge-Krenke, I. & Cierpka, M. (2016). Gesundheitliche Langzeitfolgen psychosozialer Belastungen in der Kindheit – Ein Update. *Bundesgesundheitsblatt Gesundheitsforschung Gesundheitsschutz*, (59), S. 1247–1254.

Ehrlich, K. B. (2019). Attachment and psychoneuroimmunology. *Current opinion in psychology*, (25), S. 96–100. https://doi.org/10.1016/j.copsyc.2018.03.012.

Ehrlich, K. B. & Cassidy, J. (2019). Attachment and physical health: Introduction to the special issue. *Attachment & Human Development, 21*(1), S. 1–4, DOI: 10.1080/14616734.2018.1541512.

Entringer, S., Buss C. & Wadhwa, P. D. (2015). Prenatal stress, development, health and disease risk: A psychobiological perspective – 2015 Curt Richter Award Paper. *Psychoneuroendocrinology* (62), S. 366–375.

Fancourt, D. & Steptoe, A. (2020). The longitudinal relationship between changes in wellbeing and inflammatory markers: Are associations independent of depression? *Brain, behavior, and immunity*, (83), S. 146–152. https://doi.org/10.1016/j.bbi.2019.10.004.

Felitti, V. J., Anda, R. F., Nordenberg, D., Williamson, D. F., Spitz, A. M., Edwards, V., Koss, M. P. & Marks, J. S. (1998). Relationship of childhood abuse and household dysfunction to many of the leading causes of death in adults. The Adverse Childhood Experiences (ACE) Study. *Am J Prev Med*, (14), S. 245–258.

Fonagy, P. & Allison, E. (2014). The role of mentalizing and epistemic trust in the therapeutic relationship. *Psychotherapy*, (51), S. 372–380.

Fonagy, P., Campbell, C. (2017). Böses Blut – ein Rückblick. *Bindung und Psychoanalyse. Psyche*, (71), S. 275–305.

Fonagy, P., Gergely, G., Jurist, E. L. & Target, M. (2004). *Affektregulierung, Mentalisierung und die Entwicklung des Selbst*. Stuttgart: Klett-Cotta.

Fonagy, P., Luyten, P., Allison, E. & Campbell, C. (2017). What we have changed our minds about: Part 2. Borderline personality disorder, epistemic trust and the developmental significance of social communication. *Borderline Personal Disord Emot Dysregul*, (4), S. 9. Doi: 10.1186/s40479-017-0062-8.

Fonagy, P., Luyten, P., Allison, E. & Campbell, C. (2019). Mentalizing, Epistemic Trust and the Phenomenology of Psychotherapy. *Psychopathology*, 52, S. 94–103.

Fonagy, P. & Target, M. (2007). The Rooting of the Mind in the Body: New Links Between Attachment Theory and Psychoanalytic Thought. *Journal of the American Psychoanalytic Association*, 55(2), S. 411–456. https://doi.org/10.1177/00030651070550020501.

Fuchs, T., Sattel, H. & Henningsen, P. (Hrsg.) (2010). *The embodied self. Dimensions, coherence and disorders.* Stuttgart: Schattauer.

Fuchs, T. (2015). Subjektivität und Intersubjektivität. Zur Grundlage psychiatrischer und psychotherapeutischer Diagnostik. Kontext. *Zeitschrift für Systemische Therapie und Familientherapie*, (46), S. 27–41.

Glover, V. (2011). Annual Research Review: Prenatal stress and the origins of psychopathology: an evolutionary perspective. *J Child Psychol Psychiatry*, 52(4), S. 356–367.

Hartmann, M. (2011). *Die Praxis des Vertrauens.* Frankfurt am Main: Suhrkamp.

Henningsen, P. (2021). *Allgemeine Psychosomatische Medizin. Krankheiten des verkörperten Selbst im 21. Jahrhundert.* Berlin: Springer.

Herrmann-Lingen, C., Melzer, J. & Boetticher, D. v. (2019). Emotions, Bodily Changes, and the Social Environment: How Did Early Psychosomatic Medicine Consider the Social Dimension in Health and Disease? *Psychosomatic Medicine*, (81), S. 694–703.

Hewer, W. & Schneider, F. (2017). Somatische Morbidität psychisch Kranker. In F. Schneider (Hrsg.), *Facharztwissen Psychiatrie, Psychosomatik und Psychotherapie* (2. Aufl., S. 571–582). Berlin, Heidelberg: Springer.

Hofmann, S. G. (2016). *Emotion in Therapy. From Science to Practice.* London: Taylor & Francis.

Holt-Lunstad, J., Robles, T. & Sbarra, D. A. (2017). Advancing Social Connection as a Public Health Priority in the United States. *Am Psychol.*, 72(6), S. 517–530. doi:10.1037/amp0000103.

Honneth, A. (1992). *Kampf um Anerkennung. Zur moralischen Grammatik sozialer Konflikte.* Frankfurt am Main: Suhrkamp.

Honneth, A. (2003). *Unsichtbarkeit. Stationen einer Theorie der Intersubjektivität.* Frankfurt am Main: Suhrkamp.

Hughes, K., Bellis, M. A., Hardcastle, K. A., Sethi, D., Butchart, A., Mikton, C., Jones, L. & Dunne, M. P. (2017). The effect of multiple adverse childhood experiences on health: A systematic review and meta-analysis. *The Lancet. Public health*, 2(8), e356–e366. https://doi.org/10.1016.

Kämmerer, W. (2016). *Auf der Suche nach dem Wort, das berührt.* Berlin, Heidelberg: Springer.

Koutnik, A. P., Sanchez-Gonzalez, M. A., May, R. W., Hughes, R. M. & Fincham, F. D. (2013). Impact of psychological distress on cardiovagal reactivation after a speech task. *J Hum Hypertens*, (28), S. 399–401. doi: 10.1038/jhh.2013.127.

Koch, U., Mehnert, A. & Härter, M. (2011). Chronische körperliche Erkrankungen und psychische Komorbidität. *Bundesgesundheitsblatt Gesundheitsforschung Gesundheitsschutz,* (54), S. 1–3. https://doi.org/10.1007/s00103-010-1196-7.

Leuzinger-Bohleber, M., Emde, R. & Pfeifer, R. (Hrsg.) (2013). *Embodiment. Ein innovatives Konzept für Entwicklungsforschung und Psychoanalyse.* Göttingen: Vandenhoeck & Ruprecht.

Levine, G. N., Cohen, B. E., Commodore-Mensah, Y., Fleury, J., Huffman, J. C., Khalid, U. … & Kubzansky, L. D. (2021). Psychological Health, Well-Being, and the Mind-Heart-Body Connection: A Scientific Statement From the American Heart Association. *Circulation, 143*(10), e763–e783. https://doi.org/10.1161/CIR.0000000000000947.

Luyten, P., Houdenhove, B. v., Lemma, A., Target, M. & Fonagy, P. (2012). A mentalization-based approach to the understanding and treatment of functional somatic disorders. *Psychoanalytic Psychotherapy, 26*(2), S. 121–140.

Maunder, R. G. & Hunter, J. J. (2022). Attachment Relationships as Determinants of Physical Health. *Psychodynamic psychiatry,* 50(2), S. 360–379. https://doi.org/10.1521/pdps.2022.50.2.360.

Mostofsky, E., Penner, E. A., Mittleman, M. A. (2014). Outbursts of anger as a trigger of acute cardiovascular events: a systematic review and meta-analysis. *Eur Heart J.,* (35), S. 1404–1410. doi: 10.1093/eurheartj/ehu033.

Polizzi, C., Perricone, G., Duca, V., Carollo, A., Marceca, M. & Fontana, V. (2017). A study on maternal-fetal attachment in pregnant women undergoing fetal echocardiography. JPNIM, (6), S. 1–10.

Riedl, D., Lampe, A., Exenberger, S., Nolte, T., Trawöger, I. & Beck, T. (2020). Prevalence of adverse childhood experiences (ACEs) and associated physical and mental health problems amongst hospital patients: Results from a cross-sectional study. *General hospital psychiatry,* (64), S. 80–86.

Rollè, L., Giordano, M., Santoniccolo, F. & Trombetta, T. (2020). Prenatal Attachment and Perinatal Depression: A Systematic Review. *International journal of environmental research and public health, 17*(8), S. 2644. https://doi.org/10.3390/ijerph17082644.

Sartorious, N. (2013). Comorbidity of mental and physical diseases: A main challenge for medicine of the 21st century. *Shanghai Arch Psychiatry,* (25), S. 68 f.

Scheidgen I. (2006). *Hilde Domin. Dichterin des Dennoch.* Lahr: Kaufmann.

Scherer, K. R. & Moors, A. (2019). The Emotion Process: Event Appraisal and Component Differentiation. *Annual review of psychology,* (70), S. 719–745. https://doi.org/10.1146/annurev-psych-122216-011854.

Schultz-Venrath, U. (2021). *Mentalisieren des Körpers.* Stuttgart: Klett-Cotta.

Scott, K. M., Korff, M. v., Angermeyer, M. C., Benjet, C., Bruffaerts, R., de Girolamo, G., Haro, J. M., Lépine, J. P., Ormel, J., Posada-Villa, J., Tachimori, H. & Kessler, R. C. (2011). Association of childhood adversities and early-onset mental disorders with adult-onset chronic physical conditions. *Arch Gen Psychiatry,* (68), S. 838–844.

Shai, D. & Belsky, J. (2011). Parental embodied mentalizing: Let's be explicit about what we mean by implicit. *Child Development Perspectives*, 5(3), S. 187–188.

Shai, D. & Belsky, J. (2017). Parental embodied mentalizing: How the nonverbal dance between parents and infants predicts children's socio-emotional functioning. *Attachment & Human Development*, 19(2), S. 191–219.

Shalev, I., Entringer, S., Wadhwa, P. D., Wolkowitz, O. M., Puterman, E., Lin, J. & Epel, E. S. (2013). Stress and telomere biology: a lifespan perspective. *Psychoneuroendocrinology*, 38(9), S. 1835–1842.

Strauß, B. & Nolte, T. (2020). Bindungsforschung. In U. T. Egle, C. Heim, B. Strauß & R. v. Känel (Hrsg.). *Psychosomatik – Neurobiologisch fundiert und evidenzbasiert* (S. 171–184). Stuttgart: Kohlhammer.

Subic-Wrana, C. (2017). Bindung, körperliche Krankheit und Krankheitsbewältigung. In B. Strauß & H. Schauenburg (Hrsg.). *Bindung in Psychologie und Medizin. Grundlagen, Klinik und Forschung – Ein Handbuch* (S. 224–234). Stuttgart: Kohlhammer.

Uchino, B. N. & Rook, K. S. (2020). Emotions, relationships, health and illness into old age. *Maturitas*, (139), S. 42–48. https://doi.org/10.1016/j.maturitas.2020.05.014.

Varela, F., Thompson, E. & Rosch, E. (2016). *The Embodied Mind*. Cambridge, MA: MIT.

Vila, J. (2021). Social Support and Longevity: Meta-Analysis-Based Evidence and Psychobiological Mechanisms. *Frontiers in psychology*, (12), 717164. https://doi.org/10.3389/fpsyg.2021.717164.

Walker, E. R., McGee, R. E. & Druss, B. G. (2015). Mortality in mental disorders and global disease burden implications. A systematic review and meta-analysis. JAMA *Psychiatry*, (72), S. 334–341.

Waller, E. & Scheidt, C. E. (2017). Bindung und somatoforme Störungen. In B. Strauß & H. Schauenburg (Hrsg.). *Bindung in Psychologie und Medizin. Grundlagen, Klinik und Forschung – Ein Handbuch* (S. 211–223). Stuttgart: Kohlhammer.

Weiner, H. (1989). Eine Medizin menschlicher Beziehungen. *Psychotherapie, Psychosomatik, Medizinische Psychologie*, (3–4), S. 96–102.

Weiner, H. (2008). The Concept of Psychosomatic Medicine. In E. R. Wallace & J. Gach (Hrsg.). *History of Psychiatry and Medical Psychology. With an Epilogue on Psychiatry and the Mind-Body Relation*. (S. 485–516). New York, Heidelberg: Springer.

Williams, B. (1999). *Ethik und die Grenzen der Philosophie*. Hamburg: Rotbuch.

Wynne, L., Tienari, P., Nieminen, P., Sorri, A., Lahti, I., Moring, J., Naarala, M., Läksy, K., Wahlberg, K. E. & Miettunen, J. (2006). I. Genotype-Environment Interaction in the Schizophrenia Spectrum: Genetic Liability and Global Family Ratings in the Finnish Adoption Study. *Family Process*, (4), S. 419–434.

KAPITEL 10

Epistemisches Vertrauen in der Onlinetherapie

GEORGINA AISBITT, TOBIAS NOLTE UND PETER FONAGY

10.1 Weshalb Beziehungen im Gesundheitswesen wichtig sind

Die medizinische Versorgung findet im Rahmen von Beziehungen statt, und ihre Inanspruchnahme und Wirksamkeit werden durch ihren sozialen Kontext beeinflusst. Im Bereich der medizinischen Versorgung wurde in Studien die Bedeutung einer effektiven Kommunikation für die Behandlungserfolge hervorgehoben (Stewart 1995; Henry et al. 2017; Orlando et al. 2019), und häufig wurde ein kausaler Zusammenhang zwischen der Arzt-Patienten-Beziehung und objektiven (z. B. Blutdruck) und subjektiven (z. B. Schmerzwerte; Kelley et al. 2014) Ergebnissen festgestellt. Bestimmte Patient:innencharakteristika haben sich dabei empirisch wiederholt als wichtig erwiesen. So wirkt sich auch der Bindungsstil auf die Inanspruchnahme des Gesundheitswesens aus, wobei es Hinweise darauf gibt, dass Personen mit einem verstrickten Bindungsstil die Primärversorgung am häufigsten in Anspruch nehmen und auf sie die höchsten Kosten in diesem Kontext entfallen, während Personen mit einem unsicher-vermeidenden Bindungsstil sie am wenigsten nutzen (Chiechanowski et al. 2002). Krankheit verursacht Stress und aktiviert so das Bindungssystem, wodurch das bindungssuchende Verhalten einer Person und ihre Beziehungsentwürfe von Vertrauen und Misstrauen ausgelöst werden (Maunder & Hunter 2016; Strauß & Nolte 2020). Dies kann dazu führen, dass der Therapeut als Bezugsperson gesehen wird (Adshead 1998). Die Ausprägung dieser Bindung kann sich auch darauf auswirken, wie Klient:innen von Therapeut:innen wahrgenommen werden, und dies wurde als Ansatz für das Verständnis von Schwierigkeiten vorgeschlagen, mit denen sich Therapeuten bei der Behandlung bestimmter Patient:innentypen konfrontiert sehen können (Maunder et al. 2006).

Gleichermaßen ist auch in der psychiatrischen Versorgung die Fähigkeit, Menschen in eine therapeutische Allianz einzubinden, entscheidend für die Optimierung der Therapie (z.B. Cirasola et al. 2021; O'Keeffe et al. 2019) über alle therapeutischen Modalitäten hinweg (O'Keeffe et al. 2020), und die Allianz zeigt einen gut nachgewiesenen kausalen Zusammenhang mit den Behandlungserfolgen der Psychotherapie (Chiu et al. 2009; Labouliere et al. 2017). Die subjektive Wahrnehmung einer Beziehung ist besonders wichtig bei therapeutischen Beziehungen, bei denen die Bewertungen der Allianz durch den Klienten regelmäßig das therapeutische Engagement und die Ergebnisse vorhersagen, die Bewertungen der Allianz durch Therapeut:innen und Beobachter:innen jedoch oft nicht (Holdsworth et al. 2014; Horvath & Symonds 1991; Krupnick et al. 1996). Dieses Muster tritt bereits in der dritten Behandlungssitzung auf und bleibt oft während der gesamten Therapie bestehen, unabhängig von der Behandlungsmodalität, den klinischen Diagnosen und der Klient:innenpopulation (für eine Übersicht s. Horvath 2000). Obwohl die meisten Untersuchungen zur therapeutischen Allianz bei Erwachsenen durchgeführt wurden, stellte man dasselbe Muster auch bei Kindern und Jugendlichen fest (Shirk & Karver 2011; Shirk & Karver 2003), wobei die Fähigkeit, Heranwachsende in die therapeutische Beziehung einzubinden, als entscheidend für die Erfolgsaussichten der Therapie angesehen wird (Karver et al. 2019).

Das Muster eines Menschen, sich auf Beziehungen in seinen weiteren sozialen Netzwerken einzulassen oder nicht (bzw. in welcher Qualität), kann ebenfalls die Gesundheit und die Wahrscheinlichkeit der Inanspruchnahme von Gesundheitsdiensten beeinflussen. So sind beispielsweise qualitativ schlechte soziale Netzwerke mit einem höheren Sterblichkeitsrisiko verbunden (Holt-Lunstad & Smith 2015), und ein unsicherer Bindungsstil ist mit einem höheren Risiko für Herz-Kreislauf-Probleme (vermeidender Bindungsstil) und schmerzbedingten Erkrankungen (ängstlicher Bindungsstil; McWilliams & Bailey 2010) verknüpft. Menschen mit schwerwiegenden Beziehungsproblemen, wie zum Beispiel Personen mit der Diagnose einer Persönlichkeitsstörung, haben eine geringere Lebenserwartung als die Allgemeinbevölkerung, die einer Studie zufolge in England und Wales bei Frauen 18,7 Jahre und bei Männern 17,7 Jahre niedriger (Fok et al. 2012) war. Dieser schockierende Unterschied könnte zumindest teilweise mit den belastenden Auswirkungen einer beeinträchtigten sozialen Gesundheit zusammenhängen. Eine Metaanalyse von Holt-Lunstad und Smith untersuchte 70 prospektive Studien hinsichtlich des Zusammenhangs zwischen sozialer Isolation und Sterblichkeitsrisiko und stellte eine hohe Korrelation fest, der im Hinblick auf das Sterblichkeitsrisiko mit anderen bekannten und häufig ins Visier genommenen Verhaltensrisikofaktoren wie Rauchen, Alkoholkonsum und Fettleibigkeit vergleichbar ist (Holt-Lunstad & Smith 2015). Einige Studien legen nahe, dass das psychische und physische Wohlbefinden eher mit der subjektiven als mit der objektiven Wahrnehmung sozialer Unterstützung zusammenhängt (Bhatti & Haq 2017; Vandervoort 1999). So ergab eine systematische Untersuchung, dass Personen, die sich selbst als defizitär in der sozialen Interaktion einschätzen, mit höherer Wahrscheinlichkeit Depressionen, kognitive Beeinträchtigungen oder Probleme mit ihrem kardiovaskulären oder neuroendokrinen System berichten (Bhatti & Haq 2017). Die Qualität der Beziehungen, insbesondere deren subjektive Wahrnehmung durch den Einzelnen, scheint also eine entscheidende Rolle für das körperliche und psychische Wohlbefinden sowie für die Inanspruchnahme und Wirksamkeit körperlicher und psychologischer Behandlungen zu spielen.

10.2 Was beeinflusst Beziehungen im Gesundheitswesen?

Das Interaktionsmodell nach King (Theorie der Zielerreichung) bietet einen Rahmen, um zu verstehen, wie dieser Zusammenhang zwischen den Behandlungserfolgen in der Gesundheitsversorgung und den Beziehungen zu diesen Hilfssystemen und den darin agierenden Personen zustande kommt (King 1992), und wurde auf verschiedene Bereiche angewandt, darunter die Pflege (Adib-Hajbaghery & Tahmouresi 2018) und die Pharmakotherapie (Sabater-Galindo et al. 2016). Gemäß der Zielerreichungstheorie gilt: Gesundheit wird durch eine angemessene Arzt-Patienten-Beziehung erreicht; Kliniker:innen und Patient:innen müssen ein gegenseitiges Verständnis füreinander haben; die Ziele und Funktionen beider müssen übereinstimmen; und die Kliniker müssen ihr gesamtes Wissen einsetzen, um eine Arbeitsbeziehung aufzubauen und angemessene gemeinsame Ziele festzulegen, die freiwillig angenommen werden. Damit diese Bedingungen erfüllt werden können, betont King die Bedeutung der Wahrnehmung dessen, wie wichtig es ist, dass jemand eine ausreichend gute Vorstellung von sich selbst und anderen hat, um gemeinsame Ziele effektiv zu entwickeln und das Vertrauen zu schaffen, das für deren Umsetzung unerlässlich ist.

Diese Rolle von Wahrnehmung und Vertrauen kann durch die Brille der Mentalisierungstheorie und ihrer jüngsten Erweiterung auf den angrenzenden Bereich des epistemischen Vertrauens verstanden werden (Fonagy et al. 2019). Epistemisches Vertrauen bezieht sich auf das Vertrauen in die Authentizität und Relevanz von Informationen, die von anderen mitgeteilt werden. Es wird angenommen, dass epistemisches Vertrauen eine wesentliche Voraussetzung für die effiziente Kommunikation sozial und kulturell relevanter Informationen ist (Csibra & Gergely 2009). Schließlich kommt das menschliche Kleinkind mit nur sehr wenigen Kompetenzen auf die Welt, die es braucht, um in dem komplexen sozialen Umfeld zurechtzukommen, in dem es sich bewegen muss, um zu gedeihen. Wie in den vorigen Kapiteln dargelegt wurde: Der junge Mensch wendet sich an die anderen Menschen in seiner Umgebung, um die

Informationen zu erhalten, die er braucht. Er hört zu, beobachtet und verinnerlicht Wissenswertes, das ihm in anderen Situationen nützlich sein kann (einschließlich des Wissens über die Psyche und die zwischenmenschliche Dynamik sowie über die Co-Regulation von Affekten). Allerdings sind nicht alle Mitmenschen zuverlässige Informationsquellen. Um uns vor Fehlinformationen zu schützen, haben wir eine natürliche Vorsicht in Bezug auf die Genauigkeit und Relevanz von übermittelten Informationen entwickelt (Csibra & Gergely 2009; Mascaro & Sperber 2009). Epistemische Wachsamkeit ist die Kehrseite des epistemischen Vertrauens und kann die Grundhaltung bei der Prüfung neuer Informationen sein. Um diese schützende »epistemische Wachsamkeit« vorübergehend aufzuheben und neue Informationen aufzunehmen, muss der »epistemische Superhighway« geöffnet und die Bereitschaft zum Wissenserwerb geweckt und ermöglicht werden (Fonagy & Allison 2014).

Die Grundhaltung epistemischer Wachsamkeit ist verständlich, wenn man bedenkt, dass die Internalisierung und Generalisierung falscher oder fehlerhafter sozialer und kultureller Informationen potentiell gefährlich sind. Wenn Kinder im Alter von drei Jahren wiederholt mit unzuverlässigen oder maligne intendierten Informationen konfrontiert werden, lernen sie daher, diese Kommunikationen abzuweisen (Fonagy et al. 2015; Mascaro & Sperber 2009) und entwickeln ein epistemisches Misstrauen, das durch eine anhaltende Skepsis gegenüber der Authentizität des Kommunikators und der von ihm übermittelten Informationen gekennzeichnet ist (Fonagy et al. 2017a). Daher überrascht es nicht, dass die Neigung zu epistemischem Vertrauen die individuell erlebte soziale Entwicklung widerspiegelt. Es hat sich gezeigt, dass epistemisches Misstrauen und falsches Vertrauen (epistemische Leichtgläubigkeit) sowohl mit Misshandlungserfahrungen als auch mit aktuellen psychischen Symptomen in Verbindung stehen (Campbell et al. 2021). Fonagy und Kollegen (Fonagy et al. 2007; Fonagy & Allison 2014) haben auch dargelegt, dass die Entwicklung von epistemischem Vertrauen mit Bindungssicherheit zusammenhängt, die ihrerseits ein Prädiktor sowohl für Psychopathologie als auch für die Belastbarkeit der therapeutischen Allianz ist (Bernecker et al. 2014; Diener & Monroe 2011).

Ambivalente und vermeidende Bindungsstile zeichnen sich beide durch einen Mangel an Vertrauen in die eigene subjektive Erfahrung aus, obwohl sich der Mensch mit ersterem zu stark auf die Bindungsperson stützt und mit letzterem zu wenig. Extremere Ausprägungen von epistemischem Misstrauen werden als »epistemisches Einfrieren« oder »epistemische Hypervigilanz« bezeichnet und sind mit einem desorganisierten Bindungsstil und schweren und anhaltenden psychischen Störungen verbunden (Fonagy & Allison 2014; Nolte et al. 2023). Dieses Beziehungsmuster ist durch Misstrauen gegenüber allen Informationen gekennzeichnet, unabhängig davon, ob sie von einer Pflegeperson oder einem Fremden übermittelt werden, oder sogar gegenüber Informationen, die aus eigener Erfahrung stammen (Corriveau et al. 2009). Angesichts des Zusammenhangs zwischen dem Vertrauen in Gesundheitsexperten und klinischen Ergebnissen (Birkhäuser et al. 2017) wirkt eine solche Haltung des Misstrauens als Barriere für das Sich-einlassen-Können eines Klienten und beschränkt das, was gesundheitliche Interventionen erreichen können.

An dieser Stelle soll zunächst noch einmal wiederholt werden, welche Kommunikationsaspekte hilfreich sind, derartige Barrieren abzubauen. Dieser Prozess wird als das »Aussenden ostensiver Kommunikationssignale« bezeichnet, welche die Person auf die Kommunikation vorbereiten, die sie erhalten wird. Diese Signale vermitteln sowohl die Absicht, wichtige Informationen mitzuteilen (*»kommunikative Funktion«*), als auch, dass die Informationen speziell für diesen Menschen bestimmt sind (*»Adressierungsfunktion«*; Fonagy et al. 2007). Der Prozess ist nicht nur für Kleinkinder relevant. Wir beobachten ihn auch in der Kommunikation in medizinischen Kontexten. So kann beispielsweise eine Gesundheitsfachkraft (im medizinischen und psychologischen Bereich) mit jemandem bewusst Augenkontakt herstellen und den Namen der anderen Person verwenden, um die Aufmerksamkeit auf die Kommunikation zu lenken und sicherzustellen, dass sich der Zuhörer persönlich gemeint fühlt – er wird angesprochen. Manchmal jedoch kann sowohl die Kommunikation als auch die Ansprache durch eine leichte Anpassung des Tonfalls der Stimme erreicht werden, je nach der Botschaft, die vermittelt werden soll. *»Also, Frau Schmidt, das ist wirklich ernst, Sie sollten nicht atemlos sein, nachdem Sie die paar Stufen zu meiner Praxis heraufgestiegen sind.«*

Was also bringt diese *Adressierungsfunktion* dem Kommunikator, die über das Erwecken von Aufmerksamkeit hinausgeht? Würden wir uns jede wahrgenommene Information merken und generalisieren, wäre unser Kopf voll mit Irrelevantem. Frau Schmidt hat vermutlich das Gefühl, dass die folgende Mitteilung für sie relevant ist und in Erinnerung bleiben sollte, weil die Nachricht personalisiert und direkt an sie gerichtet ist, indem sie sich daran erinnert, wie sie leicht atemlos in die Praxis kam. Der Arzt hat es *bemerkt.* Sie fühlt sich in diesem Narrativ des Arztes über sie erkannt, und der epistemische Kanal zwischen Kommunikator und Rezipient ist offen(er).

Der Schlüssel, der ihn öffnete, ist das Gefühl, persönlich wahrgenommen zu werden. Das Baby fühlt sich genauso wahrgenommen, wenn es seinen Namen hört oder wenn es einfach nur seinerseits in irgendeiner Weise reagiert. Frau Schmidt fühlt sich wahrgenommen, weil sie genau beobachtet wurde. Eine andere, allgemeinere Art, ein Gefühl des Wahrgenommenwerdens zu erzielen, ist das Mentalisieren: der Prozess des Verstehens der eigenen Handlungen und der Handlungen anderer als absichtsvoll und durch innere Zustände wie Ziele, Gedanken und Gefühle angetrieben (Fonagy & Allison 2012). Der Kommunikator, der auf den mentalen Zustand des Rezipienten reagiert und dessen innere Zustände versucht zu erkennen, die im Prinzip undurchsichtig sind, stellt die gesunde Art der natürlichen Selektion dar, die dem Zuhörer das Signal vermittelt, dass der Kommunikator ein besonderes Interesse an ihm hat und seine Botschaft daher wahrscheinlich relevant und generalisierbar ist und in Erinnerung bleiben sollte. Das Mentalisieren wirkt als ostensives Kommunikationssignal, indem es die Person als intentionalen Akteur anerkennt und die Kommunikation persönlich relevanter macht (Fonagy et al. 2015). Dies fördert epistemisches Vertrauen in zweierlei Hinsicht: Erstens entwickeln sich die Mentalisierungsfähigkeiten des Einzelnen, so dass er die Beweggründe des Kommunikators besser einschätzen und entsprechend reagieren kann; und zweitens erhöht eine Kommunikation, die die Handlungsfähigkeit des Einzelnen anerkennt, die Wahrscheinlichkeit, dass die Kommunikation als persönlich relevant wahrgenommen wird.

Wie andere Kommunikationsformen ist auch das Mentalisieren interaktiv: Es entwickelt sich nicht nur im Kontext von Beziehungen zu anderen Menschen, sondern auch unsere eigene Mentalisierungsfähigkeit wird weiterhin durch die Mentalisierungsfähigkeit der Menschen in unserer Umgebung beeinflusst (Fonagy & Allison 2012; Fonagy & Luyten 2018). Der ständige Beziehungskontext wirkt sich auf die Fähigkeit aus, die Absicht hinter den eigenen Handlungen und denen anderer zu interpretieren.

Im Kontext von Psychotherapie kann dies bedeuten, dass Klient:innen mit besseren Mentalisierungsfähigkeiten eher profitieren, da sie die Absichten ihres Therapeuten in Bezug auf ihren eigenen Geisteszustand besser verstehen, sie entwickeln epistemisches Vertrauen, was sie wiederum in die Lage versetzt, neue Informationen leichter aufzunehmen und sich sicher genug zu fühlen, um ihre früheren Überzeugungen zu ändern und Perspektivübernahme zu ermöglichen (Fonagy et al. 2015). Im Gegensatz dazu zeigen Klienten mit eingeschränkter Mentalisierungsfähigkeit eher epistemisches Misstrauen oder epistemische Wachsamkeit gegenüber ihrem Therapeuten, so dass es ihnen schwerer fällt, sich auf die Therapie einzulassen, und sie weniger wahrscheinlich von ihr profitieren (Fonagy & Allison 2014). Aus diesem Grund wurde ein hohes Maß an epistemischem Misstrauen als Erklärung für allgemeine Schwierigkeiten bei einer psychosozialen Behandlung und als Prädikator für schlechte Behandlungsergebnisse vorgeschlagen (Fonagy et al. 2015; Fonagy et al. 2017a; Fonagy et al. 2017b; Nolte et al. 2023). Einfacher ausgedrückt: »Fehlt das Vertrauen, fehlt auch die Fähigkeit zur Veränderung« (Fonagy et al. 2015, S. 591). Somit sind die Wahrnehmung der Therapeutin durch den Klienten, seine Erfahrung, dass in der Therapie über ihn nachgedacht wird, und die damit verbundene Fähigkeit, den natürlichen Zustand der epistemischen Wachsamkeit zu reduzieren und ein Gefühl des epistemischen Vertrauens zuzulassen, in der therapeutischen Beziehung von entscheidender Bedeutung. Obwohl Klient:innen sehr wohl verstehen, was der Therapeut ihnen sagt, fehlt die Annahme, dass die Kommunikation relevant für sie ist.

Die Fragen: »Was wissen Sie schon?« und »Warum sollte ich zuhören?«, werden nicht als zufriedenstellend beantwortet erlebt.

Dies könnte zur Erklärung beitragen, warum der Aufbau enger therapeutischer Beziehungen (der therapeutischen Allianz) und der therapeutische Fortschritt langsamer sind bei Personen, deren Beziehungsgeschichte erhebliche Widrigkeiten oder aversive Erfahrungen aufweist und deren Verhalten durch zwischenmenschliche Schwierigkeiten gekennzeichnet ist (Shirk & Karver 2003). Solche Erfahrungen rechtfertigen epistemisches Misstrauen und Mentalisierungsschwierigkeiten. Bei Klient:innen mit Borderline-Persönlichkeitsstörung (BPS) zum Beispiel treten oft Brüche in der therapeutischen Allianz auf, und Therapieabbrüche sind häufig (Bennett et al. 2006). Dies kann mit der zuvor diskutierten Hyper-/Hypomentalisierung und den damit verbundenen Fehlinterpretationen von Handlungen zusammenhängen, aber auch mit einem allgemeineren epistemischen Misstrauen, das zu einer gewissen Rigidität und einem Mangel an Offenheit für Lernen, Perspektivenübernahme und Veränderung führt und es schwierig macht, Klient:innen sinnvoll einzubinden (Fonagy et al. 2017; Fonagy et al. 2015). Anhand einer Reihe von Fallvignetten von Klient:innen mit BPS haben Bo und Kollegen sogar dargelegt, dass Therapeut:innen, um Hypermentalisierung und epistemisches Misstrauen in der therapeutischen Beziehung anzugehen, sich um eine kollaborative Beteiligung bemühen müssen, die zu gegenseitigem Verständnis einlädt (Bo et al. 2017), indem sie gegenseitig ihre Vorstellungen und Beiträge zu einem (Behandlungs-)Ziel anerkennen, was als ausschließliches Arbeiten im »Wir-Modus« bezeichnet wird.

Es scheint also, dass die miteinander verknüpften Konzepte des Mentalisierens und des epistemischen Vertrauens eine Möglichkeit bieten, die Auswirkungen von Beziehungen auf das Sich-Einlassen und die Behandlungserfolge bei der Inanspruchnahme von Gesundheitsversorgung im breiteren Sinne zu verstehen. Therapeutische Beziehungen sind in der Regel darauf ausgerichtet, Veränderungen bei Personen zu fördern, die aus irgendeinem Grund »feststecken«. In der Therapie werden die Klient:innen eingeladen, neue Informationen oder Perspektiven aufzunehmen, und epistemisches Vertrauen kann diese Lernbereitschaft vermitteln. Daher kann die sorgfältige Beobachtung der Entwicklung von epistemischem Vertrauen durch den Einsatz von ostensiven Signalen und Mentalisierung von entscheidender Bedeutung für den therapeutischen Erfolg sein (Fonagy & Allison 2012).

10.3 Besondere Herausforderungen bei Onlinebehandlung und Beziehungen im Gesundheitswesen

Der Aufbau einer Allianz aus der Ferne, also im Rahmen von Telemedizin, birgt eine Reihe von besonderen Herausforderungen für die Bildung oder die Wiederherstellung von epistemischem Vertrauen. In Anbetracht der Zunahme von Onlinebehandlungsansätzen ist es wichtig, sich mit diesen Bedingungen und ihrer Bewältigung auseinanderzusetzen. Onlinebehandlung oder Telemedizin wird von vielen als ein Mittel zur Bereitstellung von Pflege- oder Therapieangeboten angesehen, die besser skalierbar und daher in der Lage sind, der wachsenden Nachfrage nach psychischer Gesundheit nachzukommen (Hollis et al. 2015), und ist daher in Großbritannien beispielsweise Teil des NHS Long Term Plan (NHS England 2019). Die Nutzung von Onlinepsychotherapie wurde durch die COVID-19-Pandemie beschleunigt. In den USA etwa erreichte die Nutzung im Frühjahr 2020 einen atemberaubenden Spitzenwert, der 78-mal höher lag als vor der COVID-19-Pandemie, bevor sie sich bei einem signifikanten Anstieg von 38-mal stabilisierte (Betsennyy et al. 2021).

Trotz dieser zunehmenden Inanspruchnahme gibt es potentielle Herausforderungen für den Einsatz von Onlinebehandlung bei psychotherapeutischen Interventionen, die berücksichtigt werden müssen (Aisbitt et al. 2022). So besteht beispielsweise die Gefahr, dass durch die Onlineversorgung ein System geschaffen wird, dem es an gleichberechtigtem Zugang zur Versorgung in Bezug auf individuelle und gruppenspezifische Faktoren mangelt, wobei eine Studie in den USA berichtet, dass unterversorgte Gruppen, etwa in ländlichen Gebieten oder mit geringem Einkommen, die Onlineversorgung weniger nutzen als andere Gruppen (Park et al. 2018). Von besonderer Relevanz ist hier eine Metaanalyse, die ergab, dass die therapeutische Allianz bei einer Onlinepsychotherapie schlechter ist als bei einem persönlichen Kontakt (Norwood et al. 2018). Dies könnte mit der aus unserer Sicht häufig – nicht jedoch in jedem Fall – erhöhten Schwierigkeit zusammenhängen, epistemisches Vertrauen und robustes Mentalisieren in der Onlinetherapie zu entwickeln (Aisbitt et al. 2022). Normalerweise, so haben wir argumentiert, werden ostensive Kommunikationssignale eingesetzt, damit sich epistemisches Vertrauen herausbildet und die epistemische Wachsamkeit angesprochen wird, was den Klient:innen zu einer Position der Sicherheit verhilft, von der aus sie sich mit Unterstützung auf Veränderungen einlassen können. Verschiedene Therapieschulen und das Funktionsniveau des Patienten werden ihre jeweils eigenen Parameter mit sich bringen, wie diese angewendet und in die therapeutische Arbeit und Reflexion eingebunden werden. Forschungen und klinische Beobachtungen legen jedoch nahe, dass die oben genannten Prozesse bei der Onlinekommunikation eingeschränkt oder gestört sein können (Fisher et al. 2020; Fonagy et al. 2020a; Ventura Wurman et al. 2020). So können beispielsweise ostensive Signale, bestehend aus Nuancen im Tonfall, im Gesichtsausdruck (z.B. das Hochziehen der Augenbraue, um Überraschung oder Verwunderung auszudrücken) oder einer eher körperlichen Manifestation (das Sich-nach-vorne-Lehnen, um Neugier oder Zugewandtsein zu vermitteln), verloren gehen. Wie kann der Blickkontakt sinnvoll genutzt werden, wenn man ständig gezwungen ist, zwischen dem Blick in die Kamera (mit dem daraus resultierenden Verlust der Möglichkeit, auf den Gesichtsausdruck zu reagieren), dem Blick auf das Video des Klienten (wobei der Eindruck entsteht, dass man vom Klienten wegschaut) oder (schlimmer noch) dem Blick auf ein Video von sich selbst zu wählen?

Diese Herausforderungen für den Aufbau von Beziehungen werden nicht von allen Klient:innen gleichermaßen empfunden, sondern wirken sich wahrscheinlich am nachteiligsten auf diejenigen aus, die schwerwiegendere Lebenserfahrungen gemacht haben, einschließlich komplexer Traumata, Missbrauch und ernster Bindungsschwierigkeiten (Aisbitt et al. 2022; Nolte et al. 2023). Wie bereits erörtert, gehen diese Menschen eher mit einem relativ geringen epistemischen Vertrauen und einer geringen Mentalisierungsfähigkeit in die Onlinetherapie (wir sprechen hier von Therapieformaten via Internet; ähnliche Prozesse gelten natürlich auch für andere Versorgungsangebote durch Telemedizin). Daher ist es wahrscheinlicher, dass sie zu Sitzungsterminen in einem Zustand epistemischer Wachsamkeit erscheinen, in dem sie den Informationen, die der Therapeut weitergibt, weniger Vertrauen entgegenbringen. Mangelndes Vertrauen ist kein passiver oder neutraler Zustand. Es ist wahrscheinlich, dass die Person in eine Position der Unsicherheit versetzt wird, in der sie Interaktionen möglicherweise überinterpretiert und ihnen eine Bedeutung zuschreibt, die vernünftigerweise nicht vorhanden ist (sie hypermentalisiert). Wenn beispielsweise ein Physiotherapeut die Grenzen der Sitzungszeiten einhält, könnte der Klient mit ungerechtfertigter Gewissheit annehmen, dies sei darauf zurückzuführen, dass der Therapeut wütend ist und ihn dafür »bestraft«, dass er, der Klient, in der vorangegangenen Woche seine Übungen nicht gemacht hat. Darüber hinaus beurteilt er den Therapeuten aufgrund der Hypermentalisierung vielleicht als »kleinlich« und nicht fähig, ihm zu helfen. Oder alternativ, er hypomentalisiert und versucht, die Gedanken des Therapeuten zu verstehen und seine Handlungen mit möglichen Gedanken und Gefühlen zu verknüpfen. Häufig nimmt er die einfachste Erklärung an, zum Beispiel interpretiert er eine Freundlichkeit des Therapeuten als »nur sein Job« und scheint nicht in der Lage zu sein, das Mitgefühl und die Fürsorge zu reflektieren, die der Therapeut gegenüber dem Klienten zu empfinden scheint.

Mentalisierungsversagen bedeutet auch, dass die Onlinebehandlung die Intensität oder Häufigkeit von Gefühlen, abgelehnt zu werden, bei denjenigen erhöhen kann, die zu Hypermentalisierung oder Überinterpretation der Handlungen anderer neigen (Ventura Wurman et al. 2020). Die physische Trennung kann in Bezug auf das eigene Selbst personalisiert oder der Klient kann stärker darauf ausgerichtet sein, mögliche Zeichen des Desinteresses beim Therapeuten zu entdecken und zu überinterpretieren. In diesem getriggerten Zustand greifen die Klient:innen unter Umständen auf prämentalisierende Modi zurück. Der Modus der psychischen Äquivalenz geht mit einem Gefühl ungerechtfertigter Gewissheit in Bezug auf seine Überzeugungen einher, da Gedanken und Gefühle nicht mehr von ihrer Konstruktion der physischen Realität unterschieden werden können: Mentale Zustände werden als »real« empfunden. Dies verstärkt die Schwierigkeiten, sich auf den Therapeuten einzulassen und die Absichten des Behandlers mentalisierend einzuschätzen.

Die Herausforderungen beim Mentalisieren in der Onlinetherapie betreffen nicht nur den Klienten: Die gleichen Einschränkungen und der Verlust von Kommunikationssignalen wirken sich wahrscheinlich auch auf die Fähigkeit des Therapeuten aus, die mentalen Zustände des Klienten zu erfassen und dann verstehen zu können. Dem Therapeuten stehen weniger Informationen zur Verfügung, um das Verhalten oder die innere Welt des Klienten zu verstehen und sich auf ihn einzustimmen. So kann es beispielsweise schwieriger sein, Sarkasmus zu erkennen, wenn Feinheiten im Timing oder im Tonfall beeinträchtigt sind. Auch die Körpersprache des Klienten bleibt weitgehend im Verborgenen, was die verfügbaren Informationen einschränkt und dazu führen kann, dass etwas Entscheidendes »übersehen« wird, wie zum Beispiel ein zitterndes Bein oder unruhige Hände, die andernfalls zu sensibler Neugier hinsichtlich der Sorgen oder Nervosität des Klienten führen könnten. Es ist ebenfalls möglich, dass etwas nicht gänzlich »übersehen« wird, sondern dass der begrenzte Kommunikationskanal den Klienten dazu zwingt, seine Signale zu übertreiben, bevor der emotionale Zustand erkannt wird, wobei die Eskalation der Emotionen oder das innere Erleben des Klienten dann die Fähigkeit blockiert, effektiv zu mentalisieren und einen zuverlässigen Nutzen aus der therapeutischen Unterstützung zu ziehen. Ein Klient kann sich zum Beispiel über etwas ärgern, was der Therapeut gesagt hat. In einer unmittelbaren Gesprächssituation gibt es vielleicht frühzeitig wahrnehmbare Anzeichen, die dies signalisieren, beispielsweise indem der Klient seine Körperhaltung verändert, seinen Körper oder Kiefer anspannt, die Arme abwehrend verschränkt oder sogar die Fäuste ballt. Ohne diese typischen Signale ist sich der Therapeut vielleicht gar nicht bewusst, dass er sich auf einen »trügerischen Pfad« begibt. Er macht weiter, bis die Verhaltensweisen, die auf Wut hindeuten, selbst in einem online-therapeutischen Kontext nicht mehr zu ignorieren sind, da sie bis hin zu einem verärgerten Aufschrei oder dem Abbruch der Sitzung eskalieren. Der entstehende Nachteil liegt nicht nur im Bruch der Allianz (Eubanks et al. 2018; Eubanks et al. 2019), sondern auch in der verpassten Gelegenheit zu zeigen, dass man sich auf die zaghaft geäußerte momentane Unzufriedenheit des Klienten eingestellt hat, die zu validieren angesichts seiner Ambivalenz bei der Äußerung von Kritik möglicherweise wichtig gewesen wäre und die sonst eine wesentliche Reflexion gefördert und zum Aufbau von Vertrauen beigetragen hätte. Was wir hier sehen, ist eine der Onlinetherapie inhärente Herausforderung, eine gemeinsame Intentionalität herzustellen, die Gallotti und Frith als »Wir-Modus« bezeichnet haben (Bo et al. 2017; Gallotti & Frith 2013).

Damit Onlinetherapie funktioniert, ist es auch Voraussetzung, dass die Menschen zu Hause einen sicheren privaten Raum haben, um mit ihrem Therapeuten zu sprechen, ein eher praktischer Aspekt, dessen Umsetzung für viele nicht möglich sein wird. In Großbritannien erfuhren 5,5 % der Erwachsenen in dem Erhebungsjahr, das im März 2021 endete, häusliche Gewalt, was einem Anstieg von 6 % gegenüber dem Vorjahr entspricht (Office for National Statistics 2021). Die Kinderschutzorganisation NSPCC (National Society for the Prevention of Cruelty to Children) berichtete, dass die Gewalt gegen Kinder zugenommen hat, obwohl bereits bekannt ist, dass alle sieben Minuten eine solche Gewalttat begangen wird (NSPCC 2019). Für die in diesen Statistiken erfassten Menschen und für viele weitere, deren Daten nicht erhoben worden sind, bietet das eigene Zuhause möglicherweise keinen sicheren Raum, von dem aus sie eine Therapie oder auch nur einen Gesundheitstermin wahrnehmen können. Selbst wenn der:die Misshandelnde physisch abwesend ist, ist es unwahrscheinlich, dass diese Menschen in der Umgebung, in welcher Misshandlung oder Missbrauch stattfindet oder stattgefunden hat, den mentalen Raum für Autonomie und Selbstsein erleben. Eher ist wahrscheinlich, dass die Menschen in einer solchen Umgebung überwachsam sind und eher ein aktiviertes Bindungssystem aufweisen. Das Mentalisieren des Selbst und die Erfahrung, vom Therapeuten mentalisiert zu werden, sind in der therapeutischen

Beziehung von zentraler Bedeutung. Es geht darum, epistemisches Vertrauen zu entwickeln und den Klienten zu befähigen, sicher über sich selbst nachzudenken und sich bewusst zu machen, wie er andere in seiner sozialen Welt beeinflusst und von ihnen beeinflusst wird (Fonagy & Allison 2014). Dies führt zu einem Gefühl der Selbstwirksamkeit und der Validierung subjektiven Erlebens, das Erfahrungen epistemischer Ungerechtigkeit (Fricker 2007) in Frage stellt und Veränderung ermöglicht. Daher kann sich der Ort, an dem die Onlinesitzungstermine stattfinden, auf die entstehende Beziehung und sicherlich auch auf Bruch- und Reparaturzyklen innerhalb dieser auswirken.

Diese Bedeutung des Ortes für die Entwicklung von epistemischem Vertrauen kann auch durch Aspekte der Identität (sowohl des Klienten als auch des Therapeuten) beeinflusst werden, deren Vorrang in einer Onlineallianz im Vergleich zu einer Präsenzallianz unterschiedlich sein kann (Burnham 1992; Burnham 2012; Burnham et al. 2008). Zuvor unsichtbare oder unausgesprochene Aspekte der Identität eines Therapeuten können in der Allianz deutlicher hervortreten, wenn die Kommunikation online stattfindet, potentiell vom Zuhause oder einem nicht-neutralen Ort des Therapeuten aus. Was sagen etwa der Hintergrund des Raumes oder die Hintergrundgeräusche über seine Geographie, Klasse, Kultur oder Spiritualität aus? Inwieweit stimmen diese und andere Aspekte seiner Identität mit Aspekten der Identität des Klienten überein oder unterscheiden sich von ihnen? Wenn es beim epistemischen Vertrauen darum geht, darauf zu vertrauen, dass von dem anderen weitergegebene Informationen korrekt, relevant und nützlich sind, dann kann dies erschwert werden von Faktoren, die Identitätsunterschiede hervorheben oder uneindeutig lassen und die dazu führen, dass sich ein Klient weniger verstanden fühlt. Wir wissen, dass psychotherapeutische Behandlungen wirksamer sein können, wenn sie auf die Kultur des Klienten abgestimmt sind und wenn Therapeut:innen multikulturelle Kompetenz zeigen. Kulturell angepasste Interventionen sind im Durchschnitt deutlich effektiver, und die vom Klienten eingeschätzte kulturelle Kompetenz des Therapeuten korreliert stark mit den Behandlungsergebnissen (Soto et al. 2018). Im Gegensatz dazu kann die Betrachtung gemeinsamer Identitätsaspekte dazu beitragen, epistemisches Vertrauen zu fördern, wenn beispielsweise ein Hinweis auf gemeinsame religiöse Überzeugungen sichtbar ist. Es ist nicht immer möglich zu wissen, was der Klient bemerkt und wie sich dies auf ihn auswirkt, und in einer Onlinesitzung, in der die Umgebung weniger kontrolliert ist, sind mehr Variablen im Spiel.

10.4 Wie man sich auf die Onlinebehandlung einstellt

Angesichts der Bedeutung des epistemischen Vertrauens für die Entwicklung von Beziehungen im Gesundheitswesen und der möglichen Auswirkungen von Onlinebehandlungen darauf ist es wichtig zu überlegen, was notwendig ist, um Beziehungen in der digitalen Sphäre zu schützen. Fisher et al. und Ventura Wurman et al. schlugen eine Reihe von Anpassungen vor, wie die Entwicklung von epistemischem Vertrauen bei Onlinesitzungen unterstützt werden kann (Fisher et al. 2020; Ventura Wurman et al. 2020) – vielleicht besonders für Patient:innen mit stärker eingeschränkenden Strukturstörungen. Eine Möglichkeit liegt darin, körperliche ostensive Kommunikationssignale zu »übertreiben«, also bewusst leicht zu überzeichnen oder zu verdeutlichen oder mehrere dieser zu kombinieren, um sicherzustellen, dass sie nicht übersehen werden – und dabei authentisch zu bleiben. So reicht beispielsweise der Gesichtsausdruck allein möglicherweise nicht aus, um Besorgnis zu zeigen, und die Therapeut:innen müssen ihn möglicherweise mit anderen Hinweisen wie der Kopfhaltung (Neigen des Kopfes zur Seite), einer leicht übertriebenen Intonation und einer verbalen Reaktion (»nachdem Sie mir es genauer geschildert haben, kann ich jetzt besser verstehen, wie sehr sich das auf ihr Leben auswirkt«) kombinieren. Auf diese Weise stehen dem Klienten mehr eindeutige Informationen zur Verfügung, die er nutzen kann, um den Therapeuten präziser zu mentalisieren, sich besser in der Psyche des Therapeuten wiederzufinden, und die Wahrscheinlichkeit von Missverständnissen wird hoffentlich verringert.

Die mentalisierende Haltung des »Nicht-Wissens« oder der Neugier (Bateman et al. 2018) kann in Onlinetherapiesettings von entscheidender Bedeutung sein, da der Therapeut tatsächlich weniger Zugang zu impliziten, nonverbalen Kommunikationsformen wie Augenbewegungen, Körpersprache oder Tonfall hat (Fonagy et al. 2020b; Ventura Wurman et al. 2020). Eine unrealistische Gewissheit über den mentalen Zustand der Klientin zu äußern, könnte eine schlechte Mentalisierung seitens des Therapeuten vermitteln. Ventura Wurman und Kollegen haben darüber nachgedacht, wie dies mit der Überprüfung der Ausrichtung der »Mentalisierungssynchronität« zusammenhängt, etwa um sicherzustellen, dass beispielsweise ein »ok« eines typischerweise zurückhaltenden Klienten auch wirklich »OK« bedeutet. Um dies zu erleichtern, kann explizite Kommunikation eingesetzt werden, indem man sich häufig beim Klienten rückversichert, den suboptimalen Behandlungskontext akzeptiert und das Vertrauen stärkt, wofür man gemeinsam ein mentales Modell des Klienten aufbaut. Wir meinen, dass es für Therapeut:innen hilfreich ist, wenn sie bei dieser Vorgehensweise ihre Absicht explizit mitteilen und deren Zusammenhang mit den Kommunikationsmitteln kennzeichnen. Der Therapeut kann beispielsweise erklären: »Ich möchte einen Moment innehalten. Da wir uns online treffen, kann ich Ihre Körperbewegungen nicht so gut sehen, aber ich glaube, Sie haben gerade mit den Schultern gezuckt. Ich frage mich, ob ich das richtig erkannt habe und was Sie wohl damit ausdrücken wollten?« Der Therapeut kann sich auch nach Aspekten der Persönlichkeit des Klienten erkundigen, die gar nicht sichtbar sind, wie zum Beispiel: »Sie haben mir schon einmal erzählt, dass Sie an der Haut um Ihre Fingernägel herum zupfen, wenn Sie wütend sind. Da wir uns online treffen, kann ich Ihre Hände nicht sehen, aber ich frage mich, ob ich das jetzt bemerken würde, wenn wir miteinander im gleichen Raum wären?« Auf diese Weise werden die Einschränkungen der Situation anerkannt, und es kann ein umfassenderes Bild in einem kooperativen Modus mit Potential für Wir-Modus-Erfahrungen erstellt werden. In diesen Momenten kann der Therapeut dem Klienten auch helfen, sich selbst zu mentalisieren, wenn er ihn einlädt, sich bei sich selbst »einzuloggen« und Aspekte seines Befindens explizit zu benennen; und der Klient kann den Therapeuten um eine parallele Initiative bitten. Dabei legitimiert der Therapeut die Bitte des Klienten, auch der Therapeut möge seine Reaktion offenlegen, da die Kommunikationskanäle des Klienten ebenfalls eingeschränkt sind. Indem wir explizit berücksichtigen, welche Informationen sowohl dem Klienten als auch dem Therapeuten zur Verfügung stehen und welche nicht, vermeiden wir im Allgemeinen ungerechtfertigte unbewusste Annahmen, dass der Therapeut oder der Klient es »einfach wissen« sollte oder kann.

Angesichts der potentiellen Kommunikationsbarrieren von Onlinetherapien ist es für die Klient:innen wohl noch wichtiger, dass sie sich akzeptiert und verstanden fühlen. Klienten, die normalerweise keine epistemische Hypervigilanz erleben würden, können sich in einem ähnlichen psychischen Zustand befinden wie Klienten mit tiefergreifenden und anhaltenden psychischen Bedürfnissen im Sinne von strukturellen Belastungen. So können sie sich beispielsweise isoliert und nicht zugehörig fühlen, wie es auch typisch ist für Patient:innen mit einer traumatischen Vorgeschichte, die die Isolation suchen (Shevlin et al. 2015), wahrscheinlich um Schamgefühle zu lindern (Lopez-Castro et al. 2019). In der Onlinetherapie sollte diese Problematik angesprochen werden, was am besten durch spezifische einfühlsame und direkte Kommentare und Überlegungen in Bezug auf bestimmte Interaktionen erreicht werden kann, im Gegensatz zu eher allgemeinen Aussagen. Durch Personalisierung der Antwort und verstärkte Rückbesinnung auf frühere Gespräche kann der ostensive Charakter der Überlegungen erhöht und damit die Barriere für die Einbindung des Klienten, der schon zur Zusammenarbeit bereit ist, verringert werden. Nach Auffassung von Fonagy und Kolleg:innen können diese Anpassungen dazu beitragen, dass das Mentalisieren »das digitale Medium überlebt«.

Im Hinblick darauf, Vertrauen zu einem Klienten aufzubauen, der aus teleologischer Wahrnehmungsebene nur körperliche Handlungen als sinnvolle Anerkennung seines subjektiven Zustands empfindet, kann es auch notwendig sein, einigen Klient:innen zusätzliche Zeit oder sogar Sitzungen anzubieten (Fonagy & Target 1997). So können beispielsweise zusätzliche Therapiesitzungen oder die Vereinbarung von Terminen mit anderen Fachleuten des Gesundheitswesens ein überzeugenderer (wenn auch zunächst teleologischer) Beweis für das Engagement des Therapeuten sein. Denjenigen, die zum Ausdruck von epistemischem Misstrauen neigen, muss noch weiter Unterstützung zukommen bis an den Punkt, an dem sie sinnvoll von sozialem Lernen profitieren können, das therapeutische Beziehungen online bieten. Es bleibt unklar, ob die negativen Auswirkungen zumindest teilweise dadurch gelindert werden können, dass den Klienten speziell für den Aufbau von therapeutischer Allianz und epistemischem Vertrauen zusätzliche Zeit angeboten wird. Ähnlich wie das systemische Konzept des »Redens über das Reden« (Asen & Fonagy 2021) könnte dies den Rahmen für die Therapie abstecken und dazu beitragen, die Chancen zugunsten derjenigen zu erhöhen, deren frühe Erfahrungen sie in die entgegengesetzte Richtung, also hin zu epistemischem Misstrauen und epistemischer Isolation belastet haben. Zusätzliche Zeit kann auch eine wichtige Gelegenheit bieten, den Behandlungsrahmen inklusive des konkreten Ortes zu betrachten und zu überlegen, wo sich jemand bei der Durchführung von Sitzungen wohl- und ausreichend sicher fühlen könnte und welche räumlichen Anpassungen notwendig sein könnten.

10.5 Fazit

Vertrauen ist ein Eckpfeiler der menschlichen sozialen Kommunikation und des Lernens im breiteren Sinne. Es bildet die Grundlage für die rasche Übermittlung kulturell und sozial relevanter Informationen, die allein durch episodische Erfahrungen zu sammeln zu zeitaufwendig oder mit Risiken verbunden wäre. Ein solches Vertrauen ist ein wesentlicher Bestandteil der Beziehungen, die eine wirksame Inanspruchnahme der psychologischen Behandlung unterstützen, auch wenn diese online erbracht wird. Das Verständnis der kommunikativen Mechanismen, die wir als Menschen entwickelt haben, um die schnelle und zuverlässige Transmission von sozialem Wissen zu optimieren, ist hilfreich für das Verständnis der Art und Weise, wie soziales Lernen im Rahmen einer Psychotherapie stattfindet. Diese Art und Weise wird wesentlich, wenn man den

Prozess der »Ansprache« unter den reduzierten Übertragungsbedingungen der Onlinetherapie oder der Telemedizin betrachtet. Die Onlinebehandlung zieht neue Herausforderungen nach sich, wie sich der Klient durch die therapeutische Kommunikation »angesprochen« fühlen und wie das epistemische Vertrauen hergestellt werden kann. Um dieser Schwierigkeit zu begegnen, müssen wir Techniken in Betracht ziehen, mit denen wir auf die mutmaßlichen Einschränkungen der Kommunikation reagieren können, welche die Onlinetherapie mit sich bringt und welche die effektive Kommunikation von entscheidenden Signalen auf die persönliche Relevanz und Wichtigkeit einer therapeutischen Botschaft untergraben könnten. Wir haben dargelegt, dass es nicht ausreicht, zwischenmenschliche und therapeutische Fähigkeiten direkt auf die Onlinetherapie zu übertragen. Stattdessen ist es wichtig, sich die Grenzen des Aufbaus eines robusten Mentalisierungsprozesses vor Augen zu halten und aktiv Strategien zu entwickeln, um diese im Rahmen der praktizierten Therapiemodalität zu überwinden. Auf diese Weise kann die Bildung der therapeutischen Allianz und insbesondere des epistemischen Vertrauens über die Distanz der Onlinearbeit hinweg aufrechterhalten werden.

Literatur

Adib-Hajbaghery, M. & Tahmouresi, M. (2018). Nurse-patient relationship based on the imogene king's theory of goal attainment. *Nursing and Midwifery Studies, 7*(3), S. 141. https://doi.org/10.4103/nms.nms_10_17.

Adshead, G. (1998). Psychiatric staff as attachment figures. Understanding management problems in psychiatric services in the light of the attachment theory. *The British Journal of Psychiatry: The Journal of Mental Science,* (172), S. 64–69. https://doi.org/10.1192/bjp.172.1.64.

Aisbitt, G. M., Nolte, T. & Fonagy, P. (2022). Editorial Perspective: The digital divide – inequalities in remote therapy for children and adolescents. *Child and Adolescent Mental Health.* https://doi.org/10.1111/camh.12545.

Asen, E. & Fonagy, P. (2021). *Mentalization-Based Treatment with Families.* New York: Guilford Press.

Bateman, A., Campbell, C., Luyten, P. & Fonagy, P. (2018). A mentalization-based approach to common factors in the treatment of borderline personality disorder. *Current Opinion in Psychology,* (21), S. 44–49. https://doi.org/10.1016/j.copsyc.2017.09.005.

Bennett, D., Parry, G. & Ryle, A. (2006). Resolving threats to the therapeutic alliance in cognitive analytic therapy of borderline personality disorder: A task analysis. *Psychology and Psychotherapy: Theory, Research and Practice, 79*(3), S. 395–418. https://doi.org/10.1348/147608305X58355.

Bernecker, S. L., Levy, K. N. & Ellison, W. D. (2014). A meta-analysis of the relation between patient adult attachment style and the working alliance. *Psychotherapy Research, 24*(1), S. 12–24. https://doi.org/10.1080/10503307.2013.809561.

Betsennyy, O., Gilbert, G., Harris, A. & Rost, J. (2021). *Telehealth: A quarter-trillion-dollar-post-*COVID*-19 reality? McKinsey & Co.* https://www.mckinsey.com/industries/healthcare-systems-and-services/ourinsights/telehealth-a-quarter-trillion-dollar-post-covid-19-reality.

Bhatti, A. B. & Haq, A. ul. (2017). The pathophysiology of perceived social isolation: Effects on health and mortality. *Cureus, 9*(1). https://doi.org/10.7759/cureus.994.

Birkhäuser, J., Gaab, J., Kossowsky, J., Hasler S., Krummenacher, P., Werner, C. & Gerger, H. (2017). Trust in the health care professional and health outcome. A meta-analysis. PLOS ONE, *12*(2), e0170988. https://doi.org/10.1371/journal.pone.0170988.

Bo, S., Sharp, C., Fonagy, P. & Kongerslev, M. (2017). Hypermentalizing, attachment, and epistemic trust in adolescent BPD: Clinical illustrations. *Personality Disorders: Theory, Research, and Treatment, 8*(2), S. 172–182. https://doi.org/10.1037/per0000161.

Burnham, J. (1992). Approach, method, technique: Making distinctions and creating connections. *Human Systems: The Journal of Systemic Consultation and Management,* (3), S. 3–26. https://www.complextrauma.uk/uploads/2/3/9/4/23949705/burnham_amt.pdf.

Burnham, J. (2012). Developments in Social GRRRAAACCEEESSS: Visible-invisible and voiced-unvoiced 1. In I.-B. Krause (Hrsg.), *Culture and Reflexivity in Systemic Psychotherapy. Mutual Perspectives.* New York: Routledge https://doi.org/10.4324/9780429473463-7.

Burnham, J., Palma, D. A. & Whitehouse, L. (2008). Learning as a context for differences and differences as a context for learning. *Journal of Family Therapy, 30*(4), S. 529–542. https://doi.org/10.1111/j.1467-6427.2008.00436.x.

Campbell, C., Tanzer, M., Sauners, R., Booker, T., Allison, E., Li, E., O'Dowda, C., Luyten, P. & Fonagy, P. (2021). Development and validation of a self-report measure of epistemic trust. PLOS ONE, *16*(4), e0250264. https://doi.org/10.1371/journal.pone.0250264.

Chiu, A. W., McLeod, B. D., Har, K. & Wood, J. J. (2009). Child-therapist alliance and clinical outcomes in cognitive behavioral therapy for child anxiety disorders. *Journal of Child Psychology and Psychiatry, 50*(6), S. 751–758. https://doi.org/10.1111/j.1469-7610.2008.01996.x.

Chiechanowski, P. S., Walker, E. A., Katon, W. J. & Russo, J. E. (2002). Attachment theory: A model for health care utilization and somatization. *Psychosomatic Medicine, 64*(4), S. 660–667. https://doi.org/10.1097/01.PSY.0000021948.90613.76.

Cirasola, A., Midgley, N., Fonagy, P., Impact Consortium, null & Martin, P. (2021). The alliance-outcome association in the treatment of adolescent depression. *Psychotherapy (Chicago, Ill.), 58*(1), S. 95–108. https://doi.org/10.1037/pst0000366.

Corriveau, K. H., Harris, P. L., Meins, E., Fernyhough, C., Arnott, B., Elliott, L., Liddle, B., Hearn, A., Vittorini, L. & Rosnay, M. de (2009). Young children's trust in their mother's claims: Longitudinal links with attachment security in infancy. *Child Development, 80*(3), S. 750–761. https://doi.org/10.1111/j.1467-8624.2009.01295.x.

Csibra, G. & Gergely, G. (2009). Natural pedagogy. *Trends in Cognitive Science, 13*(4), S. 148–153. https://doi.org/10.1016/j.tics.2009.01.005.

Diener, M. J. & Monroe, J. M. (2011). The relationship between adult attachment style and therapeutic alliance in individual psychotherapy. A meta-analytic review. *Psychotherapy, 48*(3), S. 237–248. https://doi.org/10.1037/a0022425.

Eubanks, C. F., Muran, J. C. & Safran, J. D. (2018). Alliance rupture repair: A meta-analysis. *Psychotherapy, 55*(4), S. 508–519. https://doi.org/10.1037/pst0000185.

Eubanks, C. F., Muran, J. C. & Safran, J. D. (2019). Repairing alliance ruptures. In I. C. Norcross & M. C. Lambert (Hrsg.), *Psychotherapy relationships that work*: Bd. 1: *Evidence-based therapist contributions* (3. Aufl., S. 549–579). Oxford University Press.

Fisher, S., Guralnik, T., Fonagy, P. & Zilcha-Mano, S. (2020). Let's face it: Video conferencing psychotherapy requires the extensive use of ostensive cues. *Counselling Psychology Quarterly*, S. 1–17. https://doi.org/10.1080/09515070.2020.1777535.

Fok, M. L.-Y., Hayes, R. D., Chang, C.-K., Stewart, R., Callard, F. J. & Moran, P. (2012). Life expectancy at birth and all-cause mortality among people with personality disorder. *Journal of Psychosomatic Research, 73*(2), S. 104–107. https://doi.org/10.1016/j.jpsychores.2012.05.001.

Fonagy, P. & Allison, E. K. (2012). What is mentalization? The concept and its foundations in developmental research. In N. Midgley & I. Vrouva (Hrsg.), *Minding the child. Mentalization-based interventions with children, young people and their families*. New York: Routledge, S. 11–34. <Go to ISI>://WOS:000071350400004.

Fonagy, P. & Allison, E. K. (2014). The role of mentalizing and epistemic trust in the therapeutic relationship. *Psychotherapy, 51*(3), S. 372–380. https://doi.org/10.1037/a0036505.

Fonagy, P. & Allison, E. K. (2016). Psychic reality and the nature of consciousness. *International Journal of Psychoanalysis, 97*(1), S. 5–24. https://doi.org/10.1111/1745-8315.12403.

Fonagy, P., Campbell, C. & Bateman, A. (2017). Mentalizing, attachment, and epistemic trust in group therapy. *International Journal of Group Psychotherapy, 67*(2), S. 176–201. https://doi.org/10.1080/00207284.2016.1263156.

Fonagy, P., Campbell, C., Truscott, A. & Fuggle, P. (2020a). Debate: Mentalizing remotely – The AFNCCF's adaptations to the coronavirus crisis. *Child and Adolescent Mental Health,* 25(3), S. 178 f. https://doi.org/10.1111/camh.12404.

Fonagy, P., Campbell, C., Truscott, A. & Fuggle, P. (2020b). Debate: Mentalizing remotely – The AFNCCF's adaptations to the coronavirus crisis. *Child and Adolescent Mental Health*, n/a(n/a). https://doi.org/10.1111/camh.12404.

Fonagy, P., Gergely, G. & Target, M. (2007). The parent-infant dyad and the construction of the subjective self. *Journal of Child Psychology and Psychiatry,* 48(3–4), S. 288–328. https://doi.org/10.1111/j.1469-7610.2007.01727.x.

Fonagy, P. & Luyten, P. (2018). Attachment, mentalizing and the self. In W. J. Livesley & R. Larstone (Hrsg.), *Handbook of Personality Disorders. Theory, Research and Treatment.* Bd. 1 (S. 123–140), New York: Guilford Press.

Fonagy, P., Luyten, P. & Allison, E. (2015). Epistemic petrification and the restoration of epistemic trust. A new conceptualization of Borderline Personality Disorder and its psychosocial treatment. *Journal of Personality Disorders,* 29(5), S. 575–609. https://doi.org/10.1521/pedi.2015.29.5.575.

Fonagy, P., Luyten, P., Allison, E. & Campbell, C. (2017a). What we have changed our minds about: Part 2. Borderline Personality Disorder, epistemic trust and the developmental significance of social communication. *Borderline Personality Disorder and Emotion Dysregulation,* 4(9), S. 1–12. https://doi.org/10.1186/s40479-017-0062-8.

Fonagy, P., Luyten, P., Allison, E. & Campbell, C. (2017b). What we have changed our minds about: Part 1. Borderline Personality Disorder, epistemic trust and the developmental significance of social communication. *Borderline Personality Disorder and Emotion Dysregulation,* 4(11), S. 1–11. https://doi.org/10.1186/s40479-017-0061-9.

Fonagy, P., Luyten, P., Allison, E. & Campbell, C. (2019). Mentalizing, epistemic trust and the phenomenology of psychotherapy. *Psychopathology,* 52(2), S. 94–103. https://doi.org/10.1159/000501526.

Fonagy, P. & Target, M. (1997). Attachment and reflective function: Their role in self-organization. *Development and Psychopathology,* 9(4), S. 679–700.

Fricker, M. (2007). *Epistemic Injustice. Power and the Ethics of Knowing. Oxford University Press.* https://doi.org/10.1093/acprof:oso/9780198237907.001.0001.

Gallotti, M. & Frith, C. D. (2013). Social cognition in the we-mode. *Trends in cognitive sciences,* 17(4), 160–165.

Henry, B. W., Block, D. E., Ciesla, J. R. et al. (2017). Clinician behaviors in telehealth care delivery: A systematic review. *Advances in Health Sciences Education,* (22), S. 869–888. https://doi.org/10.1007/s10459-016-9717-2.

Holdsworth, E., Bowen, E., Brown, S. & Howat, D. (2014). Client engagement in psychotherapeutic treatment and associations with client characteristics, therapist characteristics, and treatment factors. *Clinical Psychology Review,* 34(5), S. 428–450. https://doi.org/10.1016/j.cpr.2014.06.004.

Hollis, C., Morriss, R., Martin, J., Amani, S., Cotton, R., Denis, M. & Lewis, S. (2015). Technological innovations in mental healthcare: Harnessing the digital revolution. *The British Journal of Psychiatry,* 206(4), S. 263–265. https://doi.org/10.1192/bjp.bp.113.142612.

Holt-Lunstad, J. & Smith, T. B. (2015). Loneliness and social isolation as risk factors for mortality: A meta-analytic review. *Perspectives in Psychological Science,* 10(2), S. 227–237. https://doi.org/doi:10.1177/1745691614568352.

Horvath, A. O. (2000). The therapeutic relationship: From transference to alliance. *Journal of Clinical Psychology,* 56(2), S. 162–173.

Horvath, A. O. & Symonds, B. D. (1991). Relation between working alliance and outcome in psychotherapy: A meta-analysis. *Journal of Counseling Psychology,* 38(2), S. 139–149. https://doi.org/10.1037/0022-0167.38.2.139.

Karver, M. S., De Nadai, A. S., Monahan, M. & Shirk, S. R. (2019). Alliance in child and adolescent psychotherapy. In J. C. Norcross & M. C. Lambert (Hrsg.), *Psychotherapy relationships that work:* Bd. 1: *Evidence-based therapist contributions* (3. Aufl., S. 79–117). Oxford University Press.

Kelley, J. M., Kraft-Todd, G., Schapira, L., Kossowsky, J. & Riess, H. (2014). The Influence of the Patient-Clinician Relationship on Healthcare Outcomes: A Systematic Review and Meta-Analysis of Randomized Controlled Trials. PLOS ONE, 9(4), e94207. https://doi.org/10.1371/journal.pone.0094207.

King, I. M. (1992). King's Theory of Goal Attainment. *Nursing Science Quarterly,* 5(1), S. 19–26. https://doi.org/10.1177/089431849200500107.

Krupnick, J. L., Sotsky, S. M., Simmens, S., Moyer, J., Elkin, I., Watkins, J. & Pilkonis, P. A. (1996). The role of the therapeutic alliance in psychotherapy and parmacotherapy outcome: Findings in the National Institute of Mental Health Treatment of Depression Collaborative Research Program. *Journal of Consulting and Clinical Psychology,* 64(3), S. 532–539. https://doi.org/10.1037/0022-006X.64.3.532.

Labouliere, C. D., Reyes, J. P., Shirk, S. & Karver, M. (2017). Therapeutic alliance with depressed adolescents: Predictor or outcome? Disentangling temporal confounds to understand early improvement. *Journal of Clinical Child & Adolescent Psychology,* 46(4), S. 600–610. https://doi.org/10.1080/15374416.2015.1041594.

Lopez-Castro, T., Saraiya, T., Zumberg-Smith, K. & Dambreville, N. (2019). Association Between Shame and Posttraumatic Stress Disorder: A Meta-Analysis. *Journal of Traumatic Stress,* 32(4), S. 484–495. https://doi.org/10.1002/jts.22411.

Mascaro, O. & Sperber, D. (2009). The moral, epistemic, and mindreading components of children's vigilance towards deception. *Cognition, 112*(3), S. 367–380. https://doi.org/10.1016/j.cognition.2009.05.012.

Maunder, R. G. & Hunter, J. J. (2016). Can patients be »attached« to health-care providers? An observational study to measure attachment phenomena in patient-provider relationships. BMJ *Open, 6*(5), e011068. https://doi.org/10.1136/bmjopen-2016-011068.

Maunder, R. G., Panzer, A., Viljoen, M., Owen, J., Human, S. & Hunter, J. J. (2006). Physicians' difficulty with emergency department patients is related to patients' attachment style. *Social Science & Medicine, 63*(2), S. 552–562. https://doi.org/10.1016/j.socscimed.2006.01.001.

McWilliams, L. A. & Bailey, S. J. (2010). Associations between adult attachment ratings and health conditions: Evidence from the National Comorbidity Survey Replication. *Health Psychology, 29*(4), S. 446–453. https://doi.org/10.1037/a0020061.

NHS England (2019). *The* NHS *Long Term Plan*. https://www.longtermplan.nhs.uk/.

Nolte, T., Hutsebaut, J., Sharp, C., Campbell., C., Fonagy, P. & Bateman, A. (2023). The Role of Epistemic Trust in Mentalization-Based Treatment of Borderline Psychopathology. *Journal of Personality Disorders*, Special Issue: Trust.

Norwood, C., Moghaddam, N. G., Malins, Sl & Sabin-Farrell, R. (2018). Working alliance and outcome effectiveness in videoconferencing psychotherapy: A systematic review and noninferiority meta-analysis. *Clinical Psychology & Psychotherapy, 25*(6), S. 797–808. https://doi.org/10.1002/cpp.2315.

NSPCC (2019, 24. Oktober). *Child abuse offence recorded every 7 minutes in* UK. NSPCC. https://www.nspcc.org.uk/about-us/news-opinion/2019/7-minutes-child-abuse-imageoffence/.

Office for National Statistics (2021). *Domestic abuse prevalence and trends, England and Wales*. https://www.ons.gov.uk/peoplepopulationandcommunity/crimeandjustice/articles/domesticabuseprevalenceandtrendsenglandandwales/yearendingmarch2021.

O'Keeffe, S., Martin, P. & Midgley, N. (2020). When adolescents stop psychological therapy: Rupture-repair in the therapeutic alliance and association with therapy ending. *Psychotherapy* 57(4), S. 471–490. https://doi.org/10.1037/pst0000279.

O'Keeffe, S., Martin, P., Target, M. & Midgley, N. (2019). »I Just Stopped Going«: A Mixed Methods Investigation Into Types of Therapy Dropout in Adolescents With Depression. *Frontiers in Psychology*, (10). https://doi.org/10.3389/fpsyg.2019.00075.

Orlando, J. F., Beard, M. & Kumar, S. (2019). Systematic review of patient and caregivers' satisfaction with telehealth videoconferencing as a mode of service delivery in managing patients' health. PLOS ONE, *14*(8), e0221848. https://doi.org/10.1371/journal.pone.0221848.

Park, J., Erikson, C., Han, X & Iyer, P. (2018). Are State Telehealth Policies Associated With The Use Of Telehealth Services Among Underserved Populations? *Health Affairs, 37*(12), S. 2060–2068, S. 2068. https://doi.org/10.1377/hlthaff.2018.05101.

Sabater-Galindo, M., Fernandez-Llimos, F., Sabater-Hernández, D., Martínez-Martínez, F. & Benrimoj, S. I. (2016). Healthcare professional-patient relationships: Systematic review of theoretical models from a community pharmacy perspective. *Patient Education and Counseling, 99*(3), S. 339–347. https://doi.org/10.1016/j.pec.2015.09.010.

Shevlin, M., McElroy, E. & Murphy, J. (2015). Loneliness mediates the relationship between childhood trauma and adult psychopathology: evidence from the adult psychiatric morbidity survey. *Social Psychiatry and Psychiatric Epidemiology, 50*(4), S. 591–601. https://doi.org/10.1007/s00127-014-0951-8.

Shirk, S. R. & Karver, M. S. (2003). Prediction of treatment outcome from relationship variables in child and adolescent therapy: A meta-analytic review. *Journal of Consulting and Clinical Psychology, 71*(3), S. 452–464.

Shirk, S. R. & Karver, M. S. (2011). The alliance in child and adolescent psychotherapy. *Psychotherapy, 48*(1), S. 70–91. https://doi.org/10.1093/acprof:oso/9780199737208.003.0003.

Strauß, B. & Nolte, T. (2020). Bindungsforschung. In U. T. Egle, Ch. Heim, B. Strauß & R. von Känel (Hrsg.). *Psychosomatik – Neurobiologisch fundiert und evidenzbasiert. Ein Lehr- und Handbuch* (S. 171–184). Stuttgart: Kohlhammer.

Soto, A., Smith, T. B., Griner, D., Domenech Rodríguez, M. & Bernal, G. (2018). Cultural adaptations and therapist multicultural competence: Two meta-analytic reviews. *Journal of Clinical Psychology, 74*(11), S. 1907–1923. https://doi.org/10.1002/jclp.22679.

Stewart, M. A. (1995). Effective physician-patient communication and health outcomes: A review. CMAJ *(Canadian Medical Association Journal), 152*(9), S. 1423–1433. https://www.ncbi.nlm.nih.gov/pmc/articles/PMC1337906/.

Vandervoort, D. (1999). Quality of social support in mental and physical health. *Current Psychology, 18*(2), S. 205–221. https://doi.org/10.1007/s12144-999-1029-8.

Ventura Wurman, T., Lee, T., Bateman, A., Fonagy, P. & Nolte, T. (2020). Clinical management of common presentations of patients diagnosed with BPD during the COVID-19 pandemic: The contribution of the MBT framework. *Counselling Psychology Quarterly, 34*(3–4), S. 744–770. https://doi.org/10.1080/09515070.2020.1814694.

KAPITEL 11

Epistemisches Vertrauen, Misstrauen und Leichtgläubigkeit in psychodynamischen Gruppentherapien

LENKA STAUN UND ULRICH SCHULTZ-VENRATH

Es gehört zu den neueren Erkenntnissen nicht nur der Entwicklungspsychologie, sondern auch der psychodynamischen Psychotherapieforschung, dass das Zusammenspiel von epistemischem Vertrauen, epistemischem Misstrauen und epistemischer Leichtgläubigkeit *(crudelity)* für die Qualität von zwischenmenschlichen Beziehungen äußerst relevant ist (Campbell et al. 2021; Fonagy et al. 2019b). Epistemisches Vertrauen und die meisten Definitionen von Vertrauen haben eine Gemeinsamkeit: »Es geht um Situationen, die nicht vollständig unter der eigenen Kontrolle liegen und über die ich nicht alle Informationen habe, die ich brauche. In solchen Situationen bin ich von anderen mehr oder weniger abhängig. Vertrauen ist so etwas wie die Wette darauf, dass andere meine Abhängigkeit und Verletzlichkeit nicht zu meinen Ungunsten und zu ihrem Gewinn ausnutzen werden« (Ebbinghaus 2022). Während aus entwicklungspsychologischer Perspektive untersucht wird, wie sich epistemisches Misstrauen in den frühen psychosozialen Beziehungen ausbildet und welche dialektische Beziehung zwischen epistemischem Vertrauen und der Entwicklung der Mentalisierungsfähigkeit besteht, hat das Konzept des epistemischen Vertrauens und des epistemischen Misstrauens in jüngster Zeit auch in der psychodynamischen Psychotherapieforschung an Relevanz gewonnen. Es kann aufgrund der neuesten wissenschaftlichen Erkenntnisse davon ausgegangen werden, dass die entwicklungspsychologischen Dimensionen von Bindungsqualität, epistemischem Vertrauen und Mentalisierungsfähigkeit in einer komplexen kommunikativen Beziehung miteinander stehen, die von frühen dyadischen und gruppalen psychosozialen Beziehungserfahrungen geprägt sind. Dabei entfaltet sich die Fähigkeit, reziprok vertrauende Beziehungen in frühen dyadischen und gruppalen Beziehung aufzubauen, insbesondere in Abhängigkeit von der Qualität der Bindung. Je sicherer die frühen Bindungen erlebt werden, desto stärker fördern sie Vertrauen in sich und andere, je unsicherer die frühen Bindungen erlebt werden, desto schwerer ist es, ein stabiles Vertrauen in sich und andere zu entwickeln. Noch schwerer ist es, Vertrauen in sich und andere auszubilden, wenn die frühen Beziehungen nicht nur unsicher, sondern auch von traumatischen Bindungserfahrungen geprägt waren (Allen 2022). Es wäre jedoch zu vereinfacht, nur die (dyadische) Bindungsqualität als ausschlaggebend für die Entwicklung von epistemischem Vertrauen zu sehen. Wie die Arbeitsgruppe um Fonagy und Mitarbeiter:innen zeigen konnte (Fonagy et al. 1991), ist die eigene sichere Bindung der Bezugsperson weniger entscheidend für die

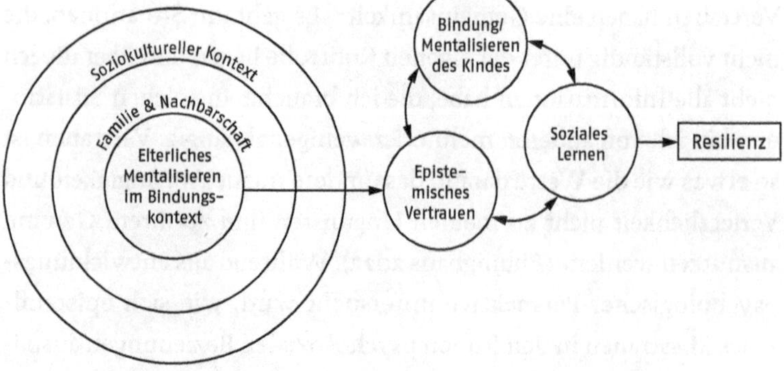

Abb. 10: Epistemisches Vertrauen als Folge eines sozial-evolutionären Kommunikationsmodells unter Berücksichtigung der Entwicklung des Mentalisierens nach Luyten et al. 2020

Ausbildung einer sicheren Bindung des Kindes als die emotionale Fähigkeit, sich in das Fühlen, Denken und Erleben des Kindes hineinzufühlen, die auch als Mentalisierungsfähigkeit beschrieben wird. Allgemeiner formuliert: Eine mentalisierende Umwelt fördert die Entwicklung der Fähigkeit, sich selbst und andere im reziproken Kontext von Gefühlen, Wünschen und Intentionen zu sehen und zu erleben, wie es Luyten und Mitarbeiter zum Ausdruck gebracht haben (Luyten et al. 2020; Abb.10).

Erste Beobachtungen zum epistemischen Vertrauen entstammen der Bindungsforschung, dass sich ein »Säugling auf die Bindungsperson als Quelle zuverlässiger Informationen über die Welt konzentriert. Der Aufbau eines subjektiven Selbstgefühls ist dann ein Aspekt des Erwerbs von Wissen über die Welt durch die pädagogischen kommunikativen Äußerungen der Betreuungsperson, die sich in diesem Zusammenhang auf die Gedanken und Gefühle des Kindes konzentriert« (Fonagy et al. 2007). Erst in jüngerer Zeit wurden kritische Perspektiven in das Mentalisierungsmodell integriert, die die Bindungsforschung zu sehr von dyadischen Beziehungen und von »WEIRD«-Kernfamilienmodellen (western, educated, industrialized, rich, democratic) dominiert sahen (Heinle-Schneider 2018; Otto & Keller 2018 [2014]). Es ist dieser theoretischen Erweiterung zu verdanken, dass Gruppen als psychosoziales Bezugssystem (z. B. »alloparenting« in afrikanischen und asiatischen Ländern) ebenso an Bedeutung gewonnen haben wie die Kulturspezifität sozialer Beziehungen (Keller 2019), was in dem bekannten Satz zum Ausdruck kommt: »Es braucht ein ganzes Dorf, um ein Kind großzuziehen«. So müssen Gruppen nach diesen Forschungsdaten als genauso bedeutsam für die psychische Entwicklung von Bindungs- und Beziehungssicherheit, einschließlich der Mentalisierungsfähigkeit und des epistemischen Vertrauens, angesehen werden wie eine dyadische Beziehung, die in der Regel in eine Klein- oder Kerngruppe eingebunden ist.

Bedauerlicherweise ist eine ähnliche Einseitigkeit in der Psychotherapieforschung zu beobachten, die den Begriff des epistemischen Vertrauens bisher ausschließlich im einzelpsychotherapeutischen Setting untersucht und als »eindimensionale und am ehesten kognitiv zu verstehende Informationsübertragung« ebenso würdigt wie kritisiert (Boetticher 2021). Eine erfreuliche Ausnahme ist Allen (Allen 2022, S. 65 f.), der sich – auf Tomasello (Tomasello 2009; Tomasello 2020) beziehend – mit den Begriffen der gemeinsamen, kollektiven oder Wir-Intentionalität dem »We-Mode« als Gruppenbegriff nähert, welcher Moral und deren Beziehung zu Vertrauen einschließt. Fonagy sieht das eigentliche Ziel von Psychotherapie darin, dass Patient:innen mit Hilfe einer vertrauensvollen therapeutischen Beziehungserfahrung auch außerhalb der Psychotherapie mehr Vertrauen in andere soziale Beziehungen entwickeln können, wodurch sich ihre soziale Kommunikation und ihr soziales Lernen positiv verändern (Fonagy et al. 2019a, S. 172). Wir sehen jedoch die Schwierigkeit, dass dieser Transfer vom geschützten, dyadischen einzeltherapeutischen Setting in die sozialen Beziehungen außerhalb der Psychotherapie eine große Herausforderung sein kann. Geht man davon aus, dass beeinträchtigende Beziehungserfahrungen meist auch im gruppalen und nicht nur im dyadischen Kontext erlebt werden – bereits die Kleinfamilie aus Eltern und Geschwistern ist eine Gruppe –, bietet die Gruppenpsychotherapie eine besondere Chance, frühe Erschütterungen des epistemischen Vertrauens in der Gruppe zu bearbeiten. Aus wissenssoziologischer Perspektive stellt sich die Frage, ob epistemisches Vertrauen grundsätzlich gruppal – und nicht dyadisch – auf dem Boden der Repräsentanz einer primären Gruppe, folglich als Gruppenrepräsentanz zu denken ist, die sich kontinuierlich entwickeln und verändern kann. Dabei spielen die Stimme(n), eine vokale Matrix (Felsberger 2017), aber auch die Integration anderer Sinne wie Sprechen, Hören, Sehen und Berührung vermutlich eine bedeutsame Rolle (Anzieu 2016 [1991]; Böhme 2019; Schultz-Venrath 2021).

In der Weiterentwicklung dieses Konzeptes verstehen wir epistemisches Vertrauen als ein dimensionales Konstrukt, das sowohl von Trait-Aspekten (also von der Persönlichkeitsstruktur) als auch von State-Aspekten (dem aktuellen affektiven Befinden in der Gruppe) abhängig ist. Inwiefern sich epistemisches Vertrauen als dimensionales Konstrukt in der psychosozialen Entwicklung eines Menschen mehr zum Pol des epistemischen Misstrauens, das sich in seiner stärksten Ausprägung als epistemische Versteinerung (epistemic petrification) äußert (Fonagy et al. 2015), oder aber sich mehr zum Pol der epistemischen Leichtgläubigkeit (crudelity) entwickelt, hängt davon ab, wie sehr sich eine angeborene, epistemische Wachsamkeit (epistemic vigilance) aufgrund früher dyadischer und insbesondere gruppaler Beziehungserfahrungen angemessen bilden konnte. Epistemische Wachsamkeit ist nicht das Gegenteil von Vertrauen, sondern das Gegenteil von blindem Vertrauen. Führen frühe beeinträchtigende Beziehungserfahrungen, wie zum Beispiel Missbrauch und Gewalterfahrungen, dazu, dass sich die epistemische Wachsamkeit zu stark in Richtung Hypervigilanz ausgeprägt, begünstigt dies die Entwicklung von epistemischem Misstrauen. Ist die epistemische Wachsamkeit hingegen zu wenig entwickelt, fördert dies die Herausbildung epistemischer Leichtgläubigkeit. Beide Pole, die epistemische Leichtgläubigkeit ebenso wie das epistemische Misstrauen, sind mit frühen die psychische und soziale Entwicklung beeinträchtigenden Erfahrungen sowohl in dyadischen als auch in gruppalen Beziehungen verbunden.

Epistemisches Vertrauen ist ein hohes (fluides) Gut, das in sicheren Bindungsbeziehungen erworben wird. Abhängig von entsprechenden Beziehungserfahrungen kann es sich festigen oder unterminiert werden. Als soziales Wesen werden wir von Beginn des Lebens an in ein familiäres und soziales Gefüge geboren, für das ein gewisser Grad an epistemischer Wachsamkeit hilfreich ist. Wir lernen zu überprüfen, inwiefern das, was uns das Gegenüber zu vermitteln versucht, für uns relevant, gültig und glaubhaft ist (Campbell et al. 2021; Fonagy & Allison 2016). Während sich klinisch zeigt, dass Menschen, die in ihrer frühen Entwicklung in ihren familiären und sozialen Beziehungen Gewalt und Bedrohung erfahren haben, eher einen zu hohen Grad an epistemischer Wachsamkeit haben, tendieren Menschen, die in ihrer frühen Entwicklung emotionale Vernachlässigung und Abwesenheit von nahen Beziehungspersonen erlebt haben, häufig zu epistemischer Leichtgläubigkeit, die mit einem geringen Grad an Selbstwirksamkeit verbunden ist: der eigenen Wahrnehmung sowie der Einschätzung der eigenen Wirksamkeit wird zugunsten des Urteils anderer zu leichtfertig geglaubt, was Patient:innen mit dieser Grundhaltung vulnerabel für Grenzverletzungen durch andere macht und ausnutzende Beziehungsdynamiken fördert.

11.1 Unterschiede zwischen psychodynamischen Gruppen- und Einzeltherapien

Gruppenanalyse und psychodynamische Gruppenpsychotherapien verstehen den Menschen im Unterschied zur klassischen Psychoanalyse von Geburt an als soziales Wesen (Burrow 1928; Foulkes 1975). Aus gruppenpsychotherapeutischer Perspektive ist ein Individuum nicht zuerst in seinen dyadischen Beziehungen und Beziehungsmustern zu ergründen, sondern dessen psychische Entwicklung ist immer auch auf gelingende oder beeinträchtigende familiäre und soziale Entwicklungen zurückzuführen. Unter einem solchen entwicklungspsychologischen Blick auf den Menschen in seinen komplexen sozialen Beziehungen innerhalb und außerhalb der Primärfamilie rücken soziale Beziehungen einerseits als Ressource für Resilienz und psychische Gesundheit stärker in den Fokus, andererseits wird beeinträchtigenden psychosozialen Beziehungen, wie sie beispielsweise durch Mobbing und andere ausschließende Beziehungserfahrungen erlebt werden können, eine größere Bedeutung in der psychosozialen Entwicklung zugesprochen. So fördert epistemisches Vertrauen, das wir als Ergebnis eines frühen familiären Gruppenprozesses sehen, unter günstigen Umständen lebenslang das soziale Lernen. Gleichzeitig erschwert es unter beeinträchtigenden psychosozialen Bedingungen nicht nur das epistemische Vertrauen in andere und das Lernen, sondern kann in Form eines epistemischen Misstrauens die Entwicklung psychosozialer Beziehungen über die Lebenspanne nachhaltig überschatten.

Gruppenpsychotherapien im geschützten Setting fördern »ego training in action« (Foulkes & Anthony 1984 [1957], S. 42), also eine Stärkung der Ich-Funktionen, in denen epistemisches Vertrauen in soziale Beziehungen entwickelt und epistemisches Misstrauen abgebaut bzw. reduziert werden kann. Insofern ist Gruppenpsychotherapie –

in Weiterentwicklung des foulkesschen Konzepts – sogar mehr: nämlich soziales und emotionales »training in action«.

Sollen Psychotherapien zu nachhaltigen intrapsychischen und interpersonellen Veränderungen führen, ist das nur realistisch, wenn eine Transformation des veränderten Selbst- und Beziehungserlebens in die sozialen Beziehungen außerhalb des therapeutischen Settings gelingt. Das Erleben von resonanten, reziproken Beziehungserfahrungen in therapeutischen Gruppen ist die Basis dafür, dass positive und stabile Beziehungs- und Gruppenrepräsentanzen verinnerlicht werden und neue emotionale Beziehungserfahrungen in und außerhalb der Gruppe möglich werden.

Einerseits ist ein basales Vertrauen in die primäre Gruppe (z. B. in die Kleinfamilie) Voraussetzung für die Ergänzung von Selbst- und Objektrepräsentanzen durch eine Gruppenrepräsentanz. Andererseits können die von Gruppentherapeut:innen und den Gruppenmitgliedern angebotenen Perspektivwechsel sowohl als gültig und relevant für das eigene Erleben als auch als qualitativ überzeugend angesehen werden (Campbell et al. 2021). Dadurch entwickelt sich eine neue Gruppenrepräsentanz, die zum einen mit einem Gefühl von Zugehörigkeit zur Gruppe (Kohäsion) und zum anderen mit einer interpersonellen Nähe einhergeht. Darüber hinaus wird Differenzierung und Abgrenzung voneinander nicht als bedrohlich erlebt (Kohärenz). Erst die Erfahrung von Differenz im Kontext von tragenden Beziehungen, von gleichzeitiger Kohäsion und Kohärenz in der Gruppe, ermöglicht dem Subjekt, eine eigene Stimme (Schlapobersky 2016) im Gefüge der therapeutischen Gruppe zu finden, die sich dann auch außerhalb, in anderen sozialen Kontexten, positionieren und gehört fühlen kann. Davon ausgehend, dass ein Ausschluss aus der primären Gruppe das eigentlich Traumatische am Trauma ist, kann auf der Grundlage positiver Entwicklungserfahrungen, anderen vertrauen zu können, ein höherer Grad an epistemischem Vertrauen die Ausprägung einer traumatisierenden Erfahrung so abpuffern, dass sich nicht zwangsläufig eine posttraumatische oder gar chronische posttraumatische Belastungsstörung entwickeln muss (Kampling et al. 2022).

11.2 Mentalisierungsbasierte dynamische Administration (MDA) zur Entwicklung epistemischen Vertrauens in Gruppenpsychotherapien

Es besteht unter psychodynamischen Gruppenpsychotherapeut:innen weitgehend Einigkeit darin, dass Patient:innen, die für eine ambulante, tagesklinische, stationäre oder Online-Gruppenpsychotherapie vorgesehen sind, bezüglich der Rahmenbedingungen, aber auch bezüglich des Umgangs mit dem Rahmen der Gruppe und der Gruppenregeln besonders aufgeklärt werden sollten, um vorzeitige Behandlungsabbrüche zu minimieren. Dies wird in der gruppenanalytischen Literatur unter dem Begriff »dynamischen Administration« (GDA) gefasst (Barwick & Weegmann 2018; Behr & Hearst 2005), (vgl. Tab. 3). Der Gruppenleiter wird eher als »conductor«, als Dirigent gesehen, der ein »dynamischer Administrator« ist (Pines et al. 1982). Der gruppale Interaktionsraum unterscheidet sich vom dualen Interaktionsraum durch seine Mehr-Personen-Beziehung und durch seine multiplen Übertragungsmöglichkeiten, in der die Gruppe zum Spiegel sozialer interpersoneller Konflikte wird (Janssen & Sachs 2018).

Unabhängig vom Setting aktiviert das Angebot einer psychodynamischen Gruppenpsychotherapie bei Patient:innen spezifische Ängste und Fantasien, weshalb mit der »dynamischen Administration« versucht wird, eine verlässliche Beziehung zwischen Gruppenleiter:in, Gruppe und Patient:in herzustellen. Dabei spielen allerdings Hinweise zur Förderung epistemischen Vertrauens in den Standardwerken der Gruppenpsychotherapieliteratur bisher keine Rolle; so fehlen Empfehlungen, wie Gruppentherapeut:innen ihre Patient:innen allgemein auf eine Gruppenpsychotherapie vorbereiten können, ganz zu schweigen von einer spezifischen mentalisierungsfördernden Vorbereitung für das jeweilige Setting. Unseres Erachtens sollte zwischen vier Ebenen des (epistemischen) Vertrauens in Gruppen unterschieden werden (Allen 2022; Grotjahn 1979; Krogel 2009; Krogel et al., 2013):

Verschwiegenheit (alle Mitteilungen in der Gruppe verbleiben in der Gruppe)
Regelmäßigkeit und Pünktlichkeit
Ankündigung von Abwesenheiten
Bei Privatpatienten und Selbstzahlern: Bezahlung von Honorarnoten (im ambulanten Setting)
Keine Kontakte der Gruppenmitglieder außerhalb der Gruppe
Verhaltensweisen zu unterlassen, die die Spannung verringern oder die Aufmerksamkeit von emotionalen Inhalten ablenken

Tab. 3 : Gruppenanalytische »dynamische Administration«: Regeln und Vereinbarungen, modifiziert nach Barwick & Weegmann 2018

- epistemisches Vertrauen in die Gruppe als Ganzes,
- epistemisches Vertrauen in die anderen Teilnehmer:innen,
- epistemisches Vertrauen in den Leiter,
- epistemisches Vertrauen in sich als Leiter

Wir verstehen unter epistemischem Vertrauen in Gruppenpsychotherapien eine besondere Art von Vertrauen: Epistemisches Vertrauen in eine Gruppe und ihren Leiter bedeutet im optimalen Fall, dass sich jeder Gruppenteilnehmer darauf verlassen kann, dass der Leiter und die Gruppe als Personen vertraulicher Informationen die richtige Einstellung zu den möglichen Folgen ihrer Arbeit haben, was über das individuelle epistemische Vertrauen hinausgeht und mit der Formulierung Grotjahns, die Gruppe wolle wissen, wem sie vertraue (Grotjahns 1979, S. 237), nur zum Teil abgedeckt ist. Um epistemisches Misstrauen in Bezug auf das Angebot einer Gruppenpsychotherapie abzubauen, möchten wir eine mentalisierungsbasierte dynamische Administration (MDA) vorstellen, die sich von einer gruppenanalytischen dynamischen Administration (GDA) unterscheidet. Während in der GDA primär der formale und administrative Rahmen einer Gruppenpsychotherapie geklärt wird (s. Tab. 4), liegt der Fokus einer MDA darüber hinaus darin, die Patientin einzuladen, gemeinsam über ihre (unbewussten) Fantasien, Wünsche, Vorstellungen und Vorbehalte der Gruppe gegenüber affektiv in Austausch zu kommen.

Am Ende eines Erstgesprächs	»Gruppe, nein danke!«
	»Lieber Einzeltherapie«
	»Ich möchte Sie für mich alleine haben«
Während der Gruppenpsychotherapie	»GT ist nicht gut genug, ist nur das Zweitbeste«
	»GT wird nur angeboten, weil die Therapeuten überlastet sind«
	»Es gibt keine Anleitung!«
	»Das Leiden der anderen Patienten ist mir zu viel und nicht unterstützend«
	»Es gibt zu wenig Zeit für den Einzelnen«

Tab. 4: Manifestationsformen epistemischen Misstrauens nach einem Erstgespräch und während Gruppenpsychotherapien

Indem wir unsere Patient:innen mit Sorgfalt auf die Gruppenpsychotherapie vorbereiten, fördern wir den Abbau von epistemischem Misstrauen der Gruppe gegenüber. Dies gelingt am besten, wenn die negativen Fantasien und das Misstrauen in Bezug auf die (unbekannte) Gruppe besonders gründlich exploriert werden und gemeinsam mit den zugrunde liegenden frühen negativen dyadischen und gruppalen Beziehungserfahrungen in Verbindung gebracht werden können.

Zweitens fördert eine MDA die Entwicklung von epistemischem Vertrauen in die Gruppe, indem die Patientin vor dem Beginn der eigentlichen Gruppenpsychotherapie eine positive Beziehungserfahrung mit der zukünftigen Gruppenleiterin macht, die ihr anfängliches Misstrauen mit einer neugierigen und nicht-wissenden Haltung aufgreift (Bateman & Fonagy 2016). Aus unserer Sicht sind für die Entwicklung von epistemischem Vertrauen in eine psychotherapeutische Gruppe vertikale Übertragungsprozesse (die positive Beziehungserfahrung mit der Gruppenleiterin in der Probatorik) genauso bedeutsam wie die horizontalen Übertragungsprozesse auf die Gruppenmitglieder. Eine MDA sollte daher den vertikalen Beziehungserfahrungen mit den frühen Bindungspersonen die gleiche

Aufmerksamkeit widmen wie den horizontalen Beziehungen zu Geschwistern, Stiefgeschwistern, Freunden und der Peergroup bis zum frühen Erwachsenenalter. In Bezug auf die lateralen Beziehungen hat eine MDA damit die Funktion, einerseits negative horizontale Übertragungen, zum Beispiel durch Mobbing in der Schule oder das Zurückgesetzwordensein durch ein Geschwister, zu beleuchten und andererseits zu explorieren, ob und welche positiven horizontalen Beziehungen es als Ressource für die Übertragungsprozesse in der Gruppe gibt. Sowohl für die Indikation als auch für die prognostische Einschätzung bezüglich der Entwicklung einer Patientin in der Gruppe sind positive horizontale Beziehungserfahrungen besonders bedeutsam, da sie maßgeblich bedingen, ob ein neues Gruppenmitglied diese als Basis zur Entwicklung einer positiven gruppalen Repräsentanz nutzen und die Gruppe als gutes Objekt rasch introjizieren kann. Patient:innen, bei denen auf diese Weise positive vertikale und horizontale Übertragungsprozesse angestoßen werden, erleben die Gruppe in der Regel als weniger ängstigend und bedrohlich und können sich mit einer offeneren und neugierigeren Haltung der Gruppe gegenüber auf den beginnenden gruppentherapeutischen Prozess einlassen.

Bisher fehlt für alle psychodynamischen Gruppentherapien, einschließlich der Mentalisierungsbasierten Gruppentherapie (MBT-G), eine systematische und einheitliche Umsetzung der dynamischen Administration, so dass die Gruppenpsychotherapieforschung diesbezüglich noch spärlich ist. Es gibt zwar Hinweise, die den vorzeitigen Abbruch (drop-out) auf eine fehlende Vorbereitung des jeweiligen Patienten auf die Gruppe zurückführen; noch wenig erforscht sind jedoch jene Aspekte der dynamischen Administration, die sich besonders förderlich auf den gruppenpsychotherapeutischen Prozess auswirken.

Während eine sorgfältige dynamische Administration für Patienten mit mittlerem bis gutem Strukturniveau ausreichend ist, um ein hinreichend gutes epistemisches Vertrauen in die Gruppenpsychotherapie zu entwickeln, ist für Patient:innen mit größerer struktureller Beeinträchtigung eine systematische MDA auf eine Gruppenpsychotherapie notwendig, um epistemisches Vertrauen in die Gruppe und die Gruppenleitung zu induzieren. Erfolgversprechende Erfahrungen und empirische Ergebnisse stammen hierzu aus der Mentalisierungsbasierten Therapie (MBT) bezüglich der Behandlung von Patient:innen mit Borderline-Persönlichkeitsstörungen. Fester Bestandteil der Mentalisierungsbasierten Therapie ist eine psychoedukative Vorbereitungsgruppe (MBT-Introductory oder MBT-I) in einem geschlossenen Ambulanzgruppensetting von zwölf Modulen (Bateman & Fonagy 2016; Haslam-Hopwood et al. 2006; Haslam-Hopwood et al. 2008) vor der eigentlichen Behandlung, die im tagesklinischen Setting aus einer Kombination von Einzel- und Gruppenpsychotherapie besteht.

11.3 Zur Diagnostik der epistemischen Grundhaltung

Allgemein ist eine psychodynamische Gruppenpsychotherapie bei allen Patient:innen indiziert, die in und an ihren interpersonellen Beziehungen leiden (Schlapobersky 2016). Diesen Schwierigkeiten liegt jedoch meist ein brüchiges epistemisches Vertrauen zu sich selbst und anderen zugrunde, insbesondere bei Patient:innen mit einer strukturellen Beeinträchtigung, das mit Misstrauen gegenüber anderen und Rückzug aus Beziehungen einhergeht. Insofern beginnt eine mentalisierungsfördernde dynamische Administration mit einem mentalisierungsbasierten Erstgespräch, welches mit einer schriftlichen Therapievereinbarung zur Gruppenpsychotherapie endet, in der sowohl der Sinn eines solchen Therapievorschlags als auch die settingabhängigen Regeln formuliert sind, um sich im Konfliktfall darauf beziehen zu können. Dies gehört zur MDA (s. Vereinbarung).

Die Reaktion einer Patientin auf den Vorschlag einer Gruppenpsychotherapie (GT) nach einem Erstgespräch gibt einen ersten szenischen Hinweis auf ihre epistemische Grundhaltung (epistemic stance), die wir diagnostisch nutzen können. Reagiert sie mit großer Skepsis und Misstrauen auf unseren Vorschlag? Weicht sie möglicherweise körperlich zurück und verschränkt die Arme vor der Brust? Oder bricht die Patientin ihr Narrativ plötzlich ab, nachdem sie bis dahin den Eindruck vermittelt hatte, dass sich ein vertrauensvoller Kontakt etablierte? Oder versinkt die Patientin in ein angespanntes Schweigen, während sie ihre Hände knetet, als müsse sie sich ihrer selbst vergewissern. Mit dem Vorschlag einer GT wird bei manchen Patient:innen ein tiefes epistemisches Misstrauen aktiviert, das sich in einem abrupten »Gruppe? Nein Danke!« äußern kann und manchmal auf die dyadische Therapiebeziehung abfärbt. Plötzlich scheint die Beziehung der Patientin zum Therapeuten kühler, distanzierter, vorsichtiger. Aus Sicht des Mentalisierungsmodells könnten nun seitens des Therapeuten folgende Fragen an die Patientin gerichtet werden:

> »Was genau lässt Sie so skeptisch sein?
> Womit könnte das Misstrauen in Bezug auf Gruppen, über das Sie gerade sprechen, zu tun haben?
> Welche Erfahrungen haben Sie in Ihrer Familie, in der Kita, in der Schule, im Verein und anderen gruppalen Organisationen gemacht?«

Möglicherweise reagiert die Patientin aber auch überraschend schnell, fast schon euphorisch auf den Vorschlag einer GT mit einem »Ja, das finde ich gut!«. Auch wenn sich ein Gruppenpsychotherapeut im ersten Moment über eine solche Äußerung der Zustimmung und gar Begeisterung freuen mag, kann die Gegenübertragung einen Hinweis darauf geben, was der Patientin offenbar fehlt. Wir werden plötzlich skeptisch, insbesondere angesichts der fehlenden Nachfrage der Patientin, wie eine GT konkret aussähe, und fragen uns, ob sie nicht etwas zu leichtfertig diesem Therapievorschlag zustimmte und ob ihr das Commitment und die Verbindlichkeit in Bezug auf eine GT wirklich bewusst sind. Eine solche epistemische Leichtgläubigkeit (credulity) zeugt unter Umständen ähnlich dem epistemischen Misstrauen von einer Beeinträchtigung der frühen psychischen und sozialen Entwicklung. Möglicherweise reagiert die Patientin mit angemessener Skepsis, aber insgesamt neugierig und aufgeschlossen auf unseren Vorschlag, indem sie nach einer kurzen Pause bezüglich der GT Fragen zu stellen beginnt und ihre Fantasien in Bezug auf die GT mit uns teilt.

Es ist das Verdienst von Morris Nitsun (Nitsun 2014 [1996], S. 55), mit dem Begriff der Antigruppe destruktive Gruppenprozesse beschrieben zu haben, die letztlich auf epistemischem Misstrauen in die Gruppe und innerhalb der Gruppe, insbesondere zu Beginn, beruhen. Um der Entwicklung von frühen Anti-Gruppen-Dynamiken entgegenzuwirken, sollte deshalb nicht nur das neue Gruppenmitglied sorgfältig über eine MDA auf die Gruppenpsychotherapie vorbereitet werden, sondern auch die bestehende Gruppe auf den Neuankömmling, und zwar sowohl in Bezug auf unbewusste als auch auf bewusste Aspekte:

- Welche Fantasien und unbewussten Wünsche gibt es in Bezug auf die Veränderung der Gruppenzusammensetzung?
- Gibt es möglicherweise den unbewussten Wunsch, die neue Patientin als Folge einer unbewussten Geschwisterübertragung auszuschließen?
- Gibt es Ängste vor Beziehungs- und Bedeutungsverlust durch die Neue?

Eine mentalisierungsfördernde oder gar mentalisierungsbasierte Haltung in der dynamischen Administration einzunehmen bedeutet, diese Aspekte in ihrer Bedeutung für den Einzelnen, aber auch in Bezug auf die Gruppe vor der Veränderung in der Gruppenkonstellation spielerisch zu explorieren und zu verstehen, um einer Entwicklung in Richtung epistemischen Misstrauens entgegenzuwirken.

11.4 Zur Entwicklung epistemischen Vertrauens in Gruppenpsychotherapien

Gruppentherapeutische Prozesse sind um ein Vielfältiges komplexer als ein einzeltherapeutisches Setting. Daher sollten bezüglich des epistemischen Vertrauens in Gruppenpsychotherapien immer vier Ebenen, die sich gegenseitig beeinflussen, betrachtet werden:

1. die Ebene vom jeweiligen Gruppenmitglied zu anderen Gruppenmitgliedern,
2. die Ebene vom Gruppenmitglied zum Gruppenleiter,
3. die Ebene vom Gruppenmitglied zur Gruppe als Ganzes und
4. die epistemische Haltung des Gruppenleiters zu sich selbst.

Insbesondere das Angstniveau des Gruppenleiters spielt eine große Rolle in der Bewältigung schwierigster Gruppentherapiesituationen und der Mentalisierungsfähigkeit der Gruppe. Anhand dieser vier Ebenen wird nachvollziehbar, welche Herausforderung die Leitung von Gruppen darstellt. Einerseits gibt es die epistemische Grundhaltung jedes einzelnen Gruppenteilnehmers, die auf einem Kontinuum von epistemischer Leichtgläubigkeit, epistemischem Vertrauen und epistemischem Misstrauen angesiedelt ist. Diese sind jedoch nicht statisch, sondern in Bezug auf diese vier Ebenen immer wieder zu differenzieren. So könnte zu Beginn der Gruppenpsychotherapie ein hoher Grad an epistemischem Vertrauen in Bezug auf den Gruppenleiter bestehen, das von epistemischem Misstrauen gegenüber der Gruppe-als-Ganzes begleitet wird. Im Fallbeispiel von Luise (Fallbeispiel 1, weiter unten) war das epistemische Vertrauen gegenüber den Gruppenmitgliedern im Sinne einer positiven Geschwisterübertragung stärker entwickelt als dem Gruppenleiter gegenüber. Zusammenfassend lässt sich festhalten, dass epistemisches Vertrauen auf diesen vier Ebenen alles andere als stabil ist und durch bestimmte, meist unerwartete gruppendynamische Ereignisse auf die Ebene eines größeren epistemischen Misstrauens »abrutschen« kann.

Die Gruppe als komplexes Gefüge ist damit therapeutische Herausforderung und soziale Ressource zugleich: Sie wirkt als Katalysator für bisher nicht bewältigte bewusste und unbewusste Erfahrungen in sozialen Gruppenkonstellationen und dyadischen Beziehungen. Psychodynamische und Mentalisierungsbasierte Gruppenpsychotherapien haben sich als mindestens gleichwertig und bei verschiedenen Krankheitsbildern, wie zum Beispiel bei Borderline-Persönlichkeitsstörungen, sogar als wirksamer gegenüber »treatment as usual« oder anderen Psychotherapie-Verfahren erwiesen (Barkowski et al. 2016; Brand 2019; Brand et al. 2016; Hecke 2016; Kösters et al. 2006; Rosendahl et al. 2021; Storebo et al. 2020; Strauß et al. 2020).[15] Dies wird darauf zurückgeführt, dass in gruppentherapeutischen Prozessen *gleichzeitig* vergangene Beziehungserfahrungen reaktiviert und diese einer Bearbeitung in den gegenwärtigen Gruppenbeziehungen zugänglich werden. Insofern ist eine Gruppe im Unterschied zum Einzelsetting ein Raum, der multiple Resonanzerfahrung ermöglicht, integriert oder aber im Falle des Fehlens von Resonanz die Entwicklung eines solchen Raums verhindert. Die hohen Effektstärken von psychodynamischen Gruppenpsychotherapien lassen jedoch annehmen, dass in keiner anderen Psychotherapie Mentalisieren so gut ermöglicht wird wie in Gruppenpsychotherapien (Schultz-Venrath & Felsberger 2016).

Herausfordernd sind Gruppenprozesse unter anderem deshalb, weil die multiplen Resonanzerfahrungen einer Gruppe den Gruppenprozess wenig vorhersehbar machen, auch weil die Beziehungsdynamiken ebenso wie die Übertragungen in der Gruppe schneller wechseln. Dies kann einerseits große Ängste und epistemisches Misstrauen bei den Gruppenteilnehmern auslösen, andererseits aber das katalysatorische Momentum sein, eine psychische Entwicklung anzustoßen, was neben allgemeinen Wirkfaktoren die besondere Wirksamkeit von Gruppentherapien ausmacht. Ebenso können Gruppen massive Ängste oder epistemisches Misstrauen auslösen, wenn das Subjekt eine Wiederholung früher ausschließender Beziehungserfahrungen oder eine Reaktualisierung traumatischer Gruppenerfahrungen erlebt, beispielsweise in Beziehungen nicht gehört oder gesehen worden zu sein bzw. sich sogar bedroht oder ausgeliefert zu fühlen (Friedman 2006).

Um Gruppenprozesse hinsichtlich epistemischen Vertrauens in ihrer Komplexität verstehen zu können, sind zwei simultane Perspektiven auf die Gruppe als Ganzes und auf ihre einzelnen Mitglieder erforderlich: erstens der Blick auf die epistemische Grundhaltung, den Trait-Aspekt jedes einzelnen Gruppenmitglieds, und zweitens der Blick auf die State-Aspekte der Gruppe: welche gegen-

15 Bemerkenswerterweise sind Gruppenpsychotherapien in den Outcome-Vergleichsstudien der Arbeitsgruppe um Wampold unberücksichtigt geblieben (Wampold et al. 2017; Wampold 2001).

wärtigen Dynamiken tragen in der Gruppe zur Förderung oder aber zur Untermininierung des epistemischen Vertrauens bei.

Gruppenpsychotherapeutische Prozesse sind in mehrfacher Hinsicht hoch dynamisch, worin jedoch gleichzeitig ihr Entwicklungspotential liegt. Epistemisches Vertrauen ist als Persönlichkeitsmerkmal der meisten Gruppenteilnehmer:innen eher fragil oder gar nicht vorliegend, also alles andere als stabil. Darüber hinaus können die Gruppendynamiken durch die Möglichkeit *multipler* Übertragungs- und Beziehungserfahrungen schnell wechseln und deshalb auch rasch den Nährboden für disruptive und destruktive Prozesse bilden, wie es die Arbeitsgruppe um Safran und Muran mit ihrem Konzept von rupture und repair für dyadische Therapieprozesse formuliert hat (Safran & Kraus 2014; Safran & Muran 1996; Safran et al. 2011). Es reichen manchmal schon kleinere gruppendynamische Ereignisse wie die Ankündigung eines neuen Gruppenmitglieds, das Fehlen eines Stuhls oder das Übersehen eines schweigenden Patienten, um ein fragiles epistemisches Vertrauen in ein heftiges epistemisches Misstrauen in die Gruppe bzw. gegenüber der Leiterin zu verwandeln. Je nach Rigidität oder Beziehungsdynamik in der Gruppe führen Brüche in der Kohäsion zu einem reparativen Entwicklungsimpuls (repair) oder zu einer Anti-Gruppen-Dynamik mit massiven, destruktiven Tendenzen (Nitsun 2014 [1996]; Nitsun 2015), die die Gruppe als Ganzes bedrohen.

11.5 Klinische Vignetten

Fallbeispiel 1: Epistemisches Misstrauen gegenüber der Gruppenleiterin und epistemisches Vertrauen gegenüber den Gruppenmitgliedern

Luise, eine 30-jährige Patientin, die mit einer Zwillingsschwester auf die Welt gekommen war, beschrieb ihre Mutter, die mit der Geburt der Kinder schwer depressiv geworden war, als einen »dunklen, unerreichbaren Schatten, kaum greifbar, meist ganz weit weg in ihrer eigenen Welt«. Sie hatte bereits eine tiefenpsychologische Einzeltherapie abgeschlossen, in der es ihr offenbar schwergefallen war, die introjizierte depressive Mutter in der Übertragung zur Therapeutin zu überwinden. Luise kam mit dem Wunsch, ihre Einsamkeit zu überwinden, zum Vorgespräch für eine Gruppentherapie. In der (dyadisch angelegten) Probatorik war es mühsam, mit Luise in Kontakt zu kommen. Sie wirkte erstarrt und ängstlich, den Konwtakt zu ihrem Gegenüber durch ein falsches Wort zu verlieren. Während die Schilderung ihrer Eltern karg und leblos blieb, blitzte eine lebendige und humorvolle Seite auf, als sie von ihrem Verhältnis zur Zwillingsschwester sprach, mit der sie, in Abwesenheit emotionaler Nähe zu den Eltern, eine innige Beziehung entwickelt hatte. Angesichts der Schwierigkeit der Therapeutin, einen emotionalen Kontakt zu Luise in den Vorgesprächen zu finden, bestanden größere Zweifel an der Prognose einer gelingenden Gruppenpsychotherapie. Im Kontrast zu Luises Erstarrung in den Vorgesprächen zeigte sie sich in der Gruppe überraschend lebendig und offen, auch in Bezug auf schambesetzte Themen. Offenbar konnte Luise von Beginn an eine positive horizontale Geschwisterübertragung auf die Gruppenmitglieder entwickeln, zu denen sich das epistemische Vertrauen auf der Grundlage der positiven Beziehungserfahrung mit der Zwillingsschwester rasch herausbilden konnten. Gleichzeitig half ihr das epistemische Vertrauen in Bezug auf die Gruppenmitglieder, die ambivalente vertikale Übertragung auf die Gruppenleiterin zu überwinden, zu der das epistemische Misstrauen durch die Anwesenheit der andern gemildert wurde. Im weiteren Verlauf der Gruppenpsychotherapie konnte verstanden werden, dass sie aus Angst, sich wie mit der depressiven Mutter als »zu viel« oder als »Zumutung« zu fühlen, in einen Zustand der Erstarrung zurückgezogen hatte, in dem sie den Schmerz, die Mutter nicht erreichen zu können, und die Wut auf die abwesende Mutter nicht fühlen musste.

Fallbeispiel 2: Epistemisches Misstrauen nach Ankündigung eines neuen Gruppenmitglieds

Eine Patientin schlug nach der Ankündigung eines neuen Gruppenmitglieds vor, die Zeit exakt durch die Anzahl der Teilnehmer:innen aufzuteilen, humorvoll fügte sie hinzu, dass sie eine innere Liste führen könne, dass jeder in der Gruppe den gleichen Redeanteil zugesichert bekomme. Erst dieser Vorschlag ermöglichte, über die unbewussten Ängste der Patientin, die mit einer dominanten Schwester aufgewachsen war, ihre Befürchtung zu klären, sich in der neuen Gruppenkonstellation – wie damals – nicht bemerkbar machen zu können.

Fallbeispiel 3: Von epistemischem Misstrauen zu epistemischem Vertrauen im gruppenpsychotherapeutischen Prozess

Erik, ein 40-jähriger Patient, wuchs in der Kindheit mit einem kontrollierenden und sadistischen Vater auf, der beim kleinsten Anlass gewalttätig wurde. Erik hatte mit dieser Beziehungserfahrung ein ausgeprägtes Misstrauen anderen gegenüber entwickelt und das Gefühl, »immer auf der Hut sein zu müssen, weil jeden Moment etwas Katastrophales« über ihn hereinbrechen könnte. Er habe einen feinen »Radar« gegenüber anderen entwickelt, der ihm ermögliche, sich bei der kleinsten Stimmungsveränderung des anderen für einen antizipierten »Angriff« zu wappnen. Stolz bezeichnete er sich zu Beginn der Gruppenpsychotherapie als »bester Schleicher« (sneaker). In der Gruppe fiel auf, dass Erik unverbunden, oft sogar unterhaltsam, von seiner Angst und der Gewalt durch seinen Vater sprach. Lediglich seine Körperhaltung war immer die gleiche: Er wirkte starr, etwas zusammengekauert, die Füße nur mit den Fußspitzen auf dem Boden, als wäre er »auf dem Sprung«. Als Paul, ein anderes Gruppenmitglied, in der 62. Sitzung seine Gewalterfahrungen mit seinem Vater am ganzen Körper zitternd schilderte, so dass die Angst für alle greifbar war, teilte die Gruppe Erik ihre Beobachtung mit, dass er zwar oft von seiner Angst spreche, aber so ruhig und unterhaltsam, dass sie oft nicht wüssten, was er wirklich fühle. Plötzlich zog Erik seinen Turnschuh aus und zeigte den anderen unter Tränen seinen völlig verkrampften Fuß, der zu einem Klumpfuß zusammengeballt war. »So sieht es in mir aus! Aber das kann ich niemandem zeigen!« Beim Anblick von Eriks Fuß begannen manche Gruppenmitglieder zu weinen. Der gekrümmte Fuß ließ uns ahnen, welche körperlichen und seelischen Schmerzen er vor den anderen versteckte. Erik hatte in Resonanz auf das Leid eines anderen Teilnehmers sein epistemisches Misstrauen in die Gruppe überwunden und den anderen seinen Schmerz zeigen können, der noch nicht mentalisierbar war und der Gruppe zunächst körperlich durch Zeigen des schmerzverkrampften Fußes anvertraut wurde. Damit war sein Leid nicht mehr abgespalten, sondern wurde zu einem Begegnungsmoment (»now moment« (Stern 2019 [2011])) mit der Gruppe, der vom I-Mode (Eriks verborgenem Schmerz) einen Transformationsprozess über den Me-Mode (Komponenten des Selbst werden durch andere in sozialen Interaktionen referenziert) hin zum We-Mode einleitete (der geteilte Schmerz in der Gruppe). Im weiteren Verlauf schauten die Gruppenteilnehmer immer wieder neugierig auf Eriks Füße, manchmal fragten sie auch ganz direkt: »Wie geht es deinem Fuß?« oder »Wie sieht es in deinem Turnschuh aus?« Seit dieser Gruppensitzung wirkte Erik weniger affektiv abgespalten und körperlich ruhiger.

Altruismus
Gruppenkohäsion
Universalität des Leidens
Interpersonelles Lernen (Input)
Interpersonelles Lernen (Output)
Anleitung/Empfehlungen
Katharsis
Identifikation
Reinszenierung familiärer Verhältnisse (family reenactment)
Selbsterkenntnis
Instillation von Hoffnung
Existentielle Faktoren

Tab. 5 : Therapeutische Wirkfaktoren in Gruppenpsychotherapien nach Yalom & Leszcz 2020

Leider sind die Phänomene des epistemischen Vertrauens, epistemischen Misstrauens und der epistemischen Leichtgläubigkeit im Rahmen von Gruppenpsychotherapien noch nicht empirisch valide untersucht. Möglicherweise ist empathisches Validieren auf unterschiedlichen Ebenen horizontaler und vertikaler Übertragungsprozesse im Sinne der frühen Affektspiegelung der Grundstein für die Entwicklung von epistemischem Misstrauen in Gruppenpsychotherapien. Die Gruppenpsychotherapie bietet eine besondere Möglichkeit, dass epistemisches Vertrauen reziprok erwidert wird und zur eigentlichen Entfaltung der zwölf Wirkfaktoren von Yalom führt, wie sie sich aus der Sicht ambulant gruppentherapeutisch behandelter Patient:innen darstellt (Yalom & Leszcz 2020, S. 107 f.; s. Tab. 5).

Zusammenfassend lassen sich aus unserer Sicht fünf Merkmale von epistemischem Vertrauen, epistemischer Leichtgläubigkeit und epistemischem Misstrauen in Gruppenpsychotherapien differenzieren:

1. Epistemisches Vertrauen, epistemische Leichtgläubigkeit und epistemisches Misstrauen sind nicht kategorial, sondern dimensional zu verstehen und können unterschiedliche Ausprägungen aufweisen.
2. Epistemisches Vertrauen, epistemische Leichtgläubigkeit und epistemisches Misstrauen sind abhängig von der Persönlichkeitsstruktur (trait).
3. Epistemisches Vertrauen, epistemische Leichtgläubigkeit und epistemisches Misstrauen sind nicht statisch, sondern dynamisch zu verstehen und insbesondere vom interpersonellen Kontext abhängig.
4. Die Gruppe bedeutet ein soziales und emotionales »training in action«: Das Erleben von epistemischem Vertrauen anderer Gruppenteilnehmer:innen in der Gruppe fördert die Entwicklung von epistemischem Vertrauen anderer Gruppenmitglieder.
5. Die Erfahrung von reziproker emotionaler Intimität fördert die Entwicklung vom Monolog über den Dialog zum Diskurs und begünstigt Kohäsion und Kohärenz.

Literatur

Allen, J. (2022). *Trusting in Psychotherapy.* Washington, D. C.: American Psychiatric Association Publishing.

Anzieu, D. (2016 [1991]). *Das Haut-Ich.* Frankfurt am Main: Suhrkamp.

Barkowski, S., Frenzl, D., Burlingame, G. M., Strauß B. M. & Rosendahl, J. (2016). Wie wirksam ist Gruppenpsychotherapie im Vergleich zur Einzelpsychotherapie? *Gruppenpsychother Gruppendynamik,* (52), S. 142–155.

Barwick, N. & Weegmann, M. (2018). *Group Therapy – A Group-Analytic Approach.* Milton Park, New York: Routledge.

Bateman, A. & Fonagy, P. (2016). *Mentalization-Based Treatment for Personality Disorders – A Practical Guide.* Oxford: Oxford University Press.

Behr, H. & Hearst, L. (2005). *Group-Analytic Psychotherapy. A Meeting of Minds.* London: Whurr Publishers Ltd.

Boetticher, D. v. (2021). Vertrauen in der Psychotherapie – Epistemische und evaluative Aspekte. *Z Psychosom. Med. Psychother,* (67), S. 5–20.

Böhme, R. (2019). *Human Touch – Warum körperliche Nähe so wichtig ist.* München: C. H. Beck.

Brand, T. (2019). *Mentalisierungsbasierte und psychodynamische Gruppenpsychotherapie in einer randomisierten Tagesklinik-Studie.* Universität Witten/Herdecke.

Brand, T., Hecke, D., Rietz, C. & Schultz-Venrath, U. (2016). Therapieeffekte mentalisierungsbasierter und psychodynamischer Gruppenpsychotherapie in einer randomisierten Tagesklinik-Studie. *Gruppenpsychother Gruppendynamik,* 52(2), S. 156–175.

Burrow, T. (1928). The autonomy of the »I« from the standpoint of group analysis. *Psyche (London),* (8), S. 35–50.

Campbell, C., Tanzer, M., Saunders, R., Booker, T., Allison, E., Li, E. et al. (2021). Development and validation of a self-report measure of epistemic trust. PL*o*S ONE, *16*(4), S. e0250264.

Ebbinghaus, U. (2022). Misstrauen vererben Eltern an ihre Kinder. Eine neue Untersuchung der Uni Bielefeld kommt zu dem Ergebnis, dass Jugendliche wenig Vertrauen zu Institutionen, Nachbarn und klassische Medien haben. Ein Gespräch mit Studienleiter Holger Ziegler. *Frankfurter Allgemeine Zeitung,* 2. September, S. 12.

Felsberger, H. (2017). Vokale Matrix und Gruppenbindung. *Gruppenpsychother Gruppendynamik,* 53(3), S. 188–225.

Fonagy, P. & Allison, E. (2016). Psychic reality and the nature of consciousness. *Int J Psychoanal,* 97(1), S. 5–24.

Fonagy, P., Campbell, C. & Allison, E. (2019a). Therapeutic Models. In A. Bateman & P. Fonagy (Hrsg.), *Handbook of Mentalizing in Mental Health Practice* (S. 169–180). Washington DC: American Psychiatric Association Publlishing.

Fonagy, P., Gergely, G. & Target, M. (2007). The parent-infant dyad and the construction of the subjective self. *J. Child Psychol. Psychiatry,* 48(3–4), S. 288–328.

Fonagy, P., Luyten, P. & Allison, E. (2015). Epistemic Petrification and the Restoration of Epistemic Trust: A New Conceptualization of Borderline Personality Disorder and Its Psychosocial Treatment. *J Pers Disord, 29*(5), S. 575–609.

Fonagy, P., Luyten, P., Allison, E. & Campbell, C. (2019b). Mentalizing, Epistemic Trust and the Phenomenology of Psychotherapy. *Psychopathology*, S. 1–10.

Fonagy, P., Steele, H. & Steele, M. (1991). Maternal representations of attachment during pregnancy predict the organization of infant-mother attachment at one year of age. *Child Dev, 62*(5), S. 891–905.

Foulkes, S. H. (1975). Group Analytic Psychotherapy. Methods and Principles. London: Karnac.

Foulkes, S. H. & Anthony, E. J. (1984 [1957]). *Group Psychotherapy. The psychoanalytic approach*. London: Maresfield Reprints.

Friedman, R. (2006). Who contains the group and who is the leader? A relational disorders perspective. *European Journal of Psychotherapy and Counselling, 8*(1), S. 21–32.

Grotjahn, M. (1979). *Analytische Gruppentherapie. Kunst und Technik*. München: Kindler.

Haslam-Hopwood, G. T. G., Allen, J. G., Stein, A. & Bleiberg, E. (2006). Enhancing mentalizing through psycho-education. In J. G. Allen & P. Fonagy, P. (Hrsg.), *Handbook of Mentalization-Based Treatment*. (S. 249–267). Chichester: John Wiley & Sons.

Haslam-Hopwood, G. T. G., Allen, J. G., Stein, A. & Bleiberg, E. (2008). Verbesserung des Mentalisierens durch Psychoedukation. In J. G. Allen & P. Fonagy, P. (Hrsg.), *Mentalisierungsgestützte Therapie. Das* MBT-*Handbuch – Konzepte und Praxis*. (S. 347–372). Stuttgart: Klett-Cotta.

Hecke, D. (2016). *Prozess-Outcome Untersuchungen in mentalisierungsbasierten und psychodynamischen Gruppenpsychotherapien*. Universität Witten/Herdecke.

Heinle-Schneider, E. (2018). *Beobachtungen zu stressinduzierten Mutter-Kind-Interaktionen in Uganda – Wie regulieren afrikanische Mütter beängstigende Situationen mit ihren Kleinstkindern? Beobachtungsstudie in Gesundheitszentren in Uganda*. Humboldt-University Berlin.

Janssen, P. L. & Sachs, G. (2018). *Psychodynamische Gruppenpsychotherapie – Theorie, Setting und Praxis*. Stuttgart: Schattauer.

Kampling, H., Kruse, J., Lampe, A., Nolte, T., Hettich, N., Brähler, E. et al. (2022). Epistemic trust and personality functioning mediate the association between adverse childhood experiences and posttraumatic stress disorder and complex posttraumatic stress disorder in adulthood. *Front. Psychiatry*, 13, https://doi.org/10.3389/fpsyt.2022.919191.

Keller, H. (2019). *Mythos Bindungstheorie: Konzept – Methode – Bilanz*. Kiliansroda: verlag das netz.

Kösters, M., Burlingame, G. M., Nachtigall, C. & Strauß, B. (2006). A Meta-Analytic Review of the Effectiveness of Inpatient Group Psychotherapy. *Group Dynamics: Theory, Research and Practice, 10*(2), S. 146–163.

Krogel, J. (2009). *The Group Questionnaire: A new measure of the group relationship.*, Brigham Young University, Prove.

Krogel, J., Burlingame, G. M., Chapman, C., Renshaw, T., Gleave, R., Beecher, M., et al. (2013). The Group Questionnaire: A clinical and empirically derived measure of group relationships. *Psychotherapy Research, 23*(3), S. 344–354.

Luyten, P., Campbell, C., Allison, C. & Fonagy, P. (2020). The Mentalizing Approach to Psychopathology: State of the Art and Future Directions. *Annual Review of Clinical Psychology,* (16), S. 297–325.

Nitsun, M. (2014 [1996]). *The Anti-Group – Destructive forces in the group and their creative potential.* London: Routledge.

Nitsun, M. (2015). *Beyond the Anti-Group. Survival and transformation.* London, New York: Routledge.

Otto, H. & Keller, H. (Hrsg.) (2018 [2014]). *Different Faces of Attachment – Cultural Variations on a Universal Human Need.* Cambridge: Cambridge University Press.

Pines, M., Hearst, L. & Behr, H. (1982). Group Psychoanalysis (Group Analytic Psychotherapy). In G. M. Gazda (Hrsg.), *Basic Approaches to Group Psychotherapy and Group Counselling* (S. 132–178). Springfield, IL: Charles C. Thomas.

Rosendahl, J., Alldredge, C. T., Burlingame, G. M. & Strauss, B. (2021). Recent Developments in Group Psychotherapy Research. *Am J Psychother, 74*(2), S. 52–59.

Safran, J. D. & Kraus, J. (2014). Alliance ruptures, impasses, and enactments: A relational perspective. *Psychotherapy, 51*(3), S. 381–387.

Safran, J. D. & Muran, C. J. (1996). The Resolution of Ruptures in the Therapeutic Alliance. *Journal of Consulting and Clinical Psychology, 64*(3), S. 447–458.

Safran, J. D., Muran, J. C. & Eubanks-Carter, C. (2011). Repairing alliance ruptures. *Psychotherapy (Chic.), 48*(1), S. 80–87.

Schlapobersky, J. (2016). *From The Couch To The Circle: Group-Analytic Psychotherapy In Practice.* London: Routledge.

Schultz-Venrath, U. (2021). *Mentalisieren des Körpers.* Stuttgart: Klett-Cotta.

Schultz-Venrath, U. & Felsberger, H. (2016). *Mentalisieren in Gruppen.* Stuttgart: Klett-Cotta.

Stern, D. N. (2019 [2011]). *Ausdrucksformen der Vitalität.* Frankfurt am Main: Brandes & Apsel.

Strauß, B., Burlingame, G. M. & Rosendahl, J. (2020). Neue Entwicklungen in der Gruppenpsychotherapieforschung – Ein Update. *Psychotherapeut,* (65), S. 222–235.

Storebo, O. J., Stoffers-Winterling, J. M., Vollm, B. A., Kongerslev, M. T., Mattivi, J. T., Jorgensen, M. S. et al. (2020). Psychological therapies for people with borderline personality disorder. *Cochrane Database Syst Rev,* 5(5), CD012955. doi: 10.1002/14651858.CD012955.pub2.

Tomasello, M. (2009). *Die Ursprünge der menschlichen Kommunikation.* Frankfurt am Main: Suhrkamp.

Tomasello, M. (2020). *Mensch werden – Eine Ontogenese*. Berlin: Suhrkamp.
Wampold, B. E. (2001). *The great psychotherapy debate: Models, methods, and findings*. Mahwah/NJ: Erlbaum.
Wampold, B., Imel, Z. E. & Flückiger, C. (2017). *Die Psychotherapie-Debatte: Was Psychotherapie wirksam macht*. Bern: Hogrefe.
Yalom, I. & Leszcz, M. (2020). *The Theory and Practice of Group Psychotherapy*. New York: Basic Books.

KAPITEL 12

Epistemisches Vertrauen und Mentalisieren in Bildungs- und Erziehungsprozessen unter Berücksichtigung ihrer Kompensationsmöglichkeiten

STEPHAN GINGELMAIER UND NICOLA-HANS SCHWARZER

12.1 Einführung

Der Beitrag legt dar, dass Verlässlichkeit und (epistemisches) Vertrauen eine Grundlage aller institutionalisierter pädagogischer Lernprozesse sind. Die Grundlage dafür ist psychosoziales Lernen. Es wird im Weiteren vorgeschlagen, das soziale Lernen um die Kategorie des psychosozialen Lernens zu erweitern. Die Bedeutung dieser Prozesse lässt sich insbesondere bei psychosozial belasteten Kindern illustrieren. So wird dies theoretisch begründet und anhand von zwei Fallbeispielen vor einem abschließenden Fazit verdeutlicht.

Unter Verweis auf stringente theoretische und empirische Begründungen scheint Mentalisieren im Hinblick auf eine Vielzahl psychosozialer Phänomene von Bedeutung für eine resiliente Entwicklung zu sein:

- Vertrauen (Fonagy et al. 2021)
- sozial-emotionales Lernen (Gingelmaier 2022)
- kognitives Lernen (Nolte 2018)
- Beziehung(sfähigkeit) (Luyten et al. 2012)

- reflexive Prozesse (Schwarzer & Gingelmaier 2021)
- psychische Gesunderhaltung (Stressreduktion) (Schwarzer 2019)

Alle diese Phänomene sind auch in pädagogischen Institutionen und dem pädagogischen Bezug elementar für die (kindliche) Entwicklung und deswegen aktiv zu integrieren und anzustoßen. Gleichzeitig fragen wir uns in diesem Beitrag, welche Barrieren entstehen können, die diese Prozesse behindern. Im Weiteren soll zunächst argumentiert werden, dass die Grundlage all dieser Prozesse Vertrauen im Sinne eines epistemischen Vertrauens ist. Dies wird beispielhaft für Bildungs- und Erziehungsprozesse gezeigt – danach soll ein Vorschlag zur Erweiterung des Begriffs des sozialen Lernens gemacht und in Richtung von hoch belasteten Kindern spezifiziert werden. Das Vorgestellte wird abschließend an zwei Fallvignetten aus dem Bereich Schule illustriert, wobei die Fälle andere Felder wie Frühpädagogik oder soziale Arbeit berühren bzw. auf diese übertragbar sind.

12.2 Epistemisches Vertrauen als wesentliche Grundlage pädagogischer Prozesse in Erziehung und Bildung

> Grundlegend […] ist eine evolutionspsychologische Sichtweise eines exklusiv menschlichen Dilemmas, das mit der Vermittlung von Kultur und sozialem Lernen zusammenhängt (Heyes und Frith 2014). Als die Menschen auf immer höhere Stufen der sozialen Komplexität gelangten, machte das Überleben des Individuums wie auch der Gruppe die Transmission von sozialem Wissen auf erheblich anspruchsvollere Ebene erforderlich (Wilson 1976). Menschliche Säuglinge wurden immer häufiger in eine Welt hineingeboren, in der sich die Erwachsenen selbsthergestellter Werkzeuge bedienten, deren funktionalen Eigenschaften, Anwendungsweisen oder Reproduktionsmethoden sich nicht ohne Weiteres erschlossen; das bedeutet, dass wir lernen mussten, einer Quelle zu vertrauen, die uns half, den Gebrauch solcher Gegenstände zu erlernen (Fonagy & Campbell 2017, S. 290).

Fonagy und seine Co-Autor:innen benennen als wesentlichste Grundlage des im Zitat erwähnten sozialen Lernens die Fähigkeit des »thinking together«, was im Deutschen mit »etwas gemeinsam bedenken« oder »gemeinsam über etwas (Geteiltes) nachdenken« bzw. »etwas gemeinsam überdenken« übersetzt werden kann. Davon wird die Aussage abgeleitet (Fonagy et al. 2021), dass »etwas gemeinsam bedenken« ein robustes und immer wieder umfängliches reflektierendes Mentalisieren benötigt (Fonagy et al. 2021, S. 5). Allerdings hat sich seit wenigen Jahren in der Mentalisierungstheorie eine Sichtweise durchgesetzt, dass eine Voraussetzung erfüllt sein muss, dass robuste Formen der Perspektivübernahme und der Koordination von mentalen Zuständen erlernbar und damit instruktiv für soziale Lernprozesse, zum Beispiel in Gruppen oder Klassen, sein können. Diese Vorbedingung postuliert, dass epistemisches Vertrauen zwischen den Beteiligten vorhanden oder am Entstehen ist. Epistemisches Vertrauen wird nach Sperber und Co-Autor:innen bzw. Wilson und Sperber als das basale Vertrauen in eine Bezugsperson als sichere Informationsquelle verstanden (Sperber et al. 2010; Wilson & Sperber 2012). Dies gilt jedoch nicht nur für den individuellen, zum Beispiel pädagogischen, Bezug in der Schule, sondern ist ein ubiquitäres evolutionär determiniertes Phänomen für soziale Lernprozesse. Um es zu präzisieren: Ohne ein sich aufbauendes, zunehmend belastbar empfundenes epistemisches Vertrauen, dass von und in der jeweiligen Person, Gruppe und Organisation wichtige und relevante soziale und kulturelle Informationen zu erhalten sind, lassen sich Kinder und Jugendliche nicht auf nachhaltige kognitive und/oder psychosoziale Lernarrangements ein. Daran müssen sich pädagogische Haltung, Didaktik und Methodik der einzelnen Pädagogin und jede pädagogische Organisation messen lassen. Epistemisches Vertrauen bezieht sich sowohl auf das Lernen von faktischem Wissen, von Kulturtechniken wie Lesen und Schreiben, aber auch auf Kodizes, Rollen, Rituale, Erwartungen, interpersonelle Dispositionen, Verarbeitung und Umgang mit Affekten (z. B. Freude, Aggression, Angst, Trauer), Affekt(ko)regulation etc.

Folglich kann unter Verweis auf Langer und Müller argumentiert werden (Langer & Müller 2019), dass Vertrauen herzustellen ein zentrales Ziel der pädagogischen Tätigkeit darstellt, ohne dessen Zutun soziale Lernprozesse grundlegend erschwert sind. Um diesem Ziel ein operationalisierbares Fundament zu bieten, muss festgestellt werden, dass die Grundlage von Vertrauen wohlmeinende Verlässlichkeit ist, die es vermag, den *guten Grund* (Zimmermann et al. 2017) hinter schwierigen Verhaltensweisen zu mentalisieren. Und gerade weil Pädagog:innen bei psychosozial (hoch) belasteten Kindern keinen Anspruch darauf haben, dass sich eine vertrauensvolle Beziehung entwickelt oder eine solche vor Krisen und Rückschritten gefeit wäre, ist dies der einzige Weg, der dahin führt, dass sowohl die pädagogischen Organisationen sowie jede Pädagogin darauf achten, die wohlmeinende Verlässlichkeit nicht aufzugeben bzw., noch wichtiger, wiederherzustellen. Das wiederum verlangt personell und finanziell einen hohen Einsatz, der sich jedoch in der Fortführung dieses Beitrages als lohnend sowohl für die Kinder und Jugendlichen wie auch für die pädagogische Organisation und ihre Mitarbeitenden herausstellen wird.

12.3 Vom sozialen Lernen zum psychosozialen Lernen

Soziales Lernen ist die Grundlage für die Teilhabe am sozialen Leben. Fonagy und seine Co-Autor:innen arbeiteten heraus, dass die Grundlage von sozialem Lernen wiederum epistemisches Vertrauen ist und dass ein Mangel an epistemischem Vertrauen zu Schwierigkeiten im sozialen Lernen und damit zu einer eingeschränkten Teilhabe führt (Fonagy et al. 2021); dies assoziiert sich nach den Autor:innen eng mit psychopathologischen Entwicklungen. Bevor in diesem Zusammenhang der Wert des epistemischen Vertrauens für die Pädagogik vertieft wird, soll zunächst eine Erweiterung des Konzeptes *des sozialen Lernens* nach Fonagy et al. hin zum *psycho*sozialen Lernen vorgeschlagen werden (Fonagy et al. 2021). Dies stellt deswegen eine notwendige Ergänzung dar, weil damit ein gravierender selbst- und identitätsrelevanter Lern- und Austauschprozess zwischen innerpsychischen (z. B. biografischen, dynamischen, strukturellen, konflikthaften, resilienten) und sozialen (z. B. gruppen- und gesellschaftssystembezogenen, ökonomischen) Konstellationen noch besser ausgedrückt werden können. Vorstellbar ist dies zum Beispiel in einem spezifischen innerpsychischen Gefüge, wie ihn der intermediäre Raum von Winnicott darstellt (Winnicott 2020). Dort können individuelle Vermittlungsprozesse zwischen Innen und Außen erfolgen, deren veränderbare Ergebnisse eine an innere und äußere Strukturen, Dynamiken, Begebenheiten und Erfordernisse sich anpassende Form des Selbst entstehen lassen (vgl. Bohleber 1996; Keupp & Höfer 1997; Straus & Höfer 1997). Es wird im Weiteren vorgeschlagen, diese das Individuum grundlegend und direkt betreffende Form als *psychosoziales Lernen* zu bezeichnen. Daneben wird sogleich aber auch das von Fonagy und seinen Co-Autor:innen für die Mentalisierungstheorie etablierte *soziale Lernen* genauer konturiert (Fonagy et al. 2021). Es ist stärker gruppenbezogen, systemisch und dynamisch und zielt dabei weniger auf ein individuelles, sondern auf ein kollektives Selbst bzw. eine kollektive Identität (z.B. Straub 2015) ab. Dieser *Wir-Modus* genannte Zustand wird hier so wohl als ein Ad-hoc- wie auch als dauerhaft institutionalisierbares Phänomen von Gruppen verstanden. Fonagy et al. formulieren zum Wir-Modus (Fonagy et al. 2021, S. 6; Übersetzung durch die Autoren):

> Dieses »Wir«-Gefühl durch geteilte Psychen [shared minds] hat eine Nichtableitbarkeit [Irreduzibilität], was bedeutet, dass es getrennt von der individuellen Mentalisierung von sich selbst und anderen angesprochen werden muss, da gemeinsames Handeln qualitativ anders erlebt wird und gemeinsame oder »Wir-Intentionen« beinhaltet. Dies ist relationale Mentalisierung, die auf zugrunde liegenden, gegenseitig akzeptierten, aber oft impliziten konzeptionellen und situativen Voraussetzungen beruht und nicht notwendigerweise eine Vereinbarung beinhaltet (Tuomela 2005).

Dies bedeutet, dass ein entscheidender Unterschied im (psycho)sozialen Lernen darin gesehen wird, ob Menschen ihre *»minds«* (hier am ehesten mit *»Psychen«* zu übersetzen) teilen oder nicht. Dabei beschreibt eine Gruppe von verwandten Konzepten der sozialen, transindividuellen Speicherung von Informationen (vgl. z. B. Welzer 2017) bzw. von einem kollektiven Gedächtnis (vgl. z. B. Assmann 2013) aus verschiedenen psychologischen und sozialwissenschaftlichen Schulen ein ähnliches Konzept, das Fonagy und seine Co-Autor:innen als *Wir-Modus* bzw. relationales Mentalisieren bezeichnen (Fonagy et al. 2021).

> Artefakte, sei es in Form von abstrakten Ideen oder physikalischer Technologie, die die Qualität der Opazität haben – das heißt ihr Zweck, ihre Funktion, ihre Begründung oder ihre Verwendungsweise ist nicht offensichtlich oder ohne Erklärung durch einen Lehrer leicht zu erarbeiten – erfordern Kommunikation, das heißt, irgendeine Form der Bildung oder des Lehrens. Um ein effizientes Lernen komplexer/undurchsichtiger Dinge zu ermöglichen, »entwickeln Menschen spezialisierte kognitive Ressourcen, die ein dediziertes zwischenmenschliches System der gegenseitigen Gestaltung bilden, in dem man dazu veranlagt ist, neue und relevante kulturelle Informationen an (und von) Artgenossen zu »lehren« und zu »lernen« (Gergely & Csibra 2005, S. 472). Dies ist der Prozess der natürlichen Pädagogik [...] (Fonagy et al. 2021, S. 5).

Mit der Differenzierung zwischen sozialem und psychosozialem Lernen ist es kein weiter Weg zu folgern, dass Exklusion als dauerhaftes Ausgeschlossensein oder Ausgeschlossenwerden bzw. Sich-ausgeschlossen-Fühlen in pädagogischen Organisationen etwas damit zu tun hat, dass die Kinder und Jugendlichen diese grundlegenden sozialen Lernerfahrungen bisher nicht ausreichend machen konnten. Dies wird weiter unten näher untersucht.

12.4 Epistemisches Vertrauen und die Kumulation von psychosozioökonomischen Risikofaktoren

Es wird im Folgenden ein Schwerpunkt auf die Kumulation von psychosozioökonomischen Risikofaktoren für (junge) Menschen gelegt. Diese Konstellation kann insbesondere am Beispiel sehr junger

(0–3 Jahre) und/oder psychosozial (hoch) belasteter Kinder und Jugendlicher eindrücklich geschildert werden. Die Kumulation von Risikofaktoren erhöht die Wahrscheinlichkeit des Auftretens von massiven psychosozialen Schwierigkeiten (z.B. Traumafolgestörungen sowie internalisierenden und externalisierenden Störungen) (Scheithauer & Petermann 1999). Die Bedeutung dieser Erkenntnisse ist von größter Wichtigkeit, weil es eine Gruppe von Kindern und Jugendlichen gibt, denen die Pädagogik mit »guten d. h. oftmals idealistischen und damit leicht enttäuschbaren pädagogischen Vorsätzen« allein nicht gerecht werden kann. Es braucht hierfür spezifisches Handlungswissen, das von der Mentalisierungstheorie vielerlei Anregungen erhalten kann (Taubner & Curth 2013; Huang et al. 2020; Schwarzer et al. 2021). Über diese Anregungen hinaus geht es um das entwicklungsbedingte Aufkommen von Barrieren, die über (frühe) dysfunktionale psychosoziale Erfahrungen die Fähigkeit, aus sozialer Interaktion zu lernen, stark einschränken können. Dies kann in der Folge leicht eine Abwärtsspirale an sozialer Teilhabe, psychischer und somatischer Gesundheit und ökonomischem Wohlstand bzw. eine massive Erschwernis des Ausbrechens aus einem solchen Zustand bedeuten. Die Wege aber zu einer barrieremindernden Kommunikationskultur führen unweigerlich über psychosoziales Lernen zur Befähigung von Teilhabe in der soziokulturellen und ökonomischen Welt.

Insbesondere gilt dies für Kinder und Jugendliche, die durch traumatische Beziehungserfahrungen bereits epistemisches Misstrauen aufgebaut haben.

Der Weg, um epistemisches Vertrauen aufzubauen, sind mikrosoziologisch sogenannte ostensive Signale (englisch: »ostensive cues«; z.B. Blickkontakt, persönliche Ansprache, Perspektivenübernahme im Sinne der Aufmerksamkeitsfokussierung), mit denen das Gegenüber dem Kind verstehbar macht, dass es sich um wichtige und relevante soziokulturelle Inhalte handelt (Fonagy & Campbell 2017), die an es weitergegeben werden sollen. Kinder verfügen hierfür über eine artspezifische Sensibilität – »so ist es kaum überraschend, dass menschliche Säuglinge und Kleinkinder (aber auch erwachsene Menschen) Informationen bereitwillig aufnehmen und internalisieren, wenn sie den Eindruck haben, dass der Lehrer an dem, was in ihnen vorgeht, Anteil nimmt und sie bedenkt« (Fonagy & Campbell 2017, S. 292).

Fonagy et al. fassen dies in einem Zitat nochmals zusammen:

> Es ist klar, dass das Fehlen von epistemischem Vertrauen eine Person in vielen sozialen Kontexten zutiefst benachteiligt. Der Verlust dieses Schlüsselprozesses für den effizienten Erwerb von Selbsterkenntnis als Teil des kulturellen Wissens hat erhebliche Auswirkungen auf das gesellschaftliche Funktionieren. Hier ziehen wir die Verbindung zwischen unserer Fähigkeit zur Kulturbildung und der Anfälligkeit für das, was wir typischerweise als Psychopathologie verstehen. Das Individuum kann in seiner Fähigkeit eingeschränkt sein, sein Verständnis von sich möglicherweise schnell ändernden sozialen Situationen zu aktualisieren, und würde angesichts des sozialen Wandels unflexibel oder sogar starr erscheinen (Fonagy et al. 2021, S. 8).

Insbesondere institutionalisierte Gruppen, wie sie in pädagogischen Organisationen (z. B. Schule, pädagogische Frühbetreuung, Maßnahmen der Jugendhilfe) zu finden sind, erhalten dabei eine übergeordnete Bedeutung, weil man hier Gesellschaft und Kultur über pädagogische Gruppen in pädagogischen Institutionen lernen soll – oftmals mit dem Ziel verknüpft, eine Gemeinschaft im Sinne des We-Mode zu bilden. Dies meint Sozialisation im Wortsinn (z. B. Bauer & Hurrelmann 2021), also Formen der Vergesellschaftung oder Vergemeinschaftung. Weiterhin implizieren und repräsentieren pädagogische Institutionen mit ihren Gruppen eine Möglichkeit der Kompensation: Falls zum Beispiel in anderen Sozialisationsinstanzen wie der Familie das psychosoziale Lernen aufgrund kumulierter Risikolagen erschwert ist, können diese institutionalisierten Gruppen im besten Fall mit einem höchst gesellschaftsrelevanten Probehandeln von kompensatorischen psychosozialen Lern- und Gegenerfahrungen aufwarten. Dabei werden Gegenerfahrungen als wichtige und bisher biografisch vernachlässigte kompensatorische Erfahrungen, zum Beispiel in pädagogischen Organisationen, verstanden.

Für das Etablieren einer konkreten barrierearmen Kommunikationskultur müssen auf der Organisationsebene und im direkten pädagogischen Kontakt so viel Sicherheit wie nötig und so viel Neugier wie möglich vermittelt und mit individuellen und gruppenbezogenen Lernstrategien versehen werden, um nachhaltig kognitiv und sozial (Wir-Modus), psychosozial lernen zu können. Weil Mentalisieren als »super-highway« zum Aufbau von epistemischem Vertrauen konzeptualisiert wird (Fonagy & Allison 2014) und als eine Grundlage des (psycho)sozialen Lernens gilt, sollte im Sinne eines Abbaus von Barrieren in die Förderung der Mentalisierungsfähigkeit von jungen Menschen »investiert« werden. Dies intensiviert sich darüber, dass (geleitete) Gruppen aufgrund der multiplen Resonanzen als Spiegelsaal des Mentalisierens (Schulz-Venrath & Felsberger 2016) bezeichnet werden können. Dies umfasst sowohl a) soziale Kompetenz wie auch b) Gruppenfähigkeit als Aspekte des psychosozialen Lernens. Neyer und Asendorpf sehen soziale Kompetenz in folgendem dynamischem Spannungsverhältnis (Neyer & Asendorpf 2018, S. 165; Abb. 11).

Die soziale Kompetenz wird in diesem Zusammenhang so verstanden, dass sie das Individuum in der Gruppe bedenkt, also einen steten Aushandlungsprozess beschreibt, in dem die Pole Anpassung versus Durchsetzung und Konflikt versus Kooperation miteinander konkurrieren und es im besten Fall zu einer produktiven, zumindest temporären Vermittlung kommt. Es braucht dazu aber neben der individuellen Ebene in der Gruppe eine zweite, die die Gruppe als Gesamtgefüge mitdenkt, dies wird hier in Ergänzung zur sozialen Kompetenz über das Stichwort ›Gruppenfähigkeit‹ vorgeschlagen.

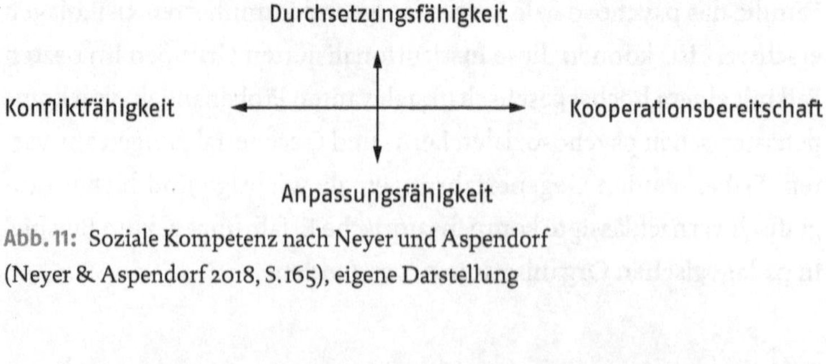

Abb. 11: Soziale Kompetenz nach Neyer und Aspendorf (Neyer & Aspendorf 2018, S. 165), eigene Darstellung

Gruppenfähigkeit umfasst dabei mindestens zwei weitere Vermittlungsaufgaben:

- Vermittlung zwischen eigenen Bedürfnissen vs. Gruppendynamiken
- Vermittlung zwischen Gruppendynamiken vs. Normen (z. B. gruppenspezifische, ethische, kulturelle, juristische usw.)

Es muss eben auch die Gruppenebene, in der das Individuum sich zur Gesamtgruppe oder zu (gesellschaftlichen) Normen verhalten muss, um zum Beispiel ein reflexives Verhältnis aus Nähe und Distanz zur jeweiligen Gruppe einzunehmen, sich einer Gruppe vollständig anzupassen oder gar darin psychisch aufzugehen bzw. sich zu verlieren oder sich eben gar nicht auf Gruppenprozesse einzulassen, bedacht werden. Dies sind wichtige Einflussfaktoren, wenn über die resonierende Bedeutung von Gruppen (z. B. im pädagogischen Bereich) im Zusammenhang von Mentalisieren und epistemischem Vertrauen nachgedacht wird.

Als konkrete Praktiken der Mentalisierungsförderung kommen dafür die mentalisierende Haltung (Ramberg 2018), »ostensive cues« (z. B. in der Kommunikation mit Einzelnen oder Gruppen), markierte Affektspiegelungen (eher in der Kommunikation mit Einzelnen), Möglichkeiten der Perspektivübernahme (z. B. theaterpädagogisch), alltagsnahe und erfahrungsbasierte psychosoziale und soziale Lernanlässe (z. B. gemeinsame Handlungen wie Kochen, Essen, Bewegung, Fahrten), verstehender Humor, die Koordination geteilter Aufmerksamkeit und die Regulierung des Erregungslevels (z. B. Lautstärke in der Klasse) und vieles mehr in Frage. Dies kann aus Platzmangel nicht weiter im Detail dargestellt werden, es sei aber an dieser Stelle auf das *Praxisbuch mentalisierungsbasierte Pädagogik* (Gingelmaier & Kirsch 2020a) und beispielsweise auf eine erste konkrete Sammlung konkreter Übungen in Behringer et al. verwiesen (Behringer et al. 2021). Im von der EU geförderten Projekt »Mentalisierungstraining für pädagogische Fachkräfte« werden diese Inhalte und Praktiken vermittelt (s. www.mented.net Netzwerkes, mentalisierungsbasierte Pädagogik).

Viele pädagogische Organisationen und ihre Pädagog:innen fühlen sich mit der beschriebenen Breite des zugrunde liegenden pädagogischen Anspruchs – hier die Stichwörter ›Sicherheit‹ (Bindung/Beziehung) und ›Neugier‹ (Exploration) von weiter oben aufgreifend – überfordert, auch weil wichtige sächliche, finanzielle, räumliche oder personelle Ressourcen und/oder entsprechende Konzepte fehlen. Wenn eine pädagogische Organisation aber eingehend prüft, ob es ihr tatsächlich gelingt, ein gutes Verhältnis aus der Vermittlung von Sicherheit und Neugier und dem über Mentalisieren zu erreichenden psychosozialen, sozialen (Wir-Modus) und kognitiven Lernen herzustellen, kann es für diese und ihre Mitarbeitenden sehr frustrierend sein, dass sich manche Kinder und Jugendliche trotzdem kaum darauf einlassen können und oftmals durch ihr Verhalten ihre vermeintliche Missachtung demonstrieren. Solche Kinder und Jugendliche, die jede Institution nachhaltig auf die Probe stellen können, weil sie die Schwächen der jeweiligen Systeme deutlich aufzeigen, brauchen in der Folge dieser Überlegungen eine besondere Unterstützung im Mentalisieren, da ihnen sonst aufgrund der genannten psychosozialen Barrieren droht, neben dem kognitiven auch das institutionalisierte soziale und psychosoziale Lernen verloren zu gehen. Dabei rückt mit Fonagy und seinen Co-Autor:innen die in hohem Maße identitätsstiftende Bedeutung des persönlichen Narrativs einmal mehr in den Fokus (Fonagy et al. 2021), die im folgenden längeren Zitat ihre Tragweite für diesen Zusammenhang entfaltet:

> Warum sollte ein Individuum selbst in Situationen, in denen Vertrauen gerechtfertigt war – das heißt, wo seine persönliche Erzählung geschätzt wurde – kein epistemisches Vertrauen erfahren? Es gibt zwei offensichtliche Gründe. Erstens können Widrigkeiten und Entbehrungen, wenn sie einem Trauma gleichkommen, chronisches Misstrauen erzeugen, indem sie die Vorstellungskraft in Bezug auf den mentalen Inhalt hemmen, eine übergreifende Vermeidung des Nachdenkens über die eigene oder die psychische Verfassung anderer Menschen erzeugen und das Individuum in den meisten sozialen Situationen zutiefst verwundbar machen (Ensink et al. 2015; Levy, Goldstein

> & Feldman 2019; Macintosh 2013; Taubner & Curth 2013). […]. Zweitens kann das langfristige Ergebnis der epistemischen Isolation infolge des hier beschriebenen Versagens der Vorstellungskraft Probleme für Personen schaffen, die über verzerrte persönliche Narrative ungenaue Ansichten des Selbst erzeugen, so dass selbst eine genaue Wahrnehmung der eigenen persönlichen Erzählung durch andere nicht als Übereinstimmung erlebt wird, und eine schmerzhafte Erfahrung zwischenmenschlicher Entfremdung dadurch bestehen bleibt. Zum Beispiel wird eine Person, deren persönliche Erzählung ein Gefühl des Versagens oder der Schlechtigkeit mit sich bringt, paradoxerweise nicht von einer unterstützenden, positiven Reflexion ihrer Selbsterzählung profitieren, und das Gefühl haben, nicht verstanden worden zu sein. Umgekehrt können Entbehrungen und Traumata in noch anderen Fällen unangemessenes Vertrauen erzeugen (Fonagy et al. 2021, S. 8).

Es werden dem Zitat folgend zwei Gründe vorgeschlagen (chronisches Misstrauen und epistemische Isolation), warum es Kindern und Jugendlichen nicht gelingt, epistemisches Vertrauen zu einer (pädagogischen) Person oder Organisation aufzubauen, obwohl diese eigentlich vertrauenserweckend ist. Dies soll in zwei Fallbeispiele einfließen.

12.5 Vignetten aus der Praxis

Chronisches epistemisches Misstrauen basiert auf vielfältigen aversiven Erfahrungen wie Missbrauch, Misshandlungen, Ausbeutung, Demütigung und Vernachlässigung. Für Menschen, die mit derartigen Erfahrungen konfrontiert waren, erweist es sich trotz der korrespondierenden Einschränkungen und Konflikte als vielversprechender, eine Position von chronischem epistemischem Misstrauen einzunehmen, da im Gegenzug eine zunächst verletzbar machende Öffnung in den Sozialraum vermieden werden kann. Folglich begegnen diese Kinder und Jugendlichen anderen Personen, Erwachsenen,

Pädagog:innen, Organisationen und Strukturen mit einer großen Skepsis. Neben Ablehnung ist besonders das Austesten der Pädagog:innen, Organisationen und Strukturen, das sich über lange Zeiträume erstrecken kann und in Krisen oftmals wieder verstärkt wird, zu nennen. Die Kinder und Jugendlichen reinszenieren unbewusst immer wieder und insbesondere unter Stress ein tiefgreifendes Thema ihrer psychosozialen Entwicklungsgeschichte: *Kann ich dir vertrauen?* (Talia et al. 2021). Im kommunikativen Aushandeln dieser Frage entstehen auf allen Seiten paradoxerweise oftmals erneut (unbewusst) Vertrauensbrüche. Von diesem Wunsch, Vertrauen zu einer Person/Organisation herstellen zu können und den massiven Erschwernissen dieses auch (aus) zu halten, erzählen die beiden Fallvignetten aus dem pädagogischen Bereich.

Vignette 1: Noch keine vertrauensvolle Beziehung möglich – Der vollgepinkelte Schlafsack oder das notwendige Übel

Sina, neun Jahre alt, besucht die dritte Klasse einer integrierten Gesamtschule in einer norddeutschen Großstadt.

Es ist eine sehr lebhafte, mitunter unruhige Klasse. Die für die Altersstufe »traditionelle« Lesenacht als Schulhausübernachtung steht an. Die Klasse ist schon im Vorfeld aufgeregt.

Neben dem Klassenlehrer kommen noch zwei Referendarinnen dazu.

Sina kam später in die Klasse, sie ist dort seit einem halben Jahr. Die Eltern leben nicht nur getrennt, sondern »im Krieg«. Das Mädchen kam erst Mitte der zweiten Klasse dazu, weil sie zunächst beim Vater und seiner neuen Partnerin in einer anderen Stadt lebte. Sie wurde mit Hilfe des Jugendamtes und des Familiengerichtes akut aus dieser Wohnsituation wegen Kindeswohlgefährdung geholt und mit der Auflage an die Mutter (und ihren neuen Partner) übergeben, dass kein (unbegleiteter) Kontakt zum Vater mehr stattfinden dürfe. Es bleibt dem Lehrer jedoch unklar bzw. unterliegt einem Tabu, welchen Gefährdungen Sina dort ausgesetzt war. Neben einer ADHS-Diagnose (massive Unruhe, ständiges Aufstehen, viele Konflikte, Einmischen, Petzen, Sachen wegnehmen, Anfassen, Beleidigen …), die wohl vor allem symptomatisch zu sehen ist, ist es vor allem Sinas Kommunikationsverhalten und die häufige Unmöglichkeit, dem Gegenüber ins Gesicht zu sehen, die den Lehrer:innen der Schule auffallen. Die Mutter hat einen neuen Partner und mit ihm ein zehn Monate altes Baby. Es macht nicht den Anschein, als ob sie Sina »mit offenen Armen« wieder bei sich aufgenommen hätte – eher »als notwendiges Übel«.

Der Lehrer (Herr Schmidt) bemüht sich um Sina. Oft hat er das Gefühl, dass er nicht zu ihr durchdringt, sie ihm sowohl vernebelt wie auch misstrauisch abwartend erscheint.

Bei jener Lesenacht waren einschließlich des Lehrers gerade alle dabei, ihre Schlaflager mit Isomatte und Schlafsack zu richten, als einige aufgeregte Mädchen zum Lehrer angerannt kommen und berichten, dass in eine der Toiletten ein Schlafsack gestopft sei, »und da hat auch jemand drauf gepinkelt« tönt es von den Kindern. Der Lehrer geht mit einer der Referendarinnen (auf die zu dem Zeitpunkt unbenutzte) Sammeltoilette und findet zu seiner Verwunderung seinen eigenen Schlafsack – nass – in der Toilette wieder. Die Situation scheint ihm grotesk, und er weiß nicht, ob er lachen oder weinen soll.

Die Klasse ist in Aufruhr. Schnell wird klar, dass Sina von ihren Klassenkamerad:innen verdächtigt wird. Zuvor war es merklich, dass die ganze Schulhausübernachtung für Sina schwierig werden würde, sie wirkte, als zwei Kinder wegen Heimwehs abgeholt werden mussten, umso angespannter.

Herr Schmidt stellt die versteinerte Sina allein zur Rede. Sina gibt alles zu. Auf die Frage, warum sie das gemacht habe, kann sie nur teilnahmslos antworten: »weil ich pinkeln musste …«. Die Situation vor Ort ist verfahren. Der Lehrer versucht, zwischen dem Wunsch, Sina zu bestrafen, und Gefühlen von Wut, Ohnmacht und Trauer einen klaren Gedanken zu fassen. Weil er selbst so aufgewühlt ist und nicht das Gefühl hat, Sina an diesem Abend noch gerecht zu werden, ruft er die Mutter an mit der Bitte, das Kind abzuholen. Ihr ist dies alles sehr peinlich ist. Intuitiv gibt der Lehrer der Mutter, als sie nach kurzer Zeit erscheint, mit, dass sie Sina nicht bestrafen soll, gleichzeitig gibt er aber auch zu verste-

hen, dass ihn die ganze Szenerie sehr ärgert und belastet. Zu Sina sagt er noch, dass morgen ein neuer Tag sei.
Sina kommt am nächsten Tag nicht in die Schule, die Tagesgruppe (Jugendhilfemaßnahme) fordert den Lehrer auf, hart durchzugreifen. Als Sina am übernächsten Tag wieder erscheint, bringt sie einen neuen Schlafsack mit, diesen legt sie wortlos auf das Lehrerpult. Der Versuch einer Aussprache zwischen dem Lehrer und Sina scheitert, da Sina ihn bei der Gelegenheit weder ansieht, noch mit ihm spricht. Der Lehrer ist resigniert und ärgert sich zunehmend über das Mädchen. Immerhin kommt es zu einem »guten« Gespräch mit der Mutter.
Augenscheinlich ist es in der Situation nicht gelungen, Sinas Misstrauen abbauen zu können.

Reflexion

Aus der Perspektive dieses Beitrages lassen sich einige wichtige Hypothesen zu Sinas Verhalten finden. Sina hat die möglicherweise traumatischen familiären Erfahrungen (Krieg zwischen den Eltern, Herausnahme aus kindeswohlgefährdender Situation beim Vater, neue Schule und Klasse) für sich so verarbeitet, dass es ihr schwerfällt, vertrauensvolle Beziehungen zuzulassen. Herr Schmidt bemüht sich um sie, versucht, sie in ihrer schwierigen Situation zu mentalisieren, in der Klasse sind 26 Kinder, vier von ihnen können als besonders auffällig bezeichnet werden. Sina kann die teilweise produktiven sozialen Erfahrungen, die in der Klasse entstehen, nicht »lesen« und von ihnen für ihre Entwicklung profitieren – psychosoziales Lernen scheint blockiert. Wenn es im und außerhalb des Unterrichts anfängt, lustig und dynamisch zu werden, kapselt sie sich ab, bei Integrationsversuchen reagiert sie abweisend oder aggressiv. Die Lesenacht setzte Sina schon im Vorfeld unter ein hohes Maß an Stress; seitdem sie aus der Situation des Vaters genommen wurde, hat sie nirgendwo anders mehr geschlafen. Herr Schmidt hat eine Idee davon, wie es Sina gehen könnte, als sie mit schlechter Laune und sehr abweisend von der Mutter zur Lesenacht gebracht wird. Die Mutter lässt sie dann auch unvermittelt im Flur stehen. Alle seine

Versuche, mit Sina in Kontakt zu kommen oder sie in Geschehnisse zu integrieren, scheitern. Im aggressiven Akt, den Schlafsack zu beschmutzen, kann Sinas Antwort auf Herrn Schmidts Mentalisieren und seine vertrauensbildenden Maßnahmen gesehen werden. Sina weist dieses Auf-sie-Zugehen szenisch von sich, indem sie äußerst provokant versucht, den Lehrer vor den Kopf zu stoßen und möglicherweise auch eine ihr wohl bekannte Form der Abwertung und der Strafe durch den Lehrer zu evozieren. Misstrauen, abgewertet und bestraft zu werden, bieten für sie (unbewusst) noch immer mehr Sicherheit, als sich auf die Angebote des Lehrers und der Klasse einzulassen. Hoffnungsvoll ist, dass sich der Lehrer, dem Impuls der reaktiven Gegenaggression freien Lauf zu lassen, intuitiv mentalisierend versagt. Er sendet in diesem Sinne ein wichtiges Signal, dass er zwar die Lesenacht für Sina beenden muss, ihr aber für den nächsten Tag eine neue Chance (des Verstehens?) verspricht. Auch das produktive Gespräch mit der Mutter gibt Anlass zu Hoffnung. Zwei Dinge, könnte man denken, braucht es, um Sinas Chancen zu entwickeln, sich für das soziale Gefüge der Klasse (langsam) zu öffnen: zum einen Zeit. Sina ist erst seit einem halben Jahr in der neuen Klasse. Jedoch wird Zeit allein nicht reichen, sondern es bedarf auch Voraussetzungen dafür, dass der Lehrer seine mentalisierende Haltung und die Verlässlichkeit beibehalten, wieder herstellen oder den reflektierenden Teil sogar ausbauen kann. Dafür braucht es in einer mentalisierenden Organisation Strukturen wie Beratung, Supervision, Coaching, Ermutigung (z. B. durch Kolleg:innen) und Anerkennung (z. B. durch die Schulleitung), so dass dieser zusätzliche Einsatz der eben nicht in Lehrplänen oder an anderer Stelle klar definiert ist, auch von Lehrpersonen akzeptiert und umgesetzt werden kann. Falls diese Bedingungen nicht vorhanden sind, steht zu befürchten, dass der wohlmeinende Lehrer Schmidt sich doch eines Tages mit Sina unausgesprochen darüber einig wird, dass Sinas Verhalten nur als undankbar, provokativ und hoffnungslos verstanden werden kann und deswegen Verstehen, Milde und kontinuierliches »Dranbleiben«, also mentalisierende Arbeit in und an der Beziehung, durch die bekannten Größen Abwertung und Strafe zwangsläufig zu ersetzen sind. Sina würde und bliebe damit ein »notwendiges Übel«!

Eng verzahnt mit chronifiziertem epistemischem Misstrauen ist die epistemische Isolation (Fonagy et al. 2021). Epistemische Isolation bedeutet insbesondere ein Zurückgeworfensein des Individuums auf sich selbst und wenig Möglich- und Notwendigkeit der Anpassung, Aushandlung und Konfrontation des persönlichen Narrativs mit Bezugspersonen, Strukturen und generell dem sozialen Umfeld. Dabei kann sich das persönliche Narrativ (weiter) als dysfunktionale und wenig entwicklungsförderliche Barriere aufbauen. Die Schwierigkeit ist, dass mentale Zustände, zum Beispiel über relativ stabile Persönlichkeitseigenschaften, wie das Gefühl eigener Unzulässigkeiten, Selbstzweifel, Wertlosigkeit, Bestrafungs- und Erniedrigungsfantasien, Selbstzuschreibungen als böse, gemein, hoffnungslos, schlecht oder minderwertig, schon bei Kindern und Jugendlichen stark fixierte persönliche Narrative formen und dynamisieren können. Eine mentalisierende, vertrauenserweckende pädagogische Institution/Person sollte folglich mit sehr viel Fingerspitzengefühl und in einer niedrigen Dosierung an selbstwirksamkeitsförderlichem »Empowerment« die Entwicklung von epistemischem Vertrauen angehen, weil die Kinder und Jugendlichen, auch im Sinne einer Musterbildung, ansonsten stets das Gegenteil, also ihre vermeintliche Wertlosigkeit, beweisen müssen. Diese Spirale kann auch in das weiter oben beschriebene Austesten durch Verhaltensprovokationen aller Art münden und ist sinnbildlich vielleicht so in Worte fassbar: »Kann ich dir wirklich vertrauen, und willst du gerade mir wirklich vertrauen, auch wenn ich mich hinter einer (harten) Fassade eigentlich wert- und nutzlos fühle, also mir eigentlich selbst nicht(s) (zu)traue und deswegen so viel provoziere, dass du mich dann wieder in meiner Wert- und Nutzlosigkeit bestätigen kannst und ich bewiesen bekomme, dass du mich für wert- und nutzlos hältst und ich dir deswegen nicht trauen mag …?« Das unbewusste Ziel dieser Endlosspirale des epistemischen Misstrauens sind damit selbstbestätigende Erfahrungen in allen Formen von Wertlosigkeit, eingelöst durch Bestrafungen, Missachtungen und Beschämungen – nun auch durch wohlmeinende pädagogische Fachkräfte bzw. Organisationen ausgeführt, die eigentlich das Gegenteil erreichen wollten. Gerade das Thema ›Strafen‹, insbesondere ›Strafwünsche und -fantasien‹ auf Seiten der Pädagog:innen, führt bei mangelnder Selbstregulationsfähigkeit der Kinder und Jugendlichen zu zusätzlichem Druck, der aber nicht funktional ist, weil die Kinder in ihren destruktiven Selbstentwertungen (Gingelmaier & Kirsch 2020b) bestärkt werden und durch das erhöhte Maß an Stress psychosozial nicht lernen können. Kontraintuitiv sollten pädagogische Fachkräfte deswegen eher für Stressentlastung sorgen. Dies und die bereits oben genannte Verlässlichkeit sind konkrete Interventionen, die Pädagog:innen mit Kindern, deren epistemisches Vertrauen behindert wurde bzw. wird, erfahrbar machen können. Lehrpersonen müssen hierfür aber auch gezielt geschult werden, und diese reflexive Kompetenz braucht im Alltag Räume und Verlässlichkeit, um dies zu üben und anzuwenden.

In der folgenden Vignette wird auch gezeigt, wie sehr mangelndes Vertrauen Kinder und Jugendliche in pädagogischen Institutionen hemmen und exkludieren kann und welch hohes Maß an feinfühliger und reflexiver systemischer Beziehungsarbeit erforderlich ist, um dem angemessen zu begegnen.

Vignette 2: Isolation und erste zarte Keime einer vertrauensvollen Beziehung – Du musst dich gar nicht entscheiden!

Eine Sonderpädagogin mit einer Spezialisierung in emotionaler und sozialer Entwicklung wird zur Beratung in eine dörfliche Grundschule gerufen. Simon besucht dort die erste Klasse. Schon aus dem einzigen örtlichen Kindergarten – die dortigen Schulanfänger stellen in der Regel die eine erste Klasse dieser Schule – ist Simon bekannt. Fast könnte man sagen »verschrien«. Dies liegt zum einen an Simons auffälligem Verhalten im Kindergarten, zum anderen aber auch ganz sicher am Ruf der Familie im Ort. Neben den Eltern besteht diese aus den drei Söhnen (5., 3. und eben 1. Klasse). Die Familie wohnt in einem einfachen alten Haus im Ortszentrum. Die Eltern gelten als exzentrisch, streitlustig und rechthaberisch; allen drei Kindern eilt der Ruf voraus, dass sie kaum Kontakt zu den Klassenkameraden suchen, sich von den Lehrer:innen nichts sagen lassen, in den eher offenen Situationen

(z. B. Pausen, Sport, Ausflüge) leicht ungestüm werden und in das Zentrum aggressiver Konflikte geraten. Die Jungen werden als ungepflegt wahrgenommen. Im Ort wird die Geschichte erzählt, dass ein ortsansässiger Arzt das Jugendamt wegen Verwahrlosungsanzeichen und spätabendlicher Lärmbelästigung durch die Kinder eingeschaltet habe.

Simons Klassenlehrerin ist unglücklich und fühlt sich überfordert: Im Unterricht erreicht sie den augenscheinlich cleveren Jungen kaum. Im Klassenverband ist Simon bei den Mitschüler:innen sehr unbeliebt, auch weil es häufig zu Streit und körperlichen Auseinandersetzungen kommt. Simon zeigt sich auch der Lehrerin gegenüber verschlossen und teilweise aggressiv abweisend. Auch muss er häufig einstecken, teilt aber auch kräftig aus. Von der versammelten Elternschaft gibt es Proteste, weil die Konflikte um Simon sehr viel Zeit des Unterrichts binden; immer wieder fordert die Elternschaft dazu auf, mehr Druck auf die Eltern auszuüben und Simon schulisch »eng zu führen«, das heißt zu bestrafen. Es wird aber klar, wie sehr Simons Eltern ihn wie auch seine Brüder gegen die Schule, die Lehrer:innen, die Schulleitung und die anderen Kinder aufhetzen und die anderen verunglimpfen.

Mehrere Versuche, mit Simons Eltern in ein Gespräch zu kommen, eskalierten davor bereits nach kurzer Zeit. Sie drohten unverhohlen mit juristischen Schritten, die Schule lässt sich daraufhin vom Schulamt beraten. Es herrscht zunehmend Ratlosigkeit, die sich in Ärger gegenüber den Eltern und »Abschiebungswünschen« gegenüber Simon äußern.

In der Beratung mit der Klassenlehrerin wird klar, wie sehr Simon sich in der Klasse isoliert fühlt, auch kann die Lehrerin einige Begebenheiten erzählen, in denen Simon zeigt, wie gerne er bei etwas mitmachen wollte, es aber nicht »darf« und stattdessen in vielfältige Provokationen verfällt.

Im ersten Elterngespräch bemerkt die Sonderpädagogin die Explosivität der Situation sofort. Anwesend sind die Klassenlehrerin, der Schulleiter, die Sonderpädagogin und die beiden Eltern. Die Eltern machen es den Pädagog:innen wirklich nicht leicht, irgendeine gemeinsame Basis zu finden. Die Atmosphäre ist durch und durch von Misstrauen geprägt. Die beiden werfen sich die Bälle zu, changieren zwischen sarkastisch, herablassend oder aggressiv. Aber immer wieder ist darunter auch zu verstehen, dass die Eltern und die Kinder unter ihrer Isolation leiden, eine paranoid anmutende Welt tut sich auf, in der das Außen feindlich und argwöhnisch lauert und der Familie gar nichts anderes übrig bleibt, als sich zu verteidigen. Einige Ausführungen sind auch eindeutig verschwörungstheoretisch gefärbt. Die Pädagog:innen werden mit teilweise kaum verstehbaren Vorwürfen konfrontiert, bleiben aber freundlich bzw. defensiv und achten darauf, sich nicht verwickeln zu lassen. Der Verlauf des Gesprächs wird von den Pädagog:innen nicht als Durchbruch wahrgenommen, aber immerhin stimmen die Eltern (mürrisch) einem Folgetermin zu. Die Klassenlehrerin und die Sonderpädagogin betrachten dies als Hoffnungsschimmer, weil selbst Elterngespräche bisher fast nicht zustande kamen. Es wird die Notwendigkeit für eine mehrmalige kooperative »Erziehungsberatung« festgestellt; die Sonderpädagogin hat dafür Ressourcen, die Grundschullehrerin ist interessiert am Prozess und an der Integration des Jungen. Eine Idee von Verlässlichkeit entsteht, dies auch in der Idee, den Schulleiter nicht weiter zu beteiligen, weil ihm zum einen für einen längeren Prozess die zeitlichen Ressourcen fehlen, zum anderen, weil er aufgrund seiner Position eine Provokation gerade für diese Eltern darstellen dürfte. Sie nehmen sich für das nächste Ge spräch vor, den Eltern noch mehr Raum zu geben, um von ihrer Isolation berichten zu können, um dann eine Brücke zu Simons Isolation in der Schule zu schlagen. Dies misslingt beim ersten Versuch; die Eltern verstehen dies, nachdem sie wieder ausschweifend und wirr von sich berichtet haben, sofort als massive Verleumdung und drohen, die Gespräche abzubrechen. Die Situation kann beruhigt werden, indem die beiden Pädagoginnen mögliche Perspektiven der Eltern verbal mentalisieren, und es gelingt, einen Folgetermin zu finden. Die Pädagoginnen lassen die Eltern nun über zwei Termine ihre Sicht der Dinge ausbreiten. Dies anzuhören, ist nicht leicht, weil die Ausführungen oftmals undifferenziert und provokant, häufig aber auch rassistisch und menschenfeindlich sind. Die Familie stellt sich als uneinnehmbare Trutzburg dar; mit großer Sicherheit vorhandene Konflikte in der Familie selbst kommen nicht zur Sprache. Es gelingt den Pädagoginnen, dies aber als Hilferuf und Ausdrucksmöglichkeit von inneren Erregungszuständen der Eltern mentalisierend auszuhalten. Bei dem darauffolgenden Treffen entsteht tatsächlich die zarte Möglichkeit, dass zu Simons Situation in der Klasse etwas gesagt werden kann; dies ist so wenig und fast schon belanglos, so dass die Eltern zuhören. Nach einem weiteren Termin ist die Zusammenkunft so stabil und von den Eltern sogar erwünscht, dass man nun einen Turnus bis zum Ende des Schuljahres beschließt. Es wird vereinbart, dass bei jedem Treffen sowohl die Eltern von sich und ihrer Situation berichten sollen wie auch die Pädagoginnen von Simon. Tatsächlich war zu beobachten, dass Simon nach dem zweiten Gespräch etwas weniger angespannt in der Schule erschien. Mit der Aufgabe der allmählichen elterlichen Abschirmung konnte zunächst beobachtet werden, dass Simon immer weniger provozieren musste. Dadurch kam es zu deutlich weniger Konflikten um Simon, und der Junge konnte zum ersten Mal überhaupt nicht nur als Störenfried wahrgenommen werden; dies führte innerhalb der Klasse zu vorsichtigen Annäherungen und Anknüpfungen zwischen Simon und anderen Kindern, kleinere Lernprozesse des Miteinanders waren erkennbar. Diesen Prozess der Veränderung des Jungen im Klassengefüge wiede rum den Eltern kontinuierlich präsentieren zu können, brachte eine positive Dynamik im Hinblick auf die zunächst verhasste Schule. Die Elternarbeit wurde im nächsten Schuljahr, wenn auch deutlich seltener, aufrechterhalten. Insbesondere im Kontakt mit anderen Eltern zeigten sich Simons Eltern noch immer sehr „dünnhäutig“, sie hatten aber zumindest ein gewisses Maß an Vertrauen zu der Klassenlehrerin gefasst und kamen dann mit dem Misstrauen gegenüber anderen Eltern zu ihr, und sie versuchte, ihnen auch dafür immer wieder ein offenes Ohr zu schenken. Simon aber hatte ein Gefühl dafür bekommen, dass er sich nicht zwischen Schule und Elternhaus entscheiden musste; das machte seinen Schulbesuch und alle Formen von Lernprozessen deutlich leichter.

Reflexion
Zu sehen ist in dieser kurzen Fallvignette, wie delikat eine solche Zusammenarbeit sich gestaltet und wie zeitintensiv, feinfühlig und gewährend für die Integration eines Kindes vorgegangen werden muss und welche Bedingungen (personell, finanziell und anerkennungstheoretisch) und Strukturen ein (Schul-)System dafür vorhalten muss. Weiterhin wird als Hoffnung deutlich, dass eine Lockerung des Misstrauens und der Isolation durch einen mentalisierenden Prozess selbst durch Protagonist:innen einer derart vorurteilsbeladenen und zudem staatlichen Institution wie der Schule möglich ist.

12.6 Fazit

Ein Mindestmaß an (epistemischem) Vertrauen ist nötig, wenn institutionalisierte Pädagogik – vor allem im Sinne einer geführten Gruppenpädagogik – wirken möchte. Daneben wurde auch beschrieben, dass je jünger und je psychosozial belasteter die Kinder und Jugendlichen sowie ihre Familien sind, dieses Maß an Vertrauen steigen muss.

Dies bedeutet für die Pädagog:innen und die pädagogischen Organisationen harte Arbeit, gerade auch, wenn sie wohlmeinend, verlässlich und mentalisierend sein sollten. Es stellt keine Selbstverständlichkeit dar, und es gibt in der pädagogischen Praxis genügend andere Beispiele, bei denen sich zeigt, dass eine mentalisierende Haltung aufgrund multidimensionaler fehlender Ressourcen oder einer bewussten nicht-verstehenden Beschränkung der anzuwendenden Pädagogik allein auf das sichtbare Verhalten, zum Beispiel in einer vereinfachenden Wenn-dann-Logik, gerichtet ist. Eine erhebliche Herausforderung ergibt sich, wenn in die pädagogischen Institutionen Kinder und Jugendliche mit eingeschränkten psychosozialen Mechanismen des psychosozialen Lernens und einem bereits ausgebildeten epistemischen Misstrauen kommen. Dies müssen pädagogische Fachkräfte fallspezifisch mentalisieren können, weil es sein kann, dass allen vertrauensbildenden Maßnahmen zum Aufbau einer Beziehung letztendlich misstraut werden muss, weil Vertrauen in der subjektiven Wahrnehmung dieser Kinder und ihrer Familiensysteme eine Schwäche offenbart und der Vertrauensvorschuss aufgrund ihrer Entwicklungserfahrungen allein dazu dient, widerlegt zu werden.

Es braucht also einen langen Atem und organisationale Angebote der Verarbeitungsmöglichkeit für die Pädagog:innen, da sie zunächst *nur* Verlässlichkeit zu bieten haben und kein Anspruch darauf besteht, dass sich daraus eine vertrauensvolle Beziehung entwickelt.

Deswegen gilt gerade in dieser Arbeit: Reflexion als Reaktion! (Gingelmaier & Ramberg 2018).

Literatur

Bauer, U. & Hurrelmann, K. (2021). *Einführung in die Sozialisationstheorie.* Weinheim: Beltz Pädagogik.

Assmann, J. (2013). *Das kulturelle Gedächtnis: Schrift, Erinnerung und politische Identität in frühen Hochkulturen.* München: Beck.

Behringer, N., Weishaupt, J. & Gingelmaier, S. (2021). Mentalisieren fördern? Ja! Aber wie? Mit Achtsamkeit und Improvisationstheater. Eine Sammlung konkreter Übungen. *Blickpunkt Jugendhilfe,* (2), S. 22–30.

Bohleber, W. (1996). Identität und Selbst. Die Bedeutung der neueren Entwicklungsforschung für die psychoanalytische Theorie des Selbst. In W. Bohleber (Hrsg.), *Adoleszenz und Identität* (S. 239–268). Stuttgart: Verlag Internationale Psychoanalyse.

Ensink, K., Normandin, L., Target, M., Fonagy, P., Sabourin, S. & Berthelot, N. (2015). Mentalization in children and mothers in the context of trauma: An initial study of the validity of the child reflective functioning scale. *British Journal of Developmental Psychology*, (33), S. 203–217.

Fonagy, P. & Allison, E. (2014). The role of mentalizing and epistemic trust in the therapeutic relationship. *Psychotherapy, 51*(3), S. 372–380.

Fonagy, P. & Campbell, C. (2017): Böses Blut – ein Rückblick: Bindung und Psychoanalyse. *Psyche, 71*(4), S. 275–305.

Fonagy, P., Campbell, C., Constantinou, M., Higgitt, A., Allison, E. & Luyten, P. (2021). Culture and psychopathology: An attempt at reconsidering the role of social learning. *Development and Psychopathology*, 34(4), S. 1–16. DOI: 10.1017/S0954579421000092.

Gergely, G. & Csibra, G. (2005). The social construction of the cultural mind: Imitative learning as a mechanism of human pedagogy. *Interaction Studies*, (6), S. 463–481.

Gergely, G. & Csibra, G. (2006). Sylvia's recipe: Human culture, imitation, and pedagogy. In N. J. Enfield & S. C. Levinson (Hrsg.), *Roots of human sociality: Culture, cognition, and human* interaction (S. 229–255). London: Berg Press.

Gingelmaier, S. (2022). Psychosoziale Inklusion: Mentalisieren und Epistemisches Vertrauen als Schlüssel zu einem barriereminimierenden sozialen Lernen in institutionalisierten Gruppen. In H. Kirsch, T. Nolte & S. Gingelmaier (Hrsg.), *Soziales Lernen, Beziehung und Mentalisieren*. (S. 145–163). Göttingen: Vandenhoeck & Ruprecht.

Gingelmaier, S. & Ramberg, A. (2018). Reflexion als Reaktion. Die grundlegende Bedeutung des Mentalisierens für die Pädagogik. In S. Gingelmaier, S. Taubner & A. Ramberg (Hrsg.), *Handbuch Mentalisierungsbasierte Pädagogik* (S. 89–106). Göttingen: Vandenhoeck & Ruprecht.

Gingelmaier, S. & Kirsch, H. (Hrsg.) (2020a). *Praxisbuch mentalisierungsbasierte Pädagogik*. Göttingen: Vandenhoeck & Ruprecht.

Gingelmaier, S. & Kirsch, H. (2020b). Muss Strafe sein? Über einen mentalisierenden Umgang mit Konflikten und Grenzverletzungen in der Pädagogik. In S. Gingelmaier & H. H. Kirsch (Hrsg.), *Praxisbuch Mentalisierungsbasierte Pädagogik* (S. 78–90). Göttingen: Vandenhoeck & Ruprecht.

Heyes, C. & Frith, C. (2014). The cultural evolution of mind reading. *Science* (New York, N. Y.). 344. 1243091. 10.1126/science.1243091.

Huang, Y. L., Fonagy, P., Feigenbaum, J., Montague, P. R., Nolte, T. & Mood Disorder Research Consortium (2020). Multidirectional pathways between attachment, mentalizing, and posttraumatic stress symptomatology in the context of childhood trauma. *Psychopathology*, 53(1), S. 48–58.

Keupp, H. & Höfer, R. (Hrsg.) (1997). *Identitätsarbeit heute. Klassische und aktuelle Perspektiven der Identitätsforschung*. Frankfurt am Main: Suhrkamp.

Langer, J. & Müller, T. (2019). Verlässlichkeit – Ein handlungsleitendes Prinzip für die Schülerschaft mit emotional-sozialem Förderbedarf. Einsichten aus bindungs- und vertrauenstheoretischer Sicht. *Sonderpädagogische Förderung heute*, 64(4), S. 392–403.

Levy, J., Goldstein, A. & Feldman, R. (2019). The neural development of empathy is sensitive to caregiving and early trauma. *Nature Communications*, (10), S. 1905.

Luyten, P., Fonagy, P., Lowyck, B. & Vermote, R. (2012). Assessment of Mentalization. In A. Bateman & P. Fonagy, *Handbook of Mentalizing in Mental Health Practice* (S. 43–65). Washington, D. C.: American Psychiatric Publishing.

Macintosh, H. (2013). Mentalizing and its role as a mediator in the relationship between childhood experiences and adult functioning: Exploring the empirical evidence. *Psihologija*, (46), S. 193–212.

Neyer, F. & Asendorpf, J. (2018). *Psychologie der Persönlichkeit*. Berlin: Springer.

Nolte, T. (2018). »Epistemisches Vertrauen und Lernen.« In S. Gingelmaier, S. Taubner & A. Ramberg (Hrsg.), *Handbuch Mentalisierungsbasierte Pädagogik* (S. 157–172). Göttingen: Vandenhoeck & Ruprecht.

Ramberg, A. (2018). Mentalisierungsbasierte Interventionen und professionelle Haltung in der Pädagogik am Beispiel von Schule. In S. Gingelmaier, S. Taubner & A. Ramberg (Hrsg.), *Handbuch Mentalisierungsbasierte Pädagogik* (S. 107–119). Göttingen: Vandenhoeck & Ruprecht.

Scheithauer, H. & Petermann, F. (1999). Zur Wirkungsweise von Risiko- und Schutzfaktoren in der Entwicklung von Kindern und Jugendlichen. *Kindheit und Entwicklung*, *8*(1), S. 3–14.

Schwarzer, N. H. (2019). Stress- und Beschwerdeerleben bei Erzieherinnen und Erziehern in Ausbildung. *Frühe Bildung*. 8 (3). 130-136. 10.1026/2191-9186/a000433.

Schwarzer, N. H. & Gingelmaier, S. (2021). »Gesund durch Nachdenken?« Zur gesundheitserhaltenden Funktion von Selbstreflexion in der pädagogischen Disziplin und deren Förderbarkeit im Rahmen der universitären Ausbildung. In T. Kreuzer & S. Albers (Hrsg.), *Selbstreflexion. Ludwigsburger Hochschulschriften* TRANSFER. (S. 67–78). Baltmannsweiler: Schneider Hohengehren.

Schwarzer, N. H., Nolte, T., Fonagy, P. & Gingelmaier, S. (2021). Mentalizing mediates the association between emotional maltreatment in childhood and potential for aggression in non-clinical adults. *Child Abuse & Neglect*. DOI: 10.1016/j.chiabu.2021.105018.

Schulz-Venrath, U. & Felsberger, H. (2016). *Mentalisieren in Gruppen*. Stuttgart: Klett-Cotta.

Sperber, D. (1990). The epidemiology of beliefs. In C. Fraser & G. Gaskell (Hrsg.), *The social psychological study of widespread beliefs* (S. 25–44). Oxford, UK: Clarendon Press.

Sperber, D., Clement, F., Heintz, C., Mascaro, O., Mercier, H., Origgi, G. & Wilson, D. (2010). Epistemic vigilance. *Mind & Language*, (25), S. 359–393.

Straub, J. (2015). *Religiöser Glaube und säkulare Lebensformen im Dialog. Personale Identität und Kontingenz in pluralistischen Gesellschaften*. München: Beck.

Straus, F. & Höfer, R. (1997). Entwicklungslinien alltäglicher Identitätsarbeit. In H. Keupp & R. Höfer (Hrsg.), *Identitätsarbeit heute. Klassische und aktuelle Perspektiven der Identitätsforschung* (S. 270–307). Frankfurt am Main: Suhrkamp.

Talia, A., Duschinsky, R., Mazzarella, D., Hauschild, S. & Taubner, S. (2021). Epistemic trust and the emergence of conduct problems: Aggression in the service of communication. *Front. Psychiatry* 12:710011. DOI: 10.3389/fpsyt.2021.710011.

Taubner, S. & Curth, C. (2013). Mentalization mediates the relation between early traumatic experiences and aggressive behavior in adolescence. *Psihologija*, (46), S. 177–192.

Tomasello, M. (2019). *Becoming human: A theory of ontogeny*. Cambridge: The Belknap Press of Harvard University Press.

Tuomela, R. (2005). We-intentions revisited. *Philosophical Studies*, (125), S. 327–369.

Welzer, H. (2017). *Das kommunikative Gedächtnis: Eine Theorie der Erinnerung*. München: Beck.

Wilson, D. S. (1976). Evolution on the level of communities. *Science* 192, S. 1358–1360.

Wilson, D. B. & Sperber, D. (2012). *Meaning and Relevance*. Cambridge: Cambridge University Press.

Winnicott, D. W. (2020). *Reifungsprozesse und fördernde Umwelt*. Gießen: Psychosozial-Verlag.

Zimmermann, D., Rosenbrock, H. & Dabbert, L. (2017). *Praxis Traumapädagogik: Perspektiven einer Fachdisziplin und ihrer Herausforderungen in verschiedenen Praxisfeldern*. Weinheim: Beltz Juventa.

KAPITEL 13

Epistemisches Vertrauen in der stationären Kinder- und Jugendhilfe

NOËLLE BEHRINGER

13.1 Hinführung

Epistemisches Vertrauen kann als Erkenntnisvertrauen bezeichnet werden (Schultz-Venrath & Felsberger 2016, S. 56), das es Menschen ermöglicht, sich für soziale Kontexte, eine sich schnell verändernde Welt und damit notwendige und dargebotene soziale Lernarrangements zu öffnen (Fonagy & Allison 2014). Dieses Vertrauen kann sich nur bilden, wenn in der frühen Entwicklungserfahrung gelingende Mentalisierungsprozesse stattgefunden haben. Andernfalls entsteht eine erhöhte Vorsicht gegenüber Neuem und der Außenwelt, teilweise auch ein Misstrauen gegenüber eigenen mentalen Zuständen (Asen & Fonagy 2017).

Stationäre Kinder- und Jugendhilfeeinrichtungen arbeiten meist mit jungen Menschen und deren Familien mit multiplen Belastungsfaktoren, wie etwa chronische innerfamiliäre Konflikte, psychische Störungen bei den Bezugspersonen sowie Gewalt und/oder Deprivation (Schleiffer 2014; Schleiffer 2015). Eine nicht-mentalisierende Beziehungsgestaltung dieser Art im frühen sozialen Umfeld der jungen Menschen führt dazu, dass ihr epistemisches Vertrauen als »individuell sinnvolle Anpassungsleistung« (Gingelmaier et al. 2021, S. 15) beeinträchtigt und die Beziehungsaufnahme und -gestaltung nachhaltig erschwert sein können. Sie haben aufgrund ihres epistemischen Misstrauens Schwierigkeiten, sich auf neue Beziehungen, neue Erfahrungen und Veränderungen einzulassen (Fonagy et al. 2021) und inszenieren unbewusst immer wieder Vertrauenstests und Vertrauensbrüche (Talia et al. 2021). Auch auf Seiten des Teams oder der Einrichtung kann es zu Desintegrationsprozessen kommen, die das soziale Lernen hemmen, zu Misstrauen beitragen und damit die Öffnung gegenüber neuen Strukturen, neu aufgenommenen Kindern und Jugendlichen und neuen Kolleg:innen verhindern. Es braucht daher in der Einrichtung eine pädagogische Haltung und eine konzeptionelle Umsetzung, die epistemisches Vertrauen fördern, um soziales Lernen bei allen Beteiligten (wieder-)herzustellen. Der Beitrag geht daher folgender Frage nach:

Wie kann epistemisches Vertrauen in der stationären Kinder- und Jugendhilfe durch ein pädagogisch-therapeutisches Milieu und die Berücksichtigung des sozialen Ortes gefördert werden?

13.2 Epistemisches Vertrauen im pädagogisch-therapeutischen Milieu

Das Konzept des pädagogisch-therapeutischen Milieus geht auf Bruno Bettelheim und in der Weiterentwicklung auf Fritz Redl zurück. Bettelheim leitete von 1944 bis 1973 die Orthogenic School der Universität Chicago, die als stationäre Langzeiteinrichtung emotional schwer gestörte Kinder und Jugendliche pädagogisch und therapeutisch betreute. Bettelheim begriff die gesamte räumliche und menschliche Gestaltung der Einrichtung als Lebensumfeld der Kinder und Jugendlichen, von dem ein Symbolgehalt ausgeht, der über psychotherapeutische Einzelbehandlung hinaus therapeutische Wirkung erzielen kann (Bettelheim 1975). Das pädagogisch-therapeutische Milieu wirkt im Alltag der Kinder und Jugendlichen, also in den 23 Stunden eines Tages außerhalb der Psychotherapie im Einzelsetting. Unter dem pädagogisch-therapeutischen Milieu kann man also »alle Bemühungen verstehen, die Umwelt, die eine Institution für die in ihr lebenden Kinder darstellt, so zu gestalten, dass sie ein Maximum an pädagogisch-therapeutischer Wirksamkeit entfaltet« (Krumenacker 2001, S. 18). Es ist als Praxismodell an der Schnittstelle zwischen Kinder- und Jugendhilfe, Klient:innen und anderen Hilfesystemen, wie zum Beispiel Kinder- und Jugendpsychiatrie, zu verorten (s. den Beitrag in diesem Band von Bevington, S. 410–435). Epistemisches Vertrauen kann in einem pädagogisch-therapeutischen Milieu dadurch gefördert werden, dass es ein sicheres und strukturiertes ›Netz‹ an Kooperation und konzeptioneller Gestaltung des Alltags gibt. »In Einrichtungen, in denen es gelingt, pädagogisches Handeln und therapeutisches Verstehen in Einklang zu bringen, kann das therapeutische Vertrauensverhältnis daher als Brücke zur realen Welt fungieren« (Gahleitner 2021, S. 33).

Bettelheim ging davon aus, dass ein grundlegend positiv gestaltetes Milieu, das einem inneren, logisch zusammenhängenden Netz gleicht, aufgrund des Milieueinflusses therapeutische Wirkungen zeigt, während ein wenig wertschätzendes, feindselig oder zufällig gestaltetes Milieu negative Verhaltensweisen auslöst (Bettelheim 1975). In einer Einrichtung, die nach dem pädagogisch-therapeutischen Milieu arbeitet, gehen die gesamte räumliche und personale Gestaltung der Einrichtung über bloße Funktionalität hinaus, um wichtige ›Zwischenräume‹ zu schaffen, die Entwicklungspotentiale ermöglichen (Günder 2015, S. 155 ff.). Die räumliche Gestaltung wird als implizite Beziehungsarbeit verstanden. Gahleitner präzisiert die konzeptionelle Ausgestaltung des pädagogisch-therapeutischen Milieus (Gahleitner 2021): Die Räumlichkeiten – gedacht als Lebensräume – sind angstfrei zu gestalten, etwa dadurch, dass es Einzelbäder und Rückzugsmöglichkeiten für die jungen Menschen sowie keine verschlossenen Türen im Haus gibt. Die Ausstattung der Einrichtung folgt dem Prinzip der symbolischen Wertschätzung, was sich beispielsweise in hochwertigen Möbeln, Geschirr, Tapeten und Vorhängen, aber auch in der Verwendung von hochwertigen Lebensmitteln widerspiegelt.

Weitere Faktoren sind zum einen die soziale Struktur in Form einer transparenten Rollenverteilung unter den Erwachsenen (u. a. durch Bezugsbetreuer:innensystem), das Kommunikationsnetz der Einrichtung sowie höchste Transparenz gegenüber den Kindern und

Jugendlichen. Zudem fokussiert das pädagogisch-therapeutische Milieu auf das gelebte Wertesystem der Fachkräfte und der gesamten Einrichtung, das sich auch in Form impliziter Werthaltungen äußert und eine unbedingte Kohärenz verlangt, etwa durch das von allen Fachkräften getragene ›Prinzip Hoffnung‹ (Bloch 1985) und den Prinzipien ›Respekt, Authentizität und Wertschätzung‹ (Gahleitner 2021). Gahleitner zitiert in diesem Zusammenhang eine pädagogische Fachkraft aus der Katamnesestudie in stationären Einrichtungen der Berliner Jugendhilfe (KATA-TWG): »Wichtig ist, dass man sauer sein kann, aber dass sie merken, ich nehme sie trotzdem an, ich werte sie nicht ab … wenn sie spüren, dass du … das nicht ernst meinst … das merken sie, und da hast du dann keine Chance.« (Gahleitner 2021, S. 21). Im Alltag werden Verhaltensregeln ebenso wie Riten und Tagesabläufe als Reibungs- und Konfrontationsfläche mit der Realität verstanden. All dies soll eine Orientierungs- und Strukturierungsfunktion übernehmen und symbolisch-sicherheitsspendend dem tiefen Misstrauen der jungen Menschen entgegenwirken.[16]

Gahleitner, Frank, Gerlich, Hinterwallner und Schneider führten in Österreich eine Mixed-Methods-Studie durch, um die Umsetzbarkeit und Wirksamkeit des pädagogisch-therapeutischen Milieus in der stationären Kinder- und Jugendhilfe zu eruieren. Die untersuchten Einrichtungen arbeiten nach dem Konzept eines »bindungs- und traumasensible[n] pädagogisch-therapeutische[n] Milieu[s]« (Gahleitner et al. 2017, S. 99). Die Ergebnisse zeigen, dass sich die Umsetzbarkeit in der Kombination von tagesstrukturierenden und therapeutischen Aspekten darstellt. Die jungen Menschen profitieren am meisten davon, dass Fachkräfte herausforderndes Verhalten vor dem Hintergrund des biografischen Erlebens zu verstehen versuchen und stützend, sicherheitsspendend und ressourcenorientiert arbeiten.

Die Ergebnisse dieser Studie weisen auf eine mentalisierende Haltung als zentrales Moment des therapeutisch-pädagogischen Milieus

---

16 In Deutschland arbeitet beispielsweise das Therapiezentrum Osterhof nach dem Konzept des therapeutisch-pädagogischen Milieus. Auf der Homepage https://www.therapiezentrum-osterhof.de/ wird ein erster Eindruck von der dortigen Atmosphäre vermittelt.

hin, die die (auch biografisch gewachsenen) mentalen Zustände der jungen Menschen berücksichtigt, anerkennt und die häufig den jungen Menschen selbst unverständlichen Verhaltensweisen auf Basis dieser mentalen Zustände interpretiert. Über das Gefühl, mentalisiert zu werden, öffnet sich der Beziehungsraum für korrigierende, sicherheitsgebende und damit vertrauensaufbauende Erfahrungen. Die räumliche Gestaltung des pädagogisch-therapeutischen Milieus drückt auf symbolischer Ebene eine Wertschätzung aus, die vermittelt, dass sich die Fachkräfte auf die mentalen Zustände der jungen Menschen einlassen und die Beziehung von dem jungen Menschen aus (mitbe-)denken, sich also gewissermaßen in die Schuhe des jungen Menschen begeben, um die räumliche Ausstattung aus seinen Augen heraus zu sehen. Mit Ramberg und Nolte kann gesagt werden: »Das Gefühl, kontingent vom anderen wahrgenommen und mentalisiert zu werden, ist dabei das entscheidende Signal dafür, dass es ungefährlich ist, vom anderen zu lernen und somit ein primär biologisches Signal.« (Ramberg & Nolte 2020, S. 45). Zu diesem Gefühl kann das pädagogisch-therapeutische Milieu beitragen, indem es Sicherheit, Transparenz, Raum für Aushandlung und Autonomie, einen Vertrauensvorschuss (in dem Sinne, dass beispielsweise die wertvolle räumliche Ausstattung nicht zerstört wird) und ein aufrichtiges Interesse an einer Atmosphäre, die Wertschätzung ausdrückt, vermittelt. Ein wesentliches Merkmal des pädagogisch-therapeutischen Milieus ist zudem der Umgang mit Missverständnissen und wenig feinfühligem Interagieren von Seiten der Fachkräfte, das nicht per se als unprofessionell gelten darf. Die aktive Wiedergutmachung und das Reflektieren von Vorgefallenem von Seiten der Fachkräfte fördern epistemisches Vertrauen und das Vertrauen in die eigenen Kompetenzen und die des Gegenübers (Deneke & Lüders 2003, S. 175). Das bietet somit einen Entwicklungsraum für soziales Lernen, das nur möglich wird, wenn Missverständnisse entpathologisiert werden (Bräutigam 2019, S. 205). Hierdurch können sich Fachkräfte und die Einrichtung als Lebenswelt der jungen Menschen als vertrauenswürdige Quelle von relevanten (sozialen) Informationen erweisen. Zu diesen relevanten sozialen Informationen gehört vor allem die Erfahrung, dass Beziehungen auch nach Konflikten Bestand haben, dass es durch Wiedergutmachung eine Vergebung und Schuldentlastung geben kann und dass Beziehungen einen sicheren Raum anbieten, in dem Fehlbarkeit und Verletzlichkeit gezeigt werden dürfen.

13.3 Epistemisches Vertrauen und der soziale Ort nach Bernfeld

Bernfeld konzeptualisierte den sozialen Ort als »Milieuprägung des seelischen Vorgangs« und beschrieb die sozialen Determinanten des seelischen Geschehens (Bernfeld 1929 [2012]). Damit benannte er den Umstand, dass die äußere Realität, also der reale äußere soziale Ort im Sinne des sozialen Umfeldes, verinnerlicht wird, dass sich also eine milieuspezifische Prägung des Seelenlebens vollzieht. Weiterhin meinte Bernfeld mit dem sozialen Ort auch eine milieuspezifische Deutung von Verhaltensweisen und daraus folgend eine milieuspezifische Form des subjektiven Leidens. Bernfeld erläutert dies, indem er von Folgendem ausgeht: »Das Maß des subjektiven Leidens wird zum guten Teil […] durch den ›sozialen Ort‹ bestimmt« (Bernfeld 1929 [2012], S. 258). Die Verinnerlichung des äußeren sozialen Ortes trägt also zu der Art und Weise bei, wie Menschen ihre eigenen Verhaltensweisen bewerten. Eine derartige Milieuprägung des seelischen Vorgangs kommt auch deshalb zustande, weil innerhalb des Milieus (sub-)kulturspezifische Formen des Aufeinanderbezogenseins und des Wissens um mentale Zustände vorherrschen, die zu heterogenen Entwicklungsverläufen führen können (Barth 2019, S. 43). Die Weitergabe und das Verständnis von mentalen Zuständen begreifen Fonagy und Nolte als Teil von Kultur bzw. Kulturkommunikation (Fonagy & Nolte 2022). Der soziale Lernprozess wird insbesondere durch Prozesse des »gemeinsamen Denkens« vermittelt, wie etwa der geteilten Aufmerksamkeit, Empathie bei gegenseitigem Verstehen und Missverstehen und intellektueller Zusammenarbeit.

Über die Milieuspezifität von mentalen Zuständen hinaus sind es auch andere kulturelle Wissensbestände wie Regeln, Einstellungen, Normen, Bräuche, Traditionen, Überzeugungen, Kodizes und Rollen (Gingelmaier 2022), die einer subkulturellen Enkulturation entwachsen. Fritz Redl formulierte einst für das psychotherapeutische Einzelsetting »the gang is always under the couch« (Redl 1966, S. 482), womit er auf die milieu- und gruppenspezifischen Dynamiken hinweist, die von den Kindern und Jugendlichen verinnerlicht werden, sich in Rollenverhalten, Erwartungen und Kodizes widerspiegeln und letztlich innerhalb der Einrichtung szenisch im Verhalten sichtbar werden. Dies ist für die stationäre Kinder- und Jugendhilfe besonders relevant, weil die kulturellen Wissensbestände divergieren, und zwar sowohl unter den Kindern und Jugendlichen als auch innerhalb des Teams und zwischen den Fachkräften und den jungen Menschen.

Die jungen Menschen sowie die Fachkräfte bringen ihre milieugeprägten und in sozialen Beziehungen erworbenen und damit teilweise divergierenden kulturellen Wissensbestände in die pädagogische Beziehung ein, ihr sozialer innerer Ort prägt damit den sozialen äußeren Ort, also das Hier und Jetzt der Einrichtung. Die gemeinsame – oft implizit stattfindende – Aushandlung des sozialen äußeren Ortes, der als die personale Gesamtheit des pädagogisch-therapeutischen Milieus verstanden werden kann, verläuft mitunter konflikthaft, gerade wenn sehr unterschiedliche Kodizes, Regeln, Normen und Verhaltensweisen aufeinandertreffen und die jungen Menschen überdies mit epistemischem Misstrauen und Skepsis einer Öffnung für Neues gegenüberstehen. Die Wirkung pädagogischer Maßnahmen, Interventionen, ja Beziehungen, die Gesamtheit des pädagogischen Ortes in der Einrichtung werden in Abhängigkeit vom »Ursprungsmilieu« (Bernfeld 1929 [2012], S. 268) der jungen Menschen bestimmt, weshalb es »unterschiedlich strukturierte pädagogische Orte [braucht], damit es überhaupt zu einer Passung […] kommt, auf deren Grundlage Erziehung erst eine Wirkung haben kann« (Barth 2019, S. 44).

Gelingt es den Fachkräften, den eigenen sozialen Ort und den der jungen Menschen, die in die Einrichtung kommen, zu bedenken, die Milieuprägung des seelischen Vorgangs und das daraus resultierende Verhalten zu verstehen, dann eröffnet dies den Raum für ein sogenanntes »epistemisches Match« im Sinne von sozialen Austausch-

und Lernprozessen und damit Möglichkeiten einer gemeinsamen Kultur innerhalb der Einrichtung. Hierbei geht es nicht nur um Wissen über das Herkunftsmilieu, sondern auch darum, die »jeweils gegenwärtige Gefühlswirkung jener Herkunft« (Dörr 2019, S. 80) zu verstehen, damit die Wirkung der Einrichtung als sozialer Ort an die »alte Gefühlsbindung anknüpfen und sie durch neue überwinden« kann (Dörr 2019, S. 80).

Eine Möglichkeit, unterschiedlich strukturierte pädagogische Orte zu schaffen und an die alten Gefühlsbindungen aus den bisherigen Beziehungserfahrungen anzuknüpfen, bieten neben theaterpädagogischen Angeboten (Behringer et al. 2021) auch erlebnispädagogische Formate, die die Erfahrung von Vertrauen in der Gruppe in den Mittelpunkt stellen. Hier geht es nicht nur um Entwicklungschancen durch Grenzerfahrungen, wie dies etwa bei gemeinsamen Bergtouren der Fall sein kann, sondern auch um die Erfahrung, in und von der Gruppe sinnbildlich getragen zu werden, eine geteilte Aufmerksamkeit auf die Gruppenaktivität zu haben und so kooperative Interaktionen und Reflexionsräume, um Erlebtes zu besprechen bzw. validiert zu bekommen, zu erfahren. Denkbar wären hier Übungen, bei denen man sich gegenseitig blind durch den Raum führt oder bei denen die Gruppe einzelne Personen auffängt, die sich nach hinten fallen lassen. Wie es für die Grundschulpädagogik vorgeschlagen wird (Petillon 2017), kann in der Einrichtung von den Fachkräften ein ganzes partizipatives Projekt zum Thema ›soziales Vertrauen‹ angestoßen werden, bei dem über Übungen und Reflexionsfragen biografische Erfahrungen ausgetauscht, aber auch Gruppenthemen und das Beziehungsgeschehen mit dem Team bzw. einzelnen Fachkräften Raum finden können. Petillon beschrieb exemplarisch eine Übung mit dem Titel »Vertrauen schenken« (Petillon 2017, S. 150), bei dem im Kreis sitzend von der Gruppe ein Geschenk geöffnet wird, in dem sich eine Karte mit der Aufschrift »Vertrauen« befindet. Es wird ein Gespräch darüber eröffnet, ob dies überhaupt ein richtiges Geschenk ist, wem man dieses Geschenk machen kann und wie es den Beschenkten ergeht, wann das Geschenk aber womöglich auch nicht angenommen werden kann. Auch Gedankenexperimente sind möglich (Petillon 2017, S. 151), in denen darüber gesprochen wird, was in der Wohngruppe gebraucht wird, um zu vertrauen, wann man zweifelt, wann man misstraut und wie eine Wohngruppe ohne Vertrauen aussähe. Eine weitere Übung mit dem Titel »Ich bin in deinen Händen« findet sich bei Gudjons, Wagener-Gudjons und Pieper (Gudjons et al. 2020, S. 237), deren Angemessenheit jedoch unbedingt in Abhängigkeit von Erfahrungen der jungen Menschen mit körperlicher und sexueller Gewalt und der gegenwärtigen psychischen Verfasstheit bewertet werden muss! Bei der Übung bilden sich Paare. Eine Person setzt sich im Schneidersitz auf den Boden und legt ihre Hände wie eine Schale mit den Innenflächen nach oben in den Schoß, die andere Person legt sich auf den Boden und legt den Kopf in der ›Schale‹ ab. Die Auswertung der Übung fragt danach, was die Übung auslöst, inwieweit man vertrauen kann, welche Bedingungen es braucht und welche Grenzen es gibt.

13.4 Beispiel: Abgeschlossene Kleiderschränke

In einer nach behavioristischen Prinzipien arbeitenden stationären Jugendhilfeeinrichtung für Mädchen werden die Kleiderschränke der Jugendlichen abgeschlossen. Die Schlüssel für die Schränke sind in Besitz der Fachkräfte, so dass die Jugendlichen stets fragen müssen, ob der Kleiderschrank geöffnet werden kann. Sie dürfen die Kleiderschränke ausschließlich in Begleitung nutzen. Begründet wird dies damit, dass die Jugendlichen andernfalls das Zimmer verwüsten und ihre Kleider nicht mit dem angemessenen Maß an Wertschätzung behandeln. Dies führt zu wiederkehrenden heftigen Konflikten zwischen der Jugendlichengruppe und dem Team und dazu, dass die Jugendlichen tagelang die gleiche Kleidung tragen, ohne diese zu waschen, was bei den Fachkräften zu Verärgerung und dem Gefühl einer Provokation beiträgt.

Wie kann dieses pädagogische Vorgehen vor dem Hintergrund des pädagogisch-therapeutischen Milieus, des sozialen Ortes und im Hinblick auf epistemisches Vertrauen verstanden werden?

Das Vorgehen steht den Prinzipien des pädagogisch-therapeutischen Milieus und des sozialen Ortes entgegen, und es leugnet den Umstand, dass innerseelische Prozesse agierend ausgedrückt werden – und zwar sowohl auf Seiten der Jugendlichen als auch auf Seiten der Fachkräfte. Die Beziehung ist geprägt von gegenseitigem Misstrauen, eine mentalisierende Haltung, in dem Sinne, dass die Fachkräfte die Perspektive der Mädchen einzunehmen versuchen, um die Welt aus ihrer Sicht zu sehen und ihr Verhalten anhand von möglichen mentalen Zuständen mehrperspektivisch zu interpretieren, ist nicht zu erkennen. Der szenisch dargestellte Wunsch nach Autonomie, der Ausdruck von innerseelischem Befinden im Umgang mit der Außenwelt, die milieuspezifischen Werte und Normen bleiben unverstanden, und die interpersonelle Reziprozität von mentalen Zuständen (v. a. auch zwischen der Gruppe der jungen Menschen und der Gruppe der Fachkräfte) wird weiterhin verkannt.

Es finden kein partizipativer Austausch, kein Dialog über die Gestaltung des gemeinsamen Raumes und auch keine Entpathologisierung von Missverständnissen statt. Die Anerkennung der jungen Menschen als Expert:innen ihrer selbst fehlt, stattdessen wird ein vordergründiger Konflikt um die Normativität von Ordnung und Sauberkeit szenisch dargestellt, dem Macht- und Ohnmachtsthemen unterliegen und der die Dynamik zwischen der Jugendgruppe, die gegen ein als feindselig erlebtes Team zu kämpfen scheint, zuspitzen lässt. Über diese Beziehungsdimension hinaus werden die Räumlichkeiten rein funktional betrachtet, so dass sie gerade nicht Interesse, Wertschätzung, Vertrauen symbolisieren können und Zwischenräume im Sinne von Beziehungs-, Verhandlungs- und sozialen Lernräumen verhindert werden.

Die Intervention, Kleiderschränke abzuschließen, widerspricht den beschriebenen methodisch-konzeptionellen Ansätzen, die die epistemischen Kanäle für soziales Lernen bei den jungen Menschen öffnen können und die sinnbildlich beispielsweise so in Worte gefasst werden könnten: »Wir verstehen uns als Gemeinschaft, wir signalisieren euch aufrichtiges Interesse. Wir möchten in einen gemeinsamen Dialog treten über unsere Vorstellungen von Ordnung und Sauberkeit (geteilte Aufmerksamkeit) und über die Grenzen, die wir setzen, und darüber, warum diese für uns aus unserer Sicht für euch wichtig sind. Wir möchten verstehen, was euch bewegt, und schenken euch das Vertrauen, dass ihr mit den Dingen, die uns wertvoll sind, gut umgehen könnt.« Es braucht hierfür die reflexive Fähigkeit, die es gestattet, die »[…] möglicherweise unverständlichen Positionen und Handlungen des Kindes als subjektiv sinnvolle Lösung anzuerkennen, denen das Kind als Akteur seiner Entwicklung und auf Basis der biographischen Erfahrungen idiosynkratisch folgt« (Gingelmaier et al. 2021, S. 15). Es bestünde die Möglichkeit, das Verhalten der Mädchen im Umgang mit den Kleidern, mit der Räumlichkeit und den Fachkräften als Beziehungstest zu verstehen. Sinnbildlich drückt das Verhalten möglicherweise Folgendes aus: »Wie kann ich dir vertrauen, dass das, was du mir sagst, zeigst, was du mir zu spüren gibst, aufrichtig, relevant und richtig ist, wo ich doch so viele Erfahrungen mit Täuschung, Macht und Unterwerfung gemacht habe?« Gerade die Themen ›Ordnung und Sauberkeit in Einrichtungen der Kinder- und Jugendhilfe‹ bieten die Gelegenheit, gemeinsam mit der Gruppe über den eigenen sozialen Ort, über Normativität, über Milieuspezifität und über Vertrauen ins Gespräch zu kommen. Es eröffnet den Raum, die zentralen Bereiche des sozialen Lernens, nämlich Regeln und Rituale, sozialer Kontakt, Kommunikation, Vertrauen, Kooperation, Konflikt, sozial-emotionale Kompetenz, Toleranz, Ich-Identität und Gemeinschaft (Petillon 2017), mit Projekten, Übungen, Gesprächen, Diskussionsrunden und Partizipationsformen auszuprobieren, aber auch auszuhandeln. So wird die Unordnung der Kleiderschränke nicht als Feindseligkeit, Unfähigkeit, Erziehungsnotwendigkeit interpretiert, sondern sie wird zu einem Aufhänger zur Stärkung der Beziehung, zum Aushalten von Grenzen und zur Chance für soziales Lernen.

Werden die Räumlichkeiten, Regeln, Konflikte und anstehende Veränderungen gemeinsam mit den jungen Menschen transparent thematisiert und gestaltet, wird ein Prozess der geteilten Aufmerksamkeit (Tomasello 2021) angestoßen, der zum Aufbau von generellem Vertrauen in das soziale Umfeld beitragen kann. Fonagy und seine Co-Autor:innen beschreiben, dass die geteilte Aufmerksamkeit einen Wir-Modus konstituiert (Fonagy et al. 2021). Bei diesem Prozess sozialer Kognition wird von einer Ich-Perspektive auf eine Wir-Perspektive gewechselt, um mit gemeinsamer Intentionalität und der Abstimmung mentaler Zustände ein gemeinsames Ziel oder Verständnis zu erreichen. Die gemeinte Intentionalität kann nicht nur zwischen zwei Personen, sondern auch in Gruppen erfahren werden. Voraussetzung für diesen Prozess ist die Anerkennung unterschiedlicher Rollen, die die Gruppenmitglieder in der »kollaborativen Aktivität« (Fonagy & Nolte 2022; Tomasello 2016) innehaben.

13.5 Best-Practice-Beispiel: Konsolen-Turnier

Ein positives Beispiel für ein solches pädagogisches Vorgehen stammt aus einer Wohngruppe für Kinder bis 13 Jahre. Ein wiederkehrendes Konfliktthema zwischen der Gruppe und dem Team war die Frage nach Nutzungszeiten von Spielkonsolen und der Auswahl der Spiele. Innerhalb des Teams gab es hier große Uneinigkeit, vor allem weil die Kinder immer wieder heimlich die Konsolen nutzen, was zunächst als Vertrauensbruch interpretiert wurde.

In einer gesonderten Teamsitzung eröffnete die Teamleitung den Raum für die biografische Selbstreflexion der Fachkräfte zum Thema ›Nutzung von digitalen Medien, heimliche Grenzüberschreitung, Grenzsetzung, Aushandlung in der eigenen Kindheit‹ – es ging hier also darum, die Bedeutsamkeit des eigenen sozialen Ortes für die heutige pädagogische Einschätzung zur Konsolennutzung zu reflektieren. Dem Team gelang es dadurch vor allem im Hinblick auf das heimliche Spielen, die Perspektive der jungen Menschen einzunehmen und die Reinszenierung von eigenen Anteilen in den Konflikten rund um das Thema Konsolennutzung zu erkennen. Das heimliche Spielen wurde so verstehbar und weniger als Vertrauensmissbrauch bzw. Feindseligkeit interpretiert. Im Team wurde außerdem ein Diskurs darüber geführt, wie familienäquivalent stationäre Kinder- und Jugendhilfe sein kann, soll und darf und wie folglich mit der Konsolennutzung umzugehen ist.

Als Resultat der Teamsitzung entstand eine ›Arbeitsgruppe Konsolen-Turnier‹, die aus Kindern und Fachkräften bestand, die Lust hatten, ein ganzes Konsolen-Turnier zu organisieren. Leitprinzipien waren hier Partizipation, Wertschätzung durch Ausstattung in Anlehnung an das pädagogisch-therapeutische Milieu (aufwendige Dekoration, außergewöhnliche und hochwertige Snacks, neue Spiele für die Konsolen) und geteilte Aufmerksamkeit. Das Bedeutsame am Tag des Turniers war, dass (1.) alle Fachkräfte der Einrichtung am Tag des Turniers anwesend waren und (2.) dass sich die Kinder am Tag des Turniers als Expert:innen erleben konnten, die die Fachkräfte in ihre eigene digitale Welt bildlich gesprochen einluden und sich dorthin auf eine gemeinsame Reise begaben. Da die Fachkräfte in der Vergangenheit immer wieder die Beobachtung machten, dass bei positiven Aktivitäten (wie Ausflügen oder Geburtstagen) die Stimmung in der Gruppe ›kippt‹, wenn der Rahmen zu lange zu offen gestaltet wird, wurde von vornherein eine zeitliche Begrenzung angesetzt. Im Anschluss an das Turnier fand ein gemeinsamer Austausch über das Erlebte statt. Hier ließen die Fachkräfte die Kinder über »gerechtfertigte Selbstenthüllung« (Allen et al. 2016, S. 219) an ihren eigenen Erfahrungen mit Begrenzung und Regelaushandlung teilhaben und gaben ihnen Einblicke in ihre mentalen Zustände.

Die Vorbereitung des Turniers, die Ausrichtung des Turniers und das anschließende Gespräch sind als »kollaborative Aktivität« (Fonagy & Nolte 2022; Tomasello 2016) zu verstehen. Sie eröffnet einen Raum, um im Wir-Modus folgende Themen anzusprechen, die in den Bereichen des sozialen Lernens liegen (Petillon 2017):

- eigene vs. fremde Bedürfnisse (Ich-Identität und Toleranz)
- Kontakt und Kommunikation
- Gemeinschaft und Kooperation
- verborgene Themen in der Inszenierung ›Konflikte um die Konsolennutzung‹
- Vertrauensübertritte (›heimliches Zocken‹)
- Grenzen, Regeln und Rituale in der Einrichtung

13.6 Soziales Erleben im Gegenwartsmoment

Soziales Erleben im Wir-Modus kann sich besonders gut an einen ›Now Moment‹ oder ›Gegenwartsmoment‹ anschließen. Nach Daniel Stern entsteht ein solcher Moment durch kurze Irritationen bzw. unerwartete Augenblicke in Mikrosequenzen des Miteinanders (Stern 2018). Er kann Veränderungen des nicht-symbolischen impliziten Beziehungswissens bedingen.[17] Now-Momente erhöhen die Kohärenz und Komplexität des Beziehungswissens der jungen Menschen, indem auf diese kurze Irritation innerhalb der Beziehung (also dem Now-Moment) eine authentisch mentalisierende Reaktion der Fachkräfte folgt, die einen ›Moment of Meeting‹ als unmittelbares Gefühl der Bezogenheit und des Verstandenseins ermöglicht. Der Wir-Modus als Erfahrung von aufrichtigem Interesse und als Vertrauensvorschuss des Gegenübers (der Fachkräfte) sowie die Erfahrung, mentalisiert zu werden und geteilte Aufmerksamkeit zu erleben, all das kann für junge Menschen eine Irritation ihres bisherigen impliziten Beziehungswissens ausmachen, also zunächst einen Now-Moment darstellen und anschließend einen Moment of Meeting im Sinne kreativer Beziehungsneuschöpfungen (Prager 2003) eröffnen. Das Abschließen von Kleiderschränken verhindert kreative Beziehungsneuschöpfungen, weil symbolische ›Zwischenräume‹ in der Beziehung durch den Versuch, das Verhalten der Jugendlichen zu kontrollieren, ausbleiben.

Gegenwartsmomente können auch in Gruppen geschehen, wenn die bisherige Gruppendynamik eine Irritation erfährt, beispielsweise wenn ein junger Mensch in der Einrichtung aufgenommen wird. Diese Irritation tritt ohne Zutun von außen auf, sie verlangt jedoch eine implizite und explizite Neuverhandlung von Kulturalität in der Gruppe vom ersten Begegnungsmoment an. Im Anschluss an diese gruppale ›Jetztheit‹ kann ein gruppaler Wir-Modus entstehen. Es

17 Der Gegenwartsmoment wird von Daniel Stern als zentraler Veränderungsmechanismus in der Psychotherapie konzeptualisiert. Gegenwartsmomente als eine das implizite Beziehungswissen verändernde ›Jetztheit‹ finden nach Stern aber auch im Alltag statt (Stern 2018). Somit ist dieses Konzept anschlussfähig für sozialpädagogische Beziehungen.

braucht hier Fachkräfte, die das Irritierende, das Neue in Sprache bringen, statt es zu tabuisieren. Dies ist in der Praxis häufig zu beobachten: Die sich verändernde Gruppendynamik und -kulturalität werden von den jungen Menschen wahrgenommen, sie stehen bildlich gesprochen wie ein Elefant im Raum, ohne dass eine Fachkraft diese Veränderung in regelmäßigen formellen und informellen Gesprächen in Sprache bringt und eine Aushandlung darüber moderiert. Ein guter Ort, um genau dies zu tun und über die Veränderungen und Irritationen, auch über Ängste und gegebenenfalls Abneigungen zu sprechen, kann das Abendessen sein, da es zeitlich begrenzt und die affektive Anstrengung somit dosiert ist. Fachkräfte können sich hier regelmäßig erkundigen, wie es allen Beteiligten mit der Gruppenveränderung geht, mögliche Konflikte offen thematisieren und gemeinsam mit den jungen Menschen eruieren, welche Chancen, aber auch Herausforderungen sich durch die neue Gruppenzusammensetzung im Hinblick auf Normen, Rollen, Werte bieten. Hier kann Humor ein Zugang sein: »Also, wenn ich an eurer Stelle wäre, würde ich Maja[18] einmal fragen, ob sie nicht Ideen hat, wie ihr mit uns noch einmal die TV-Zeiten neu verhandeln könnt. Was meint ihr?« Auch Konflikte können als Folge des Now-Moments auftreten und mit einer Haltung begleitet werden, die epistemisches Vertrauen fördert, etwa durch informelle Einzelgespräche, die wie folgt eröffnet werden können: »Tim, worauf bist du da vorhin so angesprungen, als Maja einen Spruch über dein T-Shirt gemacht hat?«, und weiter, »Ich würde dir gerne etwas mitteilen, Tim, von dem ich glaube, dass es wichtig für dich ist. Ich frage mich, ob du vorhin so darauf angesprungen bist, dass Maja beim Abendessen einen Spruch über dein T-Shirt gemacht hat, weil du das T-Shirt von deinem Papa geschenkt bekommen hast und weil Maja den Platz von deinem Kumpel Malik eingenommen hat?«

Die mentalisierenden und den Gruppenfindungsprozess moderierenden Fachkräfte eröffnen so einen Moment des gegenseitigen Wahrgenommenwerdens, in dem das soziale Lernen von kulturellen Wis-

18 Neu aufgenommene Jugendliche.

sensbeständen und die Aushandlung von Gruppennormen über den Gegenwartsmoment hinaus möglich werden.

13.7 Fazit und Ausblick

Es wurde aufgezeigt, dass das therapeutisch-pädagogische Milieu über die transparente und wertschätzende Gestaltung der Räumlichkeiten in Kinder- und Jugendhilfeeinrichtung, über das Ausdrücken von Wertschätzung in der Beziehung und über die Schaffung von wichtigen ›Zwischenräumen‹ einen Orientierungs- und Strukturierungsprozess anstoßen kann, der symbolisch-sicherheitsspend dem tiefen Misstrauen der jungen Menschen entgegenwirkt. In den Worten von Staats kann man mit Blick auf die Wirkung des pädagogisch-therapeutischen Milieus sagen: »Der innere Raum ist durchlässig und auf den äußeren bezogen.« (Staats 2012, S. 359). Zugleich dürfen die Grenzen in der Gestaltung des äußeren Raumes nicht verleugnet werden. Diese sind insbesondere in der sozialpolitisch bestimmten chronischen Unterfinanzierung des Kinder- und Jugendhilfesektors und der allgemeinen Ökonomisierung sozialpädagogischer Angebote zu sehen, die einen finanziellen und personellen Ressourcenmangel begründen. Grenzen der Gestaltbarkeit können mit den jungen Menschen transparent thematisiert, mentalisiert und Räume gefunden werden, in denen trotz Unterfinanzierung eine therapeutisch-pädagogische Botschaft vermittelt werden kann, etwa dadurch, dass das eigene Zimmer frei und abschließbar gestaltet werden darf. Es wird so zu einem sicheren Raum, von dem aus die neuen Beziehungsangebote und sozialen Wissenselemente exploriert werden können und epistemische Hypervigilanz vorsichtig überwindbar wird.

Die offen interessierte Berücksichtigung und explizite Thematisierung des sozialen Ortes der jungen Menschen, aber insbesondere auch der Divergenzen von sozialen Orten, die den seelischen Vorgang aller Beteiligten prägen, machen eine Kulturkommunikation in der Einrichtung möglich. Über eine mentalisierende Haltung, die sich für die Intentionalität des milieugeprägten Verhaltens interessiert, entstehen wichtige Räume, in denen Gegenwartsmomente möglich und Wir-Momente geschaffen werden.

Durch den Wir-Modus entwickelt sich ein Bewusstsein für verfügbare Handlungsoptionen, was das Mentalisierungspotential aller Beteiligten erhöht und »Alleingängen« entgegenwirkt. Dies spielt unter anderem bei der Hilfeplanung in der Kinder- und Jugendhilfe eine zentrale Rolle: Gelingt es hier über geteilte Aufmerksamkeit, ostensive Signale und Mentalisieren der mentalen Zustände des jungen Menschen und der Familie sowie über die Vermittlung von Anerkennung, einen Wir-Modus zu erreichen, können unterschiedliche Perspektiven sowie Handlungsoptionen eruiert werden und erste Momente des Verstandenseins entstehen, die epistemische Lernkanäle öffnen: »Ganz pragmatisch ausgedrückt: Wenn ich das Gefühl habe, verstanden zu werden, bin ich bereit, von der Person zu lernen, die mich verstanden hat und die ich daher für einen vertrauenswürdigen potentiellen Kooperationspartner halte« (Fonagy & Nolte 2022, S. 116).

In künftigen empirischen Untersuchungen wird es darum gehen, Prozesse zur Förderung von epistemischem Vertrauen in der stationären Kinder- und Jugendhilfe zu untersuchen, um die Erlebensweisen der Kinder, Jugendlichen und Fachkräfte zu rekonstruieren und konzeptionelle Gestaltung weiter zu konkretisieren. In der theoretischen Weiterentwicklung des Konzepts ist herauszustellen, wie sich eine transgenerationale Weitergabe von kulturellen und milieuspezifischen Wissensbeständen unter epistemischem Misstrauen vollzieht.

Literatur

Allen, J. G., Fonagy, P. & Bateman, A. W. (2016). *Mentalisieren in der psychotherapeutischen Praxis* (2. Aufl.). Stuttgart: Klett-Cotta Verlag.

Asen, E. & Fonagy, P. (2017). Mentalizing Family Violence Part 1: Conceptual Framework. *Family Process*, 56(1), S. 6–21. https://doi.org/10.1111/famp.12261.

Barth, D. (2019). Systematik und Anwendungen von Bernfelds Konzept des »sozialen Orts«. In D. Zimmermann, B. Rauh, K. Trunkenpolz & M. Wininger (Hrsg.), *Sozialer Ort und Professionalisierung. Geschichte und Aktualität psychoanalytisch-pädagogischer Konzeptualisierungen* (Schriftenreihe der DGfE-Kommission Psychoanalytische Pädagogik, Bd. 9, S. 39–54). Opladen: Verlag Barbara Budrich.

Behringer, N., Weishaupt, J. & Gingelmaier, S. (2021). Mentalisieren fördern? Ja! Aber wie? Mit Achtsamkeit und Improvisationstheater. Eine Sammlung konkreter Übungen. *Blickpunkt Jugendhilfe*, (2), S. 22–30.

Bernfeld, S. (1929 [2012]). Der soziale Ort und seine Bedeutung für Neurose, Verwahrlosung und Pädagogik. In S. Bernfeld (Hrsg.), *Werke Bd. 4: Sozialpädagogik*. Gießen: Psychosozial Verlag.

Bettelheim, B. (1975). *Der Weg aus dem Labyrinth. Leben lernen als Therapie.* Stuttgart: Deutsche Verlags-Anstalt.

Bloch, E. (1985). *Werkausgabe:* Bd. 5: *Das Prinzip Hoffnung.* Frankfurt am Main: Suhrkamp.

Bräutigam, B. (2019). »Sagen Sie mir, was ich tun soll.« Ohnmachtserfahrungen und Selbstwirksamkeitsverlangen, zwei Antagonisten im Erziehungsprozess. In D. Zimmermann, B. Rauh, K. Trunkenpolz & M. Wininger (Hrsg.), *Sozialer Ort und Professionalisierung. Geschichte und Aktualität psychoanalytisch-pädagogischer Konzeptualisierungen* (Schrif tenreihe der DGfE-Kommission Psychoanalytische Pädagogik, Bd. 9, S. 197–209). Opladen: Verlag Barbara Budrich.

Deneke, C. & Lüders, B. (2003). Besonderheiten der Interaktion zwischen psychisch kranken Eltern und ihren kleinen Kindern. *Praxis der Kinderpsychologie und Kinderpsychiatrie*, (3), S. 172–181.

Dörr, M. (2019). Soziale Orte im Spannungsfeld von Professionalisierungsanforderung und organisationaler Rahmung. In D. Zimmermann, B. Rauh, K. Trunkenpolz & M. Wininger (Hrsg.), *Sozialer Ort und Professionalisierung. Geschichte und Aktualität psychoanalytisch-pädagogischer Konzeptualisierungen* (Schriftenreihe der DGfE-Kommission Psychoanalytische Pädagogik, Bd. 9, S. 77–92). Opladen: Verlag Barbara Budrich.

Fonagy, P. & Allison, E. (2014). The role of mentalizing and epistemic trust in the therapeutic relationship. *Psychotherapy*, 51(3), S. 372–380. https://doi.org/10.1037/a0036505.

Fonagy, P., Campbell, C., Constantinou, M., Higgitt, A., Allison, E. & Luyten, P. (2021). Culture and psychopathology: An attempt at reconsidering the role of social learning. *Development and Psychopathology*, 34(4), S. 1–16. https://doi.org/10.1017/S0954579421000092.

Fonagy, P. & Nolte, T. (2022). Mentalisieren und Soziales Lernen: Ihre Bedeutung in Kultur und Psychopathologie. In H. Kirsch, T. Nolte & S. Gingelmaier (Hrsg.), *Soziales Lernen, Beziehung und Mentalisieren.* Göttingen: Vandenhoeck & Ruprecht.

Gahleitner, S. B. (2021). *Das pädagogisch-therapeutische Milieu in der Arbeit mit Kindern und Jugendlichen. Trauma- und Beziehungsarbeit in stationären Einrichtungen* (3. aktualisierte Aufl.). Köln: Psychiatrie Verlag.

Gahleitner, S. B., Frank, C., Gerlich, K., Hinterwallner, H. & Schneider, M. (2017). »Ich vertrau ihr […] aber normalerweise selten, dass ich wem viele Geheimnisse anvertraue«. Traumapädagogische Arbeit in der stationären

Jugendhilfe. *unsere jugend*, 69(3), S. 98. https://doi.org/10.2378/uj2017.art16d.
Gingelmaier, S. (2022). Psychosoziale Inklusion: Mentalisieren und Epistemisches Vertrauen als Schlüssel zu einem barriereminimierenden sozialen Lernen in institutionalisierten Gruppen. In H. Kirsch, T. Nolte & S. Gingelmaier (Hrsg.), *Soziales Lernen, Beziehung und Mentalisieren*. Göttingen: Vandenhoeck & Ruprecht.
Gingelmaier, S., Schwarzer, N.-H., Nolte, T. & Fonagy, P. (2021). Epistemisches Vertrauen als wichtige Ergänzung einer mentalisierungsbasierten (Sonder-)Pädagogik. *Menschen. Zeitschrift für gemeinsames Leben, Lernen und Arbeiten*, (5), S. 12–18.
Gudjons, H., Wagener-Gudjons, B. & Pieper, M. (2020). *Auf meinen Spuren. Übungen zur Biografiearbeit* (8. unveränderte Aufl.). München: Verlag Julius Klinkhardt.
Günder, R. (2015). *Praxis und Methoden der Heimerziehung. Entwicklungen, Veränderungen und Perspektiven der stationären Erziehungshilfe* (5. Aufl.). Freiburg: Lambertus-Verlag.
Krumenacker, F.-J. (2001). Entwicklung beginnt im Pädagogen. Über milieutherapeutische Beziehungsgestaltung. In St. Theresienhaus (Hrsg.), *Beziehungsarbeit in der Jugendhilfe. Rahmenbedingungen und Gestaltungsmöglichkeiten.* (S. 13–50). Bremen.
Petillon, H. (2017). *Soziales Lernen in der Grundschule – Das Praxisbuch* (1. Aufl.). Weinheim: Beltz, J. https://doi.org/Hanns.
Prager, H. (2003). Ein »now moment« unter der Lupe. *Forum der Psychoanalyse*, 19(4). https://doi.org/10.1007/s00451-003-0175-0.
Ramberg, A. & Nolte, T. (2020). Einführung in das Konzept der Mentalisierung. In S. Gingelmaier & H. Kirsch (Hrsg.), *Praxisbuch mentalisierungsbasierte Pädagogik* (S. 25–52). Göttingen: Vandenhoeck & Ruprecht.
Redl, F. (1966). *When we deal with children*. New York: Free Press.
Schleiffer, R. (2014). *Der heimliche Wunsch nach Nähe. Bindungstheorie und Heimerziehung*. Weinheim: Beltz Juventa.
Schleiffer, R. (2015). *Fremdplatzierung und Bindungstheorie*. Weinheim: Beltz Juventa.
Schultz-Venrath, U. & Felsberger, H. (2016). *Mentalisieren in Gruppen*. Stuttgart: Klett-Cotta Verlag.
Staats, H. (2012). Innerer Raum und äußere Räume. *Gruppenpsychotherapie und Gruppendynamik*, 48(4), S. 355–365.
Stern, D. N. (2018). *Der Gegenwartsmoment. Veränderungsprozesse in Psychoanalyse, Psychotherapie und Alltag* (5. Aufl.). Frankfurt am Main: Brandes & Apsel.
Talia, A., Duschinsky, R., Mazzarella, D., Hauschild, S. & Taubner, S. (2021). Epistemic Trust and the Emergence of Conduct Problems: Aggression in the Service of Communication. Preprint. https://doi.org/10.31234/osf.io/zpwme.
Tomasello, M. (2016). *A natural history of human morality*. Cambridge, Massachusetts: Harvard University Press. Retrieved from https://search.

ebscohost.com/login.aspx?direct=true&scope=site&db=nlebk&db=nlab k&AN=2727848.
Tomasello, M. (2021). *Becoming human. A theory of ontogeny*. Cambridge, London: The Belknap Press of Harvard Univeristy Press.

KAPITEL 14

Epistemisches Vertrauen in Organisationen, in der Supervision und bei der Arbeit mit Teams

DICKON BEVINGTON

14.1 Einführung: Psychologische Herausforderungen, die nach *sozialen* Lösungen verlangen

In diesem Kapitel geht es darum, den Fluss des epistemischen Vertrauens über ganze Systeme und die Organisationen verschieden denkender Menschen hinweg zu betrachten, die sich in ihrer Arbeit unweigerlich um Klienten:innen gruppieren, deren Bedürfnisse hoch und vielfältig sind und deren eigene Fähigkeit zu epistemischem Vertrauen oft sehr gering ist. Leser:innen mögen erwarten, dass ich die Rolle epistemischen Vertrauens in organisatorischen Prozessen wie Personalführung, Projektleitung oder dem Arbeiten mit Businessplänen untersuche, aber sie werden enttäuscht sein; vielmehr unterbreite ich meinen Lesern das Konzept einer Organisation als ein fluides Netzwerk von Beziehungen. Diese bilden sich unablässig um die neu entstehenden Bedürfnisse der Klient:innen, denen sie dienen, sie reformieren sich und lösen sich wieder auf. Ähnlich erwarten meine Leser:innen vielleicht eine prozessorientierte Untersuchung, beispielsweise von Problemen, die in der Supervision auftreten, wenn kein Vertrauen vorhanden ist. Stattdessen hoffe ich, eine etwas andere Perspektive anbieten zu können, nämlich wie die formale Supervision durch soziale und kulturelle Strukturen ergänzt werden kann, die es den Mitarbeiter:innen ermöglichen, effektiv mit denjenigen in Kontakt zu treten, die das Wissen oder die praktische oder emotionale Hilfe parat haben, die benötigt wird.

Die Bildung einer individuellen, persönlichen und epistemisch vertrauensvollen Beziehung mit einem Klienten ist, wenn sie entsteht, für die meisten Mitarbeiter:innen in einem Team zutiefst befriedigend, vor allem wenn die traumatische Ausbeutung oder Misshandlung eines Klienten in seiner Geschichte (oder das aktive Ausgesetztsein in der Gegenwart) die Aufgabe besonders herausfordernd macht. Gleichzeitig kann dies jedoch auch ein zweischneidiges Schwert sein. Erstens führen wir keine Therapie durch (und sollten es auch gewiss nicht tun), um uns selbst zufriedenzustellen. Zweitens könnte dieses Gefühl einer vertraulichen Verbindung mit einem solchen Klienten und der eigenen Nützlichkeit für sie gleichzeitig ein wenig hilfreiches Triumphgefühl stimulieren (»Ich habe mehr erreicht als dieser Wohnbetreuer [oder Bewährungshelfer oder Sozialhelfer, etc.]!«), aber auch ein überwältigendes Verantwortungsgefühl (»Nur ich *»begreife« diesen Klienten und seine schreckliche Lebenssituation, nur ich verstehe wirklich, wie riskant die Lage ist … Ich bin damit völlig allein …«*). Umgekehrt mag bei anderen Mitarbeiter:innen Neid (»Für sie ist das in Ordnung, immer den *»netten Jungen von nebenan« spielen zu dürfen …«*) oder Verzweiflung (»Warum erzielt immer jemand anderer diese Durchbrüche? Was stimmt *nicht mit mir?«*) entstehen. Diese Arten von affektgeladenen Zuständen sind, wie wir wissen, einem sorgfältig kontrollierten Mentalisieren nicht förderlich.

In AMBIT (Adaptive Mentalization Based Integrative Treatment; Bevington et al. 2017), der adaptiven integrativen Behandlung auf Basis des Mentalisierens, haben wir die Position eines Therapeuten, der mit einem Klienten eine solche kritische Verbindung aufbaut, mit der eines Bergsteigers verglichen: Er drängt auf dem steilsten Grat vorwärts, weiß, wie er seine Axt und seine Steigeisen richtig einsetzt, ist aber gleichzeitig zutiefst (und wechselseitig) auf seine Kolleg:innen angewiesen, mit denen er durch ein Seil verbunden ist. Ein Sturz ist jederzeit möglich und betrifft neben dem Mitarbeiter selbst immer auch viele andere, angefangen natürlich bei dem vulnerablen Klienten bis hin zu den Teamkolleg:innen, und sehr oft auch die ferneren institutionellen und einrichtungsinternen Beziehungen. Der Gedanke an die Seilsicherung am Berg mag sehr weit entfernt erscheinen von Überlegungen zum epistemischen Vertrauen in professionellen Interventionen und Hilfssystemen, doch hoffen wir, dass die im Grunde systemische und ineinandergreifende Natur dieser Arbeit mittels dieser Analogie deutlich wird. Ebenso wie Bergsteiger viel Zeit darauf verwenden, nicht nur ihre Schritte oder sogar ihre Knoten zu üben, sondern auch die *sozialen Rituale und Disziplinen*, die ihre Kommunikation am Seil regeln, werde ich darlegen, dass die Beziehungen im Team, in der Organisation und im Netzwerk *genauso wichtig* sind wie die Beziehung zum Klienten. Es ist bemerkenswert, welch winziger Teil des Lehrplans in den meisten Ausbildungen dem Verständnis und der Übung dieser essentiellen, wenn auch allgemeinen, berufsübergreifenden Fähigkeiten zugewiesen wird.

In diesem Kapitel verlasse ich die Betrachtung des epistemischen Vertrauens hinsichtlich seines ausschließlichen Auftretens (oder Fehlens) in den dyadischen Beziehungen, die zwischen einem Mitarbeiter und seinem Klienten entstehen. Stattdessen lade ich meine Leser:innen zunächst dazu ein, den Blick nach außen zu richten und Mitarbeiter:innen und Klient:innen als nur zwei »Knoten« in einem ganzen System oder Netzwerk von sich überschneidenden und sich verändernden Sozialbeziehungen zu sehen. Ich werde darlegen, wie wichtig es ist, das grundlegend *soziale* Wesen des epistemischen Vertrauens zu verstehen, und überdies, dass es für die Bemühung, jegliche beabsichtigte Hilfe (therapeutisch oder praktisch) zu leisten, tatsächlich *hilfreich* ist, die höchst spezifischen *lokalen, also kontextspezifischen Verteilungsmuster* in bestimmten sozialen Netzwerken (und wie man mit dieser Information arbeitet) zu begreifen. Ich werde deutlich machen, dass es nicht nur zutiefst ungenügend ist, sich auf das Herstellen von individuellen mentalisierenden Beziehungen epistemischen Vertrauens mit höchst vulnerablen und gestörten Klient:innen zu konzentrieren, sondern dass man auch Schädigungen riskiert, wenn man ausschließlich nur dies tut (ohne die kontextabhängigen *netzwerk*-bezogenen Faktoren und die notwendigen Maßnahmen und sozialen Strukturen in den Vordergrund zu stellen, um den Klienten gegen iatrogene Schädigungen auf Basis des eigenen Mentalisierungsversagens zu schützen). Das ist dann möglicherweise weniger ein Beispiel für *Mentalisierung*, vielmehr eines für *Sentimentalisierung* – eine Art vorgetäuschter »therapeutischer Heroismus«, für dessen Verlockungen wir alle empfänglich sind.

Ich danke meinem Kollegen Dr. Peter Fuggle, dass er mich darauf aufmerksam gemacht hat, wie Daniel Kahnemans elegantes und umfassendes »Zwei-Systeme«-Modell des menschlichen Denkens unsere mentalisierende/nicht-mentalisierende Struktur ergänzt (Kahneman 2012), und besonders wie diese die Logik hinter der *organisatorisch sozial-kulturellen* Stoßrichtung von AMBIT untermauert, die im Rahmen dieses quelloffenen und auf den Einsatz in der Praxis ausgerichteten Entwicklungsansatzes (Weisz & Gray 2008) entstanden ist und effektive Praktiken in der Arbeit mit risikobehafteten Klient:innen, die vielfältige Bedürfnisse haben, geschaffen hat.

Kurz gesagt, Kahneman zeigt uns, weshalb *Lösungen* für viele der psychologischen Probleme, denen wir als Helfer begegnen (und denen die uns zugedachten Klient:innen in uns begegnen!), weniger wahrscheinlich individual-psychologischer, sondern eher *sozialer* Natur sind.

Kahneman beschreibt, wie unser *Denken in System 1* schnell und hocheffizient, aber von kognitiven Verzerrungen durchsetzt ist (wir mentalisierenden Praktiker neigen vermutlich dazu, die schillernde Vielfalt und das Ausmaß unserer vielen Denkfehler allzu sehr zu vereinfachen, indem wir sie alle als Varianten der einen oder anderen der drei Formen des »Nicht-Mentalisierens« zusammenfassen: *Äquivalenzmodus, teleologischer Modus* oder *Als-ob-Modus*). Das *System-2*-Denken, zu dem das explizit kontrollierte Mentalisieren gehört, erlaubt uns, diese kognitiven Verzerrungen zu hinterfragen, Informationen auf verschiedene Art und Weise zu betrachten und verschiedene Arten von Fachwissen (in das wir unser epistemisches Vertrauen gesetzt haben) zu nutzen, um ein ausgewogenes Urteil zu fällen. Kahneman zeigt jedoch, dass das menschliche System-2-Denken dazu verdammt ist, chronisch eine zu geringe Leistung für die Aufgabe, System 1 in Schach zu halten, zu erbringen. Er kommt zu dem Schluss:

> […], dass man ein Minenfeld viel leichter erkennen kann, wenn man dabei zusieht, wie [andere] in es hineinlaufen, als wenn man es selbst tut. Beobachter sind kognitiv weniger stark beansprucht und offener für Informationen als Handelnde. […] Organisationen können Fehler besser vermeiden als Individuen, weil sie naturgemäß langsamer denken und die Macht haben, geordnete Abläufe durchzusetzen. (Kahneman 2012, S. 517)

AMBIT ist ein langfristiger Versuch, Möglichkeiten zu finden, um *soziale Rituale und Disziplinen* in Teams zu schaffen und aufrechtzuerhalten. Diese können dann über ganze Organisationen hinweg zu einer Kultur beitragen (und über die komplexen Netzwerke vieler Helfer:innen hinweg, die sich um extrem vulnerable Klient:innen herum versammeln), die sichere, effektive Arbeit fördert, *ohne* jedoch die Notwendigkeit zu ignorieren, dass der Einzelne sich immer noch vorsichtig auf diese »dyadischen Minenfelder« begibt, die für immer der Ort sein werden, an dem epistemisches Vertrauen letztendlich erworben wird.

14.2 Dezentrierung der Dyade: Kartierung von Hilfsnetzwerken und epistemisches Vertrauen

Karten oder Diagramme sozialer Netzwerke werden in der Sozialen Netzwerkanalyse (SNA; das entstehende hybride Wissenschaftsgebiet, das sich auf die Mathematik, grafische Informatik, Soziologie und Psychologie stützt, um nur einige zu nennen) häufig als »Graphen« bezeichnet. Den meisten Leser:innen werden sie mittlerweile wohl zumindest vage bekannt sein, besonders jenen, die sich Onlineartikel zu den Sozialen Medien, deren Einflüssen und Einflussnehmer angeschaut haben.

Ein SNA-Graph (s. Abb. 12a, b) wirkt häufig wie ein verworrenes Geflecht unterschiedlich verteilter Punkte (die »Knoten«, die in unserem Fall Einzelpersonen repräsentieren) und Linien (welche die Verbindungen oder Beziehungen zwischen den Knoten in einem

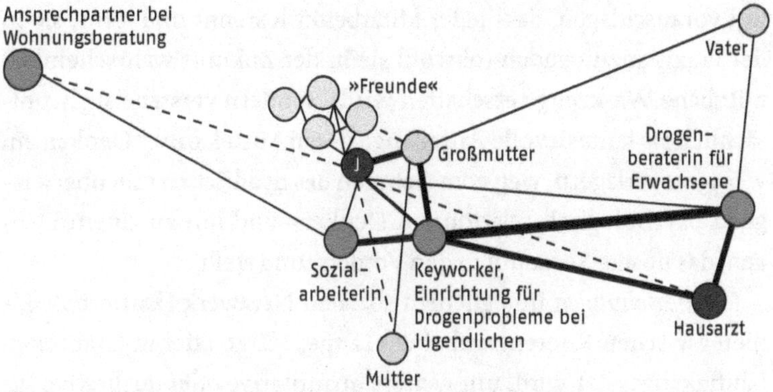

Abb. 12a: Zu Behandlungsbeginn. AMBIT Programm – eine Karte des sozialen Netzes des Unterstützungsnetzwerkes basierend auf Js (einem männlichen jugendlichen Patienten) Wahrnehmung des Ausmaßes des Kontakts (Nähe) und epistemischen Vertrauens (»Wer versteht mich wirklich? Wer ist am ehesten eine Hilfe für Dich?« = Dicke der Linien) zwischen Ego und »Alter«.

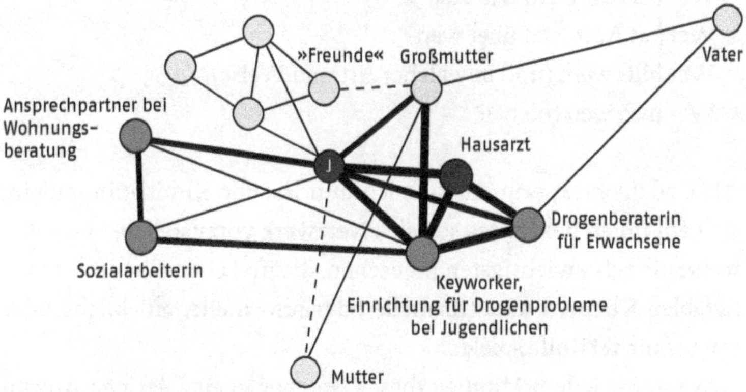

Abb. 12b: Nach drei Monaten Behandlungsdauer.

bestimmten Netzwerk darstellen). Die SNA befasst sich damit, was man aus den *Mustern* dieser Knoten und Beziehungen lernen kann. Als relativ neue Wissenschaft ist sie in viele Bereiche der Forschung vorgedrungen, in denen der Fluss von Informationen über Netzwerke relevant ist: beispielsweise E-Mails, Informationen, Führungsanweisungen, politischer Einfluss oder Dissens, Handel von Waren, sogar kriminelle oder terroristische Absichten oder, für unsere Zwecke, *Vertrauen*. Ich lasse mich hier nicht ausufernd über die SNA aus, um vorzuschlagen, dass jeder Mitarbeiter losrennt und lernt, sie in der Praxis anzuwenden (obwohl sie in der Zukunft wahrscheinlich nützliche Werkzeuge erschaffen wird), sondern verstehe sie hauptsächlich als fantasievolle Anregung; als ein Mittel, unser Denken ein wenig zu verlagern, weg vom Rahmen des dyadischen und überwiegend psychologisch-relationalen Denkens und hin zu einem Denken, das unsere *Sozialität* in den Vordergrund stellt.

Die *Beziehungen* in jeglichem sozialen Netzwerk (kartiert als Linien zwischen Knoten, wobei die Länge, Stärke oder in Grautönen häufig eingesetzt wird, um weitere quantitative oder qualitative Informationen über diese Beziehungen hinzuzufügen) können auf unzählige verschiedene Arten definiert (und mehr oder weniger grob gemessen) werden:

- Wer verbringt mehr Zeit mit wem?
- Wer bezahlt wem wie viel?
- Wer hat Autorität über wen?
- Wer hilft wem (und in welcher Art und Weise)?
- Wer mag wen (nicht)?

Als Gedankenexperiment lade ich nun lesende Kliniker:innen ein, sich ein ihnen bekanntes soziales Netzwerk vorzustellen, beispielsweise die zehn wichtigsten Menschen, die im Leben eines ihrer vulnerablen Klienten eine (formelle oder informelle, glückliche oder unglückliche) Rolle spielen.

Wenn Sie jedem Mitglied dieses Netzwerks eine geringe Anzahl *sehr einfacher* Fragen stellen könnten *hinsichtlich spezifischer Aspekte ihrer Beziehung zu jedem anderen Mitglied des Netzwerks* (gewöhnlich ist es nicht möglich, mehr als zwei, höchstens drei Fragen zu stellen, weil sonst die Gesamtzahl der erforderlichen Fragen, um alle Mitglieder des Netzwerks abzudecken, bis zur Unbrauchbarkeit ansteigt), könnten Sie eine Matrix gewichteter Anziehungs-/Abstoßungs-»Kräfte« zwischen jedem einzelnen Knoten in diesem Netzwerk bilden. Anschließend könnten diese Werte mit Hilfe der verschiedenen verfügbaren SNA-Computerprogramme genutzt werden, um den Graphen zu generieren, der Ihre Daten am geeignetsten darstellt, indem das Programm alle Knoten im zweidimensionalen Raum auf das Muster verteilt, das Ihre kombinierten Werte für die speziellen Aspekte der Beziehungen zwischen ihnen in Einklang bringt. Da gibt es vielleicht Knotencluster, die sehr eng verbunden sind (beispielsweise eine Gang im Leben eines jungen Menschen oder ein gut vernetztes Team in der Jugendhilfe) und möglicherweise große leere Räume zwischen anderen Knoten.

Auch wenn wir bereits instinktive Vorstellungen davon haben, welche Formen »unsere« Netzwerke am ehesten annehmen würden, können wir vermuten – indem wir zu Kahneman zurückkehren –, dass unsere Instinkte hierbei einer großen Fehleranfälligkeit unterliegen. Das liegt daran, dass wir weder wissen können, was jeder Einzelne in einem Netzwerk bezüglich aller anderen tatsächlich antworten würde, noch unser Verstand so einfach die geeignetste Form berechnen kann, die so viele insgeheim getroffene Übereinkommen von relationalen Verbindungen kombiniert. (Bedenken Sie nur, wie verschieden der Graph ein und desselben Netzwerks aussehen würde, wenn eine Version »*wer hat Macht über wen*« darstellt, die man mit einem anderen Graphen vergleicht, die »*wer mag wen*« zeigt) In gewissem Sinne kann man solche Diagramme als etwas betrachten, das einer groben Darstellung des eigenen Unbewussten ähnelt, obwohl sie, auf der sozialen Ebene auf Grundlage tatsächlicher Daten kartiert, womöglich schlicht bestätigen, was wir bereits »wussten«. Andererseits liefern sie vielleicht neue Informationen, die wirklich überraschend, unerwartet, sogar schockierend oder peinlich sind, die jedoch auf hilfreiche Maßnahmen hinweisen können. In Bezug auf dieses Kapitel lade ich nun insbesondere die Leser:innen *aus der Praxis* ein, die an diesem »Gedankenexperiment« teilnehmen, sich vorzustellen, wie sich das soziale Netzwerk um einen ihrer Klient:innen herum aufbauen könnte, wobei sie insbesondere die Daten über Beziehungen verwenden, die Folgendes veranschaulichen:

- Wer wird von wem akkurat mentalisiert?
- Wer hat epistemisches Vertrauen in wen?
- Wer wird von wem als hilfreich erlebt?

Wenn man annimmt, dass das von Ihnen imaginierte soziale Netzwerkdiagramm rund um einen Klienten (wie angewiesen!) einige formelle (professionelle Helfer:innen) und informelle (das sonstige soziale Netzwerk) wichtige Menschen enthält, mag eines unter anderem erschreckend deutlich sein, nämlich dass sich epistemisches Vertrauen hinsichtlich beruflicher Autorität oder Macht nicht in geeigneter Weise kartieren lässt. Tatsächlich zeigt sich epistemisches Vertrauen häufig deutlicher in den Beziehungen zu den *am wenigsten* einflussreichen Mitarbeiter:innen, die ein Klient wohl als die am ehesten »relationalen« erfährt, die ihn eher verstehen und mit denen er oft mehr Stunden gemeinsam verbringt als jemals mit einem einflussreichen Facharzt oder Psychotherapeuten. Im komplexen Fall Heranwachsender gehören zu diesen Menschen beispielsweise Heimerzieher:innen, Jugendbetreuer:innen, Lehrassistent:innen, Köche, die Trainerin des Fußballteams oder Reinigungskräfte. Es ist erwähnenswert, dass es sich dabei um Personen handelt, deren Stellenbeschreibungen häufig nicht *explizit* den Auftrag umfassen, eine therapeutische Veränderung herbeizuführen (was ein Klient genauso leicht als »aufnötigen« lesen könnte).

Vor einigen Jahren wurde der AMBIT-Ansatz als Pilotprojekt mit einer Gruppe extrem gefährlicher und komplexer Insassen in einem Gefängnis für Erwachsene erprobt. Im Verlauf der Arbeit standen die intensiven und in mancher Hinsicht epistemisch vertrauensvollen Beziehungen, die diese Gefangenen häufig zu Strafvollzugsbeamt:innen in der »therapeutischen Abteilung« entwickelten, den Berichten klinischer Psycholog:innen gegenüber, die gleichzeitig äußerten, dass dieselben Gefangenen in keine therapeutische Beziehung eingebunden werden konnten. Diese Erkenntnis führte zu einer Verlagerung des therapeutischen Schwerpunkts, so dass die Psychologen fast ausschließlich zur Unterstützung der Vollzugsbeamten tätig wurden und diesen (innerhalb sorgfältig vereinbarter Grenzen) erlaubten, den Gefangenen die Hilfe zu schildern, die *sie* erhalten hatten, wodurch eine Hilfe-Empfangs-Beziehung modelliert wurde und es den Gefangenen folglich etwas leichter fiel, Hilfe direkt von den Psychologen anzunehmen – mit der Begründung, dass jemand, zu dem der Gefangene bereits Vertrauen hatte (der Vollzugsbeamte), diese neue Person bereits als hilfreich empfand. Der Fluss epistemischen Vertrauens kann also in gewisser Weise durch soziale Maßnahmen unterstützt werden.

Bei der Arbeit in Kinderwohnheimen in einer großen Metropolregion im Nordwesten Englands hörten wir zahlreiche ähnliche Geschichten von wirkungsvollen epistemisch vertrauensvollen Beziehungen, die zwischen den jungen Menschen und den Heimerzieher:innen in ihren Wohngruppen entstanden. Diese Mitarbeiter:innen werden im Vereinigten Königreich häufig mit Mindestlohn bezahlt, und wer auf dem Posten bleibt und diese herausfordernden Rollen ausfüllt, tut dies meist aus beruflicher Leidenschaft für die Arbeit (»*Es gibt viel einfachere Möglichkeiten, seinen Lebensunterhalt zu verdienen!*«, war ein regelmäßig gehörter, mit schwarzem Humor geäußerter Kommentar, »*… aber keine, die jemals so lohnend sein könnte.*«) Das Ausmaß, in dem die Spezialist:innen in den weiteren Netzwerken der Bereiche Bildung, Sozialfürsorge, Justiz und Gesundheit das detaillierte Wissen, das diese Mitarbeiter:innen hinsichtlich der Hoffnungen, Ängste und Absichten ihrer Jugendlichen hatten, übersahen (und daher keinen Zugang dazu hatten), war augenscheinlich. Es waren jedoch die verpassten Gelegenheiten in Bezug auf ihre epistemisch vertrauensvollen Beziehungen, die noch auffälliger waren. Diese Heimerzieher haben häufig ihre eigenen Vertrauensbeziehungen zu einem jungen Menschen genutzt, um ihm bei der Überwindung von tiefem epistemischem Misstrauen gegenüber (hierarchisch mächtigeren) Mitarbeitern zu helfen, doch wurde dies selten von den Übergeordneten als Teil einer humaneren (und weit effizienteren) Strategie für professionelles Engagement erkannt oder formuliert. Wir wissen, dass epistemisches Vertrauen nicht verlangt, sondern nur gewährt werden kann. Die *Erwartung* an einen Mitarbeiter, der sich eine eigene epistemisch vertrauensvolle Beziehung zu einem gefährdeten Klienten aufgebaut hat, diese Beziehung »aufs Spiel« zu setzen (beispielsweise indem er dem jungen Menschen empfiehlt, zu mir, einem Psychiater, zu kommen), ist unzumutbar, *wenn ich es zuvor versäumt habe, diesen Mitarbeiter zu mentalisieren, zu validieren oder ihm zu helfen*; mit anderen Worten, das epistemische Vertrauen dieses Mitarbeiters zu erwerben, sprich: zu verdienen.

Das beste Beispiel aus meiner persönlichen Erfahrung für diesen sozialen Einsatz epistemischen Vertrauens, um eine andere helfende Beziehung zu erleichtern, liegt ein paar Jahre zurück. Ich wollte von meinem langjährigen Therapeuten eine Empfehlung für einen neuen persönlichen Therapeuten erhalten. Mein alter Therapeut empfahl mir jemanden und beschrieb mir diesen potentiellen neuen Therapeuten dann folgendermaßen: »*Er und seine Art zu arbeiten sind ganz anders als das, was Sie von mir kennen. Aber ich vertraue ihm vollkommen.*« Dieser letzte Satz ließ mich zustimmen (und ich wurde nicht enttäuscht). Ich konnte mir gut vorstellen, dass das Vertrauen meines alten Therapeuten in diesen neuen nicht aufgrund seines Rangs ausgesprochen wurde, sondern dass es in irgendeiner Weise *verdient* gewesen sein musste. Aber dank des Vertrauens in meinen langjährigen Therapeuten brauchte ich keine weiteren Details, um eine neue Hilfsbeziehung zu entwickeln.

14.3 Bidirektionales epistemisches Vertrauen: Die Herausforderung, interprofessionelle Kulturen zu schaffen

Wir können erkennen, wie die über das Hilfsnetzwerk verteilten Beziehungen zwischen den verbündeten Fachkräften einen Unterschied machen können zwischen Engagement oder Nicht-Engagement für vulnerable Klient:innen mit hohem Misstrauen, aber nur zu leicht übersieht man die *Bidirektionalität* im Fluss epistemischen Vertrauens zwischen den Fachkräften, die das erfordert.

Üblicherweise stellt man sich das epistemische Vertrauen in einer Richtung fließend vor: Der verletzliche Klient öffnet sich für die (wie wir hoffen und annehmen *evidenzbasierte*) Hilfe der relativ wirkmächtigen Fachkraft unter dem Einfluss des epistemischen Vertrauens, das der Mitarbeiter mittels authentischen Mentalisierens gewonnen hat. Wir könnten uns auch vorstellen, dass der Mitarbeiter an vorderster Front das Gleiche in Bezug auf das Hilfsangebot eines vorgesetzten Verantwortlichen tun würde. Denken Sie jedoch einmal an einen neuen Mitarbeiter – sagen wir, einen mit Status und

Fachkompetenzen – der versucht, einen Weg in die Arbeit mit einem Klienten zu finden, dessen adaptive epistemische Hypervigilanz dies sehr schwer macht. Es mag notwendig sein, dass dieser hochrangige Mitarbeiter sein eigenes Vertrauen in den sozialen Wert von Informationen setzt, über die (einfach ausgedrückt niederrangige) Mitarbeiter:innen (oder Freunde und Verwandte des Klienten) verfügen, also in diejenigen, die *existierende* Beziehungen epistemischen Vertrauens zu dem potentiellen Klienten pflegen. Diese Menschen, die der Klient bereits kennt und sie ihn, könnten nützliche Ideen dazu haben, weshalb eine Herangehensweise einer anderen vorzuziehen oder was die beste Reihenfolge der verschiedenen Arten von Hilfsangeboten wäre. Der neu hinzugekommene Spezialist wird diesem Wissen entweder vertrauen oder nicht. Vertrauen in diese Richtung mag für manche Mitarbeiter:innen schwerer zu erlangen sein, besonders in einem System, das aus anderen Gründen (berechtigte Sicherheitsanforderungen, Qualitätssicherung und Rechenschaftspflicht zum Beispiel) historisch belastete hierarchische Machtstrukturen besitzt – entweder im zwischenmenschlichen Bereich (»Ich habe mehr klinische Verantwortung als Sie«) oder im akademischen Bereich (»Meine intellektuelle Basis ist besser als Ihre«). Die Versuchung, andere beiseitezuschieben (klassisch zusammengefasst in dem parodistischen Satz »Lassen Sie mich durch, ich bin Arzt!«), ist ebenso verständlich, wie sie für alle Beteiligten wenig hilfreich ist.

Das Ausmaß, in dem *existierende* Beziehungen epistemischen Vertrauens (und die Hilfsmöglichkeiten, die diese beinhalten) in einem Netzwerk übersehen oder in unseren interprofessionellen und interinstitutionellen Netzwerken als selbstverständlich betrachtet werden, ist bemerkenswert. AMBIT lädt die Mitarbeiter:innen jeder Art und jeglichen Rangs dazu ein, epistemisch vertrauensvolle Beziehungen zwischen ihnen selbst und anderen Individuen im gesamten interprofessionellen Netzwerk zu suchen, einschließlich der Klient:innen, ist jedoch nicht auf diese beschränkt (und ihre Entwicklung, Stütze und Stärkung wertzuschätzen, fast überall, wo es sie gibt). Überdies lädt AMBIT die Mitarbeiter:innen dazu ein, diese Aufgabe als *zentral* (nicht als peripher oder einen großzügigen freiwilligen Zusatz) für die eigene dyadische Arbeit mit dem Klienten zu betrachten. Diese Intervention stellt eine geringe Belastung für das größere System dar und kann auf der Ebene jedes wohlmeinenden Einzelnen beginnen, kann wahrscheinlich aber in einem System nur echte Zugkraft entwickeln, wenn Teams dies als einen kulturell erwarteten »Teil dessen, was wir tun« annehmen und umsetzen. Später in diesem Kapitel betrachten wir die Rolle des **»gut vernetzten« Teams** als Mittler zwischen dem (relativ machtlosen) Einzelnen und der ganzen Organisation oder dem größeren System/Netzwerk, und wie das Team – wenn es dazu ermächtigt wird – wahrscheinlich der pragmatischste Hebel für einen Wandel von ganzen Systemen ist.

Für viele Mitarbeiter:innen an vorderster Front – oft die am meisten unterbezahlten, unterbewerteten und unterschätzten – stelle ich mir vor, dass der Mangel an leitenden Berufskolleg:innen, die bereit sind, sich mit epistemischem Vertrauen auf ihr eigenes spezifisches *lokales* Wissen zu beziehen (was nichts damit zu tun hat, dass diese Expert:innen in Bezug auf ihr Fachwissen als epistemisch vertrauenswürdig erlebt werden), ein wenig daran erinnert, wie man denkt, dass es sich für Eltern und junge Menschen angefühlt hat, insbesondere in den Jahrzehnten, bevor man sich ernsthaft darum bemühte, das elterliche Fachwissen und die Stimme des Kindes zu berücksichtigen. Es liegt noch ein weiter Weg vor uns, um Systeme zu schaffen, die der Stimme des Kindes und der Eltern angemessen Gehör schenken und auf sie reagieren. Jedoch sollte die Bereicherung der Hilfsangebote, die sich bereits aus dieser Schwerpunktverlagerung ergeben hat, andere erfahrene und in Leitungsposition Arbeitende innerhalb solcher Einrichtungen, die mehrere Institutionen einschließen, ermutigen. Wir können und sollten ähnliche Veränderungen in unseren Beziehungen zu den anderen Mitarbeiter:innen vornehmen, deren Interaktionen an vorderster Front sie in die Lage versetzen, bedeutsame epistemisch vertrauensvolle Beziehungen zu unseren Klient:innen aufzubauen.

Die Betrachtung eines Diagramms epistemischen Vertrauens vom sozialen Netzwerk unserer Klient:innen macht überdeutlich, dass wir als psychosoziale Gesundheitsfachkräfte niemals eine leere Arena betreten, um von Grund auf ein »Hilfsnetzwerk« aufzubauen; wir treten immer nur *in schon bestehende Netzwerke ein.* Natürlich genießen manche jener *existierenden Mitglieder* ein weit höheres epistemisches Vertrauen, als sie unserer Ansicht nach verdienen. Es ist nicht ungewöhnlich, dass manche meiner jugendlichen Klient:innen ihren Drogendealer als den Menschen nennen, der sie am besten »versteht« und der ihnen bei der Bewältigung der Herausforderungen des Lebens am hilfreichsten ist. Bedenken Sie Folgendes: Der Drogendealer ist 24/7 verfügbar; der Jugendliche kann sich sicher sein, welche psychischen Zustände er als Ergebnis des Produkts vom Dealer erwarten kann; wenn ein junger Mensch nah bei seinem Dealer steht, braucht er selten Angst vor der Gewalt anderer zu haben, da der Dealer häufig bewaffnet oder anderweitig geschützt ist; der Dealer bietet vielleicht Status und einen Job, ebenso wie psychologische Fluchten.

Etwas über die bestehenden Beziehungsmuster und besonders die Beziehungen epistemischen Vertrauens zu wissen, macht es möglich, explizite Strategien anzuwenden, die mit diesen Realitäten arbeiten, statt sie zu ignorieren oder zu verleugnen. Nun, das Beispiel eines Drogendealers beschreibt eine bestehende »Hilfsbeziehung«, die eindeutig eine *Risikomanagement*-Reaktion bei einem Mitarbeiter aktivieren muss, und keine, die wir jemals stützen und stärken wollen würden! Ein gut vernetztes »*Team um den Mitarbeiter*« wird diesem helfen zu vermeiden, dies jemals zu »vergessen« (auch wenn dies ein übertriebenes Beispiel ist; der Verlust der professionellen Grenzen ist bei dieser Arbeit ein ständiges Risiko). Das »*Team um den Mitarbeiter*« wird als fluide soziale und kulturelle Umstrukturierung interprofessioneller Beziehungen betrachtet, mit dem Zweck, direktere Supervisionsunterstützung zu bieten. Wer auch immer dem Klienten in einer mehr oder weniger epistemisch vertrauensvollen Beziehung gegenübersitzt oder -steht, verdient nicht nur meine Unterstützung, der Mitarbeiter *braucht* sie (das Halten des Seils, das in der Bergsteigeranalogie oben verwendet wurde), wenn er sein mentalisierendes Gleichgewicht halten soll. Am Ende dieses Kapitels beziehe ich mich auf den mentalisierungsbasierten Ansatz für derartige Supervisionsgespräche, die dazu beitragen können, eine solche Unterstützung zu strukturieren. »Team um den Mitarbeiter« wird übernommen als komplementäre und ergänzende Maßnahme (und nicht als Alternative) zum gebräuchlichen Modell der Dienstleistungsorganisation »Team um den Klienten«, das den meisten auf mehrere Anlauf- oder Betreuungsstellen aufgeteilten Praktiken (sobald also mehr als nur eine Einrichtung oder Instanz in die Arbeit mit einem Klienten involviert ist) zugrunde liegt. Die Mitarbeiter:innen an der Front befähigt das akkurate Mentalisieren einer riskanten Beziehung wie der eines Jugendlichen zum Dealer (oder vielleicht eine, die einfach mehrdeutig ist) dazu, genauer an den Klienten angepasste (mentalisierte) Beziehungsstrategien zu entwickeln. (*Was an dieser Person ist es, das zu deren wahrgenommener Hilfsbereitschaft beiträgt? Welche Gefühlszustände, objektiven Risiken oder Herausforderungen erfährt der Jugendliche dadurch, dass er sich von dieser Person verstanden fühlt und beachtet wird, und wie geschieht das, etc.?*) Auf diese Weise kann der junge Mensch die Erfahrung machen, dass wir zumindest respektvoll etwas über ihn »lernen«, und zwar durch seine Überlegungen zu einer Beziehung, die von ihm *als wertvoll anerkannt* wird, wenn auch vielleicht nicht so sehr von uns.

Tatsächliche Techniken der Sozialen Netzwerkanalyse einzusetzen, um spezielle Hilfsnetzwerke und epistemisches Vertrauen rund um einen Klienten abzubilden, stellt noch weitgehend ein Gedankenexperiment dar, obwohl zusammen mit Kolleg:innen[19] des Anna Freud National Centre for Children and Families und an der Anglia Ruskin University eine Veröffentlichung in Vorbereitung ist, in der eine Reihe von Masterarbeitsprojekten beschrieben wird, mittels derer die Akzeptanz, die Herausforderungen und das Potential eines solchen Ansatzes untersucht werden. Eine der offensichtlichsten Herausforderungen ist, wie so vielfältige und komplexe relationale Konstrukte wie Mentalisieren oder epistemisches Vertrauen durch einfachste und knappste Fragen gemessen werden sollen (die man in der Feldarbeit Klient:innen, Mitarbeiter:innen und informellen Unterstützer:innen gleichermaßen stellen könnte).

Eine weitere Herausforderung ist das Potential für solche Informationen, wenn sie in das Netzwerk zurückgespeist werden, nur um vorhandene Vorurteile in Netzwerken zu bestätigen und zu verschär-

19 Jeffery Grierson (ARU), Tobias Nolte und Saul Hillman (UCL und AFNCCF).

fen, statt Abhilfe zu schaffen. Ein Sozialarbeiter, der aufgrund seiner rechtlichen Fürsorgepflicht an gesetzlichen Vorgängen beteiligt ist, sieht sich daher vielleicht weit außerhalb des sonstigen professionellen Netzwerks positioniert. Ein solches Diagramm kann, wenn es ohne Nuancierung und Mentalisierung zwischen Netzwerkmitgliedern geteilt wird, unwissentlich dazu dienen, Spaltung oder Ausgrenzung zu übertreiben.

In ähnlicher Weise oder umgekehrt kann der *Wert*, der in den unweigerlich vorhandenen Unterschieden innerhalb eines Hilfsnetzwerks zu finden ist, minimiert werden, wenn diese Diagramme den Netzwerkmitgliedern nicht mit Bedacht präsentiert werden. AMBIT bezeichnet das Versagen, über Netzwerke hinweg akkurat zu mentalisieren und zu koordinieren, als »*Des-Integration*«, versichert jedoch, dass dies der natürliche Ruhezustand eines jeden Netzwerks aus verschiedenen Fachkräften und Mitarbeiter:innen ist. Erst wenn die Des-Integrationen für die gemeinsame Aufgabe destruktiv werden, ist Arbeit zur Verbesserung der Sinnstiftung nötig, um ein breiter geteiltes Narrativ zu schaffen und um die Hilfsaktivitäten auf der Grundlage gemeinsamen Verstehens und verbesserten epistemischen Vertrauens besser zu koordinieren. Die Bemühungen eines Teams, wache Neugier hinsichtlich des Erforschens und Verstehens von Des-Integration aufrechtzuerhalten, ist nicht das Gleiche wie die Annahme, dass in einem idealen Netzwerk alle in völlig homogener Übereinstimmung gruppiert wären! Unterschiede ermöglichen ein gewisses Maß an persönlichem Handeln, Freiheit und Anpassung, während die perfekte Integration in Totalitarismus übergeht! Genau das spiegeln experimentelle Ergebnisse aus der SNA (Burt 2001) wider, nämlich dass die effektivsten Netzwerke *nicht* uniform dicht verknüpft sind, sondern vielmehr von einer *Balance* profitieren, die zwischen Mustern von »*Geschlossenheit*« (engl. »*closure*«) und »*Vermittlung*« (engl. »*brokerage*«) besteht.

Geschlossenheit bezieht sich auf die dichte Verknüpfung von Vertrauensbeziehungen zwischen allen Mitgliedern eines gut verbundenen Teams – was ich im folgenden Abschnitt als Kontext für das Denken im »*Wir-Modus*« näher erläutere. *Vermittlung* bezieht sich auf Vertrauensbeziehungen, die von einzelnen Mitgliedern dieses Teams nach außen und über »strukturelle Löcher« hinweg zu unterschiedlichen anderen Netzwerk-Spielern reichen, so dass das gesamte Team kollektiv Zugang zu einer großen Vielfalt an »Unterschieden, die einen Unterschied machen«[20] (Bateson 1970) hat, womit wir neue Informationseinheiten (oder praktische oder emotionale Hilfe) meinen, deren Aufnahme in das System die Möglichkeiten zur Veränderung schafft.

In AMBIT haben wir seit langem eine »Low-Tech«-Version dieser relationalen Graphen für persönliche Hilfsnetzwerke entwickelt, die wir **Pro-Grams** (professionelle Soziogramme) nennen, die aber ebenso gut »Epistemogramme« oder einfach »Netzwerk-Diagramme« heißen könnten. Sie beruhen nicht auf realen Daten von allen Akteur:innen in einem Netzwerk, sondern liegen eher im Bereich einer Mentalisierungsübung. Sie werden gemeinschaftlich und freihändig (oder auf einem digitalen Whiteboard, wenn die Interaktion mittels einer Software für Videokonferenzen stattfindet) von einem sogenannten Keyworker, dem Hauptansprechpartner des Klienten und von diesem selbst gezeichnet. Der Klient wird in der Mitte der Seite platziert, und beide einigen sich darauf, wer die wichtigsten anderen Menschen im Leben des Klienten sind, einschließlich aller Expert:innen und aller informellen Unterstützer:innen, die den Experten gewöhnlich vorausgehen. Wenn der Klient findet, dass »jemand mich gut ›versteht‹ [mentalisiert]«, wird er näher an ihn heran platziert, und weiter entfernt, wenn das Gegenteil der Fall ist. Klient und Mitarbeiter mentalisieren gemeinsam die Positionen jedes Einzelnen in Relation zu allen anderen in dem Diagramm (»*Kennt dein Sozialarbeiter deinen Jugendhelfer überhaupt? Meinst du, dass sie gut miteinander klarkommen? Meinst du, dein Jugendhelfer denkt, dass der Polizeibeamte am Ort seine Arbeit mit dir ein wenig, gut oder gar nicht versteht?*«) Diese Diagramme anzufertigen, befähigt einen Klienten, etwas Selbstwirksamkeit in der Beziehung zu der häufig großen Anzahl von Menschen und den Keyworker, mit dem zusammen er das Diagramm erstellt, als respektvoll und neugierig zu erleben, bezogen darauf, wo er Vertrauen erfährt und wo nicht. Es kann damit

20 »differences that make a difference«, Anm. d. Übers.

experimentiert werden, welche Netzwerk-Figuren in dem Diagramm idealerweise neu positioniert werden könnten, und es können Strategien dafür entwickelt werden, wie eine solche Veränderung gelingen könnte. Auch »Ghost«-Personen, also solche, die nicht real involviert sind, können mit aufgenommen werden, wie beispielsweise Mitarbeiter:innen, die nicht mehr aktiv beteiligt sind, die sich aber während ihrer aktiven Zeit ein hohes Niveau an epistemischem Vertrauen verdient hatten und die ein Klient selbst in der Gegenwart noch als wertschätzend empfindet. »*Wenn der Mitarbeiter, der dich so gut verstanden hat, noch hier wäre, was meinst du, würde er wollen, dass ich an dir verstehe?*«

14.4 »Mein Klient« oder »unser Klient«? Der »Wir-Modus«, Zusammenarbeit und kollektiver Einfluss

AMBIT verwendet das Wort »*Klient*« (was einige ablehnen, da es unerwünschte kommerzielle Konnotationen haben kann) zum Teil deshalb, weil wir mit vielen Fachkräften der helfenden Berufe zusammenarbeiten, die nicht im Gesundheitssektor angesiedelt sind und für die das Wort »*Patient*« einfach keinen Sinn ergibt. Der lateinische Ursprung des Wortes »Klient« ist *cluere: jemanden versorgen*, die Klientin ist also *die Versorgte*. Wenn wir unserer Theorie folgen, gemäß derer die Klient:innen mit sorgfältigem und genauem Mentalisieren versorgt werden, dann besteht eine gesteigerte Wahrscheinlichkeit, dass über diese spezielle relationale Verbindung epistemisches Vertrauen entsteht.

Wenn wir die eher dezentralisierte verteilte Netzwerkperspektive einnehmen, die ich bisher beschrieben habe, ist es hilfreich, uns zu fragen, wer (oder *wessen*) der »Klient« ist?

Als jemand, der als Teil eines Netzwerks arbeitet, behaupte ich, dass es uns immer hilft, explizit an »*unseren Klienten*« zu denken bzw. uns so auf ihn zu beziehen – viel mehr als die Verwendung von »*mein Klient*«. Und das trotz der Tatsache, dass ich als einzelner Mitarbeiter natürlich nicht umhinkann, parallel das Possessivum »*mein*«

zu verwenden. Falls nun die folgende kurze Erörterung eher wie eine unwichtige Obsession mit dem Gebrauch von Sprache erscheint, entschuldige ich mich nicht dafür! Wie jeder, der sich mit den großen Fragen der Gerechtigkeit (rund um intersektionale Identitäten und, wie man einen Wandel herbeiführen kann, der integrativ und befreiend ist) beschäftigt, weiß, erfordern die Erschaffung und Erhaltung besserer, gerechter verteilter Kulturen Aufmerksamkeit für ebendiese Arten von Details.

AMBIT ist ebenso eine Plattform zur Unterstützung der zielgerichteten Arbeit an der Kultur und den Praktiken der Arbeitswelt wie zur Unterstützung des Lernens und der Verbesserung der expliziteren operativen Elemente dessen, was wir (noch weniger ich) mit unseren Klient:innen tun (und ihnen gelegentlich antun).

Der Ausdruck »mein Klient« hat häufig die wenig hilfreichen Konnotationen eines *exklusiven Besitzes* statt »meinen Anteil an der Verpflichtung gegenüber jemandem haben«. Sind Sie für mich als Psychiater mehr *mein* Klient als *Ihrer* für Sie als Sozialarbeiter:in oder Bewährungshelfer:in? Wenn wir für einen Moment die offensichtlichste Tatsache beiseitelassen, dass die fragliche Person keinem von uns gehört, dann wirft die Verwendung von Possessivpronomen in unserer Sprache unweigerlich das Thema einer ungleichen Verteilung von Macht (und epistemischem Vertrauen) innerhalb des Netzwerkes auf. Vielleicht könnte und sollte genau die gleiche Kritik gegen den Ausdruck *»unser Klient«* erhoben werden (ich bezweifle nicht, dass ich als Klient viel zu der Vorstellung zu sagen hätte, irgendjemandem von Ihnen zu gehören), aber ich behaupte, dass die Verwendung des Pluralpossessivums (»unser«) dazu tendiert, eine wesentlich andere und (vorausgesetzt, dass niemand in absehbarer Zeit aufhört, Possessivpronomina zu verwenden) zumindest eher positiv nuancierte Implikation zu transportieren, und dass in diesem interprofessionellen Netzwerk (trotz unserer diversen Organisationen und Berufe, unserer unterschiedlichen Erklärungen, Erfahrungen, Interventionen und Vorstellungen davon, welche Verantwortung wem zufällt) ein *»Wir-Modus«* am Werk ist (s. die Beiträge in diesem Band von Nolte et al., S. 190–236, und von Aisbitt et al., S. 313–338).

Das Denken im »Wir-Modus« stellt sich ein, wenn sich ein Einzelner von einer Gruppe anderer als verstanden erfährt. Zwischen den Mitgliedern dieser Gruppe wird allgemein epistemisches Vertrauen (neben gemeinsamen Werten, Überzeugungen und Praktiken) vermutet, und von ihr hängt die kollektive Intentionalität (der Grund dafür, eine Gruppe zu sein) ab. Dies kommt auch dem nahe, was die von Burt beschriebene Eigenschaft der »Geschlossenheit« eines sozialen Netzwerks vorsieht (Burt 2001). Die kleinste funktionale Einheit in einer Armee ist ein Trupp (7–14 Personen), und die Enge seiner Vertrauensbeziehungen (Geschlossenheit) bietet eine gewisse Garantie, dass unter Feuer »das Training durchschlägt« und die wichtigsten Sicherheitsverhaltensweisen befolgt werden. Geschlossenheit bringt Sicherheit und Stabilität, aber nicht notwendigerweise Kreativität oder Innovation (dafür benötigt der Trupp Kommunikationslinien über »strukturelle Löcher« hinweg zu Feldkommandeuren, Kommunikationsstellen, Generälen, Nachrichtendiensten etc., was ein Beispiel für Vermittlung ist.) Das Beispiel für eine Gruppe, die hohe Geschlossenheit, aber *minimale* Vermittlung zeigt, ist die Jugendbande oder -gang. Sie ist höchst effektiv darin, ihren Mitgliedern Konformität aufzuerlegen, aber (in ihrer narzisstischsten Form) nicht sehr interessiert an dem, was die restliche Welt zu bieten hat, oder an adaptiver Veränderung. Auch manche psychologischen Teams können zu viel Geschlossenheit und ungenügende Vermittlung zeigen! Hier gibt es Parallelen zu dem Gleichgewicht, das bei effektivem Mentalisieren erreicht wird – zwischen dem Fokus auf das Selbst und den anderen.

Man kann argumentieren, dass die Aktivierung eines gewissen Ausmaßes an Verstehen und Erleben im »Wir-Modus« notwendig ist, damit überhaupt ein gewisses Maß an Mentalisierung in der Psyche eines Einzelnen stattfinden kann, selbst wenn dieses »Wir« zu dem Zeitpunkt nur vorgestellt oder erinnert wird, statt physisch anwesend zu sein.

Das Vorhandensein eines »Wir«-Gefühls – der umfassenden, vielfältigen Perspektiven einer Gruppe von Menschen, von der jeder Einzelne die Haltungen des jeweils anderen mentalisiert – kann der Grund dafür sein, wie *Unterschiede, Perspektiven* und *Neues* in unserem Geist erreicht werden. Wir wissen, dass sich die Fähigkeit zum Mentalisieren im einzelnen Säugling in sozialen Kontexten entwickelt, in denen er *mentalisiert wird* (Fonagy et al. 2017).

Betrachten wir nun, als Beispiel, die einzelne Mutter und ihre Herausforderung zu versuchen, ihr schreiendes Kind nach einer langen und schlaflosen Nacht zu mentalisieren. Stellen wir uns vor, wie sie diese Aufgabe zu bewältigen versucht, *ohne* Zugang zu mentalisierenden Großeltern, freundlichen Nachbarn oder Freunden, einem Partner oder einem Gesundheitsbeauftragten zu haben, die alle Möglichkeiten finden könnten, um mitfühlend den eigenen erschöpften, ängstlichen und frustrierten Geisteszustand der Betreuerin zu mentalisieren (und die, selbst wenn sie nicht physisch anwesend sind, dennoch in der Vorstellung der erschöpften Mutter aufgerufen werden könnten, um dieses Mitgefühl anzubieten). Zugang zu einem Gefühl des »Wir« zu haben, ist entscheidend, um einen psychologischen Kontext zu bieten, der Mentalisieren und Mentalisiertwerden unterstützt, und für das darauffolgende Entstehen epistemischen Vertrauens. Mit anderen Worten, epistemisches Vertrauen und Mentalisieren sind ebenso *Funktionen des sozialen Kapitals*, wie sie individuelle oder dyadische psychologische Handlungen sind. Galloti und Frith drücken es bei der Erörterung des Wir-Modus folgendermaßen aus: »*Interessanterweise deutet diese Theorie darauf hin, dass die Psyche nicht nur ein Produkt des Sozialen ist: sie ist durch und durch sozial.*« (Galloti & Frith 2013). Für unseren Zweck, das epistemische Vertrauen und seine Rolle in Netzwerken und Organisationen zu erörtern, ist es besonders bedeutsam, dass es der Wir-Modus ist, in dem gemeinsame Werte, Ethik, faktengestützte Praxis und Sicherheit vermittelnde Regeln *im Kontext kollektiven Handelns* aufrechterhalten werden (Tuomela 2007). Die Notwendigkeit für ein »*gut vernetztes Team*« steht im Mittelpunkt dessen, was AMBIT als eines seiner Prinzipien für die Praxis beschreibt.

Die direkte Antwort auf die Frage »wer ist der Klient?« lautet aus der Perspektive des Wir-Modus also, dass er die Person oder Familiengruppe ist, mit der und für die wir arbeiten, um deren Stärken, Schwierigkeiten und Bedürfnisse sich all unsere verschiedenen Hilfsangebote drehen sollten. Wir arbeiten mit dem gemeinsamen Ziel, die Möglichkeiten für adaptive, zur Selbstkompetenz verhelfende Veränderung zu maximieren und die Auswirkungen von Ungleichheit zu minimieren. Nicht nachlassende Anstrengung ist notwendig, um diese gemeinsame Absicht in einem ganzen Hilfsnetzwerk lebendig zu halten. Individuell mag das bescheidene Formen mit relativ geringer Belastung annehmen, wie beispielsweise die kleinen, weiter oben besprochenen Anpassungen in unserem Sprachgebrauch, die uns gegenseitig erinnern, uns auf die Verbesserung unserer *kollektiven Wirkung* auf die Erfolge des Klienten zu fokussieren und zu refokussieren. Das kann in Form eines Sozialarbeiters sein, der etwas Zeit einplant, um einem Fußballcoach zu helfen, das selbstverletzende Verhalten eines Jugendlichen zu verstehen, und ihm vermittelt, und wie er am besten reagiert, wenn frische Wunden bemerkt werden. In Betracht zu ziehen, wie die Arbeit eines Einzelnen und seines Teams zur gemeinsamen Aufgabe beitragen könnte, ist grundlegend für die intelligente und effektive Arbeit in derartigen vernetzten Kontexten.

Trotz einiger berechtigter Kritik (einschließlich der relativen Schweigsamkeit hinsichtlich der partizipativen Arbeit mit Nutzer:innen von Gesundheitsdiensten) werden in dem Text *Collective Impact* von Kania und Kramer fünf nützliche Hinweise auf die Bedingungen für kollektiven Erfolg gegeben (Kania & Kramer 2011), die als Kennzeichen für genau die Art eines sozial und kulturell aufrechterhaltenen *Wir-Modus* angesehen werden können, der einen »Unser-Klient«-Ansatz gegenüber einem »Mein-Klient«-Ansatz ermöglicht:

- eine gemeinsame Agenda
- ein geteiltes Messverfahren
- sich gegenseitig verstärkende Aktivitäten
- fortlaufende Kommunikation
- den Rücken stärkende Unterstützungsorganisationen

Für *mich* (eher als für uns) kann dann also vielleicht, wenn ich *meine* Arbeit in diesem dezentralisierten vernetzten Kontext ausübe, »*mein* Klient« nicht so leicht oder konsequent identifiziert werden wie »*unser* Klient«. Mein Klient wechselt in diesem Kontext tatsächlich von

Person zu Person, je nachdem, um wen ich mich jeweils kümmern muss, *weil sie gerade zufällig diejenigen sind, die vor mir stehen und jetzt meine Aufmerksamkeit brauchen.* Mein Klient ist häufig der Sozialarbeiter, die Heimerzieherin, die Richterin, die Mutter oder der Vater – und alle stehen als temporäre Stellvertreter für *unseren Klienten.*

14.5 Epistemisches Vertrauen wird aufgebaut, nicht gewonnen: Rituale und soziale Disziplinen

Es erfordert Arbeit, epistemisches Vertrauen aufzubauen und zu erhalten. Wir wissen schließlich, dass die geistige Aktivität des Mentalisierens Kalorien im präfrontalen Kortex verbrennt! Wenn die oben beschriebenen Veränderungen in Haltung und Verhalten gegen die ständigen entropischen und des-integrativen Kräfte standhalten sollen, die den Hintergrund zu unserer Arbeit bilden, dann benötigen sie *soziale Handlung* – Rituale und Disziplinen –, um sie aufrechtzuerhalten. Und selbst Letztere benötigen, wie eine Maschine, ständige Regeneration und Verbesserungen. Teambesprechungen funktionieren in einem bestimmten Format und mit einer bestimmten Gruppe von Teammitgliedern etwa ein Jahr lang gut, aber allmählich zerfallen sie, werden fade und verlieren ihren Zweck. Wie viele Teambesprechungen gleiten mit der Zeit zu einem leeren Ritual ab, anstatt für den energetischen Transfer von Information und Hilfe treibend zu sein, deren epistemische Netzarbeit ursprünglich durch aktives Mentalisieren zwischen den Teammitgliedern lebendig gehalten wurde?

Auch die Wirksamkeit evidenzbasierter Behandlungen für die psychische Gesundheit junger Menschen *schwindet nach anfänglich vielversprechender* Effektivität, und ihre Überlegenheit gegenüber einer üblichen Behandlung ist bestenfalls bescheiden, besonders wenn sie in einer »realistischeren« Umgebung angewendet werden (Weisz et al. 2013).

Lernen befähigt zu Anpassung, Regeneration und Verbesserung. Versuche, einen disziplinierten Ansatz zu Team*lernen* zu schaffen und aufrechtzuerhalten, bilden eine der vier Schlüsselkomponenten von

AMBIT (die eine Ritualisierung fördert, indem Teams dazu ermutigt werden, ihr gemeinsames Lernen in lokal anpassbaren Wiki-Handbüchern zu bloggen), zusammen mit der ausgewogenen Anwendung von Mentalisieren in drei anderen Quadranten: mit dem *Klienten*, mit dem *Team* und mit den *Netzwerken* zu arbeiten. Die implizite und explizite Erlaubnis für Teams, *lokal angepasste* soziale Strukturen aufzubauen, zu übernehmen und ständig anzupassen, und dies auf der Grundlage eines gemeinsamen Verständnisses für Ergebnisse und Maßnahmen, ist grundlegend für die Schaffung von Strukturen, die Veränderung in größeren Netzwerken erleichtern können.

Dieser Fokus auf Team*lernen* hat sich als das erwiesen, was sich (vielleicht wenig überraschend) am schwierigsten konsequent umsetzen lässt. Unser Eindruck ist, dass die Fortschritte, die AMBIT bei der gemeinsamen Nutzung von sicheren, effektiven und nachhaltigen Methoden (zunächst durch die Gewinnung von ausreichendem epistemischem Vertrauen) erzielt hat, möglicherweise das Ergebnis seiner Versuche waren, sich selbst hauptsächlich als eine sozial lernende (statt einer lehrenden) Organisation zu sehen. Indem wir von den Teams, die wir ausbilden sollen, lernen (*was sind die wichtigsten Herausforderungen, Risiken und Freuden bei dieser Arbeit, genau hier, mit dieser spezifischen Klientel und in diesem spezifischen organisatorischen und kulturellen Kontext?*), werden Möglichkeiten geschaffen, damit sich epistemisches Vertrauen in den Lehrgangsteilnehmer:innen in Bezug auf die Hilfe, die AMBIT ihnen seinerseits bieten kann, entwickelt. Das Risiko ist natürlich, wenn AMBIT wächst, dass es stärker – zu stark sogar! – auf das Gelernte vertraut und damit den Verlust jener dyadischen »Goldgräber-Momente« riskiert, in denen der Ausbilder zunächst Zuhörer und Lernender ist. Die mentalisierende Haltung in Balance zu halten, ist ständige Arbeit.

Im Bereich der *Teamarbeit* ist eine soziale Schlüsseldisziplin, die AMBIT teilt, ein vierstufiger Ansatz für hilfesuchende Gespräche oder Supervisionsgespräche namens *Thinking together* (gemeinsam Denken), der bereits ausführlich beschrieben wurde (Bevington et al. 2017; oder s. das Open-Source AMBIT-Wiki-Handbuch[21]). Diese

21 https://manuals.annafreud.org/ambit.

Mentalisierungstechnik kann in Teambesprechungen, in formeller Supervision und bei informellen Hilfsinteraktionen zwischen Teammitgliedern eingesetzt werden und zielt darauf ab, Kontexte für einen zielgerichteten, zeitlich realistischen Austausch zu schaffen, bei dem die Psyche des Mitarbeiters ebenso *ernst* genommen wird wie die Psyche(n) von Klient:innen oder anderen Personen, die Gegenstand des Gesprächs sind. Über längere Zeit angewandt, soll sie die Entwicklung eines *gut vernetzten* Teams unterstützen, in dem eng verwobene mentalisierende und epistemisch vertrauensvolle Beziehungen bestehen.

Ein *gut vernetztes* Team besitzt – durch soziale Prozesse – das Potential, seine Mitglieder bei der Arbeit zu unterstützen. Das ist nicht nur in den dyadischen Minenfeldern der direkten Arbeit mit Klient:innen notwendig, sondern auch im kollektiven Ansatz für die systematische Bemühung, vielfältige mentalisierende und epistemisch vertrauensvolle Beziehungen in den Netzwerken anderer Einrichtungen und Einzelpersonen zu schaffen, mit denen die Arbeit sie unweigerlich in Kontakt bringt. Ein Team (und dazu gehören auch die entscheidenden Beziehungen dieses Teams zu seiner eigenen obersten strategischen Leitung), das beginnt, sich im gesamten Netzwerk einen Namen als hilfreich und *vertrauenswürdig* zu machen, hat Einfluss (das englische Wort »ambit« bedeutet »*Einflussbereich*«) und sogar Macht. Denn die Gewährung von epistemischem Vertrauen impliziert die Gewährung von Macht; wenn dies geschieht, dann auf der Grundlage, dass der so Ermächtigte die tiefgreifende Verantwortung, die dies mit sich bringt, richtig verstanden hat.

Literatur

Bateson, G. (1970). Form, Substance and Difference. *General Semantics Bulletin*, 37. Nachdruck in *Steps to an Ecology of Mind*. Chicago: University of Chicago Press, 1972.

Bevington, D., Fuggle, P., Cracknell, L. & Fonagy, P. (2017). *Adaptive Mentalization Based Integrative Treatment: A guide to develop systems of care*. Oxford: Oxford University Press.

Burt, R. S. (2001). Structural holes versus network closure as social capital. In N. Lin, K. Cook & R. S. Burt (Hrsg.), *Social Capital: Theory and Research*. New York: Aldine de Gruyter, Kap. 2, S. 31–56.

Fonagy, P., Gergely, G., Jurist, E. & Target, M. (2002). *Affect regulation, mentalization and the development of the self*. New York: Other Press. Deutsch: *Affektregulierung, Mentalisierung und die Entwicklung des Selbst* (5. Aufl.). Stuttgart: Klett-Cotta, 2015.

Fonagy, P., Luyten, P., Allison, E. & Campbell, C. (2017). What we have changed our minds about: Part 2. Borderline personality disorder, epistemic trust and the developmental significance of social communication. *Borderline Personality Disorder and Emotion Dysregulation*, 4(9). doi:10.1186/s40479-017-0062-8.

Gallotti, M. & Frith, C. D. (2013). Social cognition in the we-mode. *Trends in Cognitive Sciences*, 17(4), S. 160–165. doi:10.1016/j.tics.2013.02.002.

Kahneman, D. (2011). *Thinking, Fast and Slow*. New York: Farrar, Straus and Giroux. Deutsch: *Schnelles Denken, langsames Denken*. München: Siedler Verlag, 2012.

Kania, J. & Kramer, M. (2011). Collective Impact. *Stanford Social Innovation Review*. https://ssir.org/articles/entry/collective_impact.

Tuomela, R. (2007). *The philosophy of sociality. The shared point of view*. Oxford: Oxford University Press.

Weisz, J. R. & Gray, J. S. (2008). Evidence-based psychotherapies for children and adolescents. Data from the present and a model for the future. *Child and Adolescent Mental Health*, (13), S. 54–65.

Weisz, J. R., Kuppens, S., Eckshtain, D., Ugueto, A. M., Hawley, K. M. & Jensen-Doss, A. (2013). Performance of evidence-based youth psychotherapies compared with usual clinical care. A multilevel meta-analysis. JAMA *psychiatry*, 70(7), S. 750–761. https://doi.org/10.1001/jamapsychiatry.2013.1176.

KAPITEL 15

Epistemisches Vertrauen und gesundheitsbezogene Soziale Arbeit

HOLGER KIRSCH

15.1 Soziale Arbeit als Menschenrechtsprofession

Existentiell schwierige Lebenslagen stellen meist eine Kumulation von wirtschaftlichen, psychischen oder sozialen Konflikten dar (Dörrwald 2011; Kirsch & Bauer 2017), daher ist Soziale Arbeit nicht nur mit den sozialen Problemen ihrer Adressat:innen befasst, sondern auch mit den damit verbundenen psychischen und gesundheitlichen Belastungen. Gesundheitsbezogene Sozialarbeit findet (potentiell) in allen sozialen Diensten statt, also zum Beispiel in Kindertagesstätten, Jugendzentren, Beratungsstellen, Gemeindepsychiatrie, Stadtteiltreffs oder sozialpädagogischer Familienhilfe (Waller 2006). Damit kommt der gesundheitsbezogenen Sozialen Arbeit in Einrichtungen außerhalb des Gesundheitswesens eine wichtige Rolle zu. Soziale Arbeit versteht sich als Beziehungs- und Menschenrechtsprofession (Gahleitner 2017; Staub-Bernasconi 2007) mit dem Ziel, gesellschaftliche Teilhabe vulnerabler und benachteiligter Gruppen sicher- oder wiederherzustellen.

Einige Wege und Irrwege zu diesem Ziel sollen am Beispiel *Gesundheitsförderung* vorgestellt werden, denn diese will Einfluss nehmen auf Determinanten von Gesundheit (Hurrelmann & Richter 2018). Bisher waren Maßnahmen zur Verbesserung der Gesundheit der Bevölkerung noch nicht ausreichend erfolgreich (Mackenbach 2008). Es fehlt an integrierenden Modellen, die medizinische, epidemiologische, ethnologische und gesundheitspsychologische Befunde und Konzepte miteinander verbinden und die Komplexität von Gesundheitschancen und -risiken abbilden können. Auch fehlen strukturierte und koordinierte politische Programme (Mackenbach 2008). Es soll daher im Weiteren diskutiert werden, ob die Konzepte ›epistemisches Vertrauen‹ und ›soziales Lernen‹ hilfreich sind, um zu verstehen, wie sich Erfahrungen der Adressat:innen Sozialer Arbeit von Machtlosigkeit und Ungleichheit auf individuelles Erleben und Gesundheitsrisiken auswirken.

15.2 Soziale und gesundheitliche Ungleichheit

Soziale Ungleichheit wirkt sich als gesundheitliche Ungleichheit deutlich aus. Unterschiede in der Lebenserwartung haben, trotz relativen Wohlstands und gesundheitspolitischer Maßnahmen, in den vergangenen 30 Jahren eher zugenommen (WHO 2008; Siegrist & Marmot 2008; Hurrelmann et al. 2009; Lampert 2016; Bittlingmayer et al. 2020).

Frauen mit niedrigem Einkommen haben in Deutschland eine um acht Jahre geringere Lebenserwartung als Frauen mit hohem Einkommen; bei Männern beträgt der Unterschied elf Jahre (RKI 2015). Ein niedriger sozioökonomischer Status geht häufiger mit Krankheiten wie Herzinfarkt, Schlaganfall, Diabetes oder Depression einher. Auch die Prävalenz psychischer Erkrankungen ist sozial ungleich verteilt (Hurrelmann et al. 2009). Bereits im Kindes- und Jugendalter ist die gesundheitliche Entwicklung mit der sozialen Herkunft assoziiert. Entwicklungsrisiken treten bei sozial benachteiligten Kindern und Jugendlichen häufiger auf (RKI 2015). Soziale Ausgrenzung stellt eine besonders wichtige Einflussgröße bei der Erklärung der verminderten psychischen Gesundheit von Kindern mit geringen materiellen Ressourcen dar (Fonagy et al. 2022). Dieser soziale Gradient von Gesundheitschancen und -risiken steht im Widerspruch zum Grundprinzip einer ›fairen‹ Verteilung grundlegender Lebenschancen und wird weithin als ungerecht empfunden.[22]

Mit diesen epidemiologischen Befunden wird außerdem deutlich, dass die Gesundheit der Bevölkerung wesentlich von Faktoren bestimmt wird, die nicht allein im Gestaltungsbereich des Gesundheitssystems oder der Gesundheitspolitik liegen. Gesundheit kann nur partiell individuell gestaltet werden, weil die gesellschaftlichen Rahmenbedingungen den individuellen Gestaltungsspielraum begrenzen (Kolip 2009; Bittlingmayer et al. 2020). Gesellschaftliche Rahmenbedingungen erzeugen Muster sozialer Ausgrenzung durch Chancenstrukturen (z.B. Bildungsmöglichkeiten, Berufswahl, berufliche Belastungen, Größe der sozialen Netzwerke). So ist beispielsweise die Sterblichkeit an koronarer Herzkrankheit (KHK) bei leitenden Beamten deutlich geringer als bei angelernten Angestellten (Marmot 2004). Diese Diskrepanz kann nur etwa zu einem Viertel durch medizinische Risikofaktoren wie Bluthochdruck, Rauchen oder erhöhtem Cholesterinspiegel erklärt werden. Offenbar haben mit dem Sozial- und Berufsstatus verbundene psychosoziale Einflüsse erhebliche Auswirkungen auf den individuellen Gesundheitsstatus (Marckmann 2006).

15.3 Gesundheitskompetenz

Neuere Diskurse in den Gesundheitswissenschaften fokussieren stark auf den Begriff ›Gesundheitskompetenz‹[23] (Bittlingmayer et al. 2020; Schaeffer et al. 2021). Dieses Konzept ist überaus bedeutsam für die Steuerung von (politischen) Maßnahmen zur Verbesserung der Gesundheit der Bevölkerung im Rahmen von Public Health, zum Beispiel bei der Entwicklung von Präventionsansätzen oder zur Resilienzförderung. Für die erfolgreiche Inanspruchnahme eines leistungsfähigen, aber differenzierten und zunehmend komplexeren

22 »Reducing health inequities is, for the Commission on Social Determinants of Health, an ethical imperative. Social injustice is killing people on a grand scale« (WHO 2008).

23 Im internationalen Sprachgebrauch ist *Health Literacy* der zentrale Begriff, der im Deutschen als Gesundheitskompetenz übersetzt wird.

Gesundheitssystems ist die Gesundheitskompetenz der Bevölkerung, also die Fähigkeit, gesundheitsrelevante Informationen zu finden, zu verstehen, zu bewerten und umzusetzen, eine zentrale Voraussetzung.

Die Fokussierung auf Gesundheitskompetenz greift jedoch zu kurz, da sie die sozioökonomischen, milieuspezifischen und psychologischen Befunde nicht miteinander verbindet. Gesundheitskompetenz wird zunächst als individuelle Kompetenz im Verstehen medizinischer Sachverhalte angesehen, die es einer Person erlaubt, sich neue Informationen im Zusammenhang mit Gesundheit anzueignen, sie zu verstehen und anzuwenden (Schaeffer et al. 2021). Der europäische *Health literacy survey* von 2014 gilt als die erste repräsentative Erhebung der Gesundheitskompetenz in Deutschland (Schaeffer et al. 2016). Die Ergebnisse zeigen, dass mehr als die Hälfte der Bevölkerung (54,3 %) über eine geringe Gesundheitskompetenz verfügt. Diese geht zum Beispiel einher mit niedriger Bildung und niedrigem Sozialstatus, finanzieller Deprivation, höherem Alter und eigener Migrationserfahrung.

Die Definition von Gesundheitskompetenz wird vielfach problematisiert, da sie Gesundheitskompetenz reduziert auf individuelle Kompetenzen, wie zum Beispiel Lesekompetenz, verbunden mit der Vorstellung von Gesundheitshandeln als rationaler und kalkulierter Entscheidungsfindung. Hierbei entsteht die Gefahr, niedrige Gesundheitskompetenz als Defizit auf Seiten der Patient:innen zu verstehen (Bittlingmayer et al. 2020) und die sozialen Kontexte und Einflüsse auszuklammern.

Geringe Gesundheitskompetenz wiederum hat Folgen, wie etwa ein riskantes Gesundheitsverhalten, einen schlechteren Gesundheitszustand mit stärkeren Einschränkungen im Alltag oder eine intensivere Nutzung des Gesundheitssystems (Schaeffer et al. 2021). Mit geringer Gesundheitskompetenz einher gehen ebenso ein geringeres psychisches Wohlbefinden, häufigere depressive Symptome und geringere Selbstwirksamkeitserwartungen. Der Bezug einer geringen Gesundheitskompetenz zur sozialen Lage ist robust (Bittlingmayer et al. 2020), wird meist aber nur beschreibend, deskriptiv erwähnt und selten weiter auf der Mechanismusebene analysiert.

15.4 Psychosoziale Einflussfaktoren auf die Gesundheit

Mit Einbezug gesellschaftlicher Chancenstrukturen finden wir andere Risikofaktoren für die Gesundheit als die ›klassischen‹ medizinischen Risikofaktoren (z. B. Diabetes mellitus, Adipositas, Hypercholesterinämie) oder das Gesundheitsverhalten (z. B. Sport, Rauchen, Bewegungsarmut, Muster des Alkoholkonsums). Auf zwei bereits gut erforschte Einflussfaktoren soll im Folgenden eingegangen werden, beide verdeutlichen, wie wichtig Mentalisieren im Kontext von Gesundheitsrisiken und Gesundheitsförderung ist.

15.4.1 Der Einfluss sozialer Integration

Sozialer Rückhalt hat nachweislich einen protektiven Effekt auf die Gesundheit und geht mit einem verringerten Mortalitätsrisiko und besserer psychischer Gesundheit einher (Bengel & Lyssenko 2012). Frauen in sozialer Isolation haben ein 3,6-fach erhöhtes Risiko früher Sterblichkeit, Männer ein 2,7-fach erhöhtes Risiko (Berkmann & Melchior 2008). In der *Kuopio-Studie* erklären psychosoziale Faktoren (z. B. Familienstand, Qualität des sozialen Rückhalts, Depression) den Zusammenhang zwischen Einkommen und Sterblichkeit in gleichem Umfang wie das Gesundheitsverhalten (Kristenson 2008). Die Verfügbarkeit sozialer Unterstützung und die Teilhabe an außerfamiliären sozialen Netzwerken sind wesentliche Determinanten von Gesundheit. Es besteht also eine Korrelation zwischen »sozialem Kapital« (gemessen als Vertrauen in die Nachbarschaft, Reziprozität von Beziehungen und Mitgliedschaft in Organisationen der Zivilgesellschaft) und dem Ausmaß früher Sterblichkeit (Lenthe 2008). Dieses »soziale Kapital« wiederum kann als Ausdruck von epistemischem Vertrauen, als Ausprägung des Wir-Modus und gelingendes Mentalisieren verstanden werden (Fonagy et al. 2021; Fonagy & Nolte 2022).

Soziale Zusammenarbeit basiert auf epistemischem Vertrauen und sozialem Lernen. Andere (z. B. Lehrer:innen, Nachbarn, Sozialarbeiter:innen) werden (prinzipiell) als vertrauenswürdig eingeschätzt, denn die Kommunikation beinhaltet, den/die andere(n) als gleichberechtigten intentionalen Akteur zu sehen. Dies ermöglicht den Austausch von Wissen, das als relevant, verallgemeinerbar und für mich als sinnvoll angesehen wird. Das Gefühl, mentalisiert zu werden, ist der wichtigste ostensive Hinweis und das Signal, dass es sicher ist zu lernen (Fonagy & Nolte 2022).

Wenn das epistemische Vertrauen beschädigt ist und der Verstand teilweise für die Verarbeitung neuer Informationen gesperrt wird, ist der Zugang zu gesundheitsfördernden Interventionen stark eingeschränkt. Die Präsentation neuer Informationen kann nicht als persönlich relevant oder sinnvoll verinnerlicht werden. Wissen (z. B. Gesundheitsinformationen und Unterstützungsangebote) wird nicht angewendet, da ihm nicht vertraut wird. Gelingende Prävention, Gesundheitsförderung oder Resilienzförderung bauen daher wesentlich auf epistemischem Vertrauen und sozialem Lernen auf.

15.4.2 Der Einfluss von Stressverarbeitung und Mentalisierung

Einige neuere Ansätze in der Gesundheitsforschung (z. B. Cierpka et al. 2016; Egle et al. 2016; Fonagy et al. 2021) sehen chronischen psychosozialen Stress (z. B. Gewalt in Familien, Armut oder Arbeitslosigkeit) und Stressverarbeitung als zentrale Moderatoren für Gesundheitsrisiken über die Lebensspanne hinweg. Einflüsse des sozialen Hintergrundes in der Kindheit wirken sich auf das Morbiditäts- und Mortalitätsrisiko in der Kindheit und im Erwachsenenalter aus; kombinieren wir die Angaben zur Schichtzugehörigkeit in beiden Lebensphasen, vergrößern sich die Unterschiede der Risiken bis zum Drei- bis Fünffachen (Power & Kuh 2008).

Soziale Ungleichheit, Diskriminierung, geringe Bildung oder Armut beinhalten häufig ein Aufwachsen in Familien mit geringen Chancen auf Anerkennung oder Durchsetzung eigener Bedürfnisse und Wünsche, damit verbunden sind ein geringeres Selbstwirksamkeitserleben, schwache Kontrollüberzeugungen oder Fatalismus (Kristensen 2008; Bosma 2008). Eine Konsequenz aus diesen benachteiligenden Lebenslagen betrifft wenig wirksame Strategien der Belastungsbewältigung (Schoon 2002), zudem erhöhen sie das Risiko für psychische Belastungen. Häufige Erkrankungen wie Depression, Angststörungen oder Herzkreislauferkrankungen können daher als »Endstrecke« einer chronischen psychosozialen Stresseinwirkung gesehen werden (Siegrist & Theorell 2008).

Bewältigungsstrategien spiegeln nicht nur Lernprozesse wider, die sich in der Kindheit und Jugend vollzogen haben und ihrerseits spätere Lernprozesse beeinflussen, sondern ebenso die Emotions- und Selbstregulierung, die Mentalisierungsfähigkeit unter Stress, das epistemische Misstrauen und die Fähigkeit zu sozialem Lernen. Epistemisches Vertrauen und soziales Lernen sind ja nicht nur notwendig, um Wissen und Kulturtechniken zu lernen, sondern ebenso zur Entwicklung des Selbst, der Fähigkeit zur Selbst- und Affektregulation und der Fähigkeit, Denken und Reflexion als Probehandeln zu nutzen. Letzteres hat Auswirkungen auf die soziale Anpassung (Fonagy et al. 2021), das Wohlbefinden und Gesundheitsverhalten.

Schwere Belastungen oder anhaltende Gefühle von Ohnmacht und nicht verstanden werden, können zum Beispiel dann traumatisch werden, wenn sie durch das Gefühl verschlimmert werden, ganz alleine zu sein. Eine nicht-mentalisierte Erfahrung von Belastung wirkt traumatisch, etwa durch das (vorübergehende) Versagen der Mentalisierungfähigkeit, die Intensivierung der Affekte und eine Bindungsdesorganisation, die die Mentalisierung stört. Typisch sind dann überwältigende emotionale Zustände mit einem Zusammenbruch der Fähigkeit zu denken und ein Erleben im Modus psychischer Äquivalenz (z. B. Verlust des Bewusstseins für die innere und äußere Realität, Fehlen verschiedener Perspektiven), im Als-ob-Modus (z. B. Erfahrung der Unwirklichkeit, Dissoziation) oder im teleologischen Modus (z. B. Ausagieren, Drogenkonsum, Gewalt).

Auch die Unterbrechung von Beziehungen, die die Mentalisierung unterstützen, wirkt sich schädigend aus. Das verletzliche Kind befindet sich dann in einem Zustand der Isolation, die Bezugsperson ist nicht da, um die Mentalisierung wiederherzustellen und die Erfahrung zu verarbeiten. Normalerweise ermöglichen soziale Beziehungen, die Offenheit und Anerkennung durch eine Bezugsperson, dass ansonsten überwältigende Erfahrungen verarbeitet werden können. Isolation, Scham, sozialer Ausschluss, das heißt das Fehlen eines Austauschs über psychische Zustände, sind Gründe dafür, dass chronische Belastungen traumatisch werden können.

15.5 Mentalisieren und psychische Gesundheit

Schwarzer, Gingelmaier und Kolleg:innen weisen darauf hin, dass dem Mentalisieren eine bedeutsame Rolle in der Verarbeitung psychosozialer Stressoren zukommt (Schwarzer 2019; Schwarzer 2022; Schwarzer & Gingelmaier 2020; Gingelmaier et al. 2022). Diese können durch Reflexion, Perspektivwechsel und Denken als Probehandeln relativiert werden, und die emotionale Reaktion kann so besser reguliert werden. Auch empirisch zeigt sich ein vermittelnder Einfluss des Mentalisierens auf die Verarbeitung von Belastungen und die psychische Gesundheit (Schwarzer 2019; Ballespi et al. 2018). Der Mentalisierungsansatz kann daher als Ergänzung und Erweiterung bestehender Ansätze zur Gesundheitsforschung und Gesundheitsförderung gesehen werden.

Mit anderen Worten: Geringe Gesundheitskompetenz kann auch mit erhöhtem epistemischem Misstrauen erklärt werden. Nicht-mentalisierende soziale Umgebungen (z. B. autoritäres Verhalten oder Gewalt in der Familie, der Schule oder der Nachbarschaft) (s. den Beitrag in diesem Band von Campbell & Allison, S. 95–113) signalisieren dem Kind, entwicklungspsychologisch gesprochen, dass es nicht mit einer verlässlichen, sicheren Umgebung rechnen kann, in der es hilfreich ist, zu vertrauen und eine Offenheit für soziales Lernen zu entwickeln. Unter solchen Entwicklungsbedingungen ist es schwierig, Vertreter:innen lokaler Institutionen, zum Beispiel Nachbarn, Lehrkräfte, Ärzt:innen oder Sozialpädagog:innen, als vertrauenswürdig zu betrachten und von ihnen zu lernen (Fonagy & Nolte 2022).

Eine Verbesserung der Gesundheitskompetenz und der Gesundheit der Bevölkerung insgesamt braucht daher ein psychologisches und am Mentalisierungsansatz orientiertes Verständnis von Belastungsbewältigung und Institutionen, die epistemisches Vertrauen und soziales Lernen fördern. Dies wird in der aktuellen Literatur zur

Gesundheitsförderung bislang kaum berücksichtigt. Hurrelmann und Richter zum Beispiel differenzieren Determinanten der Gesundheit lediglich in sozioökonomische, kulturelle und physische Umwelt (Hurrelmann & Richter 2018). Daraus abgeleitete Gesundheitsziele (Schwarz et al. 2018) betreffen eine frühzeitige Diagnose und Behandlung häufiger Krankheiten (z. B. Diabetes mellitus, Brustkrebs, Depression) im Sinne von Prävention, die Änderung von individuellem Gesundheitsverhalten (z. B. Tabak- und Alkoholkonsum, Ernährung, Bewegung, Stressbewältigung) sowie einige allgemeine, übergreifende Themenbereiche (gesund aufwachsen, gesund älter werden, Gesundheit rund um die Geburt) bleiben aber am Individuum orientiert (Schwerpunkt Verhaltensprävention) mit wenig Bezug zur Komplexität sozialer und psychosozialer Kontexte von Gesundheit (Verhältnisprävention). Obwohl einige Befunde dafür sprechen, dass Verhaltensprävention bei sozial benachteiligten Gruppen wenig erfolgversprechend ist – sie ist lediglich in der Mittelschicht erfolgreich – und Menschen in Armut durch Prävention und Gesundheitsförderung kaum erreicht werden (Waller 2006; Kolip 2009), wird dieser Ansatz weiter verfolgt.

15.6 Die Frage nach geeigneten Interventionsstrategien

Menschen in prekären Lebenslagen und existentiellen Krisen erleben ihre Sorgen und Probleme im Hier und Jetzt (z. B. drohende Wohnungslosigkeit, Überschuldung oder Arbeitslosigkeit). Sie erleben sich in einem Kampf um die Zukunft mit dem Gefühl, wenig Einfluss auf die Rahmenbedingungen ihres seelischen und sozialen Wohlbefindens zu haben, und sie leiden oftmals unter einer traumatischen Vergangenheit. Angesichts schwacher Kontrollüberzeugungen erleben sie sich als kaum selbstwirksam. Dies gilt ebenso für mittel- wie für längerfristig wirksames Gesundheitshandeln (z. B. Ernährung, Krebsvorsoge etc.).

Unter dem Druck existentieller Ängste versagen häufig die Sprache und die Mentalisierungsfähigkeit zur Verständigung über aktuelle Gefühle und Bedürfnisse. »Stehen zwei Partner unter starkem Bedürfnisdruck, dann sind sprachliche Äußerungen von Interessen nicht ultimativ genug, um deren Durchsetzung um jeden Preis zu garantieren« (Spangenberg 1996, S. 211). Affektregulierung, Mentalisierung sowie das Vertrauen, die Perspektive des »anderen« probehalber zu übernehmen, sind Voraussetzungen erfolgreicher sprachlicher Verständigung, stehen aber genau in diesen Stresssituationen nicht ausreichend zur Verfügung (Kirsch & Bauer 2017). Bei ausgeprägtem wechselseitigem (epistemischem) Misstrauen bilden sich – so kann man in Familien in prekären Lebenslagen häufig beobachten – zunehmend ›Zonen des Verstummens‹ über existentielle Konflikte aus (Spangenberg 1996).

In einer Situation, in der das epistemische Vertrauen in das soziale Umfeld zusammengebrochen ist, wird die Fähigkeit des Individuums, sich selbst als handlungsfähig zu erleben, zunehmend eingeschränkt. Dies ist insbesondere für jene eine Herausforderung, die ohnehin Schwierigkeiten haben, sich als selbstwirksam zu erleben. Durch geringe Selbstwirksamkeitserwartungen oder epistemische Isolation entsteht eine Diskrepanz zwischen innerem Erleben und Handeln.

Wechselseitiges Mentalisieren kann hier als Schlüssel zur Stressbewältigung und zum Aufbau von epistemischem Vertrauen gesehen werden. Der Zuhörende muss in der Lage sein, den Erzähler gut genug zu mentalisieren, damit der Erzähler sich mentalisiert, sich also als psychischer Akteur mit eigenem psychischem Erleben anerkannt fühlt.

Für das soziale Lernen und die Gesundheitsförderung liegt der Schlüssel zum Offenhalten der Lernkanäle in der Erzeugung von Erfahrungen der Anerkennung (Honneth 2018; Fonagy et al. 2022). Auch Fricker weist auf Phänomene epistemischer Ungerechtigkeit hin (Fricker 2007), wenn zum Beispiel durch soziale Praktiken oder Institutionen bestimmte Gruppen oder Erlebensweisen verzerrt wahrgenommen, abgewertet oder isoliert werden. Dies drückt sich beispielsweise in gesellschaftlichen Vorurteilen aus, die die Glaubwürdigkeit von Gruppen in Frage stellen (z. B. psychisch kranke Menschen, wohnungslose Menschen), sie gelten dann nicht nur als unglaubwürdig, sondern auch als nicht-zuhörenswürdig bezüglich ihrer Erfahrungen und Bedürfnisse. Im Sinne einer Selbststigmatisierung führt dies dann häufig zur Selbstabwertung oder zum Verzicht, sich überhaupt zu beteiligen oder eigene Belange anzusprechen. Vor diesem Hintergrund wird deutlich, warum einfache Aufforderungen zur Verhaltensänderung oder *Nudging* (z.B. Gewichtsreduktion, Rauchentwöhnung) oder Gesundheitsförderung (z.B. Sport, gesunde Ernährung) in prekären sozialen Milieus wenig wirkungsvoll sind.

15.6.1 Die strukturelle Ebene – Die Rolle des Gemeinwesens

Die Deklaration von Alma Ata sowie die Ottawa Charta der WHO betonen bereits (WHO 1978; WHO 1986), dass Partizipation, Empowerment, Bewältigungsverhalten und soziale Unterstützung als Mediatoren zwischen Armut, sozialer Ausgrenzung und Krankheitsrisiken einerseits und Gesundheitschancen andererseits wirksam sind. Daher fordert die WHO seit langem neue Formen der Bürgerbeteiligung, den Einbezug betroffener Bevölkerungsgruppen, insbesondere von Gruppen, die durch herkömmliche Maßnahmen der Gesundheitsförderung nur schwer erreichbar sind (Siegrist & Joksimovic 2001), sowie eine Neuorientierung der Gesundheitsdienste (Miksch 2017). Unter dem Titel »closing the health gap in a generation« weist die WHO erneut auf den sozialen Gradienten gesundheitlicher Ungleichheit[24] hin und formuliert weitreichende Empfehlungen, insbesondere in Hinblick auf benachteiligte Kinder, Jugendliche, Frauen und alte Menschen (WHO 2008).

Um die gesundheitliche Situation der Bevölkerung insgesamt zu verbessern, braucht es eine breit legitimierte, transparente und Vertrauen erzeugende Regierung und öffentliche Verwaltung, eine gestärkte Zivilgesellschaft, die partizipieren kann und will, sowie selbstreflexive, an Gerechtigkeit und Anerkennung orientierte kommunale und globale Institutionen (Gerspach 2022). Bildung sowie die Förderung von Ressourcen und Kompetenzen der Zielgrup-

---

24 »In countries at all levels of income, health and illness follow a social gradient: the lower the socioeconomic position, the worse the health« (WHO 2008).

pen sollen der Verringerung gesundheitlicher Ungleichheit dienen (WHO 2008). Kooperative Strukturen im Gesundheitssystem und in den Institutionen (z.B. Arztpraxen, Krankenhäuser) brauchen das Vertrauen des Einzelnen, das heißt ausreichend verständliche Informationen, Transparenz, Leistungsfähigkeit und Partizipationsmöglichkeiten (z.B. »shared decision making«). Die Soziale Arbeit in den verschiedenen Arbeitsfeldern (z.B. Kindertagesstätte, Familienhilfe, Jugendarbeit, Gemeindepsychiatrie) kann helfen, epistemisches Vertrauen aufzubauen, indem sie Unterstützung und Beziehungsangebote bereitstellt und zum Mentalisieren anregt. Insbesondere die soziale Unterstützung und die Mithilfe bei der Regulierung intensiver Affekte spielen hier eine wichtige Rolle. Diese Unterstützungsangebote setzen einerseits epistemisches Vertrauen voraus, andererseits fördern sie epistemisches Vertrauen und ermöglichen die Co-Repräsentation der Sichtweise des anderen als gleichwertigen Partner, eine Voraussetzung für gemeinsames Handeln (Tomasello 2020; Fonagy et al. 2022) sowie für Gesundheitsförderung und Prävention.

Ein kulturelles Milieu, in dem Akteure im Gemeinwesen oder Gesundheitssystem die Bedürfnisse der Bevölkerung vernachlässigen und/oder ihre Rechte missbrauchen, erschwert epistemisches Vertrauen und soziales Lernen, das zu Verhaltensänderungen führen soll. Gesundheitsinformationen werden dann zwar erkannt und verstanden, aber sie werden nicht als relevant und verallgemeinerbar erlebt. Soziale Entfremdung und geringe Gesundheitskompetenz deuten daher auf einen Zusammenbruch des epistemischen Vertrauens im Sinne epistemischer Isolation hin (Fonagy et al. 2022).

15.6.2 Die individuelle Ebene – Die Rolle der Narration in der Gesundheitsförderung

Wir alle haben eine persönliche Erzählung. Das Verständnis dieses Narrativs durch eine andere Person schafft ein Potential für epistemisches Vertrauen. Wir brauchen die Gespräche und gemeinsamen Erzählungen mit vertrauten Menschen, um Erlebnisse oder Belastungen verarbeiten zu können, und nutzen die diese Erfahrungen vermittelnde Narration (z. B. für einen Perspektivwechsel) und das Einfühlungsvermögen der bedeutsamen anderen, damit wir besser mentalisieren können.

Die Kohärenz von Erzählungen vermittelt die mehr oder weniger gut gelungene Bewältigung von Belastungen (z. B. durch Krankheiten) und weist auf eine gelungene oder zusammengebrochene Mentalisierung hin. Wir erzählen, indem wir aus dem Zeitfluss einen bestimmten Zeitabschnitt herauslösen, einzelne Aspekte sinnhaft verknüpfen und diesen damit eine Bedeutung verleihen. Die Erzählform erlaubt, Erfahrung überhaupt erst aus der Fülle des Erlebten einzugrenzen und zu verdichten. So wird Bedeutung für aktuelle Handlungen und biografische Erfahrungen geschaffen (Kontextualisierung), und der Erzähler vergewissert sich, Akteur einer Geschichte zu sein. Dies ermöglicht eine innere Distanzierung und unterschiedliche Perspektiven (Lucius-Hoene 2010). Geschichten besitzen auch für Empowerment-Prozesse und das Wir-Gefühl eine zentrale Bedeutung (Wir-Modus). Die in solchen Narrativen angelegten Prozesse der Selbstthematisierung und Selbstmythologisierung sind wesentliche Schubkräfte für Empowerment-Prozesse und das Gemeinschafts- und Selbstwirksamkeitserleben.

Erzählungen in diesem Zusammenhang sind häufig durch eine Betonung von »Normalität« geprägt (Ullrich 1998). Normalität bedeutet hier die Anerkennung der eigenen Kompetenz. In dem Maße, wie die Normalisierungsstrategien in den Mittelpunkt gerückt werden, können solche Erzählungen erkannt werden als Maßnahme der Betroffenen, sich selbst der Kompetenz zu versichern, gesundheitliche Probleme bewältigen zu können. Die Gesprächspartnerin, die sich von dem Erzähler führen lässt, anstatt diesen auf die Bearbeitung implizit präsenter Probleme zu lenken, wird dann eine wichtige Zeugin für die Wirksamkeit dieser Normalisierungs- und Bewältigungsbestrebungen (Kirsch & Jost 2016). Gesundheitsförderung setzt epistemisches Vertrauen voraus, das oft erst über Narrative und Beziehungsgestaltung hergestellt werden muss, bevor Interventionen oder Verhaltensänderungen umgesetzt werden können. In diesem Sinne ist Gesundheitsförderung emanzipatorisch und erhöht die Ambiguitätstoleranz.

15.7 Ein Zwischenfazit

Es ist auch eine Aufgabe der Sozialen Arbeit als Beziehungs- und Menschenrechtsprofession, auf die Komplexität von Gesundheit und ihr Eingebettetsein in kommunikative und entwicklungspsychologische Dimensionen hinzuweisen. Gesundheitsförderung in der Sozialen Arbeit beschäftigt sich hauptsächlich mit den Auswirkungen sozialer Ungleichheit auf die Gesundheit. Sie kann zum Beispiel über Konzepte wie epistemische Ungerechtigkeit (Fricker 2007), soziale Ausschließung (Anhorn & Stehr 2021) oder medizinisch-psychobiologisch (Streptoe 2008) beschrieben werden. Diese Perspektiven vermitteln sich im Alltag häufig über Gefühle von Ausgeschlossensein, Erschöpfung, Ohnmacht oder Hoffnungslosigkeit. Daher braucht es eine wechselseitige Anerkennung als intentionale Akteure und eine Förderung epistemischen Vertrauens. Die Bedeutung der Narrative rückt ins Zentrum individueller Gesundheitsförderung in der Sozialen Arbeit (z.B. welche Fragen muss ich stellen, um die Lebenswelt des anderen kennen- und verstehen zu lernen?).

Eine Reihe mentalisierungsfördernder Projekte im Gemeinwesen, die explizit oder implizit epistemisches Vertrauen fördern konnten, zeigen die Bedeutung der (Wieder-)Herstellung von Vertrauen in pädagogische Fachkräfte oder Institutionen und können Hinweise auf eine erfolgreiche Gesundheitsförderung geben. Sadler, Slade und Mayes begleiteten schwer belastete Mütter in den ersten beiden Lebensjahren ihres Kindes (Sadler et al. 2009). Eine Sozialpädagogin und eine Krankenschwester stellten einmal wöchentlich erfolgreich konkrete Unterstützung, Gesundheitsberatung und Gespräche zur Verfügung. Im *Adaptive Mentalization Based Integrative Treatment* (AMBIT: Bevington et al. 2017; vgl. Dlugosch et al. 2022) werden gezielt Bindungssicherheit und epistemisches Vertrauen in Sozialarbeiter:innen und Fachkräfte bei schwer erreichbaren Jugendlichen gefördert (s. auch den Beitrag in diesem Band von Bevington, S. 410–435). Das innovative »*Peaceful School Project*« gegen Gewalt und Mobbing an Schulen (Twemlow & Fonagy 2009) bezog sich nicht primär auf Täter-Opfer-Dyaden, sondern band das gesamte System (alle Beteiligten in der Schule) in die Intervention mit ein. Ebenso konnten Taubner, Curth, Unger und Kotte nachhaltige Verbesserungen in einem Berufsbildungswerk durch mentalisierungsfördernde Interventionen mit allen Beteiligten einer Schule anregen (Taubner et al. 2014).

Neuere Entwicklungen des Mentalisierungsansatzes, außerhalb klinischer oder pädagogischer Settings, veranlassen zum Nachdenken über die Beziehung zwischen Mentalisieren und sozialer Kommunikation im gesellschaftlichen Kontext (z. B. Kirsch et al. 2022) und geben Beispiele für erfolgreiche Interventionen. Die Bedeutung der Anerkennung des anderen als eigenes Subjekt mit eigenen Überzeugungen, Gefühlen und Bedürfnissen wird innerhalb der Erkenntnistheorie und im Mentalisierungsansatz ausführlich beschrieben (Honneth 2018; Fonagy et al. 2021; Fonagy & Nolte 2022). Dabei geht es auch um ›extrapsychische‹ kollektive Formen der Repräsentation (Wir-Modus). Das Modell des epistemischen Vertrauens vermittelt zusätzliche und neue Einblicke in die Erfahrungen eines Individuums in einer nicht-mentalisierenden Umgebung, die daraus folgenden Gesundheitsrisiken sowie die Möglichkeiten und Grenzen von Gesundheitsförderung.

Literatur

Anhorn, R. & Stehr, J. (2021). *Handbuch Soziale Ausschließung und Soziale Arbeit.* Wiesbaden: Springer VS.

Ballespi, S., Vives, J., Alonso, N., Sharp, C., Salvadora Ramirez, M. & Fonagy, P. (2018). To know or not to know: Mentalization as a protection from somatic complaints. PLoS *One,* (14). DOI: 10.1371/journal.pone.0215308.

Bengel, J.& Lyssenko, L. (2012). Resilienz und psychologische Schutzfaktoren im Erwachsenenalter. In BZGA (Hrsg.), *Forschung und Praxis der Gesundheitsförderung,* Band 43. https://shop.bzga.de/band-43-resilienz-und-psychologische-schutzfaktoren-im-erwachsenenalt-60643000/.

Berkmann, L. & Melchior, M. (2008). Ein Modell für zukünftige Entwicklungen – Wie Sozialpolitik durch Beeinflussung von gesellschaftlicher Integration und Familienstruktur die Gesundheit fördert. In J. Siegrist & M. Marmot (Hrsg.), *Soziale Ungleichheit und Gesundheit: Erklärungsansätze und gesundheitspolitische Folgerungen* (S. 77–98). Bern: Huber.

Bevington, D., Fuggle, P., Cracknell, L. & Fonagy, P. (2017). *Adaptive Mentalization Based Integrative Treatment.* Oxford: Oxford University Press.

Bittlingmayer U.H., Islertas Z., Sahrai E., Harsch, S., Bertschi I. & Sahrai D. (2020). *Health literacy auf gesundheitsethnologischer Perspektive.* Wiesbaden: Springer VS.

Bosma, H. (2008). Sozioökonomische Gesundheitsunterschiede und die Rolle der Kontrollüberzeugungen. In J. Siegrist & M. Marmot (Hrsg.), *Soziale Ungleichheit und Gesundheit: Erklärungsansätze und gesundheitspolitische Folgerungen* (S. 195–212). Bern: Huber.

Cierpka, M., Franz, M. & Egle, U.T. (2016). Früherkennung und Prävention. In K. Köhle, W. Herzog, P. Joraschky, P. Kruse, W. Langewitz & W. Söllner (Hrsg.), Uexküll – Psychosomatische Medizin (8. Auflage). München: Urban & Fischer Verlag/Elsevier GmbH. Kap. 32. DOI: 10.1016/B978-3-437-21833-0.00030-9.

Dlugosch, A., Bevington, D., Henter, M. & Nolte, T. (2022). Epistemisches Vertrauen in sozialen Netzwerken – Kulturen des Mentalisierens in Organisationen und zwischen Unterstützungssystemen. In H. Kirsch, T. Nolte & S. Gingelmaier (Hrsg.), *Soziales Lernen, Beziehung und Mentalisieren* (S. 189–214). Göttingen: Vandenhoeck & Ruprecht.

Dörrwald, Y. (2011). *Adoption: Adoptivkinder, ihre leiblichen Mütter und ihre Adoptiveltern. Ergebnisse einer Adoptionsvermittlung zwischen 1947–1987.* Saarbrücken: Südwestdeutscher Verlag für Hochschulschriften.

Egle, U.T., Franz, M., Joraschky, P., Lampe, A., Seiffge-Krenke, I. & Cierpka, M. (2016). Gesundheitliche Langzeitfolgen psychosozialer Belastungen in der Kindheit – Ein Update. *Bundesgesundheitsbl.* DOI 10.1007/s00103-016-2421-9.

Fonagy, P., Campbell, C., Allison, E. & Luyten, P. (2022). Die Welt, wie sie heute ist, mentalisieren. In H. Kirsch, T. Nolte & S. Gingelmaier (Hrsg.), Soziales Lernen, Beziehung und Mentalisieren (S. 215–226). Göttingen: Vandenhoeck & Ruprecht.

Fonagy, P., Campbell, C., Constantinou, M., Higgitt, A., Allison, E. & Luyten, P. (2021). Culture and psychopathology. An attempt at reconsidering the role of social learning. *Development and Psychopathology*, S. 1–16.

Fonagy, P. & Nolte T. (2022). Mentalisieren und soziales Lernen: Ihre Bedeutung in Kultur und Psychopathologie. In H. Kirsch, T. Nolte & S. Gingelmaier (Hrsg.). Soziales Lernen, Beziehung und Mentalisieren (S. 105–130). Göttingen: Vandenhoeck & Ruprecht.

Fricker, M. (2007). *Epistemic Injustice: Power and the Ethics of Knowing.* Oxford: Oxford University Press.

Gahleitner, S.B. (2017). *Soziale Arbeit als Beziehungsprofession. Bindung, Beziehung und Einbettung professionell ermöglichen.* Weinheim: Beltz Verlag.

Gerspach, M. (2022). Anforderungen an eine mentalisierungsfördernde Institution. In H. Kirsch, T. Nolte & S. Gingelmaier (Hrsg.), *Soziales Lernen, Beziehung und Mentalisieren* (S. 164–188). Göttingen: Vandenhoeck & Ruprecht.

Gingelmaier, S., Kirsch, H., Nolte, T., Link, P., Turner A. & Schwarzer N. (2022). Mentalisierungsfähigkeit. Eine schützende und förderbare Ressource für das schulische Setting. *Reportpsychologie*, (47), September 2022. S. 6–9.

Honneth, A. (2018): *Anerkennung*. Berlin: Suhrkamp.

Hurrelmann, K., Bauer, K. & Bittlingmayer, M. (2009). Health Inequalities: Ein Schicksal moderner Industriegesellschaften? *Jahrbuch für Kritische Medizin und Gesundheitswissenschaften*, (43), S. 13–35.

Hurrelmann, K. & Richter, M. (2018). Determinanten von Gesundheit. In BZgA *Leitbegriffe*. doi: 10.17623/BZGA:224i008-1.0 (Aktualisierung 2018).

Kirsch, H. & Bauer, A. (2017). *Psychodynamische Perspektiven in der Sozialen Arbeit*. Göttingen: Vandenhoeck & Ruprecht.

Kirsch, H. & Jost, H. (2016). *Aspekte interkultureller Öffnung in der psychosozialen Versorgung*. Arbeitspapiere aus der Evangelischen Hochschule Darmstadt. https://www.eh-darmstadt.de/fileadmin/user_upload/PDFs/Forschung/Arbeitspapier_Nr_23.pdf.

Kirsch, H., Nolte, T. & Gingelmaier, S. (Hrsg.) (2022). *Soziales Lernen, Beziehung und Mentalisieren*. Göttingen: Vandenhoeck & Ruprecht.

Kolip, P. (2009). Gender als Determinante gesundheitlicher Ungleichheit. *Jahrbuch für Kritische Medizin und Gesundheitswissenschaften*, (45), S. 57–69.

Kristenson, M. (2008). Sozioökonomische Lage und Gesundheit- die Rolle des Bewältigungsverhaltens. In J. Siegrist & M. Marmot (Hrsg.), *Soziale Ungleichheit und Gesundheit: Erklärungsansätze und gesundheitspolitische Folgerungen* (S. 163–194). Bern: Huber.

Lampert, T. (2016). Soziale Ungleichheit und Gesundheit. In M. Richter & K. Hurrelmann (Hrsg.), *Soziologie von Gesundheit und Krankheit* (S. 121–138, 1. Auflage). Wiesbaden: Springer VS.

Lenthe, F. J. van (2008). Aggregierte Deprivation und ihre Folgen für die Gesundheit. In J. Siegrist & M. Marmot (Hrsg.), *Soziale Ungleichheit und Gesundheit: Erklärungsansätze und gesundheitspolitische Folgerungen* (S. 213–243). Bern: Huber.

Lucius-Hoene, G. (2010). Narrative Identität und Multiple Sklerose. *Forum Psychosomatik*, (1), S. 12–21.

Mackenbach, J. P. (2008). Sozioökonomische Ungleichheiten in Westeuropa: Von der Beschreibung über die Erklärung zur Intervention. In J. Siegrist & M. Marmot (Hrsg.), *Soziale Ungleichheit und Gesundheit: Erklärungsansätze und gesundheitspolitische Folgerungen* (S. 281–315). Bern: Huber.

Marckmann, G. (2006). Public Health und Ethik. In S. Schulz, K. Steigleder, H. Fangerau & N. W. Paul, *Geschichte, Theorie und Ethik der Medizin* (S. 209–214). Suhrkamp: Frankfurt am Main.

Marmot, M. (2004). *Status syndrome: How your social standing directly affects your health and life expectancy*. London: Bloomsbury.

Miksch, A. (2017). Vulnerablity and Health. In H. Springhart & G. Thomas (Hrsg.), *Exploring vulnerability* (S. 207–214). Göttingen: Vandenhoeck& Ruprecht.

Power, C. & Kuh, D. (2008). Die Entwicklung gesundheitlicher Ungleichheiten im Lebenslauf. In J. Siegrist & Marmot (Hrsg.), *Soziale Ungleichheit und Gesundheit: Erklärungsansätze und gesundheitspolitische Folgerungen* (S. 45–76). Bern. Huber.

RKI/Robert Koch-Institut (Hrsg.) (2015). *Gesundheit in Deutschland. Gesundheitsberichterstattung des Bundes.* Gemeinsam getragen von RKI und Destatis. RKI, Berlin. https://www.rki.de/DE/Content/Gesundheitsmonitoring/Gesundheitsberichterstattung/GesInDtld/gesundheit_in_deutschland_2015.pdf?__blob=publicationFile.

Sadler, L. S., Slade, A. & Mayes, L. C. (2009). Das Baby bedenken: Mentalisierungsgestützte Erziehungsberatung. In J. G. Allen & Fonagy, P. (Hrsg.), *Mentalisierungsgestützte Therapie* (S. 450–458). Stuttgart: Klett-Cotta.

Schaeffer, D., Klinger, J., Berens E-M., Gille, S., Griese, L., Vogt, D. & Hurrelmann, K. (2021). Gesundheitskompetenz in Deutschland vor und während der Corona-Pandemie. *Gesundheitswesen.* DOI 10.1055/a-1560-2479.

Schaeffer, D., Vogt, D., Berens E-M et al. (2016). *Gesundheitskompetenz der Bevölkerung in Deutschland – Ergebnisbericht.* Bielefeld: Universität Bielefeld. doi.10.2390/0070-pub-29081112.

Schoon, I. (2002). Die Langzeitfolgen sozial-ökonomischer Benachteiligung auf die psychosoziale Anpassung von Frauen. *Z Psychosom Med Psychother,* (44), S. 381–395.

Schwarz, F. W., Walter, U. & Gerlich M. G. (2018). *Gesundheitsziele. BZgA-Leitbegriffe.* Doi: 10.17623/BZGA: 224-i062-2.0 (Aktualisierung 18. 6. 2018).

Schwarzer, N. H. (2019). *Mentalisieren als schützende Ressource? Eine Studie zur gesundheitserhaltenden Funktion der Mentalisierungsfähigkeit.* Wiesbaden: Springer VS.

Schwarzer, N. H. (2022). Mentalisieren und psychische Gesundheit. In H. Kirsch, T. Nolte & S. Gingelmaier: (Hrsg.). *Soziales Lernen, Beziehung und Mentalisieren* (S. 131–144). Göttingen: Vandenhoeck & Ruprecht.

Schwarzer, N. H. & Gingelmaier, S. (2020). Mentalisieren als schützende Ressource bei angehenden Erzieherinnen und Erziehern. *Frühe Bildung,* (9), S. 144–152.

Siegrist, J. & Joksimovic, L. (2001). *»Tackling Inequalities in Health« – Ein Projekt des »European Network of Health Promotion Agencies« (*ENHPA*) zur Gesundheitsförderung bei sozial Benachteiligten. (Abschlussbericht für das deutsche Teilprojekt)*. Köln: Bundeszentrale für gesundheitliche Aufklärung.

Siegrist, J. & Marmot, M. (Hrsg.) (2008). *Soziale Ungleichheit und Gesundheit: Erklärungsansätze und gesundheitspolitische Folgerungen.* Bern: Huber.

Siegrist, J. & Theorell, J. (2008). Sozioökonomischer Status und Gesundheit: Die Rolle von Arbeit und Beschäftigung. In J. Siegrist & M. Marmot (Hrsg.), *Soziale Ungleichheit und Gesundheit: Erklärungsansätze und gesundheitspolitische Folgerungen* (S. 99–130). Bern: Huber.

Spangenberg, N. (1996). Vom Umgang mit Multi-Problem-Familien: Eine exemplarische Einführung in die Sozialtherapie. In P. Möhring & T. Neraal (Hrsg.), *Psychoanalytisch orientierte Familien- und Sozialtherapie: Das Gießener Konzept in der Praxis* (S. 204–224, 3. Auflage). Gießen: Psychosozial.

Staub-Bernasconi, S. (2007). Soziale Arbeit: Dienstleistung oder Menschenrechtsprofession? Zum Selbstverständnis Sozialer Arbeit in Deutschland mit einem Seitenblick auf die internationale Diskussionslandschaft. In A. Lob-Hüdepohl & W. Lesch (Hrsg.). *Ethik Sozialer Arbeit – Ein Handbuch: Einführung in die Ethik der Sozialen Arbeit* (S. 20–54). Paderborn: UTB/Schöningh.

Streptoe, A. (2008). Psychobiologische Prozesse als Bindeglieder zwischen sozialem Status und Gesundheit. In J. Siegrist & M. Marmot (Hrsg.), *Soziale Ungleichheit und Gesundheit: Erklärungsansätze und gesundheitspolitische Folgerungen* (S. 131–162). Bern: Huber.

Taubner, S., Curth, C., Unger, A. & Kotte, S. (2014). Die mentalisierende Berufsausbildung- Praxisbericht aus einer Pilotstudie an einem Berufsbildungswerk für lernbehinderte Adoleszente. *Prax. Kinderpsychol. Kinderpsychiat.*, (63), S. 738–760.

Tomasello, M. (2020). *Mensch werden. Eine Theorie der Ontogenese.* Berlin: Suhrkamp

Twemlow, S. & Fonagy, P. (2009). Vom gewalterfüllten sozialen System zum mentalisierenden System: Ein Experiment in Schulen. In J. G. Allen & P. Fonagy, *Mentalisierugnsgestützte Therapie* (S. 399–421). Stuttgart: Klett-Cotta.

Ullrich, G. (1998). *Mukoviszidose. Beiträge und Bibliographie zu psychosozialen Aspekten einer lebenslangen Erkrankung.* Frankfurt: VAS.

Waller, H. (2006). Der Beitrag der Sozialen Arbeit zur Prävention gesundheitlicher Benachteiligung. *Jahrbuch Kritische Medizin*, (43), S. 74–85.

WHO (1978). *Erklärung von Alma Ata.* https://www.euro.who.int/__data/assets/pdf_file/0017/132218/e93944G.pdf.

WHO (1986). *Ottowa – Charta zur Gesundheitsförderung.* https://www.euro.who.int/__data/assets/pdf_file/0006/129534/Ottawa_Charter_G.pdf.

WHO (2008). *Commission on Social Determinants of Health* FINAL REPORT | EXECUTIVE SUMMARY. https://www.who.int/publications/i/item/WHO-IER-CSDH-08.1.

Die Herausgeber und Autor:innen

Herausgeber

Peter Fonagy, Prof., OBE FMedSci FAcSS FBA Ph.D., ist Direktor der Division of Psychology and Language Sciences am UCL, leitet das Anna Freud National Centre for Children and Families, London, ist Consultant des Child and Family Programme am Menninger Department of Psychiatry and Behavioural Sciences des Baylor College of Medicine und hat Visiting Professorships an den Medical Schools in Yale und Harvard inne. Seine klinischen Interessen sind frühe Bindungsbeziehungen, soziale Kognition, Borderline-Persönlichkeitsstörung und Gewalt. Er ist Fellow der British Academy, der Academy of Medical Sciences und der Academy of Social Sciences und der American Association for Psychological Science. Peter Fonagy gilt als einer der weltweit führenden Köpfe der Psychotherapieforschung.

Tobias Nolte, Arzt und Psychoanalytiker (IPA), ist klinisch-wissenschaftlicher Mitarbeiter am University College London und Senior Researcher am Anna Freud National Centre for Children and Families, London. Er arbeitet als Psychoanalytiker in eigener Praxis und für die Camden Psychotherapy Unit sowie als Therapeut in Mentalisierungsbasierter Therapie an der Hallwick Unit, St Ann's Hospital. Zu seinen Forschungsinteressen zählen: neurowissenschaftliche Ansätze zu sozialer Kognition, Erforschung und Behandlung von Persönlichkeitsstörungen und Mentalisierungsprozessen, epistemisches Vertrauen und frühe Eltern-Kind-Interaktionen sowie der Transfer mentalisierungstheoretischer Aspekte in pädagogische Felder (www.mented.de). Zusammen mit Kai Rugenstein hat er zuletzt den Sammelband *365 x Freud* (2022) bei Klett-Cotta herausgebracht.

Autor:innen

Georgina Aisbitt, DPhil (Oxford), DClinPsy (UCL), arbeitet als Klinische Psychologin im NHS, wo sie MBT in ihrer Arbeit mit Patient:innen mit komplexen Traumata und Persönlichkeitsstörungen einsetzt. In ihrer Dissertation beschäftigte sie sich mit epistemischem Vertrauen in therapeutischen Beziehungen, einem Thema, das sie weiterhin verfolgt.

Jon G. Allen, Ph.D., hat sich aus der klinischen Praxis zurückgezogen und ist klinischer Professor am Menninger Department of Psychiatry and Behavioral Sciences, Baylor College of Medicine, Houston, Texas, USA. Er ist weiterhin als Berater, Lehrer und Autor tätig. Sein neuestes Buch trägt den Titel *Trusting in Psychotherapy*.

Elizabeth Allison, Ph.D., ist Leiterin der Abteilung für Psychoanalyse am University College London. Sie ist Psychoanalytikerin und Mitglied der Britischen Psychoanalytischen Gesellschaft. Sie betreut Studierende im Rahmen des Doktorandenprogramms der Psychoanalysis Unit und des MSc in Theoretical Psychoanalysis. Sie hat in verschiedenen UCL-Masterstudiengängen unterrichtet, darunter der MSc in Theoretischer Psychoanalyse, der MSc in Psychoanalytischer Entwicklungspsychologie und der MA in Gender, Society and Representation. Sie ist Mitglied des Editorial Board von Routledge's New Library of Psychoanalysis und assoziiertes Mitglied des Editorial Board des International Journal of Psychoanalysis.

Lisa Baraitser, ist Professorin für psychosoziale Theorie am Department of Psychosocial Studies, Birkbeck, University of London, und Psychoanalytikerin sowie Mitglied der Britischen Psychoanalytischen Gesellschaft. Sie ist die Autorin der preisgekrönten Monografien *Maternal Encounters: The Ethics of Interruption* (Routledge 2009) und *Enduring Time* (Bloomsbury 2017). Sie hat viel über Mutterschaft, psychoanalytische und feministische Theorie, Pflege und Zeit geschrieben. Sie ist Co-Principal Investigator von »Waiting Times«, einem vom Wellcome Trust finanzierten Forschungsprojekt über die Beziehung zwischen Zeit und Pflege im nationalen Gesundheitssystem des Vereinigten Königreichs.

Anthony W. Bateman, Prof., MA, FRCPsych, ist Consultant am Anna Freud National Centre for Children and Families, London; Gastprofessor am University College, London und Honorarprofessor für Psychotherapie an der Universität Kopenhagen.

Noëlle Behringer, Prof. Dr., ist Professorin für Soziale Arbeit an der DHBW Villingen-Schwenningen. Sie ist Psychologin, staatlich anerkannte Sozialpädagogin und tiefenpsychologisch fundierte Kinder- und Jugendlichenpsychotherapeutin. Sie ist aktives Mitglied im interdisziplinären und internationalen Netzwerk »Mentalisierungbasierte Pädagogik« (www.mented.de). Sie forscht zu Mentalisierungsprozessen in der Kinder- und Jugendhilfe, zu Psychoanalytischer Pädagogik und zu Professionalisierungsprozessen in der Hochschullehre durch biografische Selbstreflexion.

Dickon Bevington, Dr., MA MBBS MRCPsych PGCert FRSA, studierte Anthropologie und Vergleichende Religionswissenschaft in Cambridge, bevor er in London Medizin und Psychiatrie studierte. Er ist Facharzt für Kinder- und Jugendpsychiatrie und arbeitet seit über 30 Jahren im NHS mit jungen Menschen, zu deren komplexen Bedürfnissen auch Drogenkonsumstörungen gehören. Er ist medizinischer Direktor des AFNCCF und Mitbegründer von AMBIT (Adaptive Mentalization Based Integrative Treatment).

Dirk von Boetticher, Dr. med., FA für Psychosomatische Medizin und Psychotherapie, FA für Psychiatrie, FA für Allgemeinmedizin, ist leitender Oberarzt der Klinik für Psychosomatische Medizin und Psychotherapie der Universitätsmedizin Göttingen, Fellow der European Association of Psychosomatic Medicine (EAPM); Arbeitsschwerpunkte: Psychosomatische Konzeptforschung, Psychotherapie und Ethik, Medizin in der Literatur der Moderne.

Chloe Campbell, Dr., ist stellvertretende Direktorin der Psychoanalysis Unit, UCL London. Zu ihren Forschungsinteressen gehören Mentalisierung, epistemisches Vertrauen und Bindungstheorie. Vor kurzem hat sie ein neues Maß für epistemisches Vertrauen entwickelt und validiert, den Epistemic, Mistrust and Credulity Questionnaire. Sie ist Herausgeberin der *Anna Freud Centre/Routledge Best Practice Series.*

Stephan Gingelmaier, Prof. Dr., M.Sc.-Psych., Dipl.-Päd., Sonderschullehrer, ist Professor für Psychologie und Diagnostik im Förderschwerpunkt soziale und emotionale Entwicklung an der PH Ludwigsburg. Er ist seit über 25 Jahren mit dem Feld der Erziehungshilfe/sozial-emotionalen Entwicklung beschäftigt und hat Abschlüsse in Paar- und Familientherapie (BvPPF), Gruppenanalyse und Supervision (D3G, IGA) gemacht. Er ist einer der Sprecher des Netzwerkes »Mentalisierungbasierte Pädagogik« (www.mented.de), aktuelle Förderung durch Movetia, »Bringing mentalisation-based education to Switzerland« (2022-1-CH01-IP-0046).

Joost Hutsebaut, Prof. Dr., ist klinischer Psychologe und arbeitet als Therapeut und Forscher in einem Spezialzentrum für Persönlichkeitsstörungen (de Viersprong). Er hat einen Lehrstuhl für »Prävention und Frühintervention bei Persönlichkeitsstörungen« an der Universität Tilburg in den Niederlanden inne. Er ist auch mit dem Center of Expertise on PDs verbunden und Mitverfasser des *Guideline-Informed Treatment for Personality Disorders*, einem Projekt zur Verbesserung der Behandlung von Persönlichkeitsstörungen.

Holger Kirsch, Prof. Dr. med., Arzt für Psychosomatische Medizin, Psychoanalytiker und Lehranalytiker (DGPT, DGIP), tätig als Professor an der Evangelischen Hochschule Darmstadt und in eigener Praxis. Publikationen zu Mentalisieren in der Psychotherapie, sowie der psychodynamischen und psychoanalytischen Therapie. Gründungsmitglied des Netzwerks »Mentalisierungbasierte Pädagogik« (www.mented.de) und Koordinator des von der EU geförderten

Erasmus+ Projektes »Mentalisierungstraining für pädagogische Fachkräfte« (2019–2022).

Patrick Luyten, Ph.D., ist Professor für Klinische Psychologie an der Fakultät für Psychologie und Erziehungswissenschaften der Universität Löwen (Belgien) und am Research Department of Clinical, Educational, and Health Psychology des University College London (UK). Seine Hauptforschungsinteressen sind Störungen des affektiven Spektrums (d. h. Depressionen und stress- und schmerzbedingte Störungen) sowie Persönlichkeitsstörungen. In beiden Bereichen ist er in der Grundlagenforschung und in der Interventionsforschung tätig. Seine Grundlagenforschung konzentriert sich auf die Rolle von Persönlichkeit, Bindung und sozialer Kognition oder Mentalisierung, das heißt der Fähigkeit, sich selbst und andere in Bezug auf mentale Zustände zu verstehen, bei diesen Störungen aus entwicklungspsychopathologischer Sicht.

Penelope Maran studierte Biochemie an der Technischen Universität München und schloss einen Doppelmaster in Brain and Mind Sciences am UCL und der Sorbonne Université ab. Derzeit absolviert sie ein Postgraduiertenstudium in Psychologie an der University of St. Andrews.

Michael Moutoussis ist in Athen, Griechenland, aufgewachsen. Seine Frau, eine Musikerin, und er leben in England und haben zwei erwachsene Kinder. Er studierte Physik, seine erste Liebe, und dann Medizin. Im Rahmen seiner MSc-Abschlüsse in Physiologie und psychiatrischer Forschung führte er erste für die Psychiatrie relevante Computermodellierungen durch. Er erwarb die Facharztanerkennung als Psychiater für Psychotherapie. In seiner Doktorarbeit leistete er bahnbrechende mathematische und experimentelle Arbeit zu Paranoia. Er ist leitender Forscher am Wellcome Centre for Human Neuroimaging, UCL, und erforscht die Neuroinformatik in der Psychotherapie.

Ulrich Schultz-Venrath, Prof. Dr. med., ist Arzt für Psychosomatik und Psychotherapie (DGPM), Psychoanalytiker (DPV, IPA, DGPT) und Gruppenlehranalytiker (D3G, IGAM, EFPP, GASI) in eigener privater Praxis in Köln. Mitglied der Fakultät für Gesundheit der Universität Witten/Herdecke. 1999–2019 Chefarzt der Klinik für Psychiatrie, Psychotherapie und Psychosomatik des EVK Bergisch Gladbach. Sprecher der Herausgeber der Zeitschrift *Gruppenpsychotherapie und Gruppendynamik – Zeitschrift zur Theorie der Gruppenanalyse* sowie Sprecher des Beirats für Wissenschaft und Forschung der D3G sowie Herausgeber der Reihe *Mentalisieren in Klinik und Praxis,* zuletzt mit dem Titel »Mentalisieren des Körpers« (2021). Autor des *Lehrbuchs Mentalisieren – Psychotherapien wirksam gestalten,* 4. Auflage (2023).

Nicola-Hans Schwarzer, Dr. phil., M.A., studierte Sonderpädagogik (Lehramt) und Empirische Bildungsforschung. Er ist Juniorprofessor für Grundlagen der Sonderpädagogik im Schwerpunkt emotionale und soziale Entwicklung an der Pädagogischen Hochschule Heidelberg.

Carla Sharp, Ph.D., ist John-und-Rebecca-Moores-Professorin für Klinische Psychologie an der University of Houston und stellvertretende Dekanin für Fakultät und Forschung. Sie leitet außerdem das Adolescent Diagnosis Assessment Prevention and Treatment (ADAPT) Center und das Developmental Psychopathology Lab an der University of Houston.

Lenka Staun, Dr. med., ist Fachärztin für Psychosomatische Medizin, Psychoanalytikerin, Gruppenanalytikerin und MBT-Therapeutin im Einzel- und Gruppensetting. Sie ist Leiterin der Psychotherapeutischen Hochschulambulanz der Internationalen Psychoanalytischen Universität (IPU) in Berlin und Leiterin des »IPU Group Therapy Lab«, in dem ambulanten Gruppenpsychotherapien wissenschaftlich erforscht werden. 2017 erschien ihr Buch *Mentalisieren bei Depressionen* bei Klett-Cotta.

Alessandro Talia, Dr., ist Wellcome Research Associate an der Universität Cambridge. Er forscht zu den Themen Bindung, epistemisches Vertrauen und psychische Gesundheit von Kindern und Jugendlichen unter Einbeziehung der Sozialarbeit. Er ist Autor des Patient Attachment Coding System (PACS) und der Therapist Attunement Scales (TASc), den einzigen existierenden Messinstrumenten, die den Bindungsstatus von Patient:innen und Therapeut:innen auf der Grundlage der Kommunikation während der Sitzung vorhersagen können.

Svenja Taubner, Univ.-Prof. Dr. phil., ist Direktorin des Instituts für Psychosoziale Prävention und Lehrstuhlinhaberin der medizinischen Fakultät der Ruprecht-Karls-Universität Heidelberg, Psychologische Psychotherapeutin mit den Fachkunden AP und TP, Trainerin und Supervisorin für Mentalisierungsbasierte Therapie (Anna Freud Center), Mitglied des Wissenschaftlichen Beirats Psychotherapie der BRD, Prüferin für das IMPP, Forschungsschwerpunkte: Psychotherapieforschung, Mentalisierung und Persönlichkeitsstörungen.